"十二五"国家重点图书出版规划项目

**协和手术要点难点及对策** 丛书

总主编／赵玉沛 王国斌

# 胸外科手术

## 要点难点及对策

主编　王建军　李单青

科学出版社
龍門書局
北京

## 内 容 简 介

本书系《协和手术要点难点及对策丛书》之一，全书共13章，内容包括胸外科主要手术，基本按照适应证、禁忌证、术前准备、手术要点难点及对策、术后监测与处理、术后常见并发症的预防与处理的顺序予以介绍，最后对该手术的临床效果给出评价。临床上，外科医生的主要"武器"是手术，而手术成功的关键在于手术难点的解决，同样的手术，难点处理好了就成功了大半。本书作者均有着丰富的手术经验，且来自于全国，所介绍的手术方式及技巧也来源于临床经验的总结。全书紧密结合临床工作实际，重点介绍手术要点、难点及处理对策，具有权威性高、实用性强、内容丰富、重点突出、图文并茂的特点，可供各级医院胸外科低年资医师和具有一定手术经验的中高年资医师参考使用。

**图书在版编目（CIP）数据**

胸外科手术要点难点及对策 / 王建军，李单青主编 . —北京：科学出版社，2017.3

（协和手术要点难点及对策丛书 / 赵玉沛，王国斌总主编）

"十二五"国家重点图书出版规划项目

ISBN 978-7-03-050221-6

Ⅰ.胸… Ⅱ.①王…②李… Ⅲ.胸部外科手术 Ⅳ.R655

中国版本图书馆CIP数据核字(2016)第249368号

责任编辑：马晓伟 戚东桂 / 责任校对：刘亚琦
责任印制：肖 兴 / 封面设计：黄华斌

科 学 出 版 社 出版

北京东黄城根北街16号
邮政编码：100717
http://www.sciencep.com

北京利丰雅高长城印刷有限公司 印刷
科学出版社发行 各地新华书店经销

*

2017年3月第 一 版 开本：787×1092 1/16
2017年3月第一次印刷 印张：27 1/4
字数：622 000

定价：**198.00元**
（如有印装质量问题，我社负责调换）

# 《协和手术要点难点及对策丛书》编委会

**总 主 编** 赵玉沛　王国斌

**编　　委**（按姓氏汉语拼音排序）

蔡世荣　中山大学附属第一医院
陈莉莉　华中科技大学同济医学院附属协和医院
陈有信　北京协和医院
陈振兵　华中科技大学同济医学院附属协和医院
池　畔　福建医科大学附属协和医院
董念国　华中科技大学同济医学院附属协和医院
杜晓辉　中国人民解放军总医院
房学东　吉林大学第二医院
高志强　北京协和医院
顾朝晖　郑州大学第一附属医院
郭和清　中国人民解放军空军总医院
郭朱明　中山大学附属肿瘤医院
何晓顺　中山大学附属第一医院
洪光祥　华中科技大学同济医学院附属协和医院
胡建昆　四川大学华西医院
胡俊波　华中科技大学同济医学院附属同济医院
黄　韬　华中科技大学同济医学院附属协和医院
姜可伟　北京大学人民医院
揭志刚　南昌大学第一附属医院
孔维佳　华中科技大学同济医学院附属协和医院
兰　平　中山大学附属第六医院
李　莹　北京协和医院
李单青　北京协和医院
李国新　南方医科大学南方医院

李毅清　华中科技大学同济医学院附属协和医院
李子禹　北京大学肿瘤医院
刘　勇　北京协和医院
刘昌伟　北京协和医院
刘存东　南方医科大学第三附属医院
刘国辉　华中科技大学同济医学院附属协和医院
刘金钢　中国医科大学附属盛京医院
路来金　吉林大学白求恩第一医院
苗　齐　北京协和医院
乔　杰　北京大学第三医院
秦新裕　复旦大学附属中山医院
桑新亭　北京协和医院
邵新中　河北医科大学第三医院
沈建雄　北京协和医院
孙家明　华中科技大学同济医学院附属协和医院
孙益红　复旦大学附属中山医院
汤绍涛　华中科技大学同济医学院附属协和医院
陶凯雄　华中科技大学同济医学院附属协和医院
田　文　北京积水潭医院
王　硕　首都医科大学附属北京天坛医院
王春友　华中科技大学同济医学院附属协和医院
王国斌　华中科技大学同济医学院附属协和医院
王建军　华中科技大学同济医学院附属协和医院
王任直　北京协和医院
王锡山　哈尔滨医科大学附属第二医院
王晓军　北京协和医院
王泽华　华中科技大学同济医学院附属协和医院
卫洪波　中山大学附属第三医院
夏家红　华中科技大学同济医学院附属协和医院
向　阳　北京协和医院
徐文东　复旦大学附属华山医院
许伟华　华中科技大学同济医学院附属协和医院

杨　操　华中科技大学同济医学院附属协和医院

杨述华　华中科技大学同济医学院附属协和医院

姚礼庆　复旦大学附属中山医院

余可谊　北京协和医院

余佩武　第三军医大学西南医院

曾甫清　华中科技大学同济医学院附属协和医院

张　旭　中国人民解放军总医院

张保中　北京协和医院

张美芬　北京协和医院

张明昌　华中科技大学同济医学院附属协和医院

张顺华　北京协和医院

张太平　北京协和医院

张忠涛　首都医科大学附属北京友谊医院

章小平　华中科技大学同济医学院附属协和医院

赵洪洋　华中科技大学同济医学院附属协和医院

赵继志　北京协和医院

赵玉沛　北京协和医院

郑启昌　华中科技大学同济医学院附属协和医院

钟　勇　北京协和医院

朱精强　四川大学华西医院

**总编写秘书**　舒晓刚

# 《胸外科手术要点难点及对策》编写人员

主　编　王建军　李单青

副主编　江　科

编　者　（按姓氏笔画排序）

万　黎　（华中科技大学同济医学院附属协和医院胸外科）

王建军　（华中科技大学同济医学院附属协和医院胸外科）

王婷婷　（华中科技大学同济医学院附属协和医院胸外科）

王愬桦　（华中科技大学同济医学院附属协和医院胸外科）

邢世杰　（华中科技大学同济医学院附属协和医院胸外科）

乔新伟　（华中科技大学同济医学院附属协和医院胸外科）

江　科　（华中科技大学同济医学院附属协和医院胸外科）

李单青　（中国医学科学院北京协和医院胸外科）

何泽锋　（华中科技大学同济医学院附属协和医院胸外科）

张　俊　（华中科技大学同济医学院附属协和医院胸外科）

陈　卓　（华中科技大学同济医学院附属协和医院胸外科）

范　凯　（华中科技大学同济医学院附属协和医院胸外科）

# 《协和手术要点难点及对策丛书》序

庄子曰："技进乎艺，艺进乎道。"外科医生追求的不仅是技术，更是艺术，进而达到游刃有余、出神入化"道"的最高境界。手术操作是外科的重要组成部分之一，是外科医生必不可少的基本功，外科技术也被称为天使的艺术。如果把一台手术比喻成一个战场，那么手术中的难点和要点则是战场中的制高点；也是外科医生作为指挥者面临最大的挑战和机遇；同时也是赢得这场战争的关键。

手术的成功要有精准的策略作为指导，同时也离不开术者及其团队充分的术前准备，对手术要点、难点的精确把握，以及对手术技术的娴熟运用。外科医生需要在手术前对患者的病情有全面细致的了解，根据患者病情制定适合患者的详细手术治疗策略，在术前就必须在一定程度上预见可能在术中遇到的困难，并抓住主要矛盾，确定手术需要解决的关键问题。在保证患者生命安全的前提下，通过手术使患者最大获益，延长生存期，提升生活质量。在医疗理论和技术迅猛发展的今天，随着外科理论研究的不断深入，手术技术、手术器械、手术方式等均在不断发展；同时随着精准医疗理念的提出，针对不同患者进行不同的手术策略制定、手术要点分析及手术难点预测，将会成为外科手术的发展趋势，并能从更大程度上使患者获益。

百年协和，薪火相传。北京协和医院与华中科技大学同济医学院附属协和医院都是拥有百年或近百年历史的大型国家卫计委委属（管）医院，在百年历史的长河中涌现出了大量星光熠熠的外科大师。在长期的外科实践当中，积累了丰富的临床经验，如何对其进行传承和发扬光大是当代外科医生的责任与义务。本丛书的作者都是学科精英，同时也是全国外科领域的翘楚，他们同国内其他名家一道，编纂了本大型丛书，旨在分享与交流对手术的独到见解。

众所周知，外科学涉及脏器众多，疾病谱复杂，手术方式极为繁多，加之患者病情各不相同，手术方式也存在着诸多差异。在外科临床实践中，准确掌握各种手术方式的要点、全面熟悉可能出现的各种难点、充分了解手术策略的制定、尽可能规避手术发生危险、提高手术安全性、减少术后并发症、努力提高手术治疗效果并改善患者预后，是每一位外科医师需要不断学习并提高的重要内容。古人云："操千曲而后晓声，观千剑而后识器。"只有博览众家之长，才能达到"端州石工巧如神，踏天磨刀割紫云"的自如境界。

"不兴其艺，不能乐学。"如何在浩瀚如海的医学书籍中寻找到自己心目中的经典是读者的一大困惑。编者在丛书设计上也是独具匠心，丛书共分为20个分册，包括胃肠外科、肝胆外科、胰腺外科、乳腺甲状腺外科、血管外科、心外科、胸外科、神经外科、泌尿外科、创伤骨科、关节外科、脊柱外科、手外科、整形美容外科、小儿外科、器官移植、妇产科、眼科、耳鼻咽喉-头颈外科及口腔颌面外科。内容涵盖常见病症和疑难病症的手术治疗要点、难点，以及手术策略的制定方法。本丛书不同于其他外科手术学参考书，其内容均来源于临床医师的经验总结：在常规手术方式的基础上，结合不同患者的具体情况，详述各种手术方式的要点和危险点，并介绍控制和回避风险的技巧，对于特殊病情的手术策略制定亦有详尽的描述。丛书内容丰富，图文并茂，展示了具体手术中的各种操作要点、难点及对策：针对不同病情选择不同策略；运用循证医学思维介绍不同的要点及难点；既充分体现了精准医疗的理念，也充分体现了现代外科手术的先进水平。

"荆岫之玉，必含纤瑕，骊龙之珠，亦有微隙。"虽本书编者夙夜匪懈、殚精竭思，但囿于知识和经验的不足，缺陷和错误在所难免，还望读者不吝赐教，以便再版时改进。

中国科学院院士　北京协和医院院长
赵玉沛
华中科技大学同济医学院附属协和医院院长
王国斌
2016 年 9 月

# 前　言

　　1970 年 LeoElosser 教授在第五十届美国胸外科年会上描述"普胸外科是一门刻意追求和科学指导的艺术"，经过几十年和几代胸外科学者孜孜不倦的努力，普胸外科手术在不断地完善和创新。特别是近 20 年来，随着病理学、病理生理学、分子生物学、医学影像学、计算机科学、材料科学等学科研究的不断深入，以及营养支持、麻醉、术中监护、术后管理等水平的提高，先进医疗仪器和设备的应用，普胸外科常规手术不断精益求精，并在内容、范围和深度等方面达到相当高的境界；普胸外科微创手术适应证不断扩大，手术方式不断创新，手术水平也在不断提高，现已基本涵盖各种普胸外科手术。近年来机器人手术已在一些大医院开展，并逐步推广，有星火燎原之势。胸部外科手术在国内已广泛开展，许多基层医院也相继开展了胸壁、肺、食管和纵隔甚至胸腔镜手术，但在手术方式、要点和难点等的掌握方面，各家医疗单位水平不一，而且很多方面尚有争议，需要在多中心、大宗的临床实践中探索并逐步明晰；同时围手术期的处理，尤其是手术适应证的把握、手术方式的选择、术中细节的处理是每一位普胸外科医师不可回避的，也是需要探索和掌握的问题。目前在胸外科和手术学的各种著作中，对于各种手术方式的流程均有叙述，但难以找到关于普胸外科手术要点、难点及对策的专著，而这方面的知识正是广大胸外科医师在日常临床工作中和手术时所迫切需要熟悉和掌握的。值此华中科技大学同济医学院附属协和医院建院 150 周年前夕，我们组织华中科技大学同济医学院附属协和医院和北京协和医院相关专家撰写此书，作为《协和手术要点难点及对策丛书》——胸外科分册，为华中科技大学同济医学院附属协和医院 150 周年华诞献礼。这些专家都经过长期的临床工作实践，结合他们实际工作中的临床体会、目前国内外流行的手术方式和有关文献资料，就胸外科手术方式的选择、适应证和禁忌证的把握、术中操作流程和技巧、围手术期的管理、术中和术后并发症的防范与处理等逐一阐述，特别是对手术要点、难点及对策予以重点阐述和逐层分析，其目的是防范术中、术后并发症的发生，使患者最大限度地获益，使普胸外科这门刻意追求的艺术在科学指导和临床经验教训中不断完善和创新性发展。

在此，感谢各位编者在本书编写过程中付出的艰辛和努力，也感谢各位编者及所有胸外科人在此领域孜孜不倦地探索和刻意追求。王婷婷老师为本书绘制插图，在此表示衷心的感谢！

本书可供临床外科医师，主要是普胸外科和肿瘤外科医师参考和查阅，相信对提高手术质量会有所帮助。鉴于近年来胸外科手术特别是微创技术迅速发展，以及编者技术水平和条件所限，加之时间仓促，本书难以覆盖普胸外科所有病种和手术方式，也难免有偏颇之处，恳请各位读者和同道批评指正，相互交流，共同提高。

王建军

2016 年 9 月于武汉

# 目　　录

## 第二篇　各论

# 第一篇　总　论

Section 1

# 第一章 胸外科手术局部应用解剖

## 第一节 胸壁、胸膜的局部应用解剖技术

### 一、胸壁

胸壁由骨骼和软组织共同构成。

1.浅层结构 由皮肤、浅筋膜及其在浅筋膜内行走的浅血管、皮神经、乳房等组织构成。胸前、外侧壁的浅筋膜含有脂肪、血管、淋巴管、神经和乳腺。胸前外侧区脂肪较厚，胸骨前面较薄 ( 图 1-1)。

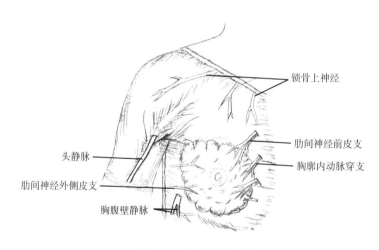

**图 1-1** 胸壁的浅层结构

(1) 皮神经：来自颈丛和肋间神经。

(2) 锁骨上神经：发自颈丛，行走在颈阔肌深面，分为 3 ~ 4 支，跨越锁骨胸前区而分布于胸前区上部及肩部皮肤，分别称为内侧支、中间支及外侧支。

(3) 肋间神经前皮支：在胸骨两侧穿胸壁而至浅层，分布于胸壁前部的皮肤。下位肋间神经的前皮支由白线两侧穿出，分布于腹前壁的皮肤。

(4) 肋间神经外侧皮支：在腋前线附近穿出，即上部在前锯肌起点处，下部在前锯肌和腹外斜肌肌齿交错处，分布于胸侧壁皮肤。其中第 2 肋间神经外侧皮支较长，常跨腋窝，于臂内侧皮神经分支合并。分布于腋窝和臂内侧皮肤处的神经，称为肋间臂神经。

(5) 浅血管：主要由胸廓内动脉、肋间后动脉和腋动脉的分支供血。静脉汇入胸腹壁静脉和上述动脉的伴行静脉。

(6) 胸廓内动脉的穿支：细小，与肋间神经的前皮支伴行，供应胸壁皮肤和胸大肌的营养。

(7) 肋间后动脉的前、外侧皮支：与肋间神经的同名分支伴行，分布至前、外侧壁的肌肉皮肤和乳房处。

(8) 胸腹壁静脉：起源于腹前壁的脐周静脉网，沿躯干侧壁上行，至腋窝附近汇入胸外侧静脉。

2. 深层结构

(1) 深筋膜：分浅、深两层。浅层较薄，覆盖于胸大肌表面和前锯肌表面，向上附着于锁骨，向下附着于腹部深筋膜，内侧附着于胸骨，外侧在胸外侧壁处增厚与胸背区的深筋膜相续。深层位于胸大肌深面，上端附着于锁骨，向下方分两层包绕锁骨下肌和胸小肌。喙突、锁骨及胸小肌上缘之间的筋膜层称为锁胸筋膜。胸肩峰动脉的外支和胸外内侧神经穿出该筋膜至胸大小肌。头静脉和淋巴管则穿过该筋膜入胸腔。背部的深层筋膜很发达，称为胸腰筋膜（图1-2）。

(2) 胸大肌：覆盖于前胸壁的大部分。

(3) 胸小肌：位于胸大肌深面。

(4) 锁骨下肌：位于第1肋与锁骨之间，为一小梭形肌，起到固定胸锁关节的作用，可保护锁骨下动脉。

(5) 前锯肌：附着于胸外侧壁，止于肩胛骨内侧缘，由胸长神经支配。胸长神经，起自臂丛的锁骨上部，向下经腋动脉后方沿前锯肌表面下行。

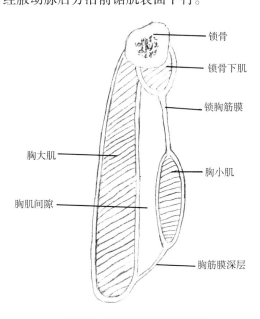

图 1-2　胸前区深筋膜及肌层

(6) 斜方肌：位于颈部和背上部，单侧为三角形，两侧合为斜方形，由副神经支配。

(7) 背阔肌：位于背下部，起源于胸背筋膜和椎旁肌肉的筋膜，延伸至髂嵴的筋膜，止于肱骨。血供来自腋窝的胸背动脉 ( 图 1-3)。

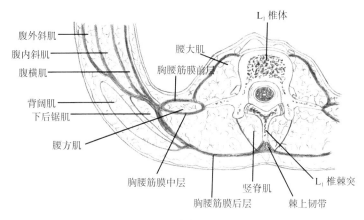

图 1-3　背部深筋膜及肌层

3. 胸廓内血管　胸廓内动脉发自锁骨下动脉第一段的下壁,沿胸骨侧缘外侧 1 ~ 2cm 处下行,居于上 6 肋软骨和肋间内肌的深面,胸横肌和胸内筋膜的浅面。至第 6 肋间隙处分为腹壁上动脉和肌膈动脉两终支。前者下行进入腹直肌鞘;后者在第 7 ~ 9 肋软骨后方斜向外下方,分支至心包下部和膈肌。在第 1 肋附近,从胸廓内动脉发出心包膈动脉,与膈神经伴行经肺根前方,在心包与纵隔胸膜之间下行至膈,沿途发出分支至心包和胸膜。胸廓内动脉在下行经过上 6 位肋间隙处发出肋间前支和穿支,前者向外侧走行并与肋间动脉终末支及其侧副支末端相吻合;后者分布于胸前壁浅结构。胸廓内动脉有两条静脉与之伴行,分支亦有同名静脉伴行 ( 图 1-4)。

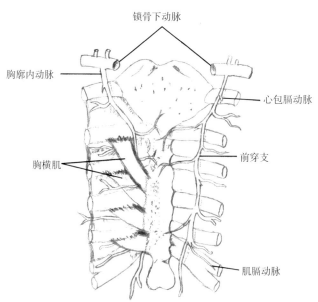

图 1-4　胸廓内动脉 ( 乳内动脉 ) 的分支及走行

4. 淋巴结　胸骨旁淋巴结:收纳乳房内侧部等处的淋巴、肋间淋巴结。

5. 胸内筋膜　衬于肋和肋间肌内面，与壁胸膜间有疏松结缔组织，向下覆于膈的上面，称为膈胸膜筋膜；向上覆盖于胸膜顶上面，称为胸膜上膜，即席氏筋膜，其特别增厚，构成胸膜顶的被膜。

6. 肋骨　左右胸壁各有肋骨 12 根，第 1～7 肋的肋软骨与胸骨相连，称为真肋；第 8～10 肋的软骨端依次附着于其上一肋软骨，称为假肋；第 11～12 肋骨前端的肋软骨游离，称为浮肋。上部肋骨有肩胛骨和锁骨保护，第 11～12 肋骨因其游离，常不易骨折，故第 3～7 肋骨好发骨折，部位多在肋骨角。肋间隙：12 对肋参与构成胸廓。第 5～8 肋曲度大，易发生骨折。骨折断端如向内移位，可刺破胸膜和肋间血管神经，甚至刺破肺而引起血胸、气胸或肺不张（图 1-5）。

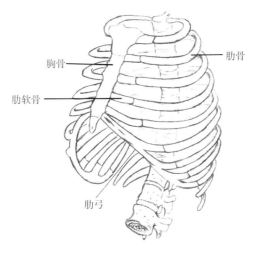

胸骨

肋骨

肋软骨

肋弓

**图 1-5　胸壁骨性结构**

层次依次为：肋间外肌—肋间肌—肋间内肌—肋间神经和血管—肋间最内肌。肋间外肌、肋间内肌均由肋间神经支配。

胸壁的完整性是维持正常通气所必需的。使通气概念形象化的最佳模型是一个固定的圆桶，里面为上下移动的活塞。固定的圆桶相当于胸壁，活塞是膈肌。膈肌收缩时，中心腱向下运动，胸腔内产生负压。在正常生理状态下，肺紧贴着胸壁，膈肌收缩随之向下移动引起肺扩张。吸气末，膈肌松弛，肺的弹性回缩力使其恢复到吸气前的容积。安静呼吸时，完全靠膈肌的运动来保证足够的通气，大部分胸壁都不运动。当然，为了使肺能够适当地扩张，胸壁必须保持其形状和位置不变。通过膈肌的运动使胸腔内产生负压，使气体经过气管和支气管进入两肺。深吸气和深呼气时必须有胸壁运动参加。肺是随着胸壁与膈肌面运动的，所以当膈肌已达到最大收缩状态后要增加吸气量就必须增大圆桶的直径。根据上面的活塞模型可以看出，如果圆桶的直径增加，圆桶的体积也将随之成比例增加。肋骨及胸骨向外上方运动，使胸廓内的距离增加，因而增加了肺膨胀的程度。胸骨好比人工水泵的压杆，可上下运动，顶端固定，而远端活动度最大。胸骨柄与第 1 肋骨和锁骨构成关节，它的主要运动是以两个锁骨小头连线为旋转轴做向上及向前运动，胸骨体也随着胸骨柄做向上及向前的运动。肋骨的运动很像水桶的提手。肋骨的前后端相对固定，分别在前端与胸骨后端与脊柱构成关节。当肋骨向上、向外运动时，胸腔内体积增加。肋骨后端与脊柱构成的关节是最固定的，活动很小；而前方与胸骨构成的关节随胸骨向前上方运动。当胸骨向前抬到最大程度并且肋骨向外上方也抬到最大程度时，即可达到最大用力吸气量。只有吸气辅助肌肉收缩，使肋骨及胸骨向外上方运动，才能使胸腔及肺达到最大程度的膈肌扩张松弛，胸骨与肋骨向内下运动可获得最大程度的呼气。胸骨向下运动导致胸骨柄及胸骨体向后下方旋转。肋骨被带动向内下方运动，于是胸腔内径减少至最小。呼气的辅助肌肉负责这些运动，运动的总和引起胸腔体积减小并获得最大程度的呼气动作。这些肌肉的收缩向内压迫腹腔脏器，使松弛的膈肌向上运动 ( 图 1-6)。

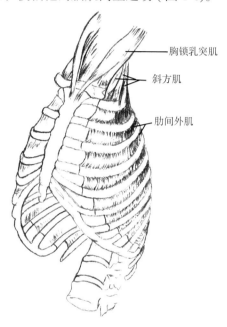

胸锁乳突肌

斜方肌

肋间外肌

**图 1-6　参与呼吸运动的胸壁肌群**

7. 应用解剖技术要点、难点

(1) 第 2 肋骨中部有后斜角肌和部分前锯肌附着，所以在手术中，从肩胛骨下面向上扪数肋骨时，所摸到的最高肋骨为第 2 肋。

(2) 手术需要切除肋骨时，应沿肋骨外肌附着方向剥离骨膜，即在肋上缘由后向前，而肋下缘则由前向后。

(3) 经肋间隙做胸膜腔穿刺时应避开肋间血管神经束。肋间血管和肋间神经行于肋间内肌与肋间最内肌之间，在肋角至脊柱段内，血管神经的走行不恒定，排列无规律，故不宜作为穿刺部位。肋角至腋中线之间，肋间血管神经位于上位肋骨下方的肋沟内，从上向下依次排列为静脉、动脉和神经，其中血管受到肋沟的保护，但肋骨骨折时易伤及血管。为了避免肋间神经损伤，该区行胸腔穿刺进针应在下位肋骨的上缘。腋中线至胸骨之间，肋间前后血管分为上、下两支，分别沿肋上下缘走行，并吻合形成肋间动脉环。因此，该区穿刺进针应在肋间隙的中间。临床上常用的穿刺部位是在肩胛下角线第 7 ~ 9 肋间隙，需沿第 7 肋骨的上缘进针 ( 图 1-7)。

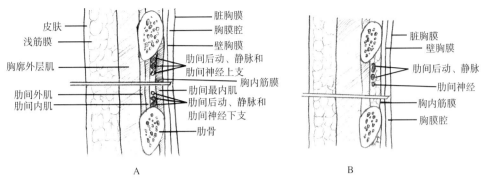

图 1-7 穿刺术进针位置

A.胸壁侧部；B.胸壁后部

(4) 手术中切开胸锁筋膜时需注意保护胸内外神经，以免致胸大小肌瘫痪。

(5) 手术中应注意保护前锯肌，前锯肌瘫痪，患者患侧上肢不能高举过头。背阔肌供应和神经支配来自于腋窝，并下行于胸廓的后外侧。切断这块肌肉的开胸手术切口可引起肌肉生理发生明显改变。当神经肌肉束被切断后，肌肉远端部分依靠次要的血液供应存活。如果该肌远端依靠腰背筋膜的穿支动脉提供血液，制作背阔肌旋转肌瓣以闭合胸内瘘管或修补胸壁缺损应视为禁忌，因为肌肉远端将发生坏死。此时肌肉近端主要的血液供应仍然是胸背动脉，而远端不再靠上述动脉作为血液供应而依赖辅助的血液供应。在这种情况下整块肌肉旋转常引起肌远端坏死。这时如果用背阔肌瓣闭合瘘口或重建胸壁，将引起严重的并发症，通常是远端肌瓣坏死。

(6) 胸廓内动脉压力较高，术中应仔细解剖，避免出血，行膈肌切开/缝合手术时务必仔细检查膈肌动脉，确认无出血情况。

(7) 肋间神经保证整个胸壁的运动和感觉神经支配，它们起源于椎管内，从椎间孔穿出并沿每根肋骨下缘前行。这些神经有几个重要的解剖特征需要注意。交感神经干在肋间神经穿出椎管后即发出交感神经纤维加入到肋间神经中。肋间神经位于肋骨下缘的血管神经束中，位于静脉、动脉的下方。肋间静脉在最上方，紧贴着的是肋间动脉，最下方是肋间神经。最上面的第 6 ~ 7 对乳内神经提供由背部到胸骨中线的感觉支配及皮肤感觉。第 8 对肋间神经发出剑突区域前胸壁的感觉神经纤维。第 9 对肋间神经提供剑突以下上腹部的神经分布，第 10 对肋间神经负责脐部水平的感觉。这些解剖关系非常重要，因为胸内病变(如 Boerhaave 综合征)可以影响这些神经胸廓内的分布，引起和腹内病变相似的症状。因此，从背侧刺激这些神经能引起很多急腹症的体征。

(8) 胸壁完整性是维持呼吸的重要因素，由外伤、肿瘤等因素导致的胸壁畸形、反常运动、缺损等应及时纠正。胸壁肿块切除所造成的胸壁缺损，如面积小于 6cm×6cm，特别是位于后胸壁其外表有较厚肌肉保护者，不需重建胸壁。较大面积胸壁缺损，特别是缺损在前或外侧胸壁者，必须行胸壁重建。因为大面积的胸壁软化不但严重削弱肺的通气功能，也影响患者术后排痰能力，这是患者早期死亡的主要原因之一。较小的胸壁缺损可利用局部肌层、皮层及皮下组织加以修补固定。对于较大的胸壁缺损，如果只用自体组织常常因不方便或材料不足而无法达到满意的胸壁修复作用。这种不满意的胸部重建，往往是导致术后肺功能不足和呼吸系统并发症的重要原因。应用人工合成制品大大提高了胸壁重建的效果。

(9) 胸壁手术根据不同手术部位采用卧位或侧卧位，切口要根据肿瘤切除的范围及重建胸壁的方法来决定。在肿瘤未侵及表层肌肉和皮层的情况下，可用弧形的皮肌瓣切口，以加强胸壁缺损的保护。在显露肿瘤之后可在上方或下方距其边缘 4 ~ 5cm 处切除约 4cm 长的一段肋骨，并由此探指进入胸腔，了解肿瘤深部的大小及关系，确定切除的范围。恶性肿瘤的切除范围各应超过肿瘤边缘，上下应包括一段正常的肋骨和胸膜，并包括受侵犯的浅表肌层、壁层胸膜、肋间组织及其神经血管和区域淋巴结。如已侵入肺部，可同时行适当的肺切除。胸壁上部的肿瘤切除在技术上较困难，此部位肿瘤也容易侵犯锁骨下血管和臂丛神经，增加切除困难。必要时，可以切除部分锁骨以显露前胸壁肿瘤。胸壁后上方的肿瘤，可按照胸壁成形术的方法将其切除。有时也可以经前外第 3 肋间切口进胸，从胸内将肿瘤切除。胸骨的部分或全部切除不会严重影响胸廓的整体性，两侧肋骨也不会因此而浮动或移位。必要时，胸骨可连同两侧锁骨头一并切除。

(10) 胸膜手术或神经切断术时，应避免破坏骨膜，否则术后易引起严重不适及晒伤样疼痛。避免损伤 $R_2$ 以上神经节，其易引起霍纳综合征。

## 二、胸膜

胸膜是覆盖于肺表面、胸壁内表面、纵隔侧面和膈上面的浆膜。覆于肺表面的胸膜，称为脏胸膜或肺胸膜；覆于胸壁内面、膈上面与纵隔两侧的胸膜称为壁胸膜。壁胸膜贴附于胸内筋膜内面、膈上面和纵隔侧面，故根据附着部位的不同将壁胸膜分为肋胸膜、膈胸膜、纵隔胸膜和胸膜顶四部分。胸膜顶高出锁骨内侧 1/3 上方 2 ~ 3cm。其上面的胸内筋膜对胸膜顶起固定作用。壁胸膜与胸内筋膜之间有疏松结缔组织，脊柱两旁较发达，两层膜易于分离。行肺切除术时，若脏胸膜与壁胸膜粘连，可将壁胸膜与胸内筋膜分离，将肺连同壁胸膜一起切除。脏胸膜和壁胸膜在肺根下方相互移行的双层胸膜间构成肺韧带，肺韧带连于肺与纵隔之间，有固定肺的作用 ( 图 1-8)。

脏胸膜与壁胸膜在肺根处相互移行，形成胸膜腔。胸膜腔呈负压，左右各一，密闭，含少量浆液，可减少呼吸时的摩擦。当气胸、胸膜腔积液和胸膜腔粘连时，会影响呼吸功能。在某些部位，壁胸膜互相反折形成的胸膜腔隐窝称为胸膜隐窝，即使深吸气，肺也不能深入其间。肋胸膜与膈胸膜转折形成半环形的肋膈隐窝，在平静呼吸时的深度约为 5cm，其为胸膜腔的最低部位，胸膜腔积液首先积聚于此。在肋缘的前方，肋胸膜与纵隔胸膜转折形成肋纵隔隐窝。由于左肺心切迹的存在，左侧肋纵隔隐窝较右侧大。

肋胸膜与膈胸膜的反折线为胸膜下界，纵隔胸膜前缘和后缘的反折线分别为胸膜前界和胸膜后界。胸膜前界和胸膜下界有较重要的实用意义，心包穿刺、胸骨劈开、前纵隔手术和肾手术时，应注意勿损伤胸膜。

1.胸膜前界　两侧胸膜前界锁骨内侧 1/3 上方 2 ~ 3cm 处向内下方经胸锁关节后面，至第 2 胸肋关节高度两侧靠拢，继而于正中线偏外侧垂直向下。左侧至第 4 胸肋关节高度

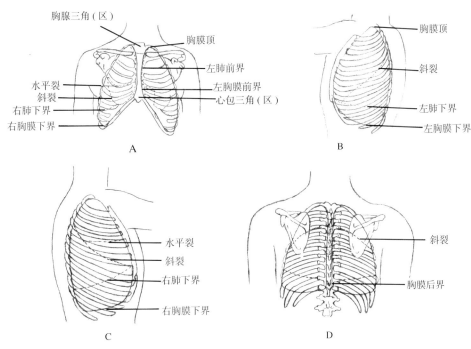

**图 1-8　胸膜和肺的体表投影**

A.前面观；B.左侧面观；C.右侧面观；D.后面观

斜向 2 ~ 2.5cm 下行，达第 6 肋软骨中点处移行为下界。右侧至第 6 胸肋关节高度移行为下界，跨过右剑肋角者约占 1/3，故心包穿刺部位以左剑肋角处较为安全。两侧胸膜前界在第 2 ~ 4 胸肋关节高度靠拢，上段和下段彼此分开，形成上下两个三角形无胸膜覆盖区。上区称为胸腺区，内有胸腺，但成人的胸腺已经被脂肪组织代替；下区称为心包区，内有心包和心。两侧胸膜前界可相互重合，出现率约为 26%，老年人可达 39.5%。开胸手术时应注意这种情况，以免引起两侧气胸。

2.胸膜下界　左侧起自第 6 肋软骨中点处，右侧起自第 6 胸肋关节后方，斜向外下方。在锁骨中线、腋中线和肩胛线分别与第 8、10 和 11 肋相交，在后正中线两侧平第 12 胸椎棘突。右侧胸膜下界比左侧略高。

3.胸膜的血管、神经　脏层胸膜的血供来自支气管动脉的分支，壁层胸膜的血供来自胸廓内动脉、肋间后动脉和心包膈动脉的分支。纵隔胸膜的血液供应来自支气管动脉、膈上动脉和乳内动脉。颈部胸膜（胸膜顶）的血液供应来自锁骨下动脉。静脉与动脉并行，最终进入上腔静脉和肺静脉。相反，脏层胸膜的血液供应来源于体循环（支气管动脉）和肺循环，静脉回流至肺静脉系统。

脏胸膜有肺丛的内脏感觉神经分布，对触摸和冷热等刺激不敏感，对牵拉刺激敏感。壁层胸膜的神经由脊神经的躯体感觉神经分布，对机械性刺激敏感，外伤或炎症可引起剧烈疼痛。肋间神经分布于肋胸膜和膈胸膜周围，该处胸膜受刺激时疼痛沿肋间神经向胸壁和腹壁放射。膈神经分布于胸膜顶、纵隔胸膜及膈肌中心，该神经受刺激时颈肩部疼痛，牵涉性疼痛对于疾病的诊断有重要意义。

4. 应用解剖技术要点、难点

(1) 人工气胸时，由于肺韧带的作用，肺被压向内侧。

(2) 壁胸膜与胸内筋膜连接疏松，易于分离，在肺切除术中，如脏胸膜、壁胸膜粘连，可将壁胸膜与胸内筋膜分离，将肺连同壁胸膜一并切除。

(3) 手术操作时，尽量减轻对于肋间神经及壁层胸膜的刺激，对于降低术后疼痛有着重要意义。

(4) 对于粘连严重的胸膜腔，手术分离过程中应尽量仔细辨认解剖结构，避免将脏层胸膜误认为壁层胸膜剥离。胸膜创面易渗血，术中应尽量彻底止血，减少术后引流。

(5) 若需行全胸膜切除，注意钝性分离壁层胸膜与胸廓内筋膜之间间隙，向上至胸颈部，向下至膈肌，向前至心包，向后至脊柱。一定要边分离边填塞纱垫，以避免大量失血。当壁层胸膜被游离后将纵隔胸膜向前上方和后方游离，在左侧，必须注意认清食管，分清主动脉外膜与肿瘤之间的界面，以及肋间血管的起点。如果经验不足，很容易进入错误的平面而导致严重出血。在右侧，分离上腔静脉必须动作轻柔。

(6) 纤维板剥脱术中，剥除胸膜应用手术刀切开纤维板直至脏层胸膜，其又薄又软。用血管钳夹住纤维板的边缘，利用"剥离子"或纱布包裹的手指柔和地钝性解剖脏层胸膜。纤维板上最初的切口可以沿垂直或水平方向，或者同时切开几个切口开始剥离。麻醉师轻柔地使肺膨胀通常有助于游离纤维板。手术中必须清除全部肺表面上的纤维板，包括叶间裂。剥除壁层纤维板，可以在手术开始或在脏层纤维板完全剥除之后切开。切开以后，解剖面即介于壁层胸膜和胸内筋膜之间（壁层胸膜不能从纤维板上游离），除失血增加外，在肺尖和纵隔会遇到技术上的困难：在胸膜顶、上叶和第 2 肋骨之间可能紧密粘连，胸膜松解术或壁层纤维板剥除术可能很困难。有时，脓腔已穿透胸膜，以至于为了切除，可能至少需要切除部分胸壁。注意必须小心防止损伤臂丛下干及交感神经链，左侧还有迷走神经和左锁骨下动脉。纵隔面的分离经常较容易，但必须注意避免损伤食管、胸导管、膈神经和肺门血管。

# 第二节　气管、支气管及肺的局部应用解剖技术

## 一、气管

1. 气管环　气管为一串软骨环和膜性组织构成的管腔，其前壁和两侧壁由"C"形软骨环间以平滑肌组织构成，以维持其管型；后壁由膜性纤维平滑肌构成，称之为气管膜部。气管横截面通常椭圆形（横径比前后径大者）约占 33%，"C"形气管（前后径与横径和等者）约占 26%，"U"形气管占 21%，三角形者少于 21%，圆形者少于 1%。男女的气管不但大小不同，最常见的形状也不一样。成年男性最常见的是"U"形气管，而成年女性最常见的为椭圆形。随着个体的发育及在呼吸的不同时相，气管的形状也有所不同。婴儿的气管形状为漏斗形，喉端较大，隆突端较小，出生之前和婴儿阶段最为明显，随生长发育，喉和

隆突之间气管口径的差异逐渐缩小，直到几乎忽略，形如圆筒状，而不再是漏斗状。幼儿气管横径与前后径通常无异，女性 14 岁以后这种关系仍基本保持不变，而男性则继续发育甚至持续到青春期发育停止之后。成年人气管环平均的宽度为 4mm，厚度为 1mm，有时可以几个环融合在一起，这种现象的个体差异很大。虽然儿童和青少年的气管环有弹性和顺应性，但随着年龄的增长会逐渐出现钙化。如有某些肺部疾病则钙化可以发生得更早一些。随着年龄的增长，气管逐渐钙化，顺应性降低，这种特点有一定的临床意义。

2. 隆突　气管上接喉部的环状软骨，下接两侧主支气管，分叉部称为隆突。环状软骨相当于第 6 颈椎平面，隆突部平第 5 胸椎上缘。儿童的隆突位于第 3 肋软骨水平，气管居中而隆突稍有些偏右。隆突的血供丰富粗大，主要来源于支气管动脉，既供应气管又供应支气管。隆突下有丰富的淋巴结，引流两肺和支气管的淋巴回流。

3. 气管膜样部　由扁片状纤维组织、平滑肌、上皮和腺体组成。肌肉大多数是横行纤维，在其外层有少量的纵行纤维。气管软骨部也含有少量的肌肉。气管膜样部柔软，可以扩张使气管能够随时改变管腔的大小。

4. 腺体　气管腔的表面由假复层纤毛柱状上皮细胞、杯状细胞和腺体的开口组成。腺体位于气管膜样部及气管软骨之间，它们位于黏膜下层，导管经黏膜开口于气管腔。腺体分为三层：第一层直接紧贴黏膜；第二层位于横行走向的肌层中，这层腺体分泌最多；第三层扁平地分布于纤维组织层内。

5. 血供　甲状腺峡部在第 2 软骨环部位横过气管前方，两叶紧靠气管。气管后方紧邻食管，其间有疏松结缔组织，喉返神经走行于气管食管沟内，上行至甲状软骨和环状软骨之间，在甲状软骨下的前方进入喉部。气管进入胸内后逐渐向后倾斜，至隆突部紧靠脊柱。其前方有左无名静脉、无名动脉、胸腺及主动脉弓。后方仍与食管毗邻。左主支气管在主动脉弓下方穿过，右主支气管在奇静脉下方穿过。Miura 和 Grilio 研究颈部气管的血供，发现甲状腺下动脉不仅供应食管，也供应气管，他们发现有些供应甲状腺的血管中途分支供应气管，典型者有 3 条甲状旁腺分支，其中一条较粗，多系最下边的一条，偶尔有一条直接从锁骨下动脉发出供应血管，一般是在右侧。倘若如此，甲状腺下动脉在甲状腺前方分支即为 2 条，而非 3 条，无论来源于何处，这些分支都与支气管动脉交通，也供应食管，甲状腺上动脉与甲状腺下动脉相交通，间接供应气管和食管。Cauldwell 和 Salassa 等发现，支气管动脉也是气管血供的主要来源，但是支气管动脉的起源及数目可能有几种不同情况，不同的人种及不同的个体之间，40% 存在 2 条左侧和 1 条右侧支气管动脉，直接发源于主动脉。大约 50% 的支气管动脉起源于第 6 胸椎水平，35% 起源于第 5 胸椎水平。少数情况下 (20%) 仅有 1 条左支气管动脉和 2 条右支气管动脉 (20%)，2/3 的病例右肺由 1 条支气管动脉供应，而 1/3 的病例左肺由 1 条支气管动脉供血 ( 图 1-9，图 1-10)。

6. 微循环　动脉到达气管食管沟后就分为气管和食管支。供应气管的血管在气管食管沟前 0.7 ~ 1.5cm 经气管侧壁进入气管，然后血管纵行沿气管全长，横行沿软骨环之间走行，上下互相交通环绕气管供血。侧方纵行的血管较粗，直径为 1 ~ 2mm，对于连接整个气管的血供起重要的作用。

广泛的黏膜下血管网贯穿气管全长，由横行于软骨环间的动脉供应。这些动脉支是经软

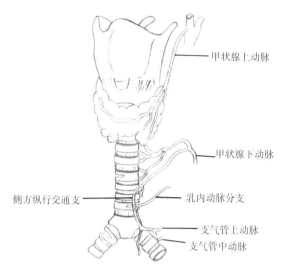

图 1-9　气管的血供左面观

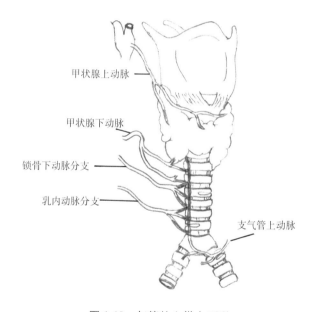

图 1-10　气管的血供右面观

骨环之间穿过软组织间隙从后向前走行。在正中线附近，它们向深面走行并终止于黏膜下血管网。相反，软骨环外面无血管供应。软骨从黏膜下动脉网接受营养。因此，可以理解如果气管插管套囊过度膨胀可能使气管软骨环出现缺血性损伤。横行于软骨环间的动脉不供应气管膜样部，但是这些血管的细小分支多半终止于软骨环与膜样部连接处。膜样部的血供来源于气管血管的二级分支，来源于供应食管的血管。这些细小分支在气管后壁膜样部的黏膜下层形成血管网，这些二级分支发育很好，并形成纵行的、跨数个气管环的血管弓。

　　7. 应用解剖技术要点、难点

　　(1) 气管切开术通常在第 3 ～ 5 气管软骨环处进行。行气管手术时，亦不能环行切除环状软骨，仅能切除甲状软骨和环状软骨的下方，以免损伤喉返神经。

(2) 气管随着颈部的屈伸可上下移动，颈部强屈位可使环状软骨完全接近于胸骨上切迹，颈部气管大幅度缩短，对缓解气管吻合口的张力具有重要意义。

(3) 气管的血液供应是分节段性的，上段由甲状腺下动脉的第 3 分支供血，下段由支气管动脉供血，有时也来自胸廓内动脉的分支。各供应血管进入气管后在黏膜下层形成血管网，上下沟通吻合。在气管两侧还有纵行血管链，向每个软骨环发出小分支穿过软骨而进入黏膜下层。因此，做气管环形切除时，气管环形游离不可过多，一般以 1cm 左右为宜，以免供血不足而致吻合失败。

(4) 气管的淋巴引流丰富，前方和左右侧有气管旁淋巴结群，隆突下有隆突淋巴结群。这些淋巴结群除气管原发性肿瘤向其转移外，也是肺癌转移的主要部位，行气管手术和肺手术时都要注意清扫这些淋巴结。气管恶性肿瘤多数通过淋巴道上行转移，隆突下淋巴结群转移较少见，血行转移较少。

(5) 软骨环之间的非软骨部分具有弹性，可以随呼吸运动拉长或变短 ( 或颈部屈伸时 )。胸外科医生运用这一点处理气管的切除，在气管节段性切除后，使颈部保持前屈位置，可以最大限度地减少气管吻合口张力，常常把下颌部的皮肤与胸骨柄前方的皮肤缝在一起，目的是在手术后第 1 周，防止颈部过度后伸。

(6) 由于青年人气管的顺应性较好，所以对钝性外伤的耐受性较老年人好。青年人在做气管切除时，如果气管的顺应性好，可以切除更长一些，也不会造成吻合口张力，而如果是老年人的气管环变硬钙化，切除过长即会引起吻合口张力。

(7) 为了保证血供的安全，在行气管手术时如果要游离大段气管，尤其是沿着气管的后外侧壁解剖时，应当尽量缩小解剖范围。这些血管可发生活动性出血，提示可能有意外撕裂伤，如偶尔发生于气管旁或隆突下淋巴结活检时。

## 二、支气管

气管自气管隆嵴处分为左、右主支气管，两者之间的夹角呈锐角，为 65° ~ 80°。在气管腔内所成的隆起，称为隆突。主支气管分出叶支气管，再依次分出肺段支气管、肺亚段支气管，继而分支为小支气管、细支气管，直至细终末支气管。上述各级支气管仅有传导空气的作用。继而分出呼吸性支气管、肺泡管至肺泡囊，这些管道具有呼吸功能。支气管动脉 1 ~ 3 支，起自胸主动脉的支气管动脉、肋间动脉、胸廓内动脉的纵隔前动脉。支气管动脉与肺动脉之间有侧支循环。支气管静脉可经气管静脉汇入甲状腺下静脉，经支气管前静脉汇入头臂静脉，经支气管后静脉汇入奇静脉。支气管的神经来自迷走神经的支气管前后支、喉返神经的气管支和 ( 或 ) 交感神经的分支。

1. 左主支气管及支气管树　左主支气管长约 5.0cm，走向较平，在主动脉弓下方，食管和降主动脉起始部的前方，走向外下，约平第 6 胸椎水平，经肺门进入左肺。左肺动脉由其前方绕至上方。左主支气管进入肺后分出 2 支，即左上叶支气管和左下叶支气管。左上叶支气管自左主支气管的前外侧面发出，分为尖后段支气管和前段支气管，以及左上舌段支气管和下舌段支气管。左下叶支气管为左主支气管的延伸。在左上叶支气管开口远端约 0.5cm 处，自左下叶支气管的后外侧分出左下叶背段支气管；向外下继续走行约 1.5cm，再分出前内基底段支气管、外基底段支气管、后基底段支气管。

2. 右主支气管及支气管树　右主支气管较左主支气管粗而短，长约 2.5cm，走向亦较垂直，约在第 5 胸椎水平经右肺门入肺。奇静脉从右主支气管的后方跨至其上方，注入上腔静脉，右肺动脉先在右主支气管的下方，后至其前方。右上叶支气管是右主支气管发出的第 1 个分支，发自右主支气管的后外侧壁，与右主支气管呈直角，位于右肺动脉的上方，又称为动脉上支气管。右上叶支气管发出后向外上方，分出尖段支气管、后段支气管、前段支气管。右肺中叶支气管发自右支气管的前壁，走向前外下方，长 1 ~ 2cm，入肺中叶后分为外侧段支气管和内侧段支气管，分布于右肺中叶的外侧段和内侧段。在右上叶支气管和右肺中叶支气管之间的部分称为中间干支气管。右肺下叶支气管是右主支气管的延续，走向后外下方，先分出背段支气管，然后向下的一段称为基底干，发出内基底段支气管、前基底段支气管、外基底段支气管、后基底段支气管。右肺下叶背段支气管开口的位置，与中叶支气管开口相对，多稍低于中叶开口。

## 三、肺

肺位于胸腔内、纵隔两侧，凭借肺根和肺韧带与纵隔相连。肺尖上方突入胸膜顶、颈根部。肺底邻膈面与腹腔相邻。肺尖呈圆钝形，经胸廓入口向上突至颈根部，与胸膜顶相贴，高出锁骨内 1/3 约 2cm。前内面邻锁骨下动脉，后邻颈下交感神经节、第 1 胸交感神经节、第 1 胸脊神经和最上肋间动脉，外邻中斜角肌。右肺尖内侧有头臂动脉干、右头臂静脉及气管，左肺尖内侧有左锁骨下动脉、左头臂静脉。肺的前界几乎与胸膜前界一致，仅左肺前界在第 4 胸肋关节高度转向左继而转向下和第 6 肋软骨中点移行为下界。肺下界高于胸膜下界；平静呼吸时，在锁骨中线、腋中线第 6、8、10 肋相交，在后正中线平对第 10 胸椎棘突，小儿肺下界比成年人约高出一个肋。肺根前方平对第 2 ~ 4 肋间隙前端，后方平第 4 ~ 6 胸椎棘突高度。

1. 肺裂　为肺叶之间的裂隙。左肺仅有斜裂，起自第 3、4 肋间，向前下方止于第 6、7 肋骨与肋软骨交界处。右肺除有与左肺相应的斜裂外，尚有一水平裂，水平裂于腋中线处起自斜裂，向前内至肺前缘，然后转向肺门前方。肺裂常有变异，表现为部分或全部肺裂发育不全，以右肺水平裂最多见，约占人群的 50%。肺裂的位置和形状与疾病的诊断和定位关系密切。

2. 肺叶

(1) 右上叶：右主支气管从气管分出后，立即从侧壁发出右上叶支气管。右上叶支气管与右主支气管和中间干支气管呈直角发出后进入右上叶。供应右上叶的肺动脉有两个主要分支：一支是在肺门发出的前干，另一支是在肺实质内发出的外支。右肺动脉进入肺实质后分出右上叶肺动脉升支，它从右上叶的下表面进入肺内。升支动脉可以是后升动脉，它供应右上叶后段，这是最常见的升支动脉。这支动脉起源于肺动脉后外侧壁，与中叶动脉相对，位于右上叶支气管与右中间干支气管结合部下缘的前方。

(2) 右中叶：右中间干支气管是右上叶开口以远的主支气管的延续，长 2～4cm，其末端是右中、下叶支气管的开口。中叶支气管平均长 1.8cm，通常中叶支气管分叉形成两个肺段支气管。近半数人中叶肺动脉只有 1 条，通常是前干动脉分出后，位于肺叶间的肺动脉干的第 1 个分支。在上叶动脉的升支水平，中叶动脉起自肺动脉前面的中间部分。更常见的中叶动脉为两支。中叶静脉与上叶静脉汇合形成上叶静脉，少数中叶静脉直接回流。

(3) 右下叶：右肺下叶的肺段支气管在中间干支气管末端与中叶支气管一起分出。背段支气管起于中间干支气管的后外侧壁，通常正对着中叶支气管或略偏中叶支气管上。下方是 4 个基底段支气管。通常内基底段支气管是最近端的基底支，前基底段位居其次，再分出通常是共干的外、后基底段支气管。右肺下叶 78% 的背段动脉为 1 个分支，21% 为 2 个分支，不到 1% 为 3 个分支。背段动脉的开口位置可有变化，也可与上叶升支动脉或下叶基底段动脉共干。12%～14% 的背段动脉与上叶升动脉共干，6% 的背段动脉可以起自基底段动脉。基底段的动脉走行是变化的，但一般来说位于支气管后外侧的分支到前内基底段，此后肺动脉最终分成外基底段和后基底支而结束。肺静脉通常由 2 支肺段静脉组成：背段和共干的基底段静脉。一般情况下，共干的基底段静脉有 2 个主要分支，一支为背基底静脉引流内基底段、前基底段和外基底段，另一支为下基底静脉引流外基底段和后基底段。1/3 的基底段静脉干有 3～4 个分支。少数静脉回流可以来自右上叶后段或来自中叶。

(4) 左上叶：左主支气管长 4～6cm，在主动脉弓下斜行并分成上、下叶支气管。左上叶支气管起始部比右上叶支气管起始部要低得多，立即分支形成舌段开口和共干的顶区支气管，顶区支气管由前段和尖后段支气管形成。在所有肺叶中左上叶的动脉供应变化是最多的，分支的数目为 1～8 支，46% 为 3 个分支，36% 为 4 个分支。动脉分支可分为两组：前干和后动脉支，后动脉支在肺裂里起自弯曲的肺动脉的内面。前干动脉大而短，部分隐藏在上肺静脉的深面，1/4 的患者深部的前段或舌段动脉起自前干，它常常被大的左上叶肿瘤所侵犯。这些因素可能造成游离前干时出现危险。大约 70% 的患者前干有 2 个分支；1 个或 3 个分支的比例几乎相等，大多数患者，尖后段和前段由前干动脉供应，8% 的患者前段和舌段由这个分支供应；15.5% 的患者前干有 3 个分支供应左上叶的所有肺段；13.9% 的患者仅能见到 1 个分支，供应前段或尖后段不等。其余左上叶的血液供应来自后段动脉。它们沿着弯曲的肺动脉内面发出，在肺裂里，肺动脉包绕左上叶支气管。这些血管通到左上叶的后段，可以有 0～5 个动脉分支。65% 没有共干，35% 为后段动脉分支共干。5% 仅有 1 支后段动脉到左上叶；46% 有 2 支；36% 有 3 支；12% 有 4 支；1% 有 5 个后段分支。供应左上叶的肺段动脉是变化的，前段和舌段接受 1～3 个分支，尖后段可以接收多达 4 个独立的分支。左上叶的静脉回流同样是变化很大的。上肺静脉可以接受 2 个或 3 个大的分支，也可能有很多条放射状的分支。一般有前静脉、尖后静脉及舌静脉。然而，这些静脉可以有很多分支。因肺静脉位于肺动脉的前面，除深在的分支以外，解剖前肺门时，可以显露所有这些静脉。

(5) 左下肺：左主支气管远端分出左上叶支气管和左下叶支气管。第一个肺段支气管是背段支气管，起自管壁的后外侧。1% 以下的患者背段支气管开口呈分叉状，超过其 1～2cm，可看见共干的基底段支气管。8% 基底段支气管立即分成 2 支，其余分成 3 个肺段支气管。

左下叶的动脉都起自肺裂里的肺动脉干，72% 背段动脉是 1 支，26% 为 2 支，2% 有 3 支。它们通常由肺动脉直接发出，然而有 3% 以下可以与左上叶后段动脉共干，12% 与基底段共干。下叶背段动脉与基底段动脉共干的概率左右肺相等。下叶背段与上叶动脉共干者更多见于右侧。基底段动脉是分出背段和舌段动脉以后左肺动脉的末端部分。大约 50% 分叉供应前内基底段和外后基底段，外后基底段动脉共干。其余的患者分支是变化的，可有 2 ~ 4 个肺段动脉。左下叶的静脉回流与右肺下叶相似。下肺静脉接受 2 个主要分支：背段及与其共干的基底段静脉。

3.肺段　　右肺被斜裂和水平裂分为上、中、下 3 叶。左肺由上下 2 叶组成。肺段是肺的独立解剖单位，各肺段都是楔形，尖朝肺门，底朝肺表面，均有自己的支气管及相应的血管分布。肺段动脉与段支气管并行，但肺段静脉却在两段之间，接受相邻两段的血液，故肺段静脉可作为各段之间的分界标志。根据肺段支气管的分布，右肺分为 10 段，左肺分为 8 段。这是因为左肺上叶的尖段和后段支气管、下叶内基底段和前基底段支气管常发自一个主干。上叶有尖后段、前段、上舌段和下舌段 4 个肺段，下叶有背段、内前基底段、外基底段和后基底段 4 个肺段。左肺的肺段较少。因为左肺有几个亚肺段支气管肺单位，在右肺相应是肺段，在左肺却是亚肺段。相邻的两个亚肺段共用一个肺段支气管。尖段和后段在右肺是独立的肺段，但左肺上叶这两个肺段共用一个肺段支气管尖后段。同样，左肺下叶前与内基底段共用一个前内基底段支气管。这种变化在支气管检查时有重要意义。而外科手术时，可以切除这些亚肺段。左上叶的亚肺段切除可能是有益的，而左下叶亚肺段切除通常没什么益处。肺叶的先天性异常通常是由于肺叶数目减少或肺裂过多、大小肺裂发育不完全或完全不发育引起邻近肺叶的融合造成。支气管肺段之间出现副肺裂可以形成副肺叶，肺段间出现肺裂，可将下叶内基底段分开，形成心叶。类似的情形有下叶背段和舌段被副肺裂分开。多余的肺叶，如果没有支气管相通，通常形成叶外型肺隔离症 ( 图 1-11)。

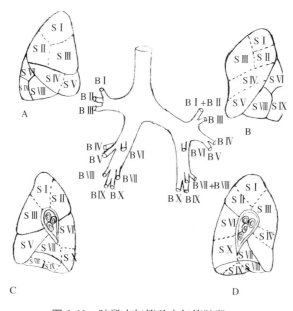

图 1-11　肺段支气管及支气管肺段

4.肺门　位于肺内侧面中部的长圆形凹陷处，是主支气管、肺动脉、肺静脉、支气管动脉、支气管静脉、淋巴管和神经等出入的部位，临床上称为第一肺门。各肺叶支气管、动脉、静脉进出肺叶之处称为第二肺门。支气管肺门淋巴结位于肺门处，一般呈黑色。肺结核或肿瘤引起支气管肺门淋巴结肿大时，可压迫支气管，严重时引起肺不张。进出肺门的结构被结缔组织包成一束，称为肺根。肺根内重要结构的排列，由前向后依次为上肺静脉、肺动脉、主支气管和下肺静脉；由上而下为：左肺根依次为肺动脉、主支气管和上肺静脉、下肺静脉，右肺根为上叶支气管、肺动脉、中下叶支气管、上肺静脉和下肺静脉。此外，在肺门附近有数个淋巴结（肺门淋巴结）。肺根周围邻接血管、神经等结构。左肺根前为膈神经及心包膈血管，后有胸主动脉和左迷走神经，上为主动脉弓和左喉返神经，下有左肺韧带；右肺根前邻右心房、右膈神经和心包膈血管，后有右迷走神经和奇静脉，上为奇静脉弓，下为右肺韧带。肺手术处理肺根时应注意保护肺根的毗邻结构，尤以肺静脉的位置极低，手术切断肺韧带时要注意保护肺静脉（图 1-12 ~ 图 1-15）。

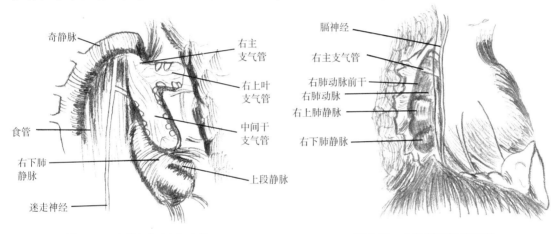

图 1-12　右肺门解剖后面观

图 1-13　右肺门解剖前面观

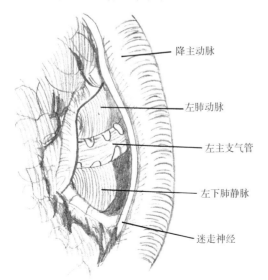

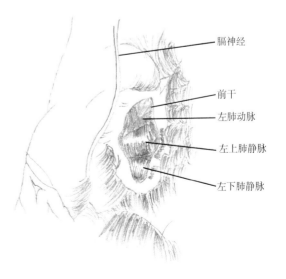

图 1-14　左肺门解剖后面观

图 1-15　左肺门解剖前面观

5.肺的血管　有肺血管和支气管血管两个系统：肺血管为功能性血管，即肺循环的肺动脉、肺静脉，参与气体交换；支气管血管为营养性血管，即体循环的支气管动脉、支气管静脉，供给氧气和营养物质。

(1)肺动脉平第4胸椎高度，分为左、右肺动脉。右肺动脉较长，经奇静脉弓下方入右肺门；左肺动脉较短，经胸主动脉前方入左肺门。两者在肺内的分支多与支气管的分支伴行。发自右心室，至肺门，与支气管伴行入肺，随支气管分支而分支。左肺动脉经胸主动脉和左主支气管前方、肺静脉后方至肺门，然后绕过左主支气管上外方，再转向其下后方。叶间裂处称为叶间动脉。左肺上叶动脉一般3～5支，以4支常见。前段动脉多为1支，常于支气管前方发出；尖后段动脉多为2支，于支气管上方发出；舌段动脉2支，分别至上、下舌段。应该注意左肺上叶动脉变异较大，手术时应仔细辨认，以避免误伤其他血管。左肺下叶动脉系叶间动脉的延续。叶间动脉发出背段支后称为基底干，一般分为前内基底支、外基底支和后基底支。背段动脉多为单支，发出点可高于左肺舌段支，亦可为2支。前内基底支是基底干的第1个分支。外基底支是基底干的最末分支之一，但有时和后基底支共干，故不宜行单独的肺段切除；后基底支是基底干的延续。右肺动脉较左侧粗且长，水平向右，经升主动脉、上腔静脉和右上肺静脉后方、食管及右主支气管前方入肺门，分为上、下两支。上支进入右脉上叶，下支进入右脉中、下叶。右肺动脉达肺门前先发出上支入右肺上叶，主干继续走向外下方，称为叶间动脉。叶间动脉在叶间裂处分为中叶和下叶动脉。右肺上叶动脉的分支多与段支气管伴行，尖段动脉多为1支，前段动脉常为1～2支，两者均由前干发出。后段动脉常为1支，多由叶间动脉发出。右肺中叶动脉在斜裂和水平裂的内侧交接处发出叶间动脉，分为上、下2支，分别分布于内侧段和外侧段，称为内侧支和外侧支。右肺下叶动脉系叶间动脉的延续，进入下叶后称为下叶动脉。右下叶动脉发出背段动脉后称为基底干。基底干发出基底段动脉支。右肺下叶动脉的5个分支与其同名支气管伴行 (图1-16，图1-17)。

(2)肺静脉左、右各两条，分别为上肺静脉和下肺静脉，其在肺内的属支分为段内静脉和段间静脉，段间静脉收集相邻肺段的血液。左上、下肺静脉分别收集左肺上、下叶的血液；右上肺静脉收集右肺上、中叶的血液，右下肺静脉收集右肺下叶的血液。上、下静脉分

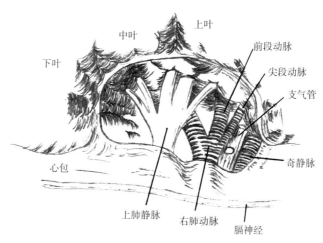

**图1-16**　右肺门处前面观肺动静脉的分支

别平第 3、4 肋软骨高度，注入左心房流过毛细血管网的血液，汇集成小静脉，再汇集成较大静脉，最后汇集成上、下肺静脉，出肺门，注入左心房。右上肺静脉由右肺中叶及上叶静脉汇集而成，右下肺静脉由右肺下叶各段静脉汇集而成。左上、下肺静脉分别由左肺上、下叶各段静脉汇集而成，分别汇集左肺上、下叶血液 ( 图 1-18)。

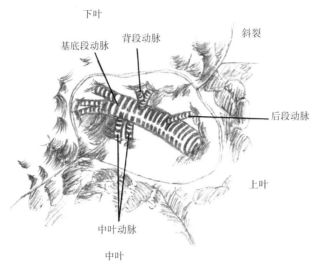

**图 1-17**　右斜裂处观肺动脉分支

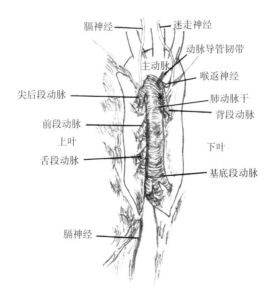

**图 1-18**　左斜裂处观肺动脉分支

(3) 支气管动脉主要起自胸主动脉，一部分起自肋间动脉、锁骨下动脉或头臂干。左侧多起自胸主动脉，而右侧有近一半起自第 3 ~ 5 肋间动脉。支气管动脉沿支气管后壁走行，于肺门后侧入肺。入肺前，发出分支至气管、食管、主支气管、心包、纵隔胸膜等。在肺内，支气管动脉与支气管伴行，沿途形成毛细血管网，营养各级支气管壁、肺血管壁、小叶间隔、淋巴结及脏层胸膜等。支气管动脉供应呼吸性细支气管以上的各级支气管，肺泡管、肺泡壁则由支气管动脉和肺动脉共同供应，两者之间存在毛细血管性吻合。还有学者发现，在肺段和壁层胸膜内还存在广泛的动脉性吻合。血流方向为由支气管动脉流向肺动脉。

(4) 支气管静脉分为深浅 2 支。深支起自肺内细支气管、肺泡管的毛细血管网，与肺静脉吻合，注入肺静脉或左心房。浅支引流肺外支气管、脏层胸膜及肺门淋巴结的静脉血，与肺静脉有吻合，右侧注入奇静脉，左侧注入副半奇静脉或最上肋间静脉。

肺的神经支配来自迷走神经和交感神经的分支，其神经纤维在肺门处形成肺丛，而后随支气管和肺血管分支入肺，分布于支气管树的平滑肌和腺体处。迷走神经兴奋，支气管收缩，腺体分泌增加；交感神经兴奋可使血管收缩，支气管扩张。

**6. 肺的淋巴结** 浅 ( 胸膜下 ) 淋巴丛位于脏胸膜的深面，引流肺实质和脏胸膜的淋巴，来自淋巴丛的淋巴管汇入肺门的支气管肺淋巴结 ( 肺门淋巴结 )。深淋巴丛位于支气管黏膜下和支气管旁结缔组织，主要与形成肺根结构的淋巴引流有关。由此丛发出的淋巴管起初汇入沿肺叶支气管排列的肺淋巴结，由这些淋巴结发出的淋巴管继续随支气管和肺血管到肺门，在该处也汇入支气管肺淋巴结。通过这些淋巴结，来自深、浅淋巴丛的淋巴液汇入分别位于气管分叉，以及主支气管上部和下部的上、下气管支气管淋巴结。来自气管支气管淋巴结的淋巴液走向左、右侧支气管纵隔淋巴干。这些干通常终止于每侧锁骨下静脉和颈内静脉的结合处；但是右侧的支气管纵隔干可能首先与其他淋巴干合并，在此处汇聚后形成一个很短的右淋巴导管。左侧的支气管纵隔干终止于胸导管。壁胸膜的淋巴引流入胸壁的淋巴结 ( 肋间、胸骨旁、纵隔及膈 )。

肺的区域淋巴结依次分成 1 ~ 14 号。其中 1 ~ 9 号淋巴结是纵隔淋巴结，转移到纵隔淋巴结依据是单侧还是双侧代表 N2 或 N3 期病变 (TNM 分期 )。肺门淋巴结被命名为第 10 号淋巴结。11 ~ 14 号淋巴结是肺内淋巴结。转移到 10 ~ 14 号淋巴结为 N1 期病变。假如未发现有转移淋巴结属于 N0 期，最高位的纵隔淋巴结是气管前淋巴结，甲状腺癌常累及它，而在原发性肺癌时常不受侵犯。当纵隔镜检查到气管前方时，常遇到这组淋巴结。2、3、4 和 7 号淋巴结在气管周围，纵隔镜检查时容易鉴别，分别有右和左气管旁淋巴结 (2R 和 2L)、右和左气管支气管分叉部淋巴结 (4R 和 4L)、气管前淋巴结 ( 无名静脉下方 3) 及隆突下淋巴结 (7)。这些淋巴结在开胸手术时也能鉴别，但是 2L 和 4L 淋巴结活检很难，因为它们被主动脉弓遮挡不易取到，标准颈部纵隔检查时无法获得主动脉窗下的 5 号淋巴结和动脉旁 6 号淋巴结。这些淋巴结可通过扩大颈部纵隔镜、胸腔镜或者开胸手术获得。食管旁 8 号淋巴结和下肺韧带 9 号淋巴结，可用胸腔镜获得或在开胸手术时解剖出来。肺门淋巴结 (10) 可用胸腔镜或开胸手术获得。叶间淋巴结 (11) 位于肺裂里、肺动脉或支气管的周围。肺叶淋巴结 (12)、肺段淋巴结 (13) 和亚肺段淋巴结 (14) 只能在开胸时得到。肺淋巴结引流的标准路线是由胸膜下淋巴管沿着较大的与肺静脉伴行的淋巴管，到达更大的与动脉和支气管伴行的淋巴管，这是深部淋巴管引流到肺段、肺叶、叶间、肺门和纵隔淋巴结。90.5% 的患者胸膜下淋巴引流到肺段淋巴结，9.5% 的患者胸膜下淋巴引流到段间淋巴结，在右侧，77.8% 肺内引流；然而 22.2% 直接引流到纵隔淋巴结，表现为有别于正常引流的旁路引流。在左侧，旁路引流更多见一些。25% 直接引流到纵隔，而不经过经典的肺内引流经路 ( 图 1-19)。

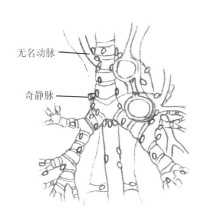
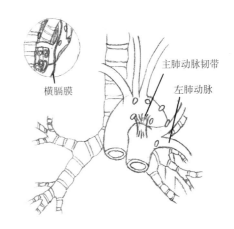

图 1-19　肺淋巴结分区

7.应用解剖技术要点、难点

(1) 肺裂解剖

1) 右斜裂在两肺裂的汇合处可以扪到肺动脉。解剖肺实质可以显露位于肺叶间的肺动脉。上肺静后支常常走行在这个叶间平面中，并且可以重叠和遮挡肺动脉。此外，叶间淋巴结也包裹着肺动脉。在找到叶间走行的肺动脉干以后，即可以游离其各个分支。依次确定：前面有中叶动脉的上支，后上方有右上叶的后升支，后下方有右下叶背段动脉分支，下面是供应基底段的分叉的两个末端分支。在后升支和背段动脉各分支之间解剖能够显露后面的叶间淋巴结。接下来从后面接近肺门，在右上叶支气管下缘和中间干支气管之间的夹角区进行解剖，可以显露后叶间淋巴结的后面。假如游离了后叶间淋巴结，斜裂的后上部分即很容易处理。在肺裂里从后方解剖支气管，接下来可以从后外侧解剖肺动脉再回到肺裂的会合处，可以处理右斜裂的前下部分。在中叶动脉和邻近的基底段动脉之间进行解剖可以显露位于动脉深部的支气管，前叶间淋巴结位于中叶和基底段支气管之间。从前方显露肺门，在上下肺静脉之间进行解剖。解剖这个间隙能判明中叶和基底段支气管，并能显露以前已经鉴别清楚的前叶间淋巴结的前面。如果游离了前叶间淋巴结，又从前面分离了肺静脉，再在肺裂里从前面和侧面解剖出肺动脉，就可以处理斜裂的前下部分。

2) 水平裂：较多数人发育不良，在做中叶或上叶切除时，最后处理它。然而在某些手术中有时需要先处理水平裂。同样，处理这个肺裂也是从解剖两个肺裂的会合处开始。在肺裂里先解剖出叶间的肺动脉干，从前方识别中叶动脉的上支。大约 1/4 的患者在这个水平可以显露右上叶后升支动脉，其位于中叶动脉最上支的对面。从前方显露肺门，解剖中叶静脉和上叶下段静脉之间的间隙。在解剖时必须小心不要损伤后段静脉，它在肺实质里，从深面汇入到上叶静脉。如果从前面解剖完上肺静脉，再从肺裂里解剖出动脉以后，即可以处理水平裂。

3) 左斜裂：在斜裂的中部可以扪到肺动脉。在肺叶间解剖肺实质可以判明肺动脉。叶间淋巴结 (11 组 ) 重叠在肺动脉上。现在可以游离肺动脉的各个分支：前方；左尖后段和舌段的后支；后方，段动脉；下方，基底段动脉。接下来，从后方显露肺门，在主肺动脉进入肺实质的部分游离肺动脉干，解剖出背段动脉的后表面。如果在肺门区从后面解剖出肺动脉，然后在肺裂里沿着肺动脉侧面解剖清楚，即可以处理斜裂的后上部分。解剖肺动脉外膜上面和解剖上叶后段分支与下叶背段分支之间时应特别小心。回到肺裂里再处理斜裂的前下部分。在舌段动脉与邻近的基底段动脉之间解剖能显露在这些动脉深处的支气管。前叶间淋巴结(11组)位于舌段与基底段支气管之间，再从前方显露肺门，在上下肺静脉之间，进行解剖，可以显露舌段与基底段支气管，以及前面解剖过的前叶间淋巴结的前面。如果前叶间淋巴结被游离，再从前方解剖出肺静脉，然后在肺裂里解剖出肺动脉的前外侧以后，大肺裂的前下部分就可以处理了。

(2) 肺静脉：对于一些中央型肺癌，静脉的解剖首先要明确是否受肿瘤侵犯、侵及范围和切除的可能性。静脉内的瘤栓脱落会导致致命的栓塞，所以必要时需探查心包内肺静脉。必要时需切除部分心房，钳夹心房，可能会影响对侧肺的静脉回流，迅速引起血流动力学的波动，故在离断血管之前应钳夹观察2min，以便万一血压波动明显，能及时松开。在做右上叶切除时，识别与保留中叶静脉是非常重要的。上叶的静脉回流是变化的，通常有3个分支：尖前静脉、下静脉和后静脉。

(3) 肺动脉：当肿瘤与肺动脉粘得很紧，没有足够的可安全处理的长度时，可以采用如下几种方法。在两侧的肺动脉前方打开心包，这样可以利用其在心包内1~2cm的长度，但要避免损伤膈神经和防止心包出血，在手术结束时需考虑心包缺失的大小，可采取必要的措施以防心脏疝出和静脉回流障碍。在左侧，可以继续向肺动脉近端解剖，结扎切断动脉导管韧带能使更长的肺动脉主干可供利用。喉返神经从此处经过，要避免电凝和牵拉以免损伤。由于是在左肺动脉根部切断血管，因此需小心以免影响对侧的动脉回流。在右侧心包内处理肺动脉需松解上腔静脉，以便有较长的肺动脉可以利用。术者应牢记肺动脉较脆弱，避免牵拉或粗暴操作。有时，当瘤体位于肺门前方且较大时，可先处理支气管再处理血管，一般是先静脉后动脉。在处理之前就应确定能否切除，有时这比较困难，需依据临床经验来定。肺的大血管切断后，要仔细检查缝扎是否满意以防出血。由于操作部位靠近中央和断端可能缩回，较小的出血可能不易发现。

(4) 支气管：支气管的处理方法也是术者经验和基本功的体现。近端支气管的分离应距切缘尽可能短一些，以保证有足够的血运。处理支气管的要点是尽可能在近端切断支气管主干，避免支气管残端过长产生并发症。在右侧比较容易判断支气管切缘距气管的距离，以防过长。但在左侧则稍有困难，因此需特别仔细分离左主支气管直至隆突。如果不需要或不能使用缝合器时，则用标准的缝合技术闭合支气管。由于可能导致缝线肉芽肿和术后咯血，应避免使用非吸收缝线。采用前进后出的间断缝合，绕过一个软骨环，针距约为1mm。完全闭合后，胸腔内倒入生理盐水，浸过支气管断端，在麻醉师的帮助下检查残端是否漏气。右下叶切除时必须保护右中叶支气管。由于中间干支气管末端同时分出中叶、下叶背段及基底段支气管，如果把下叶各肺段支气管作为一团整块切除，就极可能伤及中叶支气管。认清楚这个支气管，分开处理背段与基底段支气管可以避免损伤中叶支气管。

(5) 左肺上叶切除术中及淋巴结清扫时应注意保护喉返神经，左上肺切除术时向下牵拉暴露尖前段动脉时务必注意轻柔，过度牵拉极易引起动脉破裂。

（6）肺段切除术中，判断肺段最可靠的标志是支气管，因为支气管很少发生变异。确定肺段支气管的方法是，通过反复牵拉病灶并用手扪及肺门部位，感觉被拉紧的支气管即为相应肺段的支气管。右上叶及右下叶和左下叶的段支气管在切断肺段动脉之前，常可借肺段动脉来判断，但左肺上叶例外。肺段肺门结构的解剖顺序并非一成不变。一般来说，先解剖切断肺段动脉分支，这有助于判断肺段支气管，然后再解剖肺段静脉。由于静脉引流的范围可能并不明显，所以最好在肺段之间的界限清楚之后再结扎肺段静脉。段间静脉决定肺段的界限且引流相邻的肺段，因此，肺段切除的要点是，分离肺段间的界面、保留段间静脉和确保相邻肺段的静脉回流，这样才能避免并发症的发生。

（7）叶间淋巴结融合肿大：叶间淋巴结清扫是最大的难点，叶间淋巴结位于动脉之间、动脉与支气管之间，有的融合肿大包绕动脉或支气管，质地脆，易出血，出血后严重影响视野，视野全变成红色，难以分辨各个结构。所以要求解剖淋巴结时尽量完整去除，即打开动脉鞘，沿动脉鞘将整个淋巴结与动脉分离，充分打开血管鞘膜，是游离肺血管分支安全有效的方法。

（8）隆突下淋巴结：右侧隆突下较为表浅，相对容易清扫，难点在于隆突前方的淋巴结通常难暴露，易出血。彻底清扫后可见到隆突尖部、左右主支气管、食管壁及心包。左侧隆突下淋巴结较难清扫，因左主支气管较长，隆突位置较深，暴露困难，须用器械挡开肺及食管，扶镜手将视野拉近后才能得到较好视野，彻底清扫后也可见隆突尖部、左右主支气管、食管壁、心包。对于下叶切除可在切断支气管前清扫隆突下淋巴结。

（9）纵隔淋巴结：右侧上纵隔淋巴结清扫以可以看到气管、锁骨下动脉、腔静脉、主动脉、奇静脉形成的腔为标准。清扫过程中可先从奇静脉和上腔静脉交汇处开始，沿上腔静脉打开纵隔胸膜到锁骨下动脉下缘，然后沿迷走神经继续游离，尽量将淋巴结及周围脂肪组织整块去除，否则易出血混淆视野。避免损伤迷走神经及喉返神经等重要结构。左侧纵隔淋巴结清扫时应注意保护左侧喉返神经和膈神经，清扫5组淋巴结时尽量少用电凝钩或超声刀，可采用钝性及锐性分离，取下淋巴结后再止血。

（10）肺楔形切除，术前及术中需充分考虑切除范围，避免切缘过于接近支气管或动静脉，引起支气管胸膜瘘、肺淤血或血供不良等。

# 第三节　食管、胃的局部应用解剖技术

## 一、食管

食管为一肌性长管状器官，上端平第6颈椎体下缘接咽部，经过上纵隔、后纵隔，穿过膈肌的食管裂孔，在第11胸椎水平，食管与胃的贲门相接。食管在下颈部和上胸部偏向左侧，在胸内接近气管分叉处又回到中线的位置。在胸下部，食管再度偏向左侧以穿过膈肌食管裂孔。成年人食管长度约25cm，门齿至环咽肌的距离约15cm，至气管分叉和主动脉弓压痕的长度为24～26cm；至贲门的距离约40cm。参考这些标志有助于食管肿瘤的定位，并决定手术方式。

食管全长主要有 3 个狭窄区。最上部的狭窄区位于食管入口处，是由环咽肌所致；中间的狭窄区是由于左主支气管和主动脉弓跨越食管前壁和左外侧壁造成的压迹；最下方的狭窄处位于膈肌食管裂孔处，因胃食管括约肌造成。在 3 个狭窄之间有 2 个梭形膨大部。食管在腹腔与胃贲门连接处，与胸段食管形成一角度，称为 His 角。以上 3 个狭窄处为食管憩室的好发部位。

1. 食管的分段　食管分为颈、胸、腹 3 段。

(1) 颈段食管：自食管入口（相当于第 6 颈椎水平）至胸骨上切迹（相当于第 2 ~ 3 胸椎水平）的一段食管，长约 5cm。前面借疏松结缔组织与气管后壁（膜部）相邻，后面贴于脊柱，有疏松的筋膜与椎前筋膜相隔，该两层筋膜前为食管后间隙。左、右喉返神经位于两侧食管和气管之间的沟内。左侧喉返神经较右侧更靠近食管，这是由于颈部食管稍靠左侧，而右侧喉返神经绕过右锁骨下动脉，行走途径较靠外侧。同样，左侧颈动脉鞘较右侧亦更接近食管。食管前外侧与两侧甲状腺叶相邻。

(2) 胸段食管：自胸骨上切迹至食管裂孔，长 18 ~ 20cm。胸段食管分为胸上、中、下 3 段。自胸廓入口至气管分叉为上胸段食管；自气管分叉向下至膈食管裂孔之间，平均分为 2 段，上为中胸段食管，下为下胸段食管。胸段食管从胸廓入口进入上纵隔，位于气管和脊柱之间，且稍偏向左侧。在上纵隔、食管左侧和左前外侧为左锁骨下动脉、纵隔胸膜、胸导管。食管下行至第 4 胸椎水平，主动脉弓的末端部分在其左侧跨过，食管由此偏向右下行，进入后纵隔。在主动脉弓以下的食管远端部分，先位于胸主动脉之右侧，在第 7 胸椎体水平开始偏向左侧，斜越胸主动脉前面。至第 8 胸椎体水平，主动脉转到食管后面，这时，食管左侧壁仅为纵隔胸膜所覆盖。在气管分叉以上，食管前壁与气管膜部借疏松结缔组织相连。气管分叉略下方的食管左前壁有左主支气管横过，且在食管左前壁留有压迹。气管分叉以下，食管前壁与心包相贴，相当于左心房位置。在后面，胸部食管随着脊柱的弯曲度弯曲。从第 8 胸椎以下，食管离开脊柱向腹侧移位，在胸主动脉的左前方穿过膈食管裂孔。食管和脊柱之间为食管后间隙，内充疏松结缔组织。下腔静脉不和食管并列，而在其前面和右侧。在食管后间隙的结缔组织内，有右侧的肋间动脉，以及胸导管、奇静脉、半奇静脉和副半奇静脉等。食管右侧面，完全为纵隔胸膜所覆盖，仅在第 4 胸椎体水平，有奇静脉转到食管前面，汇入上腔静脉。

(3) 腹段食管：食管在第 10 胸椎水平穿过膈肌食管裂孔，进入腹部，弯向左侧，终止于胃贲门部，此处相当于第 11 或第 12 胸椎体水平，其长度 1 ~ 2cm。腹段食管的右侧与胃小弯连续，左侧与胃底相连续，两者在此处形成一角度，称为 His 角，此角度一般为 70° ~ 80°。腹段食管一部分与前面的肝左叶脏面的右后面相接触，后面越过右膈肌脚、左膈肌脚和左膈下动脉。食管右侧包于小网膜内，前面和左侧完全由腹膜遮盖（图 1-20）。

2. 食管的血液供应　食管的动脉：在不同部位的食管，其动脉血液供应来源亦不同。这些有节段性分布的血管，在食管壁内和壁外相互吻合，形成了丰富的血管网。

(1) 颈段食管：主要血液供应来源为双侧甲状腺下动脉发出的食管支。甲状腺下动脉的食管支通常为 1 ~ 2 支，以发自甲状腺下动脉升支的分支最为粗大，并沿食管的前外侧壁向下延伸更远一些。右侧甲状腺下动脉比左侧的分支更多一些。右侧甲状腺下动脉的升支

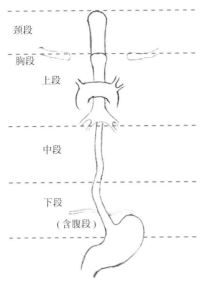

图 1-20 食管的分段

常发出一个气管食管支，该支与喉返神经伴行，供应气管和食管。该段食管亦有可能受锁骨下动脉、颈总动脉、椎动脉、甲状腺上动脉等发出的食管支的血液供应。

(2) 胸段食管：与上、下段食管所接受的血液供应不同。在气管分叉处食管，主要接受支气管动脉食管支的供应，个别亦有接受颈总动脉、上位肋间动脉和胸廓内动脉的分支供应。食管在气管分叉以下，动脉血液供应主要来自胸主动脉发出的食管固有动脉，该动脉多为 1 ~ 2 支，在第 4 ~ 9 胸椎之间，由胸主动脉前壁发出，亦可来自右侧第 2 ~ 6 肋间动脉的食管支。上述这些动脉血管之间，相互发出吻合支。胸部食管的动脉向上与甲状腺下动脉的食管支吻合，向下与腹段食管的动脉吻合。

(3) 腹段食管：主要由胃左动脉的食管支供血。这些动脉分别沿食管的右前外侧和背侧走行，分支进入食管壁。向上穿入膈食管型孔与胸段食管的动脉吻合。腹段食管还可以接受由胸主动脉、脾动脉、腹腔动脉等发出的食管支供血。总之，近气管分叉处的食管血供最丰富，胸段食管下部血供较差，在气管分叉下方的食管血供最差。

3. 食管的淋巴引流　食管上 2/3 段的淋巴多引流向头侧，而下 1/3 的淋巴则引流向尾侧。

(1) 颈段食管的淋巴引流：颈段食管的淋巴主要注入颈深淋巴结（亦称颈内静脉淋巴结）。该区淋巴结分为颈深上淋巴结和颈深下淋巴结，前者注入后者，后者集合淋巴结形成左、右颈干。两侧颈干分别注入右淋巴导管和胸导管。

(2) 胸部食管的淋巴引流：胸上部食管的淋巴引流多向两侧注入气管旁淋巴结。一部分向外下方注入左、右气管支气管上淋巴结，一部分直接注入膈下淋巴结及腹腔淋巴结。起自气管分叉直下方的集合淋巴管，斜向外上方注入左、右气管支气管上或下淋巴结。胸下部食管的淋巴引流：食管胸下部的上部发出 1 ~ 5 条集合淋巴管，横向两侧或向外下方，注入食管及胸主动脉周围的食管旁淋巴结。注入的淋巴结多在食管与胸主动脉之间（亦称食管主动脉间淋巴结）；其次在食管胸下部的左侧；少部分在胸主动脉的前方或左侧。这些淋巴结的输出淋巴管可沿胸主动脉左侧上行，经无名静脉的后方，直接注入胸导管。起自食管胸下部后面的一部分集合淋巴管注入椎前淋巴结，该淋巴结的输出淋巴管直接注入胸导管。

(3) 腹段食管的集合淋巴管：向下直接注入贲门周围淋巴结，即贲门前、后、左淋巴结。一部分直接注入胃胰淋巴结及腹腔淋巴结。

4. 食管系膜　食管的系膜构造从颈部到上中纵隔分为左右二叶，上中段食管与气管共有系膜，下段为椎前筋膜。内部结构：食管、左右甲状腺下动脉、喉返神经、气管及支气管、支气管动脉、食管固有动脉、膈下动脉及腹腔动脉干、淋巴结。

(1) 颈段的系膜：左右甲状腺下动脉起始为食管系膜的根部；淋巴结沿喉返神经分布。

(2) 胸段的系膜：上纵隔左右喉返神经及支气管动脉为胸中上段食管系膜，胸下段系膜为食管固有动脉根部及横膈上。

(3) 腹段的系膜：膈下动脉及腹腔动脉干为食管系膜最下部的根部淋巴结。贲门为食管通向胃的开口。在解剖学上一般以食管和胃底所成之角度(His角)为标志；在组织学上，鳞状上皮与柱状上皮在食管、胃接合处截然分界，向下一段环形区内有分布不规则的管状或分支状贲门腺，称为贲门部(区)，其范围一般为2cm。贲门部的血液供应主要来自胃左动脉的食管贲门支和左膈下动脉的贲门胃底支。其静脉回流经过胃左静脉的食管支汇入胃左静脉，贲门部的神经支配来自迷走神经胃前支发出的贲门支。贲门壁各层尤其在黏膜下层和浆膜下层，均有丰富的淋巴引流网，并与食管的淋巴网相通。这些淋巴网汇集成许多壁外淋巴管，向下引流至腹腔丛，向上引流至纵隔，最后进入胸导管。贲门后面的集合淋巴管多注入贲门后淋巴结，部分注入贲门左淋巴结、胃上淋巴结及胃胰淋巴结。贲门左淋巴结及胃上淋巴结的输出淋巴管均注入胃胰淋巴结，胃胰淋巴结的输出淋巴管注入腹腔淋巴结，即贲门部的淋巴液均汇入腹腔淋巴结。

5. 淋巴结　规范的一野淋巴结清扫应包括膈肌淋巴结、贲门右和左淋巴结、胃小弯淋巴结、胃左淋巴结、腹腔淋巴结、肝总动脉淋巴结和脾动脉淋巴结。

二野淋巴结清扫包括主动脉旁，胸导管，左、右肺门淋巴结，食管旁，气管权淋巴结和右侧气管旁淋巴结。

三野淋巴结清扫包括上述胸腹腔淋巴结及颈部的头臂静脉、颈深淋巴结、颈外淋巴结及双侧喉返神经淋巴链(图1-21)。

## 二、胃

胃是消化管的膨大部分，位于食管与小肠之间。大多数人胃的形状类似于字母"J"。胃分为四部分(贲门、胃底、胃体和幽门部)和两个弯曲。贲门为环绕贲门孔的部分；胃底为胃向上膨出的部分，与膈左侧穹隆相邻，其下方至贲门孔平面。胃底的上部常可达左侧第5肋间隙水平，可被气体、液体、食物或其混合物而充满；胃体为介于胃底与幽门窦之间的部分；幽门部为胃的漏斗形区，胃液经较宽的幽门窦进入较窄的幽门管。胃小弯形成胃的短的凹缘，角切迹是沿胃小弯约2/3处的转折角，为胃体与幽门部的连接处；胃大弯形成胃的长的凸缘(图1-22，图1-23)。

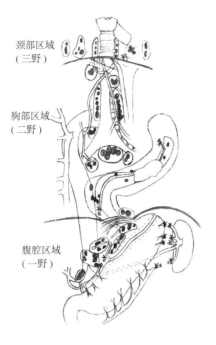

颈部区域
（三野）

胸部区域
（二野）

腹腔区域
（一野）

**图 1-21**　食管三野淋巴结

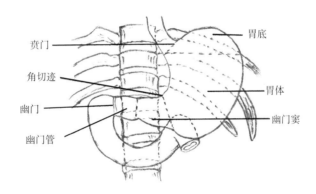

贲门

角切迹

幽门

幽门管

胃底

胃体

幽门窦

**图 1-22**　胃的位置

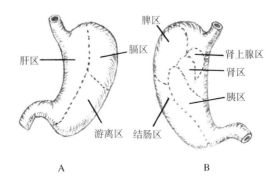

脾区

肝区

膈区

肾上腺区

肾区

胰区

游离区　结肠区

A

B

**图 1-23**　胃的毗邻

A. 胃前壁；B. 胃后壁

1.**胃的网膜** 除了沿胃大小弯及贲门孔后面的一小部分血管走行区外，胃全部被腹膜覆盖。小网膜的两层包绕胃，然后在胃大弯处移行为大网膜。胃前壁与膈、肝左叶和腹前壁相邻；后壁与网膜囊和胰相邻，并构成了网膜囊前壁的大部分。胃床是由仰卧位时隔网膜囊后壁的诸多结构共同构成，自上而下包括：膈左侧穹隆、脾、左肾和肾上腺、脾动脉、胰腺、横结肠系膜与横结肠。

2.**胃的血供** 胃左动脉直接发自腹腔干，行经小网膜至贲门，然后急转向右沿胃小弯行进，与胃右动脉相吻合。胃右动脉常发自肝动脉，沿胃小弯左行，与胃左动脉相吻合。起自脾动脉的胃短动脉分布于胃底。胃网膜右动脉自胃十二指肠动脉发出后，沿胃大弯左行，与胃网膜左动脉相吻合。胃网膜左动脉发自脾动脉，沿胃大弯右行，与胃网膜右动脉相吻合。胃短动脉(4 ~ 5 支)发自脾动脉的末端分支或脾支，分布于胃底。

胃的静脉在位置与行程上都与胃的动脉相伴行。胃左右静脉汇入门静脉，胃短静脉和胃网膜左静脉汇入脾静脉，脾静脉和肠系膜上静脉共同形成门静脉。胃网膜右静脉汇入肠系膜上静脉。幽门前静脉在幽门前上升至胃右静脉。由于幽门前静脉在活体上明显可见，故外科医生常把它作为辨认幽门的标志(图 1-24，图 1-25)。

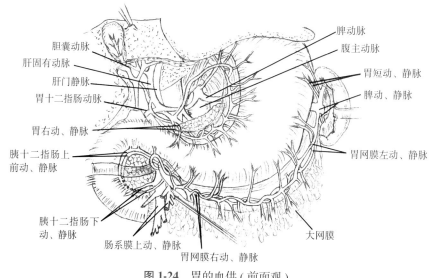

**图 1-24　胃的血供(前面观)**

3.**胃的神经支配** 包括来自迷走神经的副交感神经及来自于腹腔神经丛的交感神经。胃的神经支配来自腹腔神经丛，其神经纤维沿胃的动脉分布形成动脉周围丛。交感神经节前纤维经内脏神经至腹腔神经节及其他神经节换元，然后发出节后纤维分布至血管和胃的平滑肌。胃的副交感神经来自迷走神经前后干及其分支，经食管裂孔进入腹腔。迷走神经前干主要起自左侧迷走神经，常以单一分支的形式于食管前面进入腹腔，然后行向胃小弯并发出肝支与十二指肠支，两支于肝十二指肠韧带内离开胃。迷走神经前干的其他部分沿胃小弯走行，沿途发出胃前支。较大的迷走神经后干主要起自右侧迷走神经，于食管后面进入腹腔，行向胃小弯。迷走神经后支发出分支至胃的前后壁。迷走神经还发出腹腔支，参与腹腔丛的构成，然后沿胃小弯走行，沿途发出胃后支。胃的交感神经来自于 $T_6$ ~ $T_9$ 脊髓节段，经内脏大神经至腹腔神经丛，其神经纤维伴随胃动脉及胃网膜动脉分布(图 1-26)。

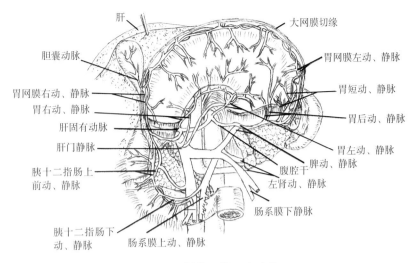

**图 1-25  胃的血供（后面观）**

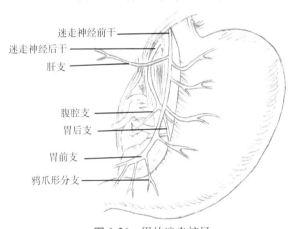

**图 1-26  胃的迷走神经**

029

4.**胃的淋巴回流**  来自于胃上 2/3 的淋巴沿胃左右血管汇入胃淋巴结；来自于胃底和胃体上部的淋巴沿胃短动脉与胃网膜左血管汇入胰脾淋巴结；来自于胃大弯右 2/3 的淋巴沿胃网膜右血管汇入幽门淋巴结；来自于胃大弯左 1/3 的淋巴沿胃短血管与脾血管汇入胰十二指肠淋巴结。胃的淋巴管与胃大弯和胃小弯处的动脉相伴行。它们将胃前后壁的淋巴引流至胃大弯和胃小弯处的胃淋巴结与胃网膜淋巴结。这些淋巴结的输出管伴随大动脉走行汇入腹腔淋巴结（图 1-27）。

5.**应用解剖技术要点、难点**

(1) 胸骨后路径食管重建时，先经颈部腹部切口以手指钝性分离，然后用可弯曲的小肠拉钩进一步分离，拉钩头应紧贴胸骨后平面从颈部穿出，应小心不要偏离正中线，切断胸骨舌骨肌和胸骨甲状肌可以更容易地拉出食管。

(2) 游离胃代食管时应注意：保持胃的顺蠕动和血管的完整性，胃网膜右和胃右动静脉是胃存活的关键因素，需打开网膜仔细辨认并保存，在胃网膜右和左交汇处断开血管弓（图 1-28）。

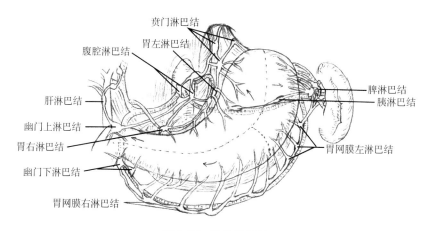

图 1-27　胃的淋巴结

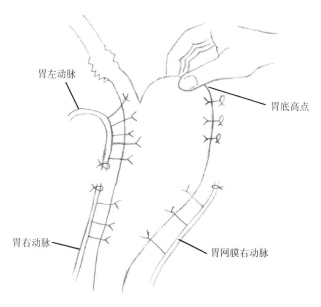

图 1-28　胃血管处理

(3) 切除胃小弯处时，下 2/3 段食管需彻底清扫胃小弯、胃左动脉、肝总动脉和近端脾动脉淋巴结，在起始部结扎胃左动脉，然后切断包括贲门在内的 1/2 胃小弯，胃右动脉应尽量保留。

(4) 保留壁内血管弓，胃大小弯血管弓之间存在广泛的吻合支，切除胃小弯和贲门时应尽量保留该血管网。胃小弯切除范围由胃底高点与胃左右动脉交汇处的连接线确定，这样既可以切除相应的淋巴结，又可以保留胃底血管网。

(5) 胃的排空，重建术后行幽门成形术尚有争议，但通常认为幽门成形术短期内并发症较少，因此建议行此手术以减少胃潴留及后期嗳气的发生。

(6) 右侧开胸时，据具体需要沿迷走神经切开上纵隔胸膜，可向上至右头臂静脉和锁骨下动脉水平，保留右喉返神经并清扫神经周围的淋巴结，然后沿上腔静脉周围切开纵隔胸膜，清扫腔静脉和气管前的淋巴结，注意勿游离气管全周影响血供（图 1-29）。

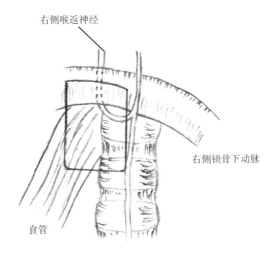

右侧喉返神经

右侧锁骨下动脉

食管

**图1-29　胸部淋巴结清扫右喉返神经**

（7）在主动脉弓旁的区域内，沿胸导管散在分布着很多淋巴结。在裂孔上方的降主动脉右侧表面，仔细分离可分离出胸导管。

（8）清扫支气管旁、隆突下淋巴结，由于气道膜部很容易受到损伤，所以尽量减少单极电刀的使用。

（9）若弓上或胸膜顶吻合，尽量保证胃管在胸腔内，若吻合位置较低，腹部和纵隔的压力差会抑制胃部的排空，产生相应的反应。

（10）颈部淋巴结清扫的时候，从颈总动脉沿右锁骨下动脉分离，就可以确认沿右锁骨下动脉上行的右喉返神经。牵拉气管时一定要确认喉返神经位置，以免损伤。确认颈横动脉，在保留颈横动脉的层次里操作，避免损伤膈神经。左喉返神经行走于气管食管沟内，找不到时沿着气管壁游离。确认神经后，清扫淋巴结应向纵隔内面游离（图1-30，图1-31）。

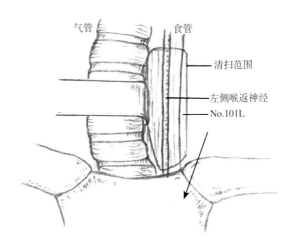

气管　　　食管

清扫范围

左侧喉返神经

No.101L

**图1-30　颈部左喉返神经**

沿箭头的方向，尽可能地向纵隔内清扫

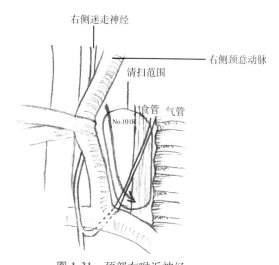

**图 1-31　颈部右喉返神经**

沿箭头方向，从颈总动脉沿锁骨下动脉进行分离

# 第四节　纵隔的局部应用解剖技术

　　纵隔是左右纵隔胸膜之间的器官、结构和结缔组织的总称。纵隔呈矢状位，位于胸腔正中偏左，上窄下宽，前短后长。纵隔的前界为胸骨，后界为脊柱，两侧为纵隔胸膜，上为胸廓上口，下为膈。纵隔分隔左右胸膜腔，正常情况下，纵隔的位置固定；病理情况下，如发生气胸时，两侧胸膜腔内压力不等，纵隔可向对侧移位。当发生气胸时，可引起纵隔移位或摆动。以胸骨角与第 4 胸椎椎体下缘平面为界，将纵隔分为上下纵隔，下纵隔再以心包为界分为前、中、后纵隔。前纵隔为胸骨后面与心包前壁之间的部分；中纵隔为心、心包和出入心的大血管根部所占据的区域；后纵隔为心包后壁与脊柱之间的部分 ( 图 1-32)。

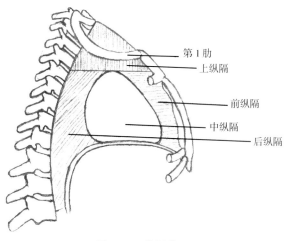

**图 1-32　纵隔分区**

## 一、分区

1. 上纵隔　上纵隔内的主要器官由前至后大致可分3层。前层主要有胸腺、左右头臂静脉和上腔静脉；中层有主动脉弓及其三大分支、膈神经和迷走神经；后层有气管、食管、左喉返神经和胸导管等。

2. 前纵隔　是位于心包前壁与胸骨体之间的窄隙，内有胸腺或胸腺遗迹下部、纵隔前淋巴结、疏松结缔组织及胸骨心包韧带。

3. 中纵隔　是心包所占据的区域，内含心、心包、出入心的大血管根部、膈神经和心包膈血管等。

4. 后纵隔　是指位于胸骨角平面以下、膈以上、心包后壁与下部胸椎之间的部分。在后纵隔的器官有食管、胸导管、胸主动脉、奇静脉、半奇静脉、副半奇静脉、迷走神经、胸交感干、内脏大小神经及纵隔后淋巴结等 (图 1-33，图 1-34)。

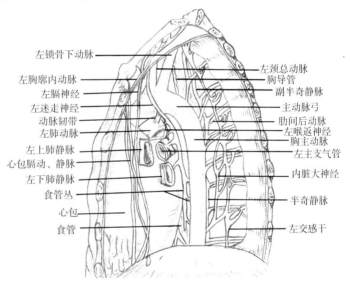

图 1-33　纵隔左面观

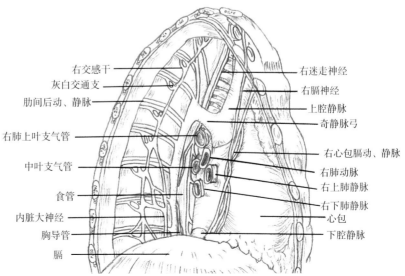

图 1-34　纵隔右面观

033

## 二、上纵隔内主要器官及组织

1. 胸腺　由左、右两叶构成，之间借结缔组织相连。青春期随着年龄增长，胸腺内淋巴组织减少，逐渐被脂肪组织代替，成为胸腺剩件。胸腺位于胸膜围成的胸腺区内，前方为胸骨，后面附于心包和大血管前面，上达胸廓上口，下至前纵隔。胸腺可达颈部，尤其是小儿。胸腺肿大时可压迫头臂静脉、主动脉弓和气管，出现发绀和呼吸困难。胸腺的动脉来自胸廓内动脉和甲状腺下动脉，伴行静脉注入头臂静脉或胸廓内静脉。胸腺的淋巴管注入纵隔前淋巴结或胸骨旁淋巴结。神经来自颈交感干和迷走神经的分支。

2. 上腔静脉及其属支

(1) 上腔静脉：由左、右头臂静脉在右侧第 1 胸肋结合处汇合而成，下行至第 2 胸肋关节后方穿纤维心包，平第 3 胸肋关节下缘注入右心房。在穿纤维心包前，有奇静脉弓注入。上腔静脉前方有胸膜和肺，后方有气管和迷走神经，左侧有升主动脉和主动脉弓，右侧有膈神经和心包膈血管。

(2) 头臂静脉：由颈内静脉和锁骨下静脉在胸锁关节后方汇合而成。左头臂静脉长 6 ~ 7cm，向右下斜越左锁骨下动脉、左颈总动脉和头臂干的前面。左头臂静脉有时位于颈部气管的前方，尤以儿童多见，故气管切开术或针刺时应注意这种可能性。

3. 主动脉弓及其分支　主动脉弓平右侧第 2 胸肋关节高度续升主动脉，弓形弯向左后方，跨左肺根，至第 4 胸椎体下缘左侧移行为胸主动脉。主动脉弓凹侧发出支气管动脉，凸侧发出头臂干、左颈总动脉和左锁骨下动脉。小儿的主动脉弓位置较高，可达胸骨柄上缘。毗邻主动脉弓左前方有胸膜、肺、膈神经、心包膈血管和迷走神经等，右后方有气管、食管、左喉返神经、胸导管和心深丛，上方有主动脉弓的三大分支及其前面的左头臂静脉和胸腺，下方有肺动脉、动脉韧带、左喉返神经、左主支气管和心浅丛。主动脉瘤压迫气管时可出现呼吸困难，累及左喉返神经时可影响发音。

4. 动脉韧带　为一纤维结缔组织索，连于主动脉弓下缘和左肺动脉的起始部，长 0.5 ~ 2.3cm，直径 0.2 ~ 0.6cm。动脉韧带是胚胎时期动脉导管的遗迹，若在出生后 1 年内尚未闭锁，则为先天性动脉导管未闭。动脉导管三角由左膈神经、左迷走神经和左肺动脉围成，内有动脉导管(韧带)、左喉返神经和心浅丛，是手术中寻找动脉导管的标志。在施行动脉导管结扎术时，注意勿伤及左喉返神经(图 1-35)。

5. 气管胸部和支气管　在前面气管支气管章节已有详细讲述。

6. 食管胸部、胸导管和交感干　位于上纵隔后部和后纵隔，在后纵隔处将详细描述。

## 三、下纵隔内主要器官及组织

下纵隔分为前纵隔、中纵隔和后纵隔三部分。

1. 前纵隔　内有胸腺(或胸腺剩件)下部、纵隔前淋巴结和疏松结缔组织。由于两侧胸膜接近，故前纵隔较狭窄。

2. 中纵隔　内有心包、心、出入心的大血管根部、膈神经和心包膈血管等。

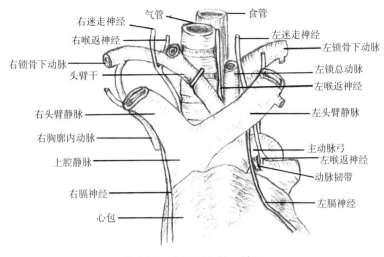

右迷走神经
右喉返神经
右锁骨下动脉
头臂干
右头臂静脉
右胸廓内动脉
上腔静脉
右膈神经
心包

气管
食管

左迷走神经
左锁骨下动脉
左锁总动脉
左喉返神经
左头臂静脉
主动脉弓
左喉返神经
动脉韧带
左膈神经

**图 1-35** 上纵隔血管、神经

(1) 心包：分为纤维心包和浆膜心包。浆膜心包的壁层衬于纤维心包的内面，并与纤维心包愈着，脏层紧贴于心和出入心的大血管根部的表面。浆膜心包的脏、壁两层在大血管根部反折移行，围成心包腔。位置和毗邻：心包占据中纵隔。心包前壁隔胸膜和肺与胸骨和第 2 ~ 6 肋软骨相对，在胸膜围成的心包区直接与胸骨体下半部和左侧第 4 ~ 6 肋软骨相邻，因此常在左剑肋角行心包穿刺，以免损伤胸膜和肺。心包后方有主支气管、食管、胸主动脉、奇静脉和半奇静脉等；两侧为纵隔胸膜，膈神经和心包膈血管下行于心包与纵隔胸膜之间；上方有上腔静脉、主动脉弓和肺动脉。心包下壁与膈中心腱附着。

(2) 心包腔：含有少量浆液，心包积液时可压迫心脏。浆膜心包的脏、壁两反折处的间隙称为心包窦。位于升主动脉、肺动脉与上腔静脉、左心房侧壁之间的间隙称为心包横窦，可通过一手指。心和大血管手术时，可在心包横窦处钳夹升主动脉和肺动脉，以暂时阻断血流。位于左肺静脉、右肺静脉、下腔静脉、左心房后壁和心包后壁之间的间隙称心包斜窦。位于心包侧壁与下壁反折处的间隙称为心包前下窦，深 1 ~ 2cm，是心包腔的最低部位，心包积液首先积聚于此。

(3) 血管、淋巴引流和神经：心包的动脉来自心包膈动脉、肌膈动脉和食管动脉等；静脉与动脉伴行，注入胸廓内静脉、奇静脉和半奇静脉等。心包的淋巴管注入纵隔前淋巴结、纵隔后淋巴结和膈上淋巴结。神经来自膈神经，肋间神经，左喉返神经，心丛、肺丛和食管丛神经等。

(4) 心：呈圆锥形，前后略扁。心底朝向右后上方，与上腔静脉、下腔静脉和左肺静脉、右肺静脉相连。心尖朝向左前下方，圆钝游离，体表投影位于左侧第 5 肋间隙锁骨中线内侧 1 ~ 2cm。心表面借冠状沟、前室间沟、后室间沟、房间沟分为左心房、右心房、左心室和右心室。位置和毗邻：心周围裹以心包，前方对向胸骨体和第 2 ~ 6 肋软骨，后方平第 5 ~ 8 胸椎，约 2/3 位于身体正中矢状面的左侧，1/3 位于右侧。心脏的位置常受呼吸、体型和姿势等因素的影响而改变。心的毗邻关系大致与心包相同。临床上常在胸骨左缘第 4 肋间隙做心内注射，以免损伤胸膜和肺。

035

心的体表投影用四点的连线表示：左上点在左第 2 肋软骨下缘距胸骨侧缘约 1.2cm，右上点在右第 3 肋软骨下缘距胸骨侧缘 1cm，左下点在左第 5 肋间隙距前正中线 7 ~ 9cm，右下点在右第 6 胸肋关节处。左右上点的连线为心上界，左右下点的连线为心下界，左上、左下点间向左微凸的弧形线为心左界，右上、右下点间向右微凸的弧形线为心右界。心瓣膜的体表投影和心脏听诊部位不同。

心的血管：心的血液供应来自左冠状动脉、右冠状动脉。左冠状动脉起自上动脉左窦，分为前室间支和旋支。前室间支沿前室间沟下行，分布于左心室前壁、部分右心室前壁和室间隔前 2/3 部。旋支沿冠状沟左行，分布于左心房、左心室左侧面和膈面。右冠状动脉起自主动脉右支，沿冠状沟行至房室交点处分为后室间支和左室后支。后室间支分布于右心房、右心室和室间隔后 1/3 部，左室后支分布于左心室下壁。心的静脉主要注入冠状窦，冠状窦开口于右心房。有些小静脉直接注入右心房 ( 图 1-36)。

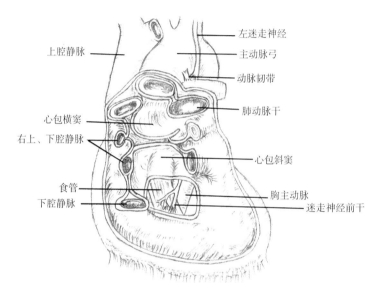

**图 1-36　心包和心包窦**

心的淋巴：注入气管支气管淋巴结和纵隔前淋巴结。

心的神经：来自心浅丛神经和心深丛神经，分布于心肌、传导系和冠状动脉。交感神经兴奋使心跳加快、心收缩力增强和冠状动脉扩张；副交感神经的作用则相反。

3. 后纵隔　内有食管、迷走神经、胸主动脉、奇静脉、半奇静脉、副半奇静脉、胸导管、交感干胸部和纵隔后淋巴结等。

(1) 胸段食管：位于上纵隔后部和后纵隔，向上经胸廓上口与颈段食管相接，向下穿膈的食管裂孔续为腹段食管。食管与胸主动脉交叉，上部位于胸主动脉右侧，下部位于胸主动脉的前方。毗邻：食管前方有气管、气管分叉、左主支气管、左喉返神经、右肺动脉、迷走神经的食管前丛、心包、左心房和膈；后方有迷走神经的食管后丛、胸主动脉、胸导管、奇静脉、半奇静脉、副半奇静脉和右肋间后动脉；左侧有左颈总动脉、左锁骨下动脉、主动脉弓、胸主动脉、胸导管上段；右侧有奇静脉弓。左主支气管平第 4 ~ 5 胸椎水平跨

图中标注：
左迷走神经
上腔静脉
主动脉弓
动脉韧带
肺动脉干
心包横窦
右上、下腔静脉
心包斜窦
食管
胸主动脉
下腔静脉
迷走神经前干

越食管的前方，该处食管较狭窄，是异物滞留和食管癌的好发部位。左心房扩大可压迫食管，食管钡餐造影时出现明显的压迹。食管左侧只有在食管上、下三角处与纵隔胸膜相贴，右侧除奇静脉弓处外全部与纵隔胸膜相贴。右侧纵隔胸膜在肺根以下常突入食管与奇静脉和胸导管之间，形成食管后隐窝。故经胸做食管下段手术时可能破入右侧胸膜腔，导致气胸。血管、淋巴引流和神经：食管胸上段的动脉来自肋间后动脉和支气管动脉，胸下段的动脉来自胸主动脉发出的食管动脉。食管静脉注入奇静脉、半奇静脉和副半奇静脉。食管胸上段的淋巴管注入气管支气管淋巴结，胸下段的淋巴管注入纵隔后淋巴结和胃左淋巴结。食管的部分淋巴管不经淋巴结，直接注入胸导管。食管胸部的神经来自喉返神经、迷走神经和交感干。喉返神经支配食管的骨骼肌，交感神经和副交感神经支配平滑肌，内脏感觉神经分布于黏膜上 (图 1-37)。

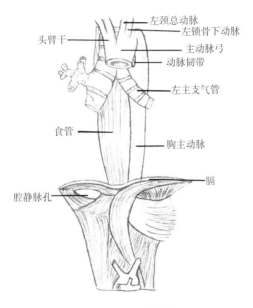

图 1-37 后纵隔

（2）迷走神经：在颈动脉鞘内沿颈部下行。右迷走神经在进入胸廓入口时，位于锁骨下动脉的前方，无名动脉之后，并发出喉返神经。右喉返神经绕过右锁骨下动脉，沿着气管食管沟向上行，进入喉内的肌肉里。右迷走神经经过右锁骨下动脉发出右喉返神经之后，向内侧经右无名静脉后面行向气管和食管。然后继续向下向后沿气管后面至食管的右侧面下行。在气管的水平发出几个分支，继续下行至心脏，在食管的下端形成心丛。右迷走神经弯向后方，形成迷走神经后干到达胃部。左迷走神经邻近左颈总动脉进入胸廓，出颈动脉鞘，从中部向侧方走行，行经主动脉弓的前外侧面，在此处发出左喉返神经分支，向下越过主动脉弓经动脉韧带的后方，然后沿着气管食管沟向上方走行。迷走神经干继续向后行至左肺动脉，发出分支形成肺前丛和肺后丛。左迷走神经继续行向食管，在其前壁形成食管前丛。

胸主动脉：平第 4 胸椎体下缘续接主动脉弓，沿脊柱和食管的左侧下行，逐渐转至脊柱的前方和食管的后方，平第 12 胸椎穿膈主动脉裂孔后续为腹主动脉。胸主动脉后壁发出肋间后动脉。胸主动脉的前方有左肺根、心包和食管，后方有半奇静脉和副半奇静脉，右侧有奇静脉和胸导管,左侧与纵隔胸膜相贴。在胸主动脉和食管胸段的周围有纵隔后淋巴结,其较小,引流食管胸段、膈和肝的淋巴,其输出淋巴管注入胸导管。

(3) 奇静脉、半奇静脉和副半奇静脉:奇静脉在右膈脚处起自右腰升静脉,沿食管后方和胸主动脉右侧上行,至第4胸椎体高度向前勾绕右肺根,注入上腔静脉。奇静脉收集右侧肋间静脉、食管静脉、支气管静脉和半奇静脉的血液。奇静脉上连上腔静脉,下接右腰升静脉连下腔静脉,故是沟通上腔静脉系和下腔静脉系的重要通道之一。当上腔静脉或下腔静脉阻塞时,该通道可成为重要的侧副循环途径。半奇静脉在左膈脚处起自左腰升静脉,沿胸椎体左侧上行,达第8胸椎体高度经胸主动脉和食管后方向右跨越脊柱,注入奇静脉。半奇静脉收集左侧下部肋间后静脉、食管静脉和副半奇静脉的血液。副半奇静脉沿胸椎体左侧下行,注入半奇静脉或奇静脉,副半奇静脉收集左侧上胸导管平第12胸椎下缘高度起自乳糜池,经主动脉裂孔进入胸腔,于胸主动脉与奇静脉之间上行,至第5胸椎高度经食管与脊柱之间向左侧斜行,然后经食管与左侧纵隔胸膜之间上行至颈部,注入左静脉角。胸导管上段和下段与纵隔胸膜相贴,当胸导管上段或下段损伤并伴有纵隔胸膜破损时,可引起左侧或右侧乳糜胸 ( 图 1-38)。

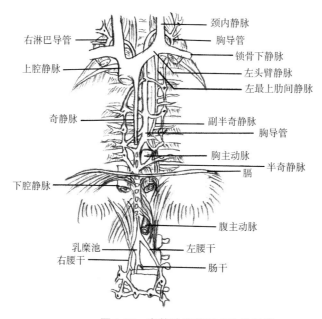

**图 1-38   奇静脉及其属支和胸导管**

(4) 胸导管的类型:单干型占84.6%;双干型,以两干起始后在纵隔内上行合为一干,占0.6%;分叉型,以单干起始入纵隔后分为两支,分别注入左、右静脉角,占3.3%;右位型,胸导管始终位于胸主动脉右侧,注入右静脉角,占0.9%;左位型,胸导管始终位于胸主动脉左侧,注入左静脉角,占0.3%。

(5) 胸交感干:位于脊柱两侧,奇静脉和半奇静脉的后外方,肋头和肋间血管的前方。胸交感干借白交通支和灰交通支与肋间神经相连。每侧交感干上有 10 ~ 12 个胸神经节。上 5 对胸神经节发出的节后纤维参与构成心丛、肺丛和食管丛。内脏大神经由第 6 ~ 9 胸神经节穿出的节前纤维构成，沿脊柱前面倾斜下降，穿膈脚终于腹腔神经节，内脏小神经由第 11 ~ 12 胸神经节穿出的节前纤维构成，穿膈脚终于主动脉肾节。

## 四、纵隔间隙

纵隔各器官和结构之间含有丰富的疏松结缔组织，并在某些部位构成间隙，这有利于器官运动和胸腔容积的变化，如大血管搏动、呼吸时气管运动和食管蠕动等。后纵隔内的疏松结缔组织特别丰富。纵隔间隙与颈部和腹部的间隙相通，故颈部的渗血和感染可向下蔓延至纵隔，纵隔气肿的气体可向上扩散至颈部，纵隔的渗血和感染可向下蔓延至腹部。

1.胸骨后间隙　位于胸骨和胸内筋膜之间。该间隙的炎症可向下蔓延，甚至穿膈扩散至腹部。

2.气管前间隙　位于上纵隔，在气管和气管权与主动脉弓之间，向上与颈部的气管前间隙相通。

3.食管后间隙　位于食管与脊柱胸段之间的疏松结缔组织，内有奇静脉、副半奇静脉和胸导管等。食管后间隙向上与咽后间隙相通，向下通过膈的潜在裂隙与腹膜后隙相通。

## 五、纵隔淋巴结

1.锁骨上淋巴结　包括下颈部、锁骨上和胸骨切迹淋巴结。

上界：环状软骨下缘。

下界：锁骨和胸骨柄上缘

左右分界：气管中线。

2R.右上气管旁淋巴结

上界：胸骨柄上缘。

下界：左无名静脉根部与气管交叉处。

2L.左上气管旁淋巴结

上界：胸骨柄上缘。

下界：主动脉弓上缘。

3.血管前与脊柱前淋巴结

3A：血管前方淋巴结。

3B：食管后脊柱前淋巴结。

4R.右下气管旁淋巴结

上界：左无名静脉根部与气管交叉。

下界：奇静脉下缘。

左界：气管左后缘。

4L.左下气管旁淋巴结：是指位于下段气管旁，但仅局限于气管左缘 - 左主支气管外侧动脉韧带内侧的淋巴结 ( 第 5 组则位于动脉韧带后方 )。

上界：主动脉弓上缘。

下界：左肺动脉上缘。

5.主动脉弓下淋巴结　主动脉弓下或主-肺动脉窗淋巴结是指位于动脉韧带后方、主动脉-左肺动脉间、纵隔胸膜内的淋巴结。

6.主动脉旁淋巴结　指升主动脉、主动脉弓旁淋巴结，为主动脉弓上下缘。

7.隆突下淋巴结　下叶支气管旁和下叶肺动脉旁的淋巴结不能被归入隆突下淋巴结。

右侧下界：中间支气管下缘。

左侧下界：下叶支气管上缘。

8.食管旁淋巴结　指位于隆突以下、膈肌以上食管旁的淋巴结。

9.下肺韧带淋巴结　指位于下肺韧带内的淋巴结，也包括了下肺静脉后方和下方的淋巴结。

10.肺门淋巴结　指位于主支气管和肺门周围的淋巴结。

右侧：奇静脉下缘延伸至叶间区域。

左侧：左肺动脉上缘延伸至叶间区域。

11 ~ 14.叶间、叶内、肺段、亚段淋巴结　目前国际上比较常用的系统淋巴结清扫的规范是 IASLC2005 年提议的：至少清扫 5 个淋巴结 (3 个肺内或肺门，1 个 7 组，2 个其他部位的纵隔淋巴结 )( 图 1-39)。

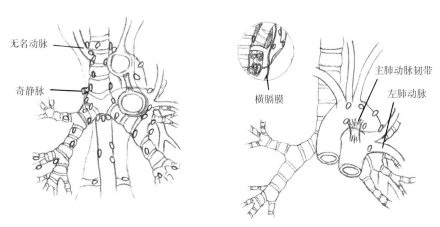

无名动脉

奇静脉

横膈膜

主肺动脉韧带

左肺动脉

**图 1-39　纵隔淋巴结分区**

## 六、应用解剖技术要点、难点

1.关于手术切口的选择，应依其肿瘤的大小与部位而定，原则是要充分显露。如肿瘤不大，且伸向一侧者，可行前外侧开胸切口；对瘤体较大，且位于中后纵隔，应行单侧后外侧开胸切口；肿瘤位于胸骨后，并突向两侧胸腔，则可采用胸骨正中切口。此种纵劈胸骨的切口，一方面可对前纵隔进行全面探查，另一方面又能彻底清除自胸廓入口至膈肌之间的全部胸腺和前上纵隔脂肪组织。

2. 对于胸腺肿瘤，特别是伴有肌无力的胸腺瘤，应手术完整切除前纵隔脂肪组织，包括心包外脂肪等。若侵犯心包、胸膜组织，需扩大切除。游离胸腺时要注意来自两侧乳内动脉的供应血管需结扎切断。如果需进一步解剖到肺根部，要注意保护好膈神经。对于重症肌无力患者来说，膈肌麻痹是胸腺切除术后一个很难处理的主要并发症。胸腺的静脉一般有 1 ~ 2 支回流至左无名静脉的下缘，也应予以结扎切断。处理完静脉后就很容易显露和分离胸腺的两个上极。胸腺的上极偶尔可能从无名静脉的后面向颈部延伸。游离上极时还要注意避免损伤位置靠下的甲状旁腺，胸腺切除后，要仔细检查胸腺床，确认有无异位胸腺残留和创面渗血。

3. 气管、食管囊肿，手术中应注意避免损伤气管、食管，造成气管瘘、食管瘘。切除后，可采用试水等方式确认。

4. 若纵隔肿瘤累及胸骨等，需行人工材料修补胸壁，注意避免损伤胸廓内动脉，注意材料的固定，必要时选择多层材料加固。

5. 肿瘤累及血管范围较大者，需考虑行血管成形术，或人造血管移植，肿瘤累及血管范围较小者，建议先游离肿块周围组织，再处理血管累及处。

6. 巨大肿瘤切除术，要充分评估麻醉风险及手术对心血管系统的影响，以免造成心功能不全。若肿瘤巨大，无法完整切除，良性肿瘤前提下，若为囊性，可考虑行囊壁切开减压，若为囊实性，可考虑分块取出。

7. 纵隔淋巴结清扫　右上纵隔 (2R、3R、4R) 沿迷走神经前缘切开纵隔胸膜，将纵隔胸膜分别向前后牵开，以上腔静脉为前界、气管为后界、锁骨下动脉为上界、奇静脉为下界、主动脉心包为底界，切除该区域淋巴结及周围脂肪结缔组织。注意勿损伤锁骨下动脉及左无名静脉，遇到血管和淋巴结尽可能多结扎。右侧第 4 组淋巴结建议从奇静脉下方解剖肺动脉尖前支为下界解剖。必要时切开气管后和上腔静脉前方纵隔胸膜，探查是否有 3a、3b 组淋巴结。右下纵隔 (7、8R、9R) 沿右总支气管下缘—迷走神经前缘—右下肺静脉上缘切开纵隔胸膜，以左主支气管做底界清扫该区域淋巴结。需注意勿损伤左主支气管膜部和食管。尽可能保留支气管动脉和迷走神经肺支。

左上纵隔 (4L、5、6) 沿膈神经后缘、主动脉弓顶–肺动脉切开纵隔胸膜，向前后牵开胸膜，沿升主动脉旁—主肺动脉窗—动脉韧带清扫该区域淋巴结及周围组织，注意勿损伤膈神经和迷走神经。在胸主动脉和迷走神经前方切开纵隔胸膜，尽可能将肺动脉、左主支气管与主动脉、食管分离，沿左侧喉返神经下后方—主动脉弓峡部—食管—左主支肺动脉区域，切除左侧第 4 组淋巴结。在此区域尽可能少用电刀以减少热传导对喉返神经的损伤。该区域重要结构较多，部分滋养血管由主动脉弓下发出，一旦出血，止血则较困难。此外，还需警惕食管、肺动脉神经的误伤。

左下纵隔 (7、8L、9L)：左侧隆突下淋巴结位置偏右，对于左侧切口而言位置较深。清扫该处淋巴结时务必将食管与主动脉向后方挡开，助手尽可能将肺向前方牵开，以暴露该区域。清扫范围与右侧相似，同样需注意对支气管和食管的损伤。在此处清扫深处有奇静脉与胸导管，应注意勿误伤，一旦损伤出血，止血困难。

# 第五节　胸导管的局部应用解剖技术

胸导管是人类最长、最粗的淋巴管道,由左、右腰淋巴干和肠干汇合而成,向上经过腹部、胸部和颈部, 全长 36 ～ 45cm, 管径 2 ～ 3mm, 收集左侧上半身和整个下半身的淋巴, 约占人体淋巴的 3/4, 汇入左静脉角。其余 1/4 淋巴由右淋巴导管收集, 汇入右静脉角 ( 胸导管内压力 156.8 ～ 274.4Pa)。胸导管起始:由左、右腰淋巴干和肠干汇合而成。每条淋巴干以单支型为多数, 3 条淋巴干汇合的形式各异, 其中肠干变异较多。三干汇合处形成膨大者, 称为乳糜池, 构成胸导管的起始部。多位于第 12 胸椎至第 2 腰椎之间 (84%), 紧贴在右膈脚的右后方。胸导管起始端也可无膨大的乳糜池, 或呈网状 (16%)。胸导管的起始部除了收纳左、右腰干和肠干外, 还接受左、右肋间降干, 此外尚接受主动脉后淋巴结的输出管。

## 一、形成和毗邻

胸导管自腹部起始, 在主动脉的右侧和奇静脉左侧之间上行, 经膈肌的主动脉裂孔入胸腔后纵隔。胸导管的胸下段位于脊柱的右前方, 在胸主动脉与奇静脉之间上行, 通常位于食管的后方, 右肋间血管的前面, 上行至第 7 胸椎平面, 即开始斜行向左, 经食管后方, 至第 5 胸椎平面跨至食管左侧, 然后沿食管左侧上行, 在锁骨上 4cm, 胸导管转向侧方, 行走在颈动脉鞘和颈静脉后方, 甲状腺下动脉、锁骨下动脉和膈神经的前方, 经前斜角肌内缘转而向下, 在左锁骨下动脉和颈内静脉交汇处注入静脉系统。有时还可能注入左无名静脉、左颈内静脉、左椎静脉, 甚至右椎静脉。胸导管自下而上有很多瓣膜, 与静脉交汇处有固定瓣膜, 防止反流。胸导管胸下段与右侧纵隔胸膜相贴, 在第 5 胸椎平面以上, 胸导管在食管左侧上行时, 与左侧纵隔胸膜相贴。因此, 当胸导管下段损伤时, 可发生右侧乳糜胸; 当胸导管上段损伤, 可发生左侧乳糜胸 ( 图 1-40)。

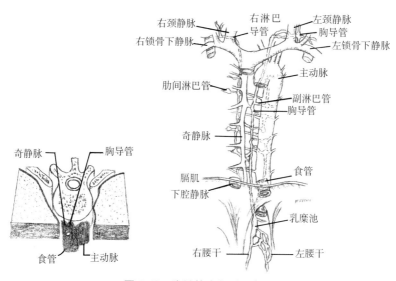

**图 1-40　胸导管走行及毗邻**

## 二、血供

血供主要来自肋间动脉的分支，下端有第 1 腰动脉及膈动脉的分支供应，颈段由椎动脉的分支供应，静脉主要回流入奇静脉。奇静脉、半奇静脉和副半奇静脉在右膈脚处起自右腰升静脉，沿食管后方和胸主动脉右侧上行，至第 4 胸椎体高度向前勾绕右肺根，注入上腔静脉。奇静脉收集右侧肋间静脉、食管静脉、支气管静脉和半奇静脉的血液。奇静脉上连上腔静脉，下借右腰升静脉连下腔静脉，故是沟通上腔静脉系和下腔静脉系的重要通道之一。当上腔静脉或下腔静脉阻塞时，该通道可成为重要的侧副循环途径。半奇静脉在左膈脚处起自左腰升静脉，沿胸椎体左侧上行，达第 8 胸椎体高度经胸主动脉和食管后方向右跨越脊柱，注入奇静脉。半奇静脉收集左侧下部肋间后静脉、食管静脉和副半奇静脉的血液。副半奇静脉沿胸椎体左侧下行，注入半奇静脉或奇静脉，副半奇静脉收集左侧上胸导管。胸导管平第 12 胸椎下缘高度起自乳糜池，经主动脉裂孔进入胸腔，于胸主动脉与奇静脉之间上行，至第 5 胸椎高度经食管与脊柱之间向左侧斜行，然后经食管与左侧纵隔胸膜之间上行至颈部，注入左静脉角。胸导管上段和下段与纵隔胸膜相贴，当胸导管上段或下段损伤并伴有纵隔胸膜破损时，可引起左侧或右侧乳糜胸。右胸导管常常很小，不易见到，长约 2cm，引流右侧头部、颈部和胸壁的淋巴液，通过支气管纵隔干引流右肺、心脏及左肺下部的淋巴液。胸导管的变异非常普遍，40% ~ 60% 的人于奇静脉、肋间静脉和腰静脉有交通支。Meade 等发现 25% ~ 30% 的人在膈肌水平有多条胸导管，手术时应加以注意。胸导管的类型：单干型，占 84.6%；双干型，以两干起始后在纵隔内上行合为一干，占 0.6%；分叉型，以单干起始入纵隔后分为两支，分别注入左、右静脉角，占 3.3%；右位型，胸导管始终位于胸主动脉右侧，注入右静脉角，占 0.9%；左位型，胸导管始终位于胸主动脉左侧，注入左静脉角，占 0.3%( 图 1-41，图 1-42)。

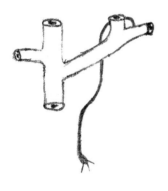

图 1-41　单干型　　　　　　　　　　　　　　　图 1-42　双干型

## 三、胸导管易损原因

1.外伤

(1) 颈、胸部开放性损伤：颈、胸部的刀刺伤，子弹、弹片的穿通伤可造成胸导管损伤，较少见且往往合并更严重的其他损伤，早期被掩盖不易发现。

(2) 颈、胸部闭合性损伤：胸部钝挫伤、爆震伤、挤压伤或剧烈咳嗽，均可损伤胸导管。由于胸导管相对固定于脊柱前方，当脊柱突然过度伸展或脊柱骨折时可造成胸导管撕裂或断裂脊柱过度后伸、高处坠落、严重胸部挤压伤。颈胸部闭合性损伤多位于膈肌上方，乳糜液被包绕而积于后纵隔，继而破入胸膜腔内。

2. 手术　在胸 5 至胸 7 椎体水平，胸导管越过主动脉后方行走至纵隔左后方，在胸膜反折以下沿食管左侧上行，位于左锁骨下动脉后方，在主动脉弓、锁骨下，或食管手术时极易损伤。

3. 肿瘤　良恶性肿瘤均可累及胸导管，最常见的有淋巴瘤、淋巴肉瘤和肺癌，胸导管分支扩张破裂或肿瘤侵犯可导致乳糜胸。

4. 感染　真菌、结核、丝虫病等均可导致淋巴管阻塞扩张破裂，胸导管的良性肿瘤包括淋巴管瘤、纵隔水瘤和肺淋巴管肌瘤病等。

## 四、病理生理

成人乳糜液每天有 1500 ~ 2800ml，呈乳白色，含蛋白质、糖、脂肪、抗体和电解质等。乳糜液大量损失可使机体抵抗力下降，压迫心、肺使纵隔移位，甚至发生休克引起全身衰竭而死亡。因此，一旦明确乳糜液漏出，以早期施行手术为宜。如术后 1 周内发现，可在原切口行开胸术；发生于术后 10 天以上，则以右侧开胸为宜。发现瘘口后可在其上下端用丝线做双重结扎。如找不到瘘口，可在膈肌上方做胸导管结扎术（预防性膈上方胸导管结扎）。

术后乳糜胸主要发生于颈、胸手术后，近年来由于对胸导管解剖的认识加深，手术操作改进，胸导管损伤有下降趋势。病理生理胸导管损伤后，乳糜液外漏积聚需要时间，在早期可无症状，一般在外伤 3 ~ 4 天后，才逐渐形成明显的乳糜胸，此时大多数病例均按单纯胸腔积液处理，直至恢复饮食，胸腔内积聚的淋巴液变为白色被考虑到此病。患者因丧失脂肪和蛋白质而产生营养不良，很快消瘦，体重减轻，皮下水肿；每天丧失 500 ~ 1000ml 乳糜液，引起脱水症状、口渴及尿少。血浆蛋白迅速下降；大量乳糜液积压肺和纵隔器官，引起呼吸困难，阻碍静脉回流，导致颈静脉怒张和心排血量减少。患者可能有低热，乳糜液有抗菌的特性，除多次胸穿污染外，继发感染罕见。后期，持久的乳糜胸可引起纤维胸。

## 五、检查诊断

当患者在胸部创伤几天后，因严重呼吸困难来急诊，查体并直立位胸部 X 线片证实伤侧大量胸腔积液，诊断性胸穿抽出乳白色液体，送显微镜检查排除脓胸后，就应高度怀疑乳糜胸，还可行胸腔积液苏丹Ⅲ染色等帮助确诊。实验室检查：乳糜液色白、碱性、无菌生长，所含淋巴细胞计数增高，明显高于多核细胞，蛋白质含量可达 40 ~ 50g/L，显微镜检可见许多可折射的脂肪小珠。放置后分为 3 层，上层为黄色奶油状的脂肪层，加入乙醚可以澄清，或苏丹Ⅲ染色找到脂肪滴，细胞计数以淋巴细胞为主，即可确立乳糜胸的诊断。如将乳糜液放入试管中，加进乙醚摇混后，乳白色的液体即变为无色液体，可发现一层脂肪漂浮于液体上面。可以同时做胸腔积液和血液中脂检查，若胸腔积液中的胆固醇和三酰甘油中脂的含量显著超过血液中的含量，也可帮助确立乳糜胸的诊断。

## 六、应用解剖技术要点、难点

1.肺癌手术时，胸导管或大淋巴导管的损伤通常发生在系统的淋巴结清扫过程中，右侧损伤常发生于隆突下纵隔处，左侧常继发于主动脉弓上的扩大切除。需充分理解其走行，尽量避免损伤。

2.解剖食管时，对每一条索状组织仔细辨认，逐一结扎。食管肿瘤较大，或胸腔严重粘连时应注意弓上三角位置，避免损伤胸导管。肿瘤外侵明显时，可考虑预防性胸导管结扎术。主动脉弓上胃 – 食管吻合术，可根据情况，常规行低位胸导管结扎术。

3.关胸前检查食管床有无白色乳糜液漏出，如有漏出应及时行胸导管结扎（缝扎）术。现在一些观点认为，初次开胸时，只要做过广泛的纵隔解剖，都建议行预防性胸导管结扎。

4.术中需行胸导管切除时，在膈上牵开食管，即可看到主动脉弓与奇静脉之间的椎体前面显露胸导管弓，膈上 2 ~ 3cm 处结扎离断。上端在弓上结扎。可术前 2 ~ 3h 肠内给予牛奶 200g、黄油 15g( 或同类 )，使胸导管充盈。

5.胸导管大块结扎术，是因为在 $T_{12}$ ~ $T_8$ 水平，60% 的人胸导管只有一条，余下的可能存在多个侧支，术中将奇静脉与主动脉之间的组织，除淋巴结外一并结扎 ( 图 1-43)。

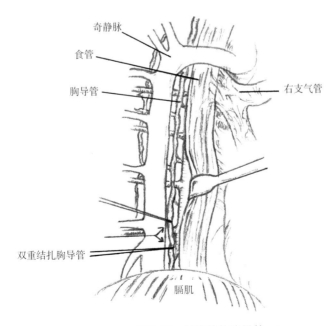

图 1-43　低位结扎胸导管

# 第六节　胸廓入口的局部应用解剖技术

## 一、局部解剖

　　胸廓入口有其特殊的解剖特征，决定该部位的外科操作。胸廓入口的主要肌肉有胸锁乳突肌和斜角肌。胸锁乳突肌起自头颅的颞骨，向前下走行，止于胸骨柄及锁骨的内1/3处。其功能是向对侧旋转锁骨，还有通过抬高锁骨的胸骨头使锁骨稍微抬高，因此可辅助呼吸肌。三块斜角肌，即前、中、后斜角肌也是辅助呼吸肌，通过"水桶提梁"的机制向前上方抬高第1和第2肋。三块斜角肌起自颈椎，止于上2根肋骨，前、中斜角肌止于第1肋骨的头侧，后斜角肌止于第2肋骨背侧1/3的上面，头部和上肢的主要血管及气管和食管经胸廓上口离开胸腔。

　　锁骨下静脉在最前方，紧贴在锁骨的后面。腋静脉穿过第1肋与锁骨之间的夹角后变为锁骨下静脉。锁骨下静脉和颈内静脉汇合成头臂静脉。锁骨下静脉也是甲状颈干、乳内静脉和心包膈静脉的终点。这些小静脉汇入大静脉的位置有些变异，两侧头臂静脉汇合形成上腔静脉。左头臂静脉在胸骨柄后面走行，在胸骨柄右后外侧与右头臂静脉汇合形成上腔静脉。3支大动脉经胸廓上口穿出胸腔，第1支是无名动脉（头臂动脉），它分出右颈总动脉和右锁骨下动脉，经胸廓上口至颈部的主动脉弓。第2条分支是左颈总动脉。主动脉弓的第3条分支是左锁骨下动脉，向内上方走行到胸顶部，紧贴在锁骨下方越过左侧第1肋离开胸腔。两侧锁骨下动脉再分出椎动脉、甲状腺颈干和乳内动脉。

　　通常，前2条肋间动脉来自锁骨下动脉的下面。无名动脉位于气管前面，进行颈部纵隔镜检查时可以看得非常清楚。无名动脉紧贴气管前外侧，此解剖关系的意义十分重大，因为在气管切开时，如果气管插管的张力过大或套囊充气过度都可能引起气管－无名动脉瘘。虽然臂丛不是真正的胸腔结构，它却位于靠近第1肋骨后侧的胸膜顶部。臂丛的主干走行在锁骨下动脉的后方，越过第1肋骨上方到达上肢（图1-44）。

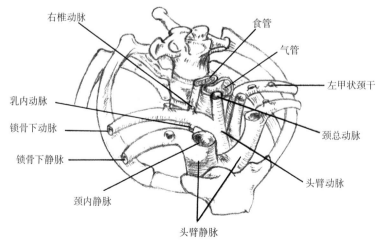

图1-44　胸廓入口主要骨骼（除锁骨外）、血管、气管、食管等的关系

## 二、外科解剖学

在胸腔的上口，锁骨下血管和臂丛神经通过颈腋管到达上肢，第 1 肋将颈腋管分成两部分：近侧段包括斜角肌三角和肋锁间隙（这个间隙的边界由锁骨和第 1 肋构成）；远侧段由腋部组成。近侧段神经、血管受压的危险性较高。该间隙的边界，上为锁骨，下为第 1 肋，前内侧为肋锁韧带，后外侧为中斜角肌和胸长神经。附着于第 1 肋斜角肌结节的前斜角肌将肋锁间隙分成两个部分；前内侧包含锁骨下动脉和臂丛神经；另一部分为斜角肌三角，前方为前斜角肌，后方为中斜角肌，下面为第 1 肋（图 1-45）。

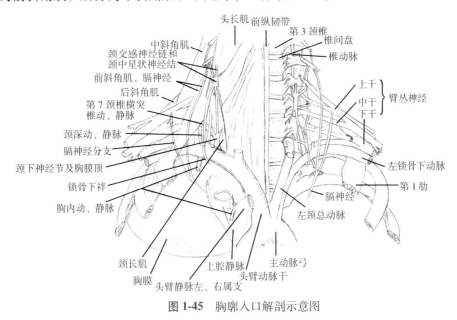

**图 1-45　胸廓入口解剖示意图**

## 三、功能解剖学

颈腋管，特别是近侧段即肋锁区域，正常情况下有足够的空隙可使神经、血管通过而不受压迫，只有在进行某些运动时，此间隙才会狭窄。如上肢外展时，锁骨由于旋转向后靠近第 1 肋和前斜角肌的起点而使此间隙变窄。在过度外展时，神经血管束被拉向胸小肌腱、喙突和肱骨头周围，在这种活动中，喙突向下翘起，使神经血管束的张力增加。胸锁关节通常呈 15°～20° 角，当锁骨的外端下降时（如当保持沉肩姿势时），可使该角度变小，此时，肋锁间隙可能会发生狭窄。正常情况下，吸气时前斜角肌使第 1 肋升高，使肋锁间隙变窄。这块肌肉可以对第 1 肋产生异常向上牵拉，如严重肺气肿及年轻人常见的肌肉过度发达时。斜角肌三角，正常时前斜角肌在前，中斜角肌在后，第 1 肋在下，可使直接和第 1 肋接触的锁骨下动脉及臂丛神经正常通过。这个三角的底边长 1.2cm，高约 6.7cm。神经血管束和这个三角形间隙的关系严丝合缝。解剖上的变异可使这个三角的上角狭窄，导致臂丛神经的上支受压，产生所谓高位前斜角肌综合征，引起由颈 5 和颈 6 神经根组成的神经干受压出现的症状。如果三角形间隙的底边上抬，压迫锁骨下动脉和由颈 7、颈 8 和胸 1($C_7$、$C_8$

和 $T_1$) 神经根组成的神经干，则导致低位前斜角肌综合征。Swank 和 Simeone 对这两型均进行过介绍。基本的原因是解剖异常，可以有先天性、外伤性、偶尔还有动脉粥样硬化所导致的解剖异常。其中，骨骼畸形约占 30%，很多因素可能在胸廓出口产生压迫，但最畸形的形式包括颈肋、第 1 肋骨分叉、第 1 与第 2 肋骨融合、锁骨畸形或既往胸廓成形术的后遗症，这些畸形在正位胸部 X 线片上均可见到，但是有些颈肋，需要拍摄特殊的低位颈椎 X 线片以协助诊断。

神经受压损伤常为假炎性肿胀样、神经外膜及神经束膜组织增厚、节段性脱髓鞘，最后出现神经纤维脂肪变性。感觉纤维最先受累，运动神经仅在晚期出现受压，如出现运动障碍的症状，并逐渐加重，则恢复的可能性很小。神经受压时间过久则会通过交感神经导致血管舒缩障碍。锁骨下动脉持续受压，血管壁外膜增厚，间质水肿及内膜增厚伴管腔内血栓形成。早期血栓为纤维素血小板型，可出现雷诺现象。交感神经纤维收缩反射可加重指尖血管阻塞。静脉在过度外展或内收时受到压迫，可观察到血液逆流停滞和外周静脉压上升，压迫消失后恢复正常。静脉壁反复损伤可发生类似炎症后纤维化样改变，静脉呈白色，失去半透明状态，且口径明显减小，形成侧支循环。早期发展趋势为静脉血栓，如侧支循环尚未形成，则可引起指端坏死改变 ( 图 1-46)。

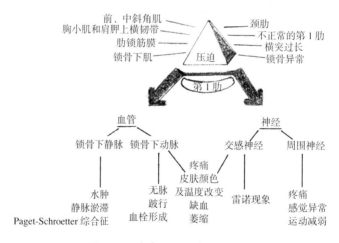

图 1-46　胸廓入口处病变及转归

## 四、治疗

胸廓出口综合征在外科手术治疗中存在着很大的争议。由于采取的手术方法不同，患者的选择不同，其手术治愈率各家报道也不尽一致。自 Murphy 和 Andson 分别报道了第 1 肋骨切除及前斜角肌切除治疗胸廓出口综合征以来，手术方式几经改变，但都存在不同的缺点。Roos 在 1966 年介绍了一种经腋路行第 1 肋骨切除治疗胸廓出口综合征的方法，取得了较好的近期效果，在国外被广泛采用，但该方法远期仍存在着较高的复发率。经腋路切除第 1 肋骨可清楚地暴露臂丛神经下干和 $C_8$、$T_1$ 神经根，使其得到良好的保护，也可方便地切除过长的第 7 颈椎横突。经锁骨上斜角肌切除术适用于上干型 $C_5$、$C_6$、$C_7$

神经根受压的患者，尤其对第 1 肋骨切除术后复发的患者更为适用。近年来人们倾向于采用腋部及锁骨上联合切口，彻底切除前斜角肌、部分中斜角肌及第 1 肋骨，彻底松解胸廓出口处，使治愈率提高到 90% 以上，并且显著降低术后复发率。但也有学者认为造成神经压迫的斜角肌连在第 1 肋骨上，经腋路行第 1 肋骨切除即可达到目的，无须联合切口。对于血管型胸廓出口综合征，切除第 1 肋骨也属必要。发生栓塞或动脉血管瘤形成时，可行取栓术或动脉旁路术。对有灼性神经痛者，可联合交感神经切断术。为防止术后瘢痕形成，神经、血管的粘连，术后当天就应开始进行颈肩部的活动，每 3 ～ 4h 一次，至少要坚持 6 个月。

内镜辅助下手术：陈德松等在对臂丛神经与周围邻近组织的解剖研究中发现，前中斜角肌在颈椎横突前后结节均有起点，当颈 5 ～ 7 神经根穿过前中斜角肌交叉的起始纤维时，前中斜角肌如发生收缩、痉挛，交叉的起始纤维将对神经根起钳夹作用。因此认为前中斜角肌的交叉起始纤维是产生上干型胸廓出口综合征的主要原因，并采用前中斜角肌起点处切断术来治疗上干型胸廓出口综合征，取得了良好的疗效。由于该手术的目的仅为切断前中斜角肌的交叉起始纤维，因此可在更小的手术视野内完成，在此基础上改良发展了小切口治疗胸廓出口综合征，经术后随访，疗效与传统切口无差异。1998 年，日本岩崎博等报告通过腋路小切口在内镜辅助下切除第 1 肋治疗胸廓出口综合征。此后，Ohtsuka 等、Al-sayyad 等先后报道了胸腔镜辅助下切除第 1 肋治疗胸廓出口综合征，术中发现可切除第 1 肋的 80%。但由于这两种手术方法创伤大，存在一定的并发症，尚难于推广。该手术的目的为仅切断前中斜角肌起点，手术可在很小的视野内完成，因此，进一步发展了在内镜辅助下切断前中斜角肌起点治疗上干型胸廓出口综合征。初步结果显示术后经 4 ～ 12 个月的随访，10 例中 5 例症状和体征完全消失，4 例的肌力已恢复正常。这一结果证实内镜辅助下治疗胸廓出口综合征是一安全有效的方法。内镜辅助下治疗上干型胸廓出口综合征经较长期随访证实，其疗效肯定、可靠，能维持相对较长的时间。

## 五、应用解剖技术要点、难点

1. 采用前侧经胸膜径路切除第 1 肋，适用于上干型 $C_5$、$C_6$、$C_7$ 神经根受压的患者，不适用于施行颈肋和畸形第 1 肋的切除。经胸后侧径路有利于神经根和臂丛的暴露，避免受损，另外，对锁骨下动脉和静脉的暴露也很充分 (图 1-47)。

2. 术中注意肋骨的识别和计数，胸腔镜下较容易确定第 1 肋骨，可以间接地用内镜钳触碰确认。其扁平和独特的形态有助于识别。

3. 尽可能游离第 1 肋骨，切除腋中线的 1cm 的肋骨片，可以使肋骨末端位置移动而协助肋骨的游离。必须保护第 1 肋骨的边界，前至乳内动脉，后至交感神经链。

4. 锁骨下静脉、动脉、臂丛神经由前至后依次排列覆盖在第 1 肋上，应钝性游离。分离骨膜及横突时应避免损伤。

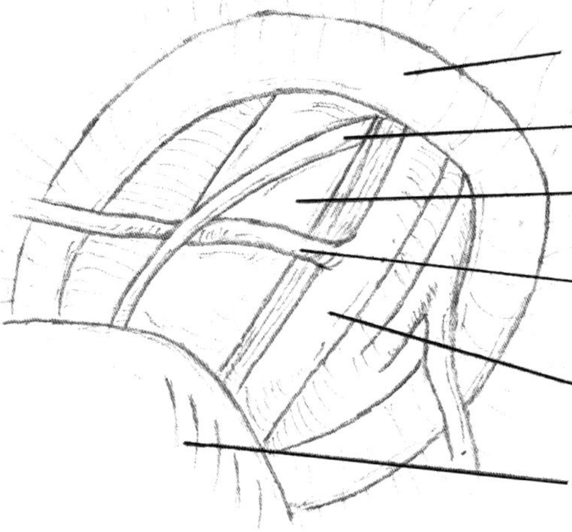

图 1-47　第 1 肋骨解剖

# 第七节　喉返神经的局部应用解剖技术

## 一、喉返神经的解剖

喉返神经除支配食管外，还是喉肌的重要运动神经，喉返神经大多数分为前后两支，前支支配内收肌（环杓侧肌、甲杓肌及会厌肌），后支支配外展肌（环杓后肌、杓间肌），其也是声门裂以下喉黏膜的感觉神经。迷走神经进入胸腔后发出喉返神经，两侧行走途径不同。右侧在锁骨下动脉之前 $T_1$ ~ $T_2$ 水平离开迷走神经，绕过右锁骨下动脉斜行内上，喉返神经在 $C_6$ ~ $C_7$ 甲状腺侧叶下极，约有 55% 于 $C_6/C_7$ 椎间盘水平入下极。右侧喉返神经在颈部的行程可分为两部分，即上部位于脏筋膜内，下部在脏筋膜外，呈斜行穿入脏筋膜位置。右侧喉返神经在进入脏筋膜后并非立即进入气管食管沟，而是先贴筋膜内壁走行，后在约 $C_6/C_7$ 椎间向内进入气管食管沟，分支支配食管，向上分支入喉。左侧行走途径较长，在迷走神经过主动脉弓 $T_4$ 水平时离开迷走神经，绕主动脉弓部之前、下、后，然后沿气管食管沟上行，在环甲关节后方进入喉内。左侧喉返神经在颈部包括 $T_1/T_2$ 椎体水平均在气管食管沟内（脏筋膜内）走行，无脏筋膜穿入点。因此，在将内脏鞘和血管鞘分别向内外牵开以暴露椎体时，可能会牵拉或损伤喉返神经，从而出现术后声音嘶哑等的症状。从解剖学角度研究喉返神经与颈前路手术的关系，发现左喉返神经在食管气管沟内行程较长，且解剖位置比较固定，而右喉返神经行程变异较左侧大 [ 在 $C_7$ 水平右喉返神经距离食管气管沟前方 $(6.5 \pm 1.2)$mm，外侧 $(7.3 \pm 0.8)$mm] （图 1-48 ~ 图 1-50）。

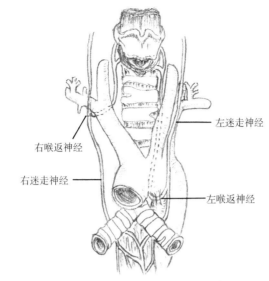

图 1-48　左、右喉返神经的走行示意图

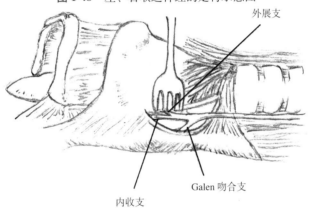

图 1-49　右喉返神经的气管支分支

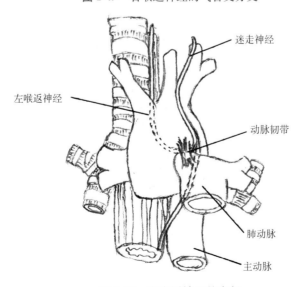

图 1-50　左喉返神经的走行

## 二、喉返神经的损伤

喉返神经受损麻痹的后果不可低估，由于损伤吞咽和声带麻痹，导致气管误吸，严重者窒息致死。喉返神经损伤占 3%，但在高位食管癌切除、三野淋巴结清扫等术式中可高达 30%，多为单侧喉返神经损伤。

## 三、应用解剖技术要点、难点

1. 熟练掌握喉返神经的解剖特点，是防止误伤的唯一的基本措施。

2. 喉返神经位于颈动脉内侧，用金属拉钩向外拉开颈血管鞘和胸锁乳突肌，而气管和甲状腺用手指向内拉开。游离颈段食管时，尽量减少颈部分离食管操作。应先从胸腔顶用手指向上钝性分离，然后从颈切口向上拉出食管，直视下将可能与食管相连的喉返神经分离开，避免强力牵拉。

3. 在颈段和胸上段游离食管时，尽量靠近食管，不宜使用电灼止血或电刀切割组织。

4. 另外，术前应特别注意并记录患者发声状态，对主动脉弓水平以上食管癌及上纵隔淋巴结转移者，应行常规喉镜检查。

5. 颈部淋巴结清扫的时候，从颈总动脉沿右锁骨下动脉分离，就可以确认沿右锁骨下动脉上行的右喉返神经。左喉返神经行走于气管食管沟内，找不到时沿着气管壁游离（图 1-51，图 1-52）。

6. 胸部上纵隔淋巴结清扫时，需确认避免损伤喉返神经。右侧：确认迷走神经，追踪迷走神经至头侧，显露锁骨下动脉，可确认喉返神经位置。左侧：沿气管切线方向游离，确认神经后，向头侧追踪，显露锁骨下动脉，可确认反折的喉返神经（图 1-53，图 1-54）。

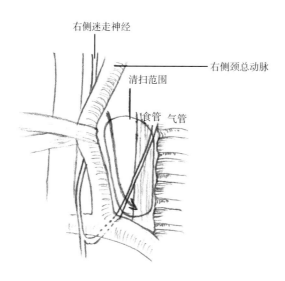

**图 1-51** 颈部淋巴结清扫时右喉返神经的解剖

沿箭头方向，从颈总动脉沿锁骨下动脉进行分离

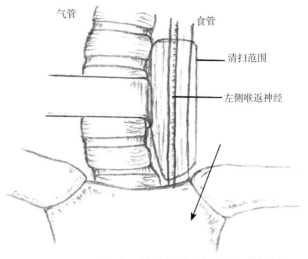

图 1-52 颈部淋巴结清扫时左喉返神经的解剖

沿箭头的方向，尽可能向纵隔内清扫

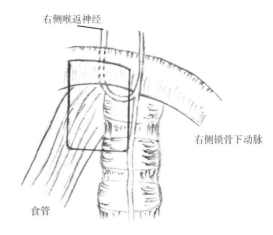

图 1-53 上纵隔淋巴结清扫时右喉返神经的解剖

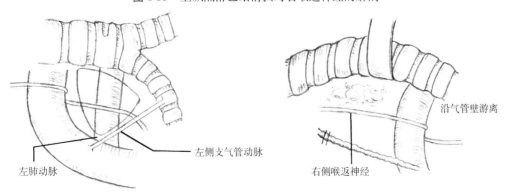

图 1-54 上纵隔淋巴结清扫时左喉返神经的解剖

（陈 卓 李单青）

# 参 考 文 献

刘树伟，李瑞锡 .2013. 局部解剖学 .8 版 .北京：人民卫生出版社，67-112

上西纪夫，后藤满一，杉山政则，等 .2011. 食管胃外科常规手术操作要领与技巧 .刘愉，徐惠绵，译 .北京：人民卫生出版社，2-19

Griffith Pearson F, Clement A Hiebert. 1999. 普通胸部外科学 .赵凤瑞，译 .沈阳：辽宁教育出版社，131-1237

Michael Griffin S, Simon A Raimes. 2013. 食管胃外科学 .4 版 .王俊，译 .北京：北京大学医学出版社，81-142

# 第二章  胸外科手术术前准备

## 第一节  胸外科患者手术前的评估

胸外科手术是外科范畴中要求较高的，由于手术过程中涉及呼吸、循环等相关脏器，并且随着老年患者的增多，手术风险也随之上升，同时大部分开胸或者微创手术均要求行全身麻醉和双腔气管内插管，使得术前评估、术前准备非常重要。

入院后，应该详细询问病史、进行细致的体格检查，根据患者病情，有计划地全面安排患者术前检查，如血常规、大小便常规、血生化、凝血功能、心电图等一般检查，同时结合患者病情的特殊检查，如胃镜、纤维支气管镜等。例如，对于全身消耗较大的疾病如食管癌、贲门癌等，血常规及血生化能够明确患者是否贫血及低蛋白，了解患者的一般状况。

### 一、症状及体征

胸外科疾病的常见症状主要有胸痛、咳嗽咳痰、胸闷、呼吸困难、咯血、进食哽噎感、类癌综合征、上腔静脉阻塞综合征、Horner 综合征、杵状指等，常见的体征通过视触叩听等体格检查发现，常见的有异常呼吸、干湿啰音、触觉语颤、淋巴结触诊，由于肺癌、食管癌等肿瘤性疾病为全身疾病，所以在采集病史的时候不能局限于胸部症状及体征，如肺癌应该考虑到颅脑、全身骨骼、腹部等症状与体征，食管癌体检不能遗漏锁骨上及腋窝淋巴结体检。结合患者病史，有针对性地行进一步检查，明确诊断及鉴别诊断。如胸痛是胸外科的常见症状之一，引起疼痛的原因很多，如心源性疼痛、食管疾病、呼吸道疾病、肋软骨炎等，所以要紧密结合患者病史，首先应该排除心脏疾病，行心电图检查，仔细甄别。

### 二、影像学评估

胸部 X 线检查(包括消化道造影)由于价格便宜、操作方便及视野范围广，是胸外科疾病筛选与初步诊断的常用办法，尤其是肺部及食管疾病，但 X 线检查对于发现较小病变的阳性率较低，故有些时候我们需行进一步检查如胸部 CT，CT 检查在发现微小病变及定位方面优于 X 线检查，对于纵隔软组织及淋巴结、血管、食管等解剖关系的观察更仔细，MRI 在肺门及纵隔显像上更佳，对于肿瘤及血管受累的情况有其特别之处，可以作为胸外科疾病的辅助检查。但遗憾的是影像学检查并不能对病变进行定性，即使 PET-CT 检查也不能对病变明确定性。

## 三、内镜检查

胃镜是食管贲门疾病不可缺少的一个重要检查，可以直视下观察病变，明确病变位置，并行病理检查确诊病变。纤维支气管镜检查是胸外科肺部疾病的重要检查之一，可以直视下观察病变，明确病变位置，并取病理，同时可以行取异物、吸痰、止血等治疗。纵隔镜、食管内镜超声引导下细针穿刺活检术 (EUS-FNA) 及纤维支气管镜超声引导下细针透壁穿刺活检术 (EBUS-TBNA) 等检查对于明确纵隔淋巴结或肿块的性质非常重要，并且创伤较小，临床使用前景广泛。

## 四、实验室检查

胸外科术前患者的常规实验室检查包括血常规、血生化、凝血功能及血型等检查，血常规检查主要是用于测量患者血小板、红细胞、白细胞及白细胞分类等指标，血生化主要测量患者电解质、肝功能、肾功能等指标，凝血功能主要用于排除显著凝血功能障碍，以及大便常规及尿常规。通过这些必需的术前实验室检查，可以了解患者的一般状况，如是否贫血、低白蛋白、肝肾功能受损等，并且可以发现其他系统疾病，是胸外科患者术前评估的一个重要手段。

## 五、术前肺功能评估

肺功能检查是胸外科手术患者的术前常规检查，临床肺功能检查一般是静态肺功能检查，包括肺通气功能和肺换气（主要指弥散功能检查），肺功能检查的准确性受患者的配合及接受程度影响，胸外科术后患者的常见并发症如肺炎、肺不张、呼吸衰竭等很大程度上与患者的术前肺功能、吸烟史有关，并且肺功能是决定手术方式的一个重要因素。

由于我国吸烟人群很大，长期吸烟导致术后痰量明显增多，明显增加患者术后并发症的发生率及住院费用，故常规术前需戒烟两周，并且锻炼患者咳嗽，使患者术后能够有效咳痰，同时术前有效评估患者肺功能，通过改善肺功能可以减少相关并发症的发生。

肺功能检查中第 1s 肺活量 (FEV$_1$) 是预测手术风险及术后并发症的重要指标，但同时我们更应该注意实际测量值与预计值的比重，因为 FEV$_1$ 与患者的身高、体重、性别相关，所以临床上我们也应该关注 FEV$_1$ 的比重，其次应该注意 FEV$_1$/FVC，它是评价阻塞性肺通气功能障碍的一个重要指标，一般认为 FEV$_1$>2L 胸部手术风险较小，如 FEV$_1$<0.5L，则是手

术禁忌证，最大通气量 (MVV) 也是临床评估手术风险的一个重要指标，如 MVV<50%，则手术风险较大。

肺功能检查是指导患者手术方式的重要指针：①如果患者术前的 $FEV_1$>2L，MVV>50%，肺弥散功能 > 预计值 50%，则可以考虑行全肺切除；②如果患者术前的 $FEV_1$>1.5L 或者其实测与预测比例 >60%，$FEV_1$/FVC>60%，MVV>50%，肺弥散功能 > 预计值 50%，则可以考虑行肺叶切除。如果患者的术前检查不能够满足上述指标，行肺叶切除或者全肺切除非常危险，术后发生呼吸衰竭的可能性很大。但是部分患者由于配合不佳等原因，同时通过体育锻炼及术前用药，可以一定程度改善患者肺功能，达到手术指征。

动脉血气分析是评价肺弥散功能的一个重要检查手段，特别是对于不能够行肺功能检查的患者，或者是慢性阻塞性肺气肿患者，用于明确是否有二氧化碳潴留。

## 六、术前心功能评估

由于老年患者的增多，使得胸外科术中及围手术期心血管方面的并发症占据重要部分，故术前心血管功能的评价非常重要，同时也应该采用一个合理的术前评估方法，避免不必要的检查和费用。

一般首先要详细询问患者心血管病史及体格检查，对于无明显心脏病史的患者常规行心电图检查，60 岁以上患者建议行心脏彩超检查，然后根据检查发现的问题行进一步检查，以便进一步了解患者心血管状况。

对于术前明确冠心病的患者，即使无明显症状，亦需行常规检查明确心脏冠状动脉供血情况，如冠状动脉 CTA、血管造影等，此类患者的手术风险极大，应该结合检查结果请相关科室协助诊治，调整用药，必要时可先行治疗缓解冠状动脉堵塞。部分入院前已行冠状动脉搭桥或者支架手术的患者，由于一直口服抗凝药物，考虑到抗凝与手术止血的矛盾，故术前应该请心内科调整用药。

对于术前有高血压的患者，应详细了解其正在接受治疗的用药情况及血压控制状况，并了解高血压相关并发症，针对性行相关检查。

部分有经验的医生，通过询问患者日常生活及体力，亦可以一定程度上了解患者的心肺功能。

*057*

# 第二节　胸外科手术适应证及禁忌证

## 一、胸部外伤

1.肋骨骨折　单纯肋骨骨折一般均不需手术治疗，对于 3 根以上的多根多处肋骨骨折并合并反常呼吸是手术的绝对适应证。

2. 胸骨骨折　对于无移位的胸骨骨折以保守治疗为主，骨折移位明显，反常呼吸运动明显的患者需尽早手术复位固定。

3. 血胸　血胸的量较多时需及时行胸腔闭式引流术，对于有明确或疑似胸腔活动性出血的，凝固性血胸待病情稳定后，争取 2 周内手术。

4. 创伤性气胸　少量闭合性气胸无需手术治疗，张力性气胸需及时处理，开放性气胸需使其封闭变为闭合性气胸。胸腔闭式引流术的适应证：中大量气胸、复查气胸增加的患者，需行气管插管或呼吸机辅助呼吸，合并血胸。

5. 膈肌或气管损伤　当疑似或诊断明确时，需及时行修补手术。

## 二、肺部疾病

1. 肺癌

(1) 手术适应证：① Ⅰ 、Ⅱ 期和部分 Ⅲ A 期 (T1 ~ 2N2M0、T3N1 ~ 2M0、T4N0 ~ 1M0 可完全性切除 )NSCLC 和 Ⅰ 期 (T1 ~ 2N0M0)SCLC。②部分 Ⅳ 期 NSCLC，有单发对侧肺转移、单发脑或肾上腺转移者。③临床高度怀疑肺癌的肺内结节，经各种检查无法定性诊断，可手术探查。

(2) 手术禁忌证：①全身状况不佳，心、肺、肝、肾等重要脏器功能不能耐受手术者。②绝大部分诊断明确的 Ⅳ 期、大部分 Ⅲ B 期和部分 Ⅲ A 期 NSCLC。

2. 肺良性肿瘤　如无特殊禁忌证，需及时行肺局部切除术或肿瘤摘除术，常需病理标本经病理组织检查后才能确定。

3. 肺结核　经内科治疗病情稳定，不处于活动进展播散期，最适宜的手术时机是经标准化疗后 6 个月左右的患者，合并结核空洞、结核球、毁损肺、急性大咯血。

4. 肺脓肿　3 个月以内的急性肺脓肿多采用全身及药物治疗，如反复发作或经上述治疗无效则考虑手术治疗。

5. 支气管扩张　症状明显，反复发作，经内科治疗后症状缓解不明显，病变较局限患者。但若大咯血危及生命时应急诊手术。

6. 肺大疱　肺段、肺叶或一侧肺内巨大肺大疱，压迫健肺。肺大疱合并反复发作的自发性气胸。

7. 肺隔离症　一经确诊，即使无任何症状，也需要手术治疗。

8. 肺气肿　呼吸困难严重，内科治疗无效；如合并其他脏器的严重病变，则不宜手术。

## 三、食管疾病

1. 食管恶性肿瘤

(1) 手术适应证：Ⅰ 、Ⅱ 期和部分 Ⅲ 期食管癌。食管癌放疗后复发，无远处转移，一般情况能耐受手术者。

(2) 手术禁忌证：诊断明确的 Ⅳ 期、部分 Ⅲ 期 ( 侵及主动脉及气管的 T4 病变 ) 食管癌患者。心肺功能差或合并其他重要器官系统严重疾病，不能耐受手术者。

2. 食管良性肿瘤　经确诊后且无手术禁忌患者，应该尽早手术切除。具体的手术方式与难易程度依肿瘤的位置、大小、形态、肿瘤是否累及胃或贲门及肿瘤与食管黏膜有无严重粘连等决定。

## 四、胸膜疾病

1. 气胸　术后持续漏气、反复发作气胸、并发血胸、职业需求（如空姐、飞行员等工作环境中气压变化较大的职业）。

2. 脓胸　急性脓胸经内科治疗效果差，持续发热和白细胞增多合并胸液引流不畅需及时外科治疗。慢性脓胸需及时手术。

3. 胸膜间皮瘤　恶性胸膜间皮瘤的早期病例应以手术治疗为首选。

## 五、纵隔疾病

纵隔肿瘤，经确诊后，如无特殊禁忌证，需及时手术治疗。

# 第三节　特殊患者及手术高危因素

## 一、营养不良

胸外科患者，尤其是食管癌、贲门癌、贲门失弛缓综合征等患者，术前常伴有营养不良，表现为体重下降、低蛋白血症、贫血、电解质紊乱等，此类患者容易组织水肿，渗出增多，影响愈合，同时耐受手术出血的能力下降，围手术期死亡率及并发症明显增高，所以应该予以充分重视。结合术前血生化结果术前予以积极改善，考虑患者进食状况，可采用肠内或者肠外营养支持，结合血常规检查结果，必要时输血。

## 二、肺功能障碍

胸外科手术患者，术前常规行肺功能检查评估患者呼吸功能，其中 $FEV_1$、$FEV_1\%$、$FEV_1/FVC$ 和 MVV 对肺功能的评价意义较大，结合动脉血气分析，可以明确是否伴随有 $CO_2$ 潴留，特别是对于吸烟、慢性阻塞性肺疾病、老年、肺部感染者等，肺功能检查意义更大，术前肺功能不全患者，术前主要表现为活动后胸闷气喘、呼吸困难，术后肺部感染、肺不张、呼吸衰竭的发生率明显增加。对于此类患者，首先术前戒烟非常重要，黏膜纤毛功能得以恢复，痰量减少，一定程度改善患者的肺功能。同时锻炼患者咳嗽及深呼吸，可以有效促进呼吸道分泌物排出并减少肺部并发症的发生。如果患者合并肺部感染急性期或者哮喘发作期，需用抗感染药物或者支气管扩张药物控制病情稳定后行进一步手术治疗，尤其是对于慢性阻塞性肺疾病患者，术前应常规使用扩张支气管药物，痰较多较稠者应该适当行化痰、雾化吸入等治疗，度过急性期后行进一步治疗。对于肺功能障碍患者，术前应注意呼吸道功能的改善，术后重视呼吸道护理。

## 三、心血管疾病

随着老年患者的增多，术前伴随心血管疾病的患者也明显增加。高血压患者，麻醉诱导及手术的应激均可诱发心血管并发症的发生，但不应要求控制血压在正常水平，一般在 160/100mmHg 以下无需特殊处理，主要是保持血压在一个平稳水平，所以手术当天仍应该服用药物。对于合并冠心病、心脏瓣膜疾病等其他心脏疾病的患者，其手术死亡率明显增高，常采用 Goldman 指数量化，分数越高，其心脏并发症发生率越高。但实际上大多数患者耐受性较好，只有在失代偿期或急性期时手术风险才显著增加，成为普胸外科的绝对禁忌证，如急性心肌梗死、严重的高血压疾病、严重的瓣膜疾病等，故对于此类患者需与心内科医生、麻醉医生共同商讨处理。心脏病患者术前应该低盐饮食，维持电解质平衡，急性心肌梗死者 6 个月内不宜行择期手术；对于心动过缓患者，可行阿托品试验，必要时需安装临时起搏器；对于术前伴有心房颤动或者频发室性期前收缩的患者，应该明确其是否伴有冠状动脉疾病，可行冠脉 CTA 或冠脉造影明确，对无明显堵塞患者可单纯用药控制，否则应该先行处理冠状动脉问题（表 2-1）。

表 2-1　Goldman 指数

| 发现 | 得分 |
| --- | --- |
| 收缩期第二心音奔马律或高静脉压 | 11 |
| 近 6 个月内的心肌梗死 | 10 |
| 心电图任何导联上 >5 次 / 分室性期前收缩 | 7 |
| 非窦性节律或最后一次心电图上出现房性期前收缩 | 7 |
| 年龄 >70 岁 | 5 |
| 急症手术 | 4 |
| 胸腔、腹腔或主动脉手术 | 3 |
| 显著的主动脉狭窄 | 3 |
| 健康状况差 | 3 |

## 四、脑血管病

近期有脑卒中的患者，择期手术应该推迟 6 周左右。由于围手术期脑卒中常发生在术后，高危因素为老年、心房颤动、高血压、吸烟等，故术前应该积极预防，积极控制血压，平衡抗凝药物与血栓形成的利弊。

## 五、糖尿病

糖尿病手术耐受性较差，患者在围手术期都处于应激状态，可加重血糖紊乱的发生，导致患者的感染发生率增加，影响患者的伤口愈合，尤其是吻合口。此类患者手术应该在当日尽早开始，缩短禁食时间，减少酮体产生，术前应该积极调整血糖，对于术前使用口服降糖药物者，应该积极调整为使用皮下胰岛素，特别是对于食管疾病患者，使血糖控制在轻度偏高的水平 (<11.3mmol/L)，具体胰岛素用量可请内分泌医师评估后决定，同时评估糖尿病慢性并发症。手术过程中应监测血糖，根据血糖结果适当使用胰岛素。术后胰岛素的使用亦应该结合术后定期监测的血糖结果。

## 六、肾脏疾病

手术、麻醉、术后用药都会增加肾脏的负担。术前应该常规行肾脏功能检查，依据血尿素氮及肌酐评估患者肾功能，对于伴随肾功能损害患者，术前应该积极改善肾功能，必要时行透析。手术中要警惕肾前性肾衰竭的发生，需及时补充液体，预防急性肾小管坏死。肾功能损害并不是胸外科手术的绝对禁忌证。

## 七、凝血功能障碍

通过仔细询问病史、体格检查及术前凝血功能检查，明确患者是否伴有凝血功能障碍疾病，或者是否在服用相关药物，如阿司匹林、抗血小板药物等，部分需要服用此类抗凝药物的患者，建议术前换成低分子肝素，平衡术中出血与血栓形成的利与弊。对于胸外科患者，最好血小板达到 $7.5 \times 10^9/L$，如果达不到标准，建议输血小板或者行升血小板治疗。

## 八、免疫功能缺陷

营养不良、恶性肿瘤、艾滋病、使用糖皮质激素、肝炎等均可能导致患者免疫功能受损，使得患者抗感染能力低下，容易反复感染，甚至真菌感染。对于此类患者除了保证营养供给等一般支持治疗、针对性使用抗生素外，必要时可以给予增强免疫治疗，如胸腺素、免疫球蛋白、干扰素等，使用糖皮质激素的患者应该逐渐减少激素的使用。对于艾滋病患者，病情平稳者应该积极行手术治疗；但是 $CD4^+T$ 细胞严重减少的患者，手术耐受性极差，需平衡手术的利弊，同时此类患者应该请感染科会诊，术前行抗病毒治疗，并行增强免疫力治疗，如病情改善后，可考虑是否行手术治疗。此类患者应该注意隔离，防止传染。肝炎患者的肝功能轻度受损时，手术耐受性良好，但是对于肝功能受损严重甚至失代偿时，如伴随黄疸、腹水时，则需积极改善肝功能，待评估后决定是否行进一步治疗。

# 第四节　胸外科手术常见设备及器械

　　随着胸腔镜手术在胸外科的推广，胸腔镜设备成为胸外科日常主要使用设备及器械。胸腔镜设备包括仪器和手术器械两大部分。近年来，随着高新技术的发展，新型的高精密度胸腔镜、3D 胸腔镜、高分辨率数字化图像摄像系统及新型手术器械的应用，胸腔镜手术实现了质的转变，使胸腔镜手术成为众多胸腔疾病诊断和治疗的重要手段之一。

　　首先是胸腔镜仪器的组成部分。胸腔镜镜头，包括：①硬性光学胸腔镜，是最传统的光学系统硬镜，我们称之为光学视管，由不锈钢管鞘、透镜组、导光束、目镜等组成。柱状透镜、物镜窗采用蓝宝石镶嵌，清晰、广角、无畸变且耐高温高压灭菌。光学视管按视野方向分可分为 0° 镜、30° 和 45° 镜。按外径分可分为 3mm 针状胸腔镜、5mm 细镜胸腔镜、10mm 标准胸腔镜。其按用法分可分为普通手术用光学视管和带操作孔道的手术镜。硬性光学视管的突出特点：光学性能好、图像清晰、耐用性好、消毒性能好，与电子胸腔镜相比相对经济。缺点：怕磕碰、不可弯曲，个别时候视野受局限。总体来讲，硬性光学胸腔镜头目前应用最多。②软性纤维胸腔镜，与硬性镜不同，它采用光导纤维传递图像，因此其先端部可 360° 旋转弯曲，可直视任何需观察部位。外径 10mm。由 OLYMPUS 公司生产。优点：操作、观察方便，经济性好。缺点：相对硬性镜，其分辨率较低，由于采用高分子复合材料，其寿命和消毒性能也受限制，因此，此种胸腔镜多用于检查，很少用于胸腔镜手术。③硬性电子胸腔镜，由 OLYMPUS 公司独创。该镜体与普通的硬性光学视管完全不同。它取消了透镜组和目镜，直接将超高分辨率 CCD 摄像头安装在光学视管的先端部。由导线将已经转变成电信号的图像信号传送给图像处理中心。该镜结合了硬性光学镜与电子镜的优点，图像清晰度及色彩还原极好，耐高温高压灭菌。　④ 360° 可弯曲电子胸腔镜，是 OLYMPUS 公司独特的软性内镜技术、电子内镜技术和硬性胸腔镜技术的结晶，是三者的有机结合。将 CCD 安装在光学视管的先端部，在先端部后方是弯曲部，在手柄上有两个控制机构，可控制先端部向任意方向弯曲以方便观察。

　　冷光源：光源系统是现代胸腔镜的重要组成部分。光源性能的好坏，直接涉及图像质量、安全性及经济性。目前，胸腔镜用的冷光源系统主要有两大系列：卤素灯冷光源和氙灯冷光源。

　　摄像系统：胸腔镜的电视摄像系统在整套设备中极其关键。近几年，基于 CCD 技术、数字电路和计算机图像处理技术的突飞猛进，电视胸腔镜摄像系统有了长足的发展。对于临床使用者来讲，最为重要的是图像像素（清晰度）、色彩还原能力、图像处理能力、图像的记录功能及使用的方便性。术者可以通过监视器观察、操作，通过数字影像记录仪或录像机取得图像记录。360° 可弯曲电子胸腔镜和电子胸腔镜不需光学视管，它的摄像头就在镜子的先端部，直接摄取图像，由于不需要复杂的柱状透镜系统，它的图像清晰度、色彩还原性都非常出色。尤其是 3D 胸腔镜的出现，它还原了手术部位的立体感，手术部位显像更生动，给术者一个更直观的操作感觉。

高频电烧：是胸腔镜手术必不可少的设备。电切和电凝是胸腔镜手术中进行分离和止血的重要手段。与开胸手术不同，胸腔镜手术对高频电烧的依赖性要大些，因此对高频电烧的要求也高些。最好是智能化电烧，有单极、双极输出，具有输出过载报警、回路不良报警、输出时间过长报警、软凝固等功能。

超声刀的实质是一种电能 - 机械能的转换组件，由主机、手柄连接线、转换器、操作手柄、探头、脚踏板等主要部件组成。大功率的超声波能够使与探头接触的组织细胞在瞬间水分气化、蛋白质氢键断裂、细胞崩解，从而切开组织，由振动引起的摩擦热能在切开组织的同时进行凝固。在胸腔镜手术操作中，超声刀的作用基本上是替代高频电烧。与高频电烧相比，超声刀有以下优势：无电流通过人体，安全性好。低温切开 / 凝固，切开温度低于 170℃，凝固温度低于 100℃，不产生烟气，不影响视野，不结痂，止血时不粘创面。刀头不粘焦痂。

纵隔镜：是纵隔淋巴结、纵隔肿瘤等疾病诊断，尤其是肺癌术前淋巴结分期最为重要的检查方法之一。

其他手术器械：胸壁穿刺器套管 (trocar)，操作钳 (肺钳，肺拉钩，电凝铲，卵圆钳，分离钳，剪刀，分离钩)，施夹器 (闭合血管)，内镜用缝合切割器，推节器及持针器，吻合器，荷包钳。这类手术器械与传统的开胸手术器械有很大程度的相似性和传承性，但操作臂更长、更细、更灵活，更适合胸腔操作。

# 第五节　胸外科麻醉

术前准备与术后并发症的评估：拟行较大的胸科手术者，或 (及) 估计病情较重者，术前需行肺通气功能测定及动脉血气分析。通气功能中主要评估 $FEV_1/FVC\%$、$FEV_1\%$ 预计值 MVV、FVC 等指标血气分析中的 $PaCO_2$、$PaO_2$ 及 $SaO_2$ 等通过对以上指标分析，可以判断为是否存在通气功能障碍 (阻塞性？限制性？)、呼吸衰竭 (Ⅰ型？Ⅱ型？)，是否能行胸外科手术及术后并发症估计的重要依据。

## 一、术前准备及对病情的估计

### (一) 术前准备与术后并发症的估计

1. 病史、体格检查　除了解患者以前所患疾病、药物治疗情况及目前维持状态以外，还需了解呼吸和循环功能状态及其代偿能力。

2. 开胸手术　患者术后肺部并发症明显增加，其原因：

(1) 术前吸烟。

(2) 术前即有慢性阻塞性肺部疾病 (COPD)。

(3) 术中对健侧肺的损伤。

(4) 开胸术后伤口疼痛，患者不敢咳痰致肺不张、分泌物滞留。

3. 术前准备

(1) 停止吸烟 2 ~ 3 周。

(2) 肺内原发疾病的控制与治疗 ( 如肺内分泌物的引流及控制感染 )。

(3) COPD 患者：①控制肺内感染；②控制支气管痉挛：以氨茶碱及茶碱 (theophylline) 治疗；③加强咳痰的训练。

## ( 二 ) 实验室检查与术后评估

1. 拟行较大的胸科手术者，或 ( 及 ) 估计病情较重者　术前需行肺通气功能测定及动脉血气分析，当 $FEV_1/FVC<70\%$，$PaCO_2>6kPa(45mmHg)$，表明患者有轻度阻塞性通气功能障碍，提示术后早期 (2 ~ 3 天 ) 可能需行机械通气治疗。

2. 拟行全肺切除术者　如以下任一项异常则术后呼吸衰竭的发生率明显增加：

(1) 吸空气时 $PaCO_2>6kPa(45mmHg)$。

(2) $FEV_1/FVC<50\%$ 或 $FEV_1<21$。

(3) MMV ( 最大通气量 )/ 预计值 <50%。

3. 分侧肺通气功能及肺血流量测定　对双侧肺通气功能异常者应进行分侧肺功能及血流量的测定。即以 $^{133}Xe$ 或 $^{99}Tc$ 行单肺血流测定，当分流至患侧的肺血流 >70% 或健侧肺的 $FEV_1<0.851$ 时，表明患者难以耐受一侧全肺切除。

# 二、麻醉处理及术中监测

## ( 一 ) 麻醉的特点

胸腔剖开后易引起肺塌陷、纵隔摆动及矛盾呼吸等生理改变，应于全麻下施行控制或辅助呼吸。

## ( 二 ) 肌松药的应用

1. 便于术中呼吸管理，并可减少全麻药的用量，术后可迅速清醒。

2. 减弱或消除自主呼吸，避免纵隔摆动、矛盾呼吸及其对循环的干扰，便于手术操作。

## ( 三 ) 呼吸管理

1. 目的　减轻或消除由肺塌陷所致的矛盾呼吸及纵隔摆动，维持满意的气体交换和氧合。

2. 机械通气　VT：10ml/kg，$F$：8 ~ 10bpm。

3. 手法辅助呼吸　压力要均匀 (10 ~ 15cmH_2O)，容量为 400 ~ 500ml，每间隔 1 ~ 2 次自主呼吸时行呼气末加压，使呼吸比例为 1：2。

4. 单肺通气时　每小时以手法吹张双肺 3 ~ 4 次。

5. 监测　维持气道压力不高于 1.96kPa(20cmH_2O)，单肺通气时则 <3.92kPa(40cmH_2O)，避免低氧血症和 $CO_2$ 蓄积。

### （四）麻醉药的选择

1. 复合吸入 $N_2O$ 可减少其他全麻药的用量，有利于麻醉恢复。但单肺通气时，因影响吸入氧浓度而导致低氧血症，故以不复合吸入 $N_2O$ 为宜。

2. 恩氟烷、异氟醚等对呼吸道无刺激，有舒张支气管、排出迅速并可同时吸入纯氧等特点，可以选用。但对缺氧性肺血管收缩 (HPV)，不引起支气管痉挛，均可用于胸科手术。但氯胺酮应在手术结束前 1h 停药，以免发生清醒延迟。静脉麻醉时难免同时输入较大量液体，对肺切除术，尤其全肺切除者应适当控制入量。

### （五）术中监测

应监测心电图、$SpO_2$，有条件者可监测直接动脉压、CVP、血气分析及呼吸功能。

## 三、单肺通气

### （一）病理生理改变

1. 低氧血症　未通气侧肺仍有不同程度的血流通过，形成肺内分流，结果可影响 $PaO_2$，甚至发生低氧血症。

2. 加重低氧血症的因素

(1) 开胸及体位影响使下肺亦有小范围塌陷 ($V/Q$<0.8)。

(2) 开胸侧肺因病变或手术牵拉而影响 HPV。

(3) 麻醉药物抑制 HPV。

(4) 非开胸侧肺血管阻力增加，致血管不能舒张（如肺过度膨胀）。

### （二）适应证

1. 绝对适应证

(1) 支气管胸膜瘘和支气管断裂者，可保证健侧肺的通气。

(2) 湿肺及一侧肺有出血者，可将患侧肺隔离，防止分泌物侵入健侧肺。

(3) 单侧支气管肺灌洗者。

2. 相对适应证　一侧肺塌陷后便于手术的进行，如食管及肺切除者。

### （三）方法

1. 双腔支气管插管

(1) Carlens 导管

1) 导管带有隆突钩，于导管尖端进入支气管后此钩即骑跨于隆突部，固定较好。但导管插入较困难。

2) 仅供插入左侧支气管。

3) White 导管，供右侧支气管插管，形状与 Carlens 导管近似。支气管导管的套囊上有一开口，用于右上肺通气。

(2) Robershaw 导管：取消了隆突钩，使操作较容易，又分左、右侧导管供选择使用。但导管插入位置不易确认，如插入过深时，导管的两个开口将进入同一侧，而对侧肺无通气而塌陷。

2. Carlens 导管的插入方法　进声门时，支气管端指向上方；一进入声门立即将导管左旋 180°，使隆突钩转向上方；进入声门后，导管继续行进同时向右旋 90°，使 Carlens 导管进入左侧支气管。

3. 确认双腔支气管导管的位置　可分 3 步进行：

(1) 证实导管在气管内：①气管套囊充气；②挤压呼吸囊；③听诊双肺均可闻及呼吸音，证明导管在气管内。

(2) 证实左侧支气管插管的位置良好：①支气管套囊充气；②挤压呼吸囊，听诊双肺呼吸音均良好时；③钳夹双腔导管的左侧导管，再行听诊，右侧呼吸音 (+)，左侧 (−)，表明导管位置良好；左侧 (−)，右侧 (−)，表明导管可能进入过深 ( 右侧开口也进入左侧 )，应将插管退出 1 ~ 2cm 再行听诊。

(3) 证实右侧开口的位置：在证实左支气管插入位置良好后再进行。①钳夹双腔导管的右侧管；②听诊双肺呼吸音，此时左侧 (+)，右侧 (−)，表明导管的右侧开口位置良好。

(4) 改变体位后再重复以上检查，确诊导管位置正确后方可开始手术。

4. 并发症

(1) 创伤：导管插入时损伤喉头、声门，小套囊充气太多损伤支气管 ( 故当翻动患者时小套囊应放气 )。

(2) 切断支气管时，将支气管导管钳夹继而将之缝紧，导管不能拔出。

5. 呼吸管理

(1) 尽可能缩短单肺通气时间。

(2) 单肺通气时：①吸入 100% 氧气；②潮气量为 8 ~ 10ml/kg；③调整呼吸频率使 $PaCO_2$ = 5.3kPa(40mmHg)，气道峰压不超过 4kPa(40cmH_2O)；④于上肺行高频通气，频率为 120bpm；压力为 9.8 ~ 14.7N/cm$^2$(1.0 ~ 1.5kgf/cm$^2$)(1Pa=1 × 10$^{-4}$N/cm$^2$)；⑤于上肺行 CPAP；⑥于下肺加 PEEP 5 ~ 10cmH_2O；⑦当行肺切除时尽快结扎肺动脉，以减少肺内分流。

## 四、常见胸内手术的麻醉处理

### (一) 食管部分切除术

1. 患者特点

(1) 除少数先天畸形及灼伤者外，多数为患癌瘤的老年患者，因此具有老年患者的特点，全身并发症多，对麻醉药的耐受性差。

(2) 术前因食管梗阻，进食不佳，营养情况差，常伴有低蛋白血症、低血容量，甚至有电解质紊乱，术前应纠正。

(3) 术前常用化疗，化疗药物对机体的损害应予重视。

1) 多柔比星 (adriamycin)：可致心脏传导阻滞、ST 段改变、左心衰竭和心肌病 (约 1.8%)，一旦发生后残废率甚高。

2) 博来霉素 (bleomycin)：可致肺毒性反应，表现为咳嗽、呼吸困难、肺内啰音，严重者可出现低氧血症。

2. 手术特点

(1) 低血压及心动过缓：手术操作压迫心脏及过分牵拉食管时，可引起迷走神经反射，严重者可致循环骤停。缓解压迫及牵拉，静脉注射阿托品 0.3 ~ 0.5mg 可预防及治疗。

(2) 双侧血气胸及对侧肺萎缩

1) 原因：分离食管时将对侧胸膜损伤。

2) 处理：术者将损伤胸膜裂口扩大；或缝扎胸膜裂口，但在缝扎前应尽可能吸出流至对侧胸腔内的液体，同时吹张双肺，防止健肺萎缩。

## (二) 肺叶切除及肺切除术

1. 肺叶切除术

(1) 多为支气管扩张、肺脓肿、肺囊肿、肺结核，病灶内常有分泌物，量多者即为湿肺。支气管扩张者常有咯血史。

(2) 湿肺者的麻醉处理：关键在于如何控制分泌物，不使之播散至健肺导致梗阻。

1) 术前积极体位引流。

2) 采用双腔支气管导管，在麻醉诱导后插入。

3) 吸痰：在双腔支气管插入后即刻，改为侧卧体位后，开胸、肺塌陷后，探查、挤压肿物后，手术结束吹张双肺之前，都应常规吸痰。

4) 吸痰时应做到：吸痰前后吸入纯氧；吸痰管应有足够的长度，管壁要充分的润滑；吸痰时间每次不超过 30s。

(3) 急诊咯血患者的处理

1) 主要危险是出血量大时，可造成患者的淹溺及低血容量。

2) 对持续咯血者而咯血量又较大时 (>600ml/24h)，如需行支气管镜检查或手术时，均应于清醒状态下行双腔支气管插管。

2. 全肺切除术的麻醉处理

(1) 术前行分侧肺功能检查，了解健肺功能。

(2) 手术时应插入双腔支气管导管。

(3) 一侧肺切除后，全身血液将流经健侧肺，致使其负担倍增，因此术中输血量应限于等量，输液量应小于 2000ml。

(4) 监测 CVP 及肺顺应性。

(5) 肺切除后肺水肿 (postpneumonectomy pulmonary edema)

1) 其多发生于全肺切除者 (2% ~ 4%)，偶见于肺叶切除者。多发生于术后 48 ~ 72h，右肺多于左肺。

2) 临床主要表现：呼吸窘迫；胸部 X 线显示肺水肿；心功能无异常；无肺内炎症及误吸。

3) 病因：尚不清楚，可能与液体超负荷、肺淋巴引流不佳、肺毛细血管通透性不好、肺过度膨胀及右心功能异常有关。

4) 预防：术中第 3 间隙的液体应视为"无"或按 6ml/(kg·h) 补充；术中晶体补充量应 <2000ml，而总输液量应 <500ml/h，使 24h 体液的正平衡量 <20ml/kg；术后维持血流动力学稳定可借助于小剂量增加心肌收缩力的药物；术后早期尿量维持在 0.5ml/(kg·h) 即可。

### ( 三 ) 纵隔肿瘤切除术

1. 纵隔内常见肿物　食管癌、畸胎瘤、甲状腺瘤、胸腺瘤及支气管肿瘤等。

2. 小肿瘤　无临床症状者，麻醉处理无特殊。

3. 气管或支气管受压时

(1) 术前行颈、胸部 X 线检查，了解气管受压的部位及程度。

(2) 麻醉诱导

1) 体位：尽可能采取患者平时喜爱采取的体位及姿势，此常为呼吸道受压程度最轻的体位。

2) 在清醒状态时，以面罩加压给氧可使胸廓被动吹张者，可考虑在快速诱导下行气管插管，否则应在表面麻醉下行清醒气管内插管。

3) 气管插管的深度应超过气管受压部位。

4. 监测

(1) 气道压力 (Ppeak)：突然增高时应暂停手术寻找原因。

(2) 心电图 (ECG)：术中易诱发心律失常。

### ( 四 ) 气管内肿物切除与气管重建术

1. 术前准备

(1) 胸部 X 线检查了解肿物的大小、位置及呼吸道阻塞程度。

(2) 准备无菌的气管内导管、接头、细而长的塑料管 ( 供高频通气用 )、高频呼吸机及备用麻醉机。

2. 肿物位于气管上段的麻醉处理　①导管置于肿物之上；②导管经断端插入气管远端；③吻合气管后壁；④将原导管向下插过吻合口。

(1) 麻醉诱导方式：面罩加压给氧能被动吹张胸廓者，在麻醉诱导后气管内插管，否则行清醒气管内插管。

(2) 先将导管置于肿物的上方。

(3) 开胸后于肿物下方切断气管时，自断端的远侧插入另一无菌的导管，并经此导管行人工呼吸。

(4) 先吻合气管后壁。

(5) 气管后壁吻合后将远端导管拔出，并将第一根导管向下插过吻合口，再吻合气管后壁。

3.肿物　位于气管中段及隆突部的麻醉处理诱导及通气方式与上段相似，但因涉及支气管，处理更为复杂。

4.肿物堵塞致气道极度狭窄时

(1) 不可盲目、强行置入气管内导管，以免肿瘤出血或脱落。

(2) 在表面麻醉下放入纤维支气管镜，并在其指引下将细塑料导管放至肿瘤下方，可行高频通气。

(3) 如细塑料管难以置入，应在局麻下开胸，待找到气管的梗阻部位，并于其下方切开气管，放入气管导管。

(4) 行高频通气时采用静脉麻醉。

(5) 高频通气时的频率及压力大小应视术野肺的膨胀状态及血气情况而定。

5.吸氧　气管重建手术过程均应吸入纯氧。

6.体位　术后采取头屈曲位以减轻吻合口的张力，故气管导管宜等待患者清醒、通气良好后才能拔管，并应避免患者挣扎。

## （五）支气管肺灌洗术

1.灌洗　将温盐水经气管及支气管灌至肺内，将肺泡内沉积的物质及脓液冲洗出来。主要适于肺泡蛋白沉着症及支气管扩张症。

2.麻醉　其重要任务是严格分离左、右肺，勿使灌洗液体流至健侧。灌洗期间维持肺的通气及氧合。

3.确保左、右肺的分离

(1) 行双腔支气管插管后，仔细听诊呼吸音确认其位置良好。

(2) 进行单肺通气时将双腔导管另一侧导管连接至一装水的烧杯内，如无水泡逸出，表明双腔导管的位置良好。

(3) 支气管套囊充气，囊内压力应达 6kPa(60cmH$_2$O)。

4.注意事项

(1) 吸入纯氧。

(2) 监测 PaO$_2$、SpO$_2$、气道压力及肺顺应性。

(3) 避免低氧血症：可发生于冲洗液体引流后。

1) 灌洗时：灌洗侧肺肺泡压＞肺动脉压、肺静脉压，此时肺通气及血流均减少，因此尚不至于有严重的低氧血症。

2) 灌洗液流出后：肺血流量迅速增加使 $V/Q<0.8$，出现低氧血症 ($PaO_2<8kPa$)，严重时需暂停灌洗。

(4) 遇气道压力急剧升高，$SpO_2$、肺顺应性迅速降低均说明有液体流至对侧，应暂停灌洗。

5. 灌洗方法

(1) 灌洗瓶子高度应位于腋中线上 30cm，引流瓶置于腋中线下 50cm。

(2) 用 Y 形管将灌洗瓶与引流瓶相连，灌洗时仅需止血钳钳夹引流导管，而引流时则需放松引流导管，并夹闭灌洗瓶导管。

(3) 每次灌洗 4 ~ 6min(注水时间 1 ~ 2min，引流时间 3 ~ 5min)，注入液体 0.5 ~ 1.0L；直至引流出的液体变清亮，需灌洗液 10 ~ 20L。

(4) 彻底吸净灌洗液体。

(5) 健侧肺暂不通气，仅吹张灌洗侧肺 ( 潮气量达 15 ~ 20ml/kg 时方可吹张 )，并反复吸引肺内残存的液体。

(6) 双肺通气：如 $PaO_2$ 达 9.3kPa，$PaCO_2$ 达 6kPa 以下，肺顺应性达到术前水平，患者已清醒时即可拔除双腔气管导管。

# 第六节　胸外科患者手术体位及术中站位

胸外科患者手术体位常根据具体疾病类型、手术方式选择，而且手术过程中常常依据主刀医生手术暴露需求调整体位，同时主刀医生及助手也需根据术中暴露要求，调整自己的站位，现总结如下。

## 一、后外侧开胸切口体位

后外侧开胸切口是适用性最广、采用最多的普胸外科手术切口，又称为标准开胸切口，几乎适用于所有的肺、食管、纵隔及膈肌等胸科手术 ( 图 2-1)。

体位：患者取 90° 侧卧位，术侧朝上，胸部垫厚枕以抬高胸廓，减轻肩部压力，双上肢掌心相对向前平举固定于托臂架，健侧下肢膝关节自然微曲，两腿中间垫以软绵垫，避免骨性突出部相压迫。骨盆保持 90° 垂直位，用带海绵软垫的阔带横跨臀上部固定患者于手术台上，这也是胸外科手术的标准体位，其他体位也基本是由此体位衍生过来。术中根据主刀医生暴露需要，可以前倾或后仰调整手术床，达到充分暴露的目的，方便手术实施。

站位：主刀通常站在背侧，主导整个手术进程；一助手站在主刀对侧，负责帮助主刀暴露；二助手通常站在主刀左手边，负责暴露及剪线等；三助手可以在一助旁边，手术过程中也可根据术中需要调整站位。

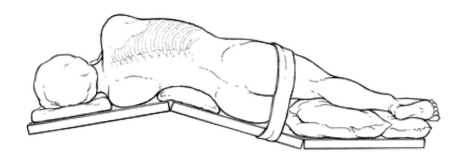

图 2-1　后外侧开胸切口体位

## 二、前外侧开胸切口体位

前外侧开胸切口暴露较后外侧开胸切口稍差，适用于肺上叶切除术、肺中叶切除术、前纵隔肿瘤手术和肺的开胸活检术（图 2-2）。

体位：患者取仰卧位或半侧卧位，术侧朝上，胸部垫厚枕以抬高胸廓，减轻肩部压力，手术侧肩、背部抬高使之与手术台呈 30°～ 45°，术侧上肢前臂固定于支架上，稍内旋，以松弛背阔肌和前锯肌，对侧上肢外展放在支持板上固定于托臂架，健侧下肢膝关节自然微曲，两腿中间垫以软绵垫，用带海绵软垫的阔带横跨臀上部固定患者于手术台上。

站位：基本与后外侧开胸时站位相同，主刀通常站在背侧，主导整个手术进程；一助手站在主刀对侧，负责帮助主刀暴露；二助手通常站在主刀左手边，负责暴露及剪线等；三助手可以在一助旁边，手术过程中也可根据术中需要调整站位。

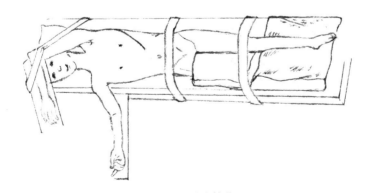

图 2-2　手术体位

## 三、胸部正中切口体位

胸部正中切口主要适用于心脏外科，而普胸外科胸腺切除、纵隔肿瘤手术也常需正中切口，还可适用于气胸双侧胸膜固定术、多发性肺转移灶的切除、双侧肺大疱切除、肺减容手术等（图 2-3）。

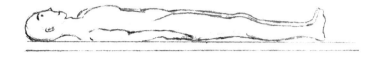

**图 2-3　手术体位**

体位：患者取仰卧位，双臂外展或固定身旁，肩胛部垫一软枕，使胸骨向上凸起，切口完整暴露。

站位：主刀通常站在患者右侧，主导整个手术进程；一助手站在主刀对侧，负责帮助主刀暴露；二助手通常站在主刀左手边或右手边，负责暴露及剪线等；三助手可以在一助旁边，手术过程也可根据术中需要调整站位。

## 四、蛤蚌式开胸切口体位

蛤蚌式开胸切口又称横断胸骨双侧开胸切口，可以很好地暴露心脏和前纵隔，适用于前纵隔巨大肿瘤切除术、心肺移植术和心包剥脱术。

体位：患者取仰卧位，双侧上肢外展固定于手术台，肩部可垫软枕抬起，基本与胸部正中切口体位相同。

站位：基本与正中开胸切口站位相同，主刀通常站在患者右侧，主导整个手术进程；一助手站在主刀对侧，负责帮助主刀暴露；二助手通常站在主刀左手边或右手边，负责暴露及剪线等；三助手可以在一助旁边，手术过程也可根据术中需要调整站位。

## 五、胸腹联合切口体位

胸腹联合切口手术创伤大，适用于下胸部、上腹部手术，如贲门 - 胃底肿瘤根治术、胸腹动脉瘤手术。

体位：患者向健侧卧位，背部与手术台大约呈 45°，术侧上肢稍外展固定于手架，用带海绵软垫的阔带横跨臀上部固定患者于手术台上，手术体位基本与前外侧开胸切口体位相同。

站位：主刀通常站在背侧，主导整个手术进程；一助手站在主刀对侧，负责帮助主刀暴露；二助手通常站在主刀左手边，负责暴露及剪线等；三助手可以在一助旁边，手术过程中也可根据术中需要调整站位。

## 六、颈、胸、腹三切口体位

此切口适用于食管中上段癌切除，颈部食管胃吻合。右胸切口可完整游离食管，腹部切口易于游离胃，左颈部切口便于食管胃吻合，手术暴露良好，可分组进行手术，但手术创伤大（图 2-4）。

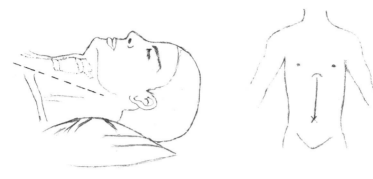

图 2-4　颈部及腹部切口

体位：患者首先左侧卧位，如后外侧开胸切口体位，胸部手术操作完毕后，关胸。患者再平卧位，肩部垫高，头向右偏，暴露左胸锁乳突肌。胸部手术时，体位与后外侧开胸切口体位一致，颈部、腹部操作时，患者取平卧位，肩部垫高，头偏向右侧，充分暴露左侧胸锁乳突肌。腹部操作时患者取仰卧位，双臂外展或固定身旁，切口完整暴露。

站位：左侧卧位时，主刀通常站在背侧，主导整个手术进程；一助手站在主刀对侧，负责帮助主刀暴露；二助手通常站在主刀左手边，负责暴露及剪线等；三助手可以在一助手旁边。平卧位腹部操作时，主刀通常站在患者右侧，主刀手术；一助手在主刀对侧暴露。颈部操作时，主刀通常移位到患者左颈部，一助手移位到患者右颈部，帮助手术暴露，手术过程中也可根据术中需要及术者习惯调整站位。

# 第七节　胸外科手术常见切口

## 一、后外侧开胸切口

后外侧开胸切口是适用性最广、采用最多的普胸外科手术切口，又称为标准开胸切口，几乎适用于所有的肺、食管、纵隔及膈肌等胸科手术。其特点是暴露广泛、视野良好，操作不受限制，特别方便于胸腔广泛淋巴结清扫，对胸腔粘连的处理也较容易。其不足之处是皮肤切口较长，需切断胸壁多组肌肉，甚至切断或切除肋骨，对机体损伤打击大，易造成术后持久剧烈的切口疼痛和术侧上肢活动受限。

手术步骤：患者取 90° 侧卧位，术侧朝上，皮肤切口呈弧形，以肩胛骨内侧缘与第 3～4 胸椎棘突之间中点为起点，经过肩胛骨下角下方 2～3cm 处，向外前至手术所选择肋间。女性切口前部应切向乳房下缘，避免损伤乳腺组织。切开皮肤、皮下组织到达肌肉层，电刀切开斜方肌，暴露听诊三角，该区无肌肉组织，血管少，与胸壁易于分离。电刀打开听诊三角，伸进示指及中指挑起肌肉全层，向前切开背阔肌及前锯肌，向后切开斜方肌及菱形肌，可到达骶棘肌外缘。若术中肋间定位不清，可用手指伸进肩胛骨后方并向上探摸，所触及最高肋间即为第 2 肋间，由此向下扪数到手术肋间。经肋间隙进胸者，可电刀靠近下一肋骨，直接切开肋间肌，避免损伤肋间血管。经肋床进胸者，剥离器游离肋骨并剪断，切开肋骨床胸膜进胸。切开胸膜前先以血管钳捅破胸膜，使肺组织萎陷，要仔细观察肺脏运动情况，注意不要伤及肺组织，若脏壁层胸膜粘连，应下压肺组织，靠近胸壁分离粘连后再逐渐撑开胸腔。撑开过程不宜过急，否则容易致肋骨骨折。

## 二、前外侧开胸切口

前外侧开胸切口暴露较后外侧开胸切口稍差，但切口小、切断肌肉少，容易快速进胸，手术创伤疼痛及胸壁运动受限相对较轻，适用于肺上叶切除术、肺中叶切除术、前纵隔肿瘤手术和肺的开胸活检术。

手术步骤：患者体位大致同后外侧开胸切口，取仰卧位或半侧卧位，男性患者沿选定的肋间隙切开皮肤，女性患者可选择乳房下缘切口，前开胸切口皮肤通常局限在乳腺下缘的锁骨中线到腋中线之间，切断胸大肌、胸小肌及部分前锯肌，于相应的肋间隙进入胸腔。注意保护双侧乳内动脉，一旦损伤应严密结扎止血，左前外侧开胸时注意勿损伤心脏。若术野暴露差，需要扩大手术切口，可向内延长切断胸骨（注意勿将对侧胸膜剪破），或向外侧切断前锯肌，并牵开背阔肌前缘。

## 三、胸部正中切口

胸部正中切口主要适用于心脏外科，而普胸外科胸腺切除、纵隔肿瘤手术也常需正中切口，还可适用于气胸双侧胸膜固定术、多发性肺转移灶的切除、双侧肺大疱切除、肺减容手术等。该切口手术操作简单、创伤小、出血少、术后疼痛轻，可保持胸膜腔的完整性，对呼吸功能影响小。

手术步骤：患者取仰卧位，双臂外展或固定身旁，肩胛部垫一软枕，使胸骨向上凸起，切口完整暴露。沿胸骨正中线，从胸骨上切迹上方 3cm 开始，到剑突下 2 ~ 4cm 切开皮肤，用电刀切开皮下组织到骨膜，沿正中线切开骨膜，用作劈胸骨标记。锁骨间韧带可以电刀分离，注意勿损伤无名静脉及动脉，用直角钳伸入胸骨后，使无名静脉与胸骨完全分离。下端暴露剑突，用直粗剪刀剪开剑突，紧贴胸骨分离胸骨后组织，注意不要损伤两侧纵隔胸膜。请麻醉师暂停鼓肺，沿正中线，用胸骨锯自下往上，边向上提起边快速锯开胸骨，注意勿造成胸膜破裂。胸骨切缘用电刀止血，骨髓腔用骨蜡填充止血，撑开器撑开胸腔。

## 四、腋下切口

近年来，随着微创外科的发展及患者对生活质量要求的提高，传统开胸手术切口利用已较少，更多采用腋下保留胸肌小切口施行胸部手术，对于周围型肺癌切除、肺段切除、肺楔形切除及纵隔肿瘤手术也能取得较好的手术效果，并且具有出血少、创伤小、术后疼痛减轻、对呼吸功能影响小等优势。

手术步骤：患者取 90° 健侧卧位，固定于手术台，患侧手臂上举。取腋下纵向切口，长度根据手术需要，切开皮肤、皮下组织，分离深筋膜，向后牵拉背阔肌，取相应肋间分开前锯肌至肋间肌表面，靠近下肋骨切开肋间肌，胸腔撑开器撑开肋骨，若暴露欠佳，可以切断一肋骨扩大切口，不会导致胸壁浮动，亦不影响美观。腋下横行切口进胸操作同传统的肋间进胸，操作部位隐蔽，肌肉损伤少，具有很好的应用前景。

## 五、蛤蚌式开胸切口

蛤蚌式开胸切口又称横断胸骨双侧开胸切口，可以很好地暴露心脏和前纵隔，适用于前纵隔巨大肿瘤切除术、心肺移植术、心包剥脱术。该切口两侧胸腔同时开放，切口疼痛明显，对呼吸功能影响大，现多用于暴露比较困难的手术。

手术步骤：患者取仰卧位，双侧上肢外展固定于手术台，肩部可垫软枕抬起。在双侧腋前线之间，男性经第 4 肋间，女性经乳房下缘，做跨越胸骨的皮肤横切口，电刀切开皮下组织及双侧胸大肌、胸小肌，显露胸骨及第 4 肋间隙，经该间隙胸骨旁游离切断双侧胸廓内动脉，游离胸骨后间隙，切断胸骨，撑开器暴露切口。

## 六、胸腹联合切口

胸腹联合切口手术创伤大，适用于下胸部、上腹部手术，如贲门 – 胃底肿瘤根治术、胸腹动脉瘤手术。

手术步骤：患者向健侧卧位，背部与手术台呈大约 45° 角，固定患者于手术台上。自腋后线开始，循第 7 或第 8 肋间向前下方，经过肋弓做弧形切口至剑突与脐中点，也可经肋弓做切口连接腹正中切口或腹直肌切口。切开皮下组织、肌肉，显露肋间肌及腹横肌，经肋间开胸离断肋弓后，切开腹横肌及腹膜，再朝食管方向切开膈肌，即可完整暴露胸腔脏器、腹腔脏器。

## 七、颈、胸、腹三切口

此切口适用于食管中上段癌切除，颈部食管胃吻合。右胸切口可完整游离食管，腹部切口易于游离胃，左颈部切口便于食管胃吻合，手术暴露良好，可分组进行手术，但手术创伤大。

手术步骤：患者首先左侧卧位，如后外侧开胸切口体位，胸部手术操作完毕后，关胸。患者再平卧位，肩部垫高，头向右偏，暴露左胸锁乳突肌。经右胸前或后外侧切口离断奇静脉，游离食管。平卧位，腹部采取左腹直肌切口，切开皮肤、皮下组织及腹直肌进腹，游离胃，注意保护胃右动脉及胃网膜右动脉，做管状胃连接食管。左颈部采用胸锁乳突肌前缘切口，上至喉状软骨上缘，下至胸骨柄，切开皮肤、皮下组织、颈阔肌，将胸锁乳突肌及颈动脉向外牵拉，在甲状腺外缘、气管后方游离食管，离断食管后，将管状胃上提并吻合。

# 第八节　胸外科手术术中监护

胸外科手术对正常呼吸、循环生理状态有一定影响，倘有疏忽，便会产生严重的并发症，因此，手术过程中，要对患者的呼吸、循环状态进行检测，及时发现并处理各项指标异常，减少并发症的发生，降低死亡率，促进患者恢复。术中常规监测项目包括：ECG(观察心率、心律、ST-T 及 QRS 波形变化)；$SpO_2$ 及其波形；无创血压 (NIBP)、有创动脉压 (IBP) 和肺毛细血管楔压 (PCWP)；气道压、潮气量和呼气末 $CO_2$；动脉和静脉血气及乳酸值；其他监测：尿量监测、体温监测、血糖监测。

## 一、ECG

连续示波 ECG 是术中监测心律失常最常用和最基本的方法，是对心脏电活动的一种记录，可持续显示心电活动、监测心率变化及追踪心律，是最常使用的麻醉监测方法之一。术前患者的基础病情、术中缺氧及 $CO_2$ 蓄积、麻醉操作和手术刺激、低温及低血压、心肌缺血、术中电解质紊乱及低钾、麻醉药物导致的心肌毒性和心肌应激性等都会导致术中心电图的变化，有经验的医师就能够根据术中心电图及早地发现心肌缺血和心律失常，判断心脏起搏器的功能，避免心脏严重意外的发生。

## 二、$SpO_2$ 及其波形

人体血液是通过红细胞与氧结合来携带氧气的。人体的新陈代谢过程是生物氧化过程，而新陈代谢过程中所需要的氧，是通过呼吸系统进入人体血液，与血液红细胞中的血红蛋白结合成氧合血红蛋白，再输送到人体各部分组织细胞中去，即血液中血氧的浓度。血氧饱和度是反映呼吸、循环功能的一个重要生理参数，是衡量人体血液携带氧能力的指标。正常人的血液含氧量(血氧饱和度值)为 94% ~ 100%，在 94% 以下为供氧不足。有学者将 $SpO_2<90\%$ 定为低氧血症的标准。

氧是生命活动的基础，人体代谢过程的每一步都需要氧来配合完成。缺氧是导致许多疾病的根源，严重时直接威胁到人的生命。许多疾病都会造成氧供给的缺乏，因此，对动脉血氧饱和度的实时监测在临床和个人健康管理上十分必要，以便及时评价血氧饱和度的状态，极早发现低氧血症及疾病转归状况，从而更有效地预防或减少缺氧所致的意外死亡。

使用过程中为了提高监测的准确性需要注意：①避免周围环境光照太强、电磁干扰及涂抹指甲油等影响监测结果。②避免在监测仪附近使用手机，以免干扰监测波形。③监测前清洁监测局部皮肤及指（趾）甲，避免监测部位剧烈活动。④定时更换传感器测量部位。⑤传感器测试点的皮肤完整和循环状况良好。⑥脉搏血氧仪的传感器不适于接触黏性胶带，此情况可导致测量数据错误或误认为被测皮肤有水疱。⑦避免监测部位温度过低。

### 三、无创血压、有创动脉压和肺毛细血管楔压

1. 无创血压 (NIBP) 动脉压是器官血流流动的主要动力，是心血管系统功能的主要特征表现，血压的稳定是工作的主要目标。危重患者基本的监测项目是动脉压，在临床上主要采用震荡测压原理的无创动脉压和外周动脉置管接压力换能器的有创动脉压两种监测。无创动脉压因受到多种因素的影响所收集的参数并不准确，如袖带包扎过紧或过松、患者出现躁动情绪时会使测量出现"假性高血压"。胸外科手术患者病情出现危重的情况，或经历复杂的手术，休克创伤现象严重，脏器功能出现衰竭，采用有创动脉压进行监测能够及时发现病情变化，制定正确的治疗策略。

2. 有创动脉压 (IBP) 有创动脉监测被广泛应用在胸外科手术中，使危重患者的抢救成功率大大的提升。有创动脉监测适用于严重休克、可能出现大出血、低血压反复发作的患者。反复抽取血样标本进行血气分析，有创动脉压监测能够对危重患者进行连续监测，准确采集到收缩压、舒张压等动脉压数值。护理人员可以根据这些数值对患者进行药物治疗，并且根据数据的波形特点充分了解心肌收缩力，明确心肌射血功能及心率变化。采用三通装置能够顺利采集到血标本，监测到血气的变化，使采血创伤减少。

3. 肺毛细血管楔压 (PCWP) 测量方法通常是应用 Swan-Ganz 气囊漂浮导管经血流漂浮并楔嵌到肺小动脉部位，阻断该处的前向血流，此时导管头端所测得的压力即肺毛细血管楔压。当肺小动脉被楔嵌堵塞后，堵塞的肺小动脉段及与其相对应的肺小静脉段内的血液即停滞，成为静态血流柱，其内压力相等。由于大的肺静脉血流阻力可以忽略不计，故 PCWP 等于肺静脉压即左心房压。临床肺动脉楔压能反映左心房充盈压，可用作判断左心房功能。失血性休克的患者，如果 PCWP 降低，则提示应补充血容量。心源性休克的患者，如果 PCWP 升高，提示左心衰竭或肺水肿。肺动脉楔压或肺毛细血管楔压，是反映左心功能及其前负荷的可靠指标。正常值为 1.60 ~ 2.40kPa (12 ~ 18mmHg)。当其值 >2.67kPa(20mmHg) 时，说明左心功能轻度减退，但应限液治疗；>3.33 ~ 4.0kPa(25 ~ 30mmHg) 时，提示左心功能严重不全，有肺水肿发生的可能；其值 <1.07kPa(8mmHg) 时，伴心排血量的降低、周围循环障碍，说明血容量不足。

### 四、气道压、潮气量和呼气末 $CO_2$

1. 气道压 呼吸机通过不同部位监测气道压力，其根本目的是监测肺泡内压力。呼吸机

对气道压力的监测包括：①峰值压力，是呼吸机送气过程中的最高压力。容量控制通气时，峰值压力的高低取决于肺顺应性、气道阻力、潮气量、峰值流率和气流模式。肺顺应性和气道阻力类似的情况下，峰值流率越高，峰值压力越高。一般来说，其他参数相同的情况下，采用加速气流时的峰值压力比其他气流模式高。压力控制通气时，气道峰值压力水平与预设压力水平接近。但是，由于压力控制为减速气流，吸气早期为达到预设压力水平，呼吸机提供的气体流率很高，气道压力可能略高于预设水平 1 ~ 3cmH$_2$O。②平台压力，为吸气末屏气0.5s( 吸气和呼气阀均关闭，气流为零 ) 时的气道压力，与肺泡峰值压力较为接近。压力控制通气时，如吸气最后0.5s 的气流流率为零则预设压力即为平台压力。③平均压力，为整个呼吸周期的平均气道压力，可间接反映平均肺泡压力。由于呼气阻力多高于吸气阻力，平均气道压力往往低于肺泡平均压力。④呼气末压力，为呼气即将结束时的压力，等于大气压或呼气末正压。当吸气延长、呼气缩短时，呼气末肺泡内压仍为正压，即产生内源性呼气末压力，此时，呼气末的气道压力和肺泡压力不同。因此，吸气末气道压力高于肺泡内压力，与气道对气流的阻力有关，而在呼气末，如气道压力低于肺泡内压力，则与内源性呼气末正压有关。

2. 潮气量　潮气量的设定是机械通气时首先要考虑的问题。容量控制通气时，潮气量设置的目标是保证足够的通气，并使患者较为舒适。成人潮气量一般为 5 ~ 15ml/kg，8 ~ 12ml/kg 是最常用的范围。潮气量大小的设定应考虑以下因素：胸肺顺应性、气道阻力、呼吸机管道的可压缩容积、氧合状态、通气功能和发生气压伤的危险性。气压伤等呼吸机相关的损伤是机械通气应用不当引起的，潮气量设置过程中，为防止发生气压伤，一般要求气道平台压力不超过 35 ~ 40cmH$_2$O。对于压力控制通气，潮气量的大小主要决定于预设的压力水平、患者的吸气力量及气道阻力。一般情况下，潮气量水平亦不应高于 8 ~ 12ml/kg。

3. 呼气末 CO$_2$　组织细胞代谢产生二氧化碳，经毛细血管和静脉运输到肺，在呼气时排出体外，体内二氧化碳产量 (VCO$_2$) 和肺通气量 (VA) 决定肺泡内二氧化碳分压 (PETCO$_2$) 即 PETCO$_2$=VCO$_2$×0.863/VA，0.863 是气体容量转换成压力的常数。CO$_2$ 弥散能力很强，极易从肺毛细血管进入肺泡内。肺泡和动脉 CO$_2$ 完全平衡，最后呼出的气体应为肺泡气，肺泡气 CO$_2$ 分压（PACO$_2$）和动脉血 CO$_2$ 分压（PaCO$_2$）完全平衡，而 PETCO$_2$ 则反映呼气末部分气体的 CO$_2$，即通气肺泡的 PCO$_2$ 均值，故正常人 PETCO$_2$、PACO$_2$、PaCO$_2$ 大小接近。PETCO$_2$，已经被认为是除体温、脉搏、呼吸、血压、动脉血氧饱和度以外的第六个基本生命体征。PETCO$_2$ 可以反映患者的代谢、通气和循环状态，临床上通过测定 PETCO$_2$ 反映 PaCO$_2$ 的变化，以监测患者的通气功能。

(1) 呼气末 CO$_2$ 波形降低：①突然降至零附近。PETCO$_2$ 突然降至零或极低水平常预示情况危急，如气管导管从气管内脱出、呼吸回路脱落或阻塞、呼吸机故障、CO$_2$ 检测仪故障等。②CO$_2$ 突然降低，但不到零。多见于呼吸管道漏气，气道压力降低；监测仪传感器位置不当时可产生类似图形，气道压的测定有助于确定。③CO$_2$ 在短期内 (1 ~ 2min) 逐渐降低，常提示有肺循环或肺通气的突然变化，如心搏骤停、肺梗死、血压严重降低和严重的过度通气等均可出现这种改变。④持续低分压。没有正常的平台，说明吸气前肺换气不彻底或呼出气被新鲜气流所稀释，后者可在低潮气量和高气体抽样率时发生。

(2) 呼气末 CO$_2$ 波形升高：①CO$_2$ 曲线逐渐增高。见于通气不足、腹腔镜检查或手术

时注入的 $CO_2$ 逐渐吸收，以及体温意外升高、过度加温、脓毒症等情况。② $CO_2$ 曲线突然增高。在快速注射碳酸氢钠后可呈一时性地升高，以及肢体止血带突然松开或血压突然升高时。③ $CO_2$ 基线和顶线逐渐向上偏移，常见于 $CO_2$ 分析仪器技术校准有误、$CO_2$ 吸收剂失效以至于发生重复呼吸等。

(3) 呼气末 $CO_2$ 波形平台异常：①平台偏低最有可能与生理无效腔量增大有关。②平台逐渐降低可能与低体温、过度通气、全身麻醉和 ( 或 ) 肺血容量不足、肺灌注降低有关。

$PETCO_2$ 监测在临床麻醉中是一个很有价值的报警系统。临床麻醉涉及面广，病情复杂，并发症多，如能及时、准确地发现一些意外及严重并发症，可避免严重缺氧性损害的发生，能极大地提高手术麻醉的安全性，使患者受益，同时也保护了工作人员自身的医疗安全。$PETCO_2$ 监测技术在临床医学中具有重要的应用价值和意义，将渗透到各个学科。

## 五、动脉和静脉血气及乳酸值

1. 动脉和静脉血气　血气分析测定血液中氧和二氧化碳分压及 pH，并进而推算出一系列指标，反映肺通气和换气功能的状况，并用于酸碱平衡的评估。全身各处动脉血的气体成分相同，而静脉血受到血液灌注和代谢状况等影响，因此各处不尽一致应取混合静脉血作为代表。动静脉血气同时测定能更好地反映组织代谢和血液循环的情况。以下简述动脉血气指标及其临床意义。

(1) 动脉血氧含量 ($CaO_2$)：氧含量是每 100ml 血液中所带氧的毫升数，其包括物理溶解的氧量和血红蛋白相结合的氧量两部分。$PaO_2$ 为动脉血氧分压，正常值为 90 ～ 100mmHg，因此物理溶解的氧约为 0.3ml/100L 血液。氧气在血液中运输的主要形式是与血红蛋白相结合的氧，由公式所见结合氧量与血红蛋白 (HbG%) 及血氧饱和度 ($SaO_2$) 都有关。在正常大气压呼吸空气条件下，物理溶解氧相对于血红蛋白结合氧是微不足道的。但由于物理溶解氧量与血氧分压成正比，在高压氧舱三个大气压条件下，每 100ml 血液物理溶解氧量可达到 6ml 以上，仅靠物理溶解氧便能满足机体需要。以上可见动脉血氧含量主要与动脉血氧饱和度及血红蛋白含量有关。每分钟动脉血氧供应量为血氧含量与心排血量之乘积。

(2) 动脉血氧分压 ($PaO_2$)：动脉血液中 $N_2$、$O_2$、$CO_2$ 等多种气体，其总压力等于大气压。而氧分压是氧气所占的一部分压力，即溶解状态的氧所产生的压力。平原地区正常值为 95 ～ 100mmHg。空气被吸入肺泡，肺泡气氧分压 ($PAO_2$) 与肺泡通气量、每分钟氧耗量及吸入气氧浓度有关。在吸入气氧浓度和氧耗量恒定条件下，随着肺泡通气量增加，肺泡气氧分压相应提高。氧气从肺泡弥散到肺泡毛细血管，并由血流携带到左心和动脉系统。动脉血氧分压较肺泡气氧分压为低，其差值肺泡 - 动脉血氧分压差 (A-aDO₂) 受弥散、通气血流比例和静脉血分流的影响。

(3) 动脉血氧饱和度 ($SaO_2$)：血氧饱和度是血红蛋白与氧结合的程度，即氧合血红蛋白占总血红蛋白的百分比，以公式表示如下：$SaO_2=HbO_2/(HbO_2+Hb) \times 100(\%)$，正常值为 95% ～ 98%。氧饱和度与血氧分压直接有关，即血氧分压降低，氧饱和度变低；氧分压增高，氧饱和度变高。但两者并非是直线关系，而是"S"形曲线，即所谓氧离曲线。氧离曲线可分为平坦段和陡直段两部分。当 $PO_2$ 超过 60mmHg 后，$PO_2$ 的变化所引起 $SaO_2$ 的变化较小，如 $PO_2$ 由 60mmHg 上升至 100mmHg，$PO_2$ 增加 40mmHg，$SaO_2$ 由 92% 上升到 97%。$SaO_2$ 已接近 100%，此时再增加 $PO_2$，$SaO_2$ 进一步上升不多。$PO_2$ 低于 60mmHg，氧离曲线处于陡直段，此时 $PO_2$ 较小的变化即引起 $SaO_2$ 大幅度改变。如 $PO_2$ 由 40mmHg 降低到 25mmHg，$SaO_2$ 则降低约 25%。氧离曲线的这种特点有利于血液从肺泡摄取氧和在组织毛细血管中释放氧。肺泡气氧分压正处于氧离曲线的平坦段，因此肺泡气氧分压有所减低从而引起动脉血氧分压相应下降时，动脉血氧饱和度可无明显变化，动脉血氧含量可以保持正常。组织细胞的氧分压处于氧离曲线的陡直段，有利于氧合血红蛋白的离解并向组织供氧。氧离曲线可因各种因素而产生左移或右移，右移后在相同氧分压下氧饱和度较低，有利于血液在组织中释放氧。造成氧离曲线右移的因素有 $PaCO_2$ 增高、pH 降低、体温上升、红细胞内 2,3- 二磷酸甘油酸 (2,3-DPG) 增加等；$PaCO_2$ 降低、pH 增高、体温降低及 2,3-DPG 减少则引起氧离曲线左移。

(4) 血浆 $CO_2$ 总量 (T-$CO_2$)：$CO_2$ 总量是指存在于血浆中的一切形式的 $CO_2$ 的总含量，包括物理溶解的 $CO_2$、与蛋白质氨基相结合者、$HCO_3^-$、$CO_3^{2-}$ 和 $H_2CO_3$。其中 $H_2CO_3$ 量仅为溶解状态 $CO_2$ 量的 1/800，$CO_3^{2-}$ 含量也可忽略不计。$HCO_3^-$ 是血浆中 $CO_2$ 运输的主要形式，占 95%，其次为物理溶解的 $CO_2$。

(5) 动脉血 $CO_2$ 分压 ($PaCO_2$)：$CO_2$ 分压是血液中溶解状态的 $CO_2$ 所占有的压力。组织代谢所产生的 $CO_2$ 由静脉血携带到右心，然后通过肺血管进入肺泡，随呼气排出体外。肺泡气 $CO_2$ 分压与每分钟 $CO_2$ 生成量及肺泡通气量有关。在 $CO_2$ 生成量恒定的条件下，肺泡气 $CO_2$ 分压与肺泡通气量成反比。与氧离曲线不同的是在生理范围内，$CO_2$ 分压与 $CO_2$ 含量呈直线关系。肺泡气和动脉血 $CO_2$ 的差值 (A-a$DCO_2$) 可忽略不计，因此动脉血 $CO_2$ 分压相当于肺泡气 $CO_2$ 分压，是肺通气功能的指标。动脉血 $CO_2$ 分压正常值为 35 ~ 45mmHg，平均值 40mmHg。$PaCO_2$<35mmHg 为通气过度，>45mmHg 为通气不足。原发性通气不足为呼吸性酸中毒，继发性通气不足为代谢性碱中毒的代偿。

(6) 血浆碳酸氢盐 (SB 和 AB)：标准碳酸氢盐 (SB) 是指血液在 37℃ 条件下，血红蛋白充分氧合，与 $PCO_2$ 40mmHg 气体平衡后分离血浆，然后测定血浆的 $HCO_3^-$ 含量。由于排除了呼吸的影响，SB 是一个代谢性酸碱平衡的指标，其正常值范围为 22 ~ 27mmol/L，平均为 24mmol/L。实际碳酸氢盐 (AB) 是在实际 $CO_2$ 分压及血氧饱和度下人体血浆中所含的 $HCO_3^-$ 的含量。正常值为 22 ~ 27mmol/L，平均值为 24mmol/L。实际碳酸氢盐受呼吸和代谢两重影响。一方面 $HCO_3^-$ 是血液 $CO_2$ 运输的主要形式。进入血液中的 $CO_2$ 大多进入红细胞内，在碳酸酐酶的作用下，迅速反应生成 $H_2CO_3$，并进而离解成 $H^+$ 和 $HCO_3^-$。$H^+$ 被还原血红蛋白缓冲，$HCO_3^-$ 则由红细胞内转移到血浆，为保持电荷平衡，血浆内 $Cl^-$ 移入红细胞。因此 $HCO_3^-$ 含量与 $PCO_2$ 有关，随着 $PCO_2$ 增高，血浆 $HCO_3^-$ 也增加。另一方面 $HCO_3^-$ 又是血浆缓冲碱之一，当体内因定酸过多时，可通过 $HCO_3^-$ 缓冲而使 pH 保持稳定，而 $HCO_3^-$ 含量则减少，因此 $HCO_3^-$ 又可反映代谢性酸碱平衡的变化。

(7) pH：是血液酸碱度的指标，是氢离子浓度 ( 摩尔 / 升 ) 的负对数，即 pH=-log [$H^+$]。

正常血液 pH 为 7.35 ~ 7.45，平均值为 7.40。pH<7.35 为酸血症，>7.45 为碱血症。pH 为 7.35 ~ 7.45 时，可以无酸碱失衡，也可能有代偿性酸碱失衡或复合性酸碱失衡。pH 受呼吸和代谢的双重影响，如果 $HCO_3^-$ 含量的变化伴有 $PCO_2$ 相应变化，只要保持分子和分母的比例为 20：1，pH 即能保持在正常范围。人体血液 pH 能够维持在上述正常范围内，依靠细胞内外离子交换和积压液缓冲系统及肺和肾脏的调节作用。强酸或强碱经过缓冲系统缓冲后即转化为弱酸或弱碱。以碳酸 – 碳酸氢盐缓冲对为例：$HCl+BHCO_3 \rightarrow H_2CO_3 +BCl$，而 $BOH+H_2CO_3 \rightarrow BHCO_3+H_2O$，当血液中 $[H^+]$ 增加或 $PCO_2$ 上升时，延脑呼吸中枢即受到刺激，使肺通气量增加，$PCO_2$ 降低，从而使 pH 维持正常；当血液中 $[H^+]$ 减少或 $PCO_2$ 降低时，延脑呼吸中枢受抑制，肺通气量减少，$PCO_2$ 增高，起到调节作用。

(8) 缓冲碱 (BB)：是血液中具有缓冲能力的负离子的总量，正常值为 45 ~ 55mmol/L，平均为 50mmol/L。$HCO_3^-$ 是最重要的缓冲碱，其数量占全血缓冲碱的 50% 以上，而且能通过红细胞膜。$HCO_3^-$ 的量受肾脏调节，而 $HCO_3^-$ 缓冲 $H^+$ 后产生 $CO_2$ 又由肺脏排出。血红蛋白缓冲系统在 $CO_2$ 运输中起很大作用。当循环血液流经组织时，氧合血红蛋白离解氧供组织利用。还原血红蛋白碱性较氧合血红蛋白强，可缓冲 $CO_2$ 与 $H_2O$ 反应所生成的 $H^+$。磷酸盐主要存在于细胞内，它和血浆蛋白的缓冲作用都不如上述两种缓冲物质。缓冲碱是代谢性酸碱失衡的指标。代谢性酸中毒时 BB 减少，代谢性碱中毒时 BB 增高。在缓冲呼吸性酸碱失衡时，BB 无明显变化。如呼吸性酸中毒时，BB 中非 $HCO_3^-$ 缓冲碱降低，而 $HCO_3^-$ 则增加，因此 BB 不变。

(9) 碱剩余 (BE)：是指在 37℃ 条件下，血红蛋白与氧充分结合，$PCO_2$ 为 40mmHg，将 1L 全血的 pH 滴定到 7.40 所需的酸或碱的数量。用酸滴定表示碱剩余，用正值表示；用碱滴定表示碱不足，用负值表示。由于排除了呼吸的影响，BE 被认为是代谢性酸碱平衡的指标。正常人 pH 在 7.40 左右，因此 BE 在 0 左右，正常值范围为 2 ~ 3mmol/L。BE 能反映血液缓冲碱绝对量的增减，故用来指导临床补充酸或碱的剂量。补碱 ( 酸 )mmol 量 $=0.3 \times BE \times$ 体重 (kg)。一般先补充计算值的 1/3 ~ 1/2 量，然后根据血气复查的结果决定第二次补给量。

2. 乳酸值　乳酸是葡萄糖无氧代谢的最终产物，组织低灌注常致高乳酸血症。严重的乳酸性酸中毒并不常见，但一旦发生，病情严重，病死率高。乳酸性酸中毒患者临床表现有深大呼吸、神志模糊、嗜睡木僵甚至昏迷等症状，可伴有恶心、呕吐、腹痛，缺氧引起者有发绀、休克及原发病表现，药物引起者常有服药史及相应中毒表现。正常值动脉血乳酸 <1.5mmol/L，静脉血乳酸 <2.0mmol/L。当血乳酸浓度 >2mmol/L 称为高乳酸血症。血液乳酸水平是休克的一个重要指标，与多脏器功能衰竭密切相关，动态监测乳酸对危重患者的病情评估及治疗反应起到重要的作用。

## 六、尿量、体温及血糖监测

1. 尿量监测　是危重患者多种监测指标中的一项重要内容，是反映肾脏血流灌注水平最直接、最敏感的生理指标。对于危重症患者来说，尿量常常能够在血肌酐升高之前预示肾功能的紊乱。胸外科手术监测尿量及尿比重可以监测患者的出入水量，观察肾功能。根据尿量结合病情考虑给予补液还是利尿，对于减轻心脏负荷、血容量进而减轻肺水肿有非常巨大的意义。

2.体温监测　影响体温变化的因素有如下3种。①低温环境：健康清醒者在28℃环境温度下，基础产热率与散热率维持平衡。手术患者由于大面积暴露、体腔冲洗、皮肤消毒等造成大量热量散失。②输血输液：手术中输注大量温度较低的液体，特别是输入大量库血，可明显降低患者体温。有研究报道，成人每输注1000ml环境温度下液体或1U(200ml)的4℃库血，可使体温下降0.25℃。③年龄因素：小儿体温调节中枢发育不健全，皮下脂肪菲薄，体表面积相对较大，易受凉。

低体温对机体的危害如下。①影响心功能：低体温可抑制心肌收缩力，降低心排血量，导致心肌缺血和心律失常，还可出现室性期前收缩、室性心动过速甚至心室颤动等。②影响肝功能：低体温抑制肝功能，导致药物代谢减慢，苏醒延迟。③增加感染：低体温可增加院内感染、交叉感染的概率。低温环境下细菌活性增强，而机体免疫力则会下降。另外，低温引起的蛋白质消耗和胶原合成减少也可影响创口愈合。④影响呼吸系统：低体温会造成机体对氧的通气反应迟钝，呼吸频率和潮气量成比例地降低，肺血流量也随总血流量的减少而下降，最终可能出现呼吸停止。因此对手术患者进行保温处理，能够明显降低术后并发症。

3.血糖监测　手术应激可引起糖尿病和非糖尿病患者血糖水平增高。同时，禁食水、肠道准备及不恰当的降糖治疗也可能导致患者血糖降低。大量证据表明，围手术期血糖异常（包括高血糖、低血糖和血糖波动）增加手术患者的死亡率和并发症发生率，延长住院时间，影响远期预后。合理的围手术期血糖管理可使手术患者获益，具有重要意义。

围手术期血糖管理的重点在于控制高血糖的同时避免出现低血糖。严密的血糖监测，避免过于严格的血糖控制，有助于实现这一目标。

# 第九节　胸外科手术术后处理

## 一、术后一般处理

1.术后早期的监测　开胸术后心肺方面的并发症常见，早期心律失常、呼吸衰竭、心力衰竭高发，通常发生在术后3天内，因此术后立即开始持续的心肺功能监测是非常必要的。有条件的单位术后应将患者送入胸外科ICU病房，主要进行心律、血压及动脉血氧饱和度($SpO_2$)的监测。多数开胸患者如果$SpO_2$维持在95%以上的水平，并且没有呼吸窘迫现象，就没必要进行连续的动脉血气监测，但若患者出现上述呼吸窘迫，血氧饱和度不能维持甚至有下降现象，则需立即行动脉血气检查，必要时进行呼吸、循环支持治疗。

2.术后护理　患者完全清醒及生命体征稳定后送回病房，搬动时应轻移轻放，注意各种引流管的保护。通常未清醒前取平卧位，清醒及血压、脉搏平稳后可取半卧位，以利于呼吸运动及胸腔引流。每 4h 测量 1 次体温，术后体温一般不超过 38.5℃。如果 3 天后体温不下降，应检查切口、肺部及胸腔内有无感染发生。体温高时除找出病因处理外，还应给予冰袋置于头部、腋下及腹股沟部降温，或用乙醇擦浴，必要时使用退热止痛药物降温处理。

3. 饮食及补液　术后 6h 可进少量流质，不宜过多，以防呕吐造成吸入性肺炎，肺及纵隔手术正常饮食，若呕吐严重者，可给予止吐药处理。肺切除术后一般给予 500 ~ 800ml 的晶体液。若术中出血量多或术后胸液渗出较多，可适量输血及血浆等。术后补液不宜过多，尤其老年人及全肺切除患者更应注意，单位时间输入液的速度及量要控制，以防发生肺水肿。食管手术常需禁食 1 周，开始时先少量饮水或进流质，注意有无发热、胸闷症状，若无上述症状，则开始进半流食，再根据患者消化功能恢复情况逐步调整饮食。食管术后禁食期间应给予基础补液量 2500ml，再加胸腔引流及胃肠减压等额外丢失量。应根据患者失血、血红蛋白及血浆蛋白情况，给予补充适量全血、血浆及白蛋白，注意能量补充及维持较高渗透压，预防吻合口水肿及瘘的发生。还应常规静脉输入氨基酸和脂肪乳剂等，同时注意补充电解质及维生素。

4. 胃肠减压　食管贲门术后放置胃肠减压管，有两方面的作用，一方面因胃已拉入胸腔，防止胃过度膨胀压迫肺脏，造成肺不张影响呼吸功能；另一方面可避免胃扩张而减少吻合口张力，有助于吻合口愈合。术后应持续胃肠减压吸引。由于胃肠减压管易被黏液、血块等阻塞，需用生理盐水每 4 ~ 6h 冲洗一次。待患者胃肠蠕动功能恢复、肛门排气后拔除胃管。肺、纵隔手术除个别情况外，一般不需放置胃肠减压管。

5. 胸腔引流　开胸术后，为了排除胸内的积液与积气，使余肺迅速扩张，消灭术侧残腔，并使两侧压力趋于平衡，均需放置胸腔闭式引流管，使用水封瓶时要注意下列事项：①水封瓶管中液平的波动表示胸腔压力高低的变化。同时，有波动表示引流通畅，无波动表明引流管不通畅。无波动时应检查是否有堵塞、压迫、扭曲。余肺扩张或膈肌上升，均可阻塞引流管，要查明原因及时处理。一般采用挤压、转动等方法即可排除。若波动过大，则提示余肺扩张不全或有肺不张。②胸腔与水封瓶之间的引流系统均应完全密封。若有漏气会产生类似开放性气胸的后果。③水封瓶的位置应低于胸腔平面 60cm 以上，以防止引流瓶内液体吸入胸腔内。④引流瓶及其附件，在使用前要进行灭菌处理，更换引流瓶时要先夹住引流管，以防止空气进入胸腔。⑤仔细观察，并准确记录胸腔引流液量和质的变化，正常情况下胸液应自血性逐渐转变为血清样。

拔管的指征：①引流量减少，胸液呈血清样，无漏气，引流管波动小，术侧呼吸音良好，胸透证实肺扩张良好，无残余积液。正常需 36 ~ 48h 才能达到上述标准。②全肺切除术后可夹闭胸管，间断开放以观察胸内渗出情况。若无过多渗出，24h 即可拔除胸管。③术中若污染严重，胸腔引流的时间适当延长，直至余肺扩张良好，胸腔引流量少而清澈，无发热、感染等征象。

6. 抗生素的应用　原则上是联合、大剂量、短时间静脉给药，尤其是对胸腔易受污染的手术。

7. 供氧和保持呼吸道通畅　①胸部手术后均有不同程度的缺氧，多采用鼻导管供氧，氧流量 4 ~ 6L/min。吸入氧气应通过湿化瓶。呼吸平稳，在 20 次 / 分以下时，可逐渐减少氧流量，随后停止吸氧。②保持呼吸道通畅：胸外科术后由于切口疼痛、麻醉药物的影响、气管内插管的刺激、原有慢性支气管炎等感染性疾病，呼吸道内常有分泌物潴留，影响通气和换气功能，并可引起肺炎、肺不张。因此，清除分泌物，维持呼吸道通畅非常重要，也是促使余肺迅速扩张、消灭无效腔的有效方法。

清除呼吸道分泌物一般有以下五种措施。①鼓励及帮助咳痰：鼓励患者做深呼吸及有效咳痰。手指轻压胸骨切迹上的气管可诱发咳嗽，用手在术侧胸壁稍加压力，能减少胸壁震动而引起的疼痛。②湿化痰液及解除支气管痉挛：若痰液黏稠不易咳出，可超声雾化吸入，3 ~ 4 次 / 天。能进食者可口服祛痰剂。量少者可适当补液。有支气管痉挛者，可用氨茶碱等解痉药物。③鼻导管吸痰：若以上方法不能奏效，有气急，并可闻及痰鸣音，应采用鼻导管气管内吸痰术。方法是患者在深吸气时，将一根连接吸引器的鼻导管经鼻孔插入气管，如出现呛咳，声音嘶哑，则说明已进入声门，即可开始吸引痰液。肺功能不全者及老年人吸痰时间不宜过长，并应间断供氧。④气管镜吸痰：鼻导管吸痰无效，并出现肺不张时，可采用纤维支气管镜吸痰，此方法吸痰效果较好，可多次使用。⑤气管切开：术后发生下列情况，应予以气管切开。喉头梗阻，伴有严重呼吸困难；不能有效咳嗽，呼吸道内大量黏稠分泌物，采用各项措施未能奏效；缺氧显著且伴有二氧化碳潴留，须行人工呼吸机辅助呼吸。

气管切开后应重视护理。由于气管直接与外界相通，易并发肺部感染。要注意导管吸痰的无菌技术，床边应备有多根消毒导管，每次吸痰后要更换导管。痰液黏稠者在吸引前可滴入 5 ~ 10ml 生理盐水或糜蛋白酶溶液，吸引后滴入预先配制的抗生素溶液。

8.止痛　开胸手术损伤较大，术后疼痛较重，不仅影响休息，更重要的是影响呼吸的深度和咳痰，因此术后良好的止痛非常重要。术后止痛常用方法为：①肌内注射阿法罗定（安侬痛）、哌替啶（度冷丁）等止痛药，虽有一定的止痛作用，但不宜长时间应用，否则易成瘾，剂量过大也可抑制呼吸。②肋间神经阻滞：虽有较好的止痛作用，但肋间神经阻滞只能短暂止痛，而术后反复肋间神经封闭有引起肋间血管出血的危险。③硬膜外麻醉：有人认为是最好的止痛方法。该方法止痛确切，可明显减少呼吸道并发症，但需要在麻醉医师的指导下进行，切忌将药物误入硬膜腔引起意外。④止痛泵：目前常用的是患者自控镇痛泵，有静脉给药和椎管内给药两种途径。先给一个预置量，然后恒速追加，需要时患者自己也可控制给药。常用的药物有吗啡、芬太尼及盐酸曲马多。应根据创伤的程度、患者的年龄及体质设计给药方案。常见的并发症有恶心、呕吐、尿潴留和出汗，严重者有呼吸循环抑制。因此，应用过程中必须严密观察。

## 二、术后特殊处理

1.出血　术中止血不彻底是术后出血最常见的原因，因凝血机制异常造成的出血较少见，但因胸腔粘连严重、手术困难等术中出血量大，输入过多的陈旧性库血可造成继发性出血。出血的症状与体征依出血量而异。出血量大，多有低血压、心率快、面色苍白等失血性休克表现。应及时行血常规、凝血机制、床旁胸部 X 线片及胸腔超声等检查，同时密切观察、记录胸腔引流量。给予止血药物 [ 如维生素 K₁、巴曲酶 ( 立止血 ) 等 ] 及输入全血补充血容量。若有凝血机制异常应输入新鲜血及凝血酶原复合物，血小板减少应输入新鲜血小板。

若胸腔引流持续 4 ~ 6h，每小时出血超过 150 ~ 200ml 或者估计胸内有活动性出血，并有较多积血块，严重影响肺膨胀，应考虑及时剖胸止血并清除积血块。常见的出血或渗血部位有肋间血管、胸膜外剥离面、支气管动脉、肺创面、胸内食管胃吻合术后胃大网膜血管、肋骨残端、胸骨断面或钢丝穿孔处、膈肌粗糙面、切除淋巴结的滋养血管等，但有时剖胸止血时仍找不到出血点。

2. 肺炎和肺不张　由于麻醉剂对呼吸道的刺激，术中对支气管、肺的挤压，术后因胸部切口的疼痛不能有效咳嗽等因素，使呼吸道分泌物增加，而排出困难，发生支气管分泌物潴留或感染，形成肺炎或肺不张。一般发生在术后 24 ~ 72h。患者常有体温升高，脓痰不易咳出，脉快、气短。听诊有湿啰音或患处呼吸音减低等体征，摄胸部 X 线片可确诊。处理：协助患者咳痰，雾化吸入，促进呼吸道分泌物的排出，必要时鼻导管吸痰或纤维支气管镜气管内吸痰，全身应用抗生素。

3. 呼吸功能不全　胸部手术后肺功能的改变按时间段可分为术后早期或术后后期。术后早期指术后 2 ~ 4h，此阶段肺通气功能的异常都是麻醉药物对呼吸中枢的抑制及肌松剂作用未完全消除，呼吸肌及膈肌无力，造成通气功能受限。另外，部分患者术后舌根后坠，造成呼吸道梗阻。术后早期出现的这种呼吸功能异常，为药物或机械因素所致，只要及时发现和处理，不会造成严重后果。术后后期指术后 2 ~ 4h 以后，由于胸壁及横膈运动受限，支气管内分泌物的潴留及肺不张等导致的呼吸功能不全。有报道胸部手术后潮气量平均减少 20%，要通过代偿性呼吸频率加快来维持每分钟通气量；肺切除特别是全肺切除造成肺容量减少；输液过多、肺组织挫伤或左心力衰竭所引起的肺水肿；手术等综合因素造成的肺表面活性物质减少，均可引起肺顺应性降低，肺通气血流比例失调而产生呼吸功能不全。呼吸功能不全特别容易继发于原有慢性阻塞性肺疾病、肺功能储备差的患者。

呼吸频率是反映呼吸功能状况的最基本指标。若呼吸频率不超过 20 次 / 分，心率低于 90 次 / 分，四肢末梢温暖，血压平稳，说明病情稳定。经皮持续血氧饱和度的监测给术后监护带来极大方便，可随时观察体内的缺氧情况，但经皮血氧饱和度监测不能反映体内有无合并 $CO_2$ 潴留，故动脉血气分析才是术后肺功能监测的可靠指标，可根据其 $PaO_2$、$PCO_2$ 及酸碱平衡状况判断肺通气、换气功能及组织氧合情况。胸部手术后低氧血症较为常见，其临床表现差异较大。轻度缺氧仅有呼吸频率及心率加快，伴有鼻翼扇动。严重缺氧则表现为呼吸极度加快 (>40 次 / 分 )、呼吸表浅、大汗淋漓、口唇及甲床发绀、心率过快 (>120 次 / 分 ) 或心律失常等。如严重低氧血症处理不及时，可出现神志恍惚、意识淡漠、心率变慢、血压下降，以致心搏骤停等严重后果。

一般治疗：可用面罩吸氧，有喉头水肿者可静脉注射地塞米松 20mg。经上述处理无效者应立即重新气管插管。术后出现呼吸功能不全应查找原因，采用相应的治疗手段：止痛，清除呼吸道分泌物，改善通气功能；限制晶体液入量，强心利尿，补充血浆、白蛋白等胶体溶液，减轻肺间质水肿；必要时给予一定量的糖皮质激素，以稳定细胞膜及减少肺毛细血管渗出，达到改善换气功能之目的。呼吸机辅助治疗：经上述处理，缺氧症状不能改善者，应考虑用呼吸机治疗。

4.心律失常　胸部手术创伤、麻醉及术中缺氧、酸中毒、电解质平衡紊乱、血压过低或过高，尤其是患有冠状动脉供血不足者，或施行全肺切除及食管手术者，可产生心律失常。心律失常可影响心排血量，使重要器官灌注不足，严重的心律失常可能导致猝死，应及时发现，正确处理。常见的心律失常有如下几种：

(1) 窦性心动过速：多因术后疼痛、缺氧及低血容量等引起。其他原因有发热、药物不良反应、充血性心力衰竭及心肌梗死。处理应针对病因，而非单纯针对心动过速。

(2) 心房颤动：表现为室率增快，可因心房收缩失常、心室充盈不足、心排血量减少所致。快速性心房颤动应注射胺碘酮、毛花苷 C( 西地兰 ) 以控制心率，心率下降后，常可自动转复心律，必要时药物或电除颤转复心律。

(3) 室上性心动过速：室率快，心率超过 160 次 / 分时须予以处理。若能肯定心动过速非洋地黄中毒所致，可用快速洋地黄制剂静脉注射或用维拉帕米 ( 异搏定 )10mg 静脉缓慢注射，常可获得满意效果。

(4) 室性期前收缩：偶发室性期前收缩可不予处理。频发的室性期前收缩、多源性室性期前收缩或出现二联律和三联律应静脉注射利多卡因或胺碘酮。

(5) 室性心动过速：是严重的致命性心律失常，应立即静脉注射利多卡因。对药物治疗无效的顽固室性心律，可采用电转复治疗，电转复心律成功后，静脉滴注利多卡因维持，以防复发。

5.脓胸　术后脓胸除支气管胸膜瘘或食管术后吻合口瘘系由手术原因引起外，多系术中污染所致，常发生于术后 5 ~ 7 天。临床表现为高热，白细胞增高，胸内持续性渗出液体，逐渐变浑浊。渗液细胞计数逐渐升高，提示胸腔有感染的可能。若细菌培养阳性及胸部 X线透视见有积液，即可确诊。

脓胸的重点在于预防：术中要严格无菌操作，术毕冲洗胸腔，更换污染的手术器械、手套和敷料，术后保持胸腔引流通畅，使肺或余肺早日扩张，消灭残腔。一经确诊，即刻予以胸腔低位引流，并进行胸腔内反复冲洗，多数患者均能治愈。急性脓胸若处理不及时，可形成慢性脓胸，造成治疗上的困难。

6.支气管胸膜瘘及食管术后吻合口瘘

(1) 支气管胸膜瘘：为肺切除术后严重的并发症。临床上出现：①体温升高等胸腔感染征象；②体位性、刺激性咳嗽；③咳出与胸液性质相同的痰液；④胸腔引流有大量气体溢出，拔除胸管者可出现气胸。术后 48 ~ 72h 之内出现的支气管胸膜瘘，胸腔内未发生明显感染者，多主张再次手术进胸修补残端，用带蒂胸膜或肌瓣覆盖，术后全身应用抗生素，胸腔引流加冲洗，绝大部分能修补成功，获得好的效果。瘘发现时间较晚、胸腔感染严重、支气管残端炎症水肿明显者，修补难以成功，应在全身抗感染的同时，充分胸腔引流，使感染局限。待支气管残端形成增厚瘢痕再手术，修剪残端，重新缝合，用带蒂胸膜或肌瓣覆盖，术后胸腔充分冲洗引流。

(2) 食管术后吻合口瘘：是最严重的并发症，也是术后死亡的主要原因之一。吻合口瘘的主要原因是血运不好、张力过高、感染和缝合技术缺陷及营养不良等因素。食管术后吻合口瘘发生率的高低与吻合方法、部位也有一定关系，即颈部吻合比胸内吻合发生率高；器械吻合比手工吻合发生率低。

胸内吻合口瘘多伴有严重的全身中毒症状，表现为体温升高、心率加快、胸痛、呼吸困难等，严重者可发生休克。X 线检查可见胸内积液、积气。胸腔穿刺可抽出浑浊或胃内容物样液体，口服亚甲蓝或甲紫可见胸液呈蓝色。在电视透视下，口服小量碘化油或稀钡可见流出吻合口外，即可明确诊断。

吻合口瘘的处理要根据瘘口的大小、部位及患者的具体情况而定。颈部吻合口瘘经及时切开引流，维持全身营养，多可自愈。胸内吻合口瘘的处理见食管疾病。

7.乳糜胸　由于胸导管贴近食管，食管癌手术有时可损伤胸导管，特别是切除有外侵的中上段食管癌时。胸导管损伤后胸腔引流量增加，在禁食情况下乳糜量相对较少，呈黄色透明状，若进食则可呈白色乳状液体。

术后乳糜胸，每日引流量在 500ml 以下者，经保守治疗多能治愈；若每日超过1000ml，连续 5 天以上者，应考虑再次进胸结扎胸导管，具体手术方法见食管疾病。

8.皮下气肿　肺部、气管、支气管、食管手术后有气体逸入胸腔，通过胸腔引流管可排出体外。若引流管不通畅或漏出的气体较多，胸腔内气体可经切口逸入胸壁内软组织，大多积存在皮下。若皮下积气太多，向上可自颈部蔓延至头部，向下经腹壁至阴囊。由于腹股沟韧带作用，积气不会蔓延至腿部。

出现皮下气肿时，应检查胸腔引流管是否通畅，设法疏通堵塞的管道，否则应更换新管。若管道通畅而皮下气肿进展，可在高位肋间另插一管。突然大量的漏气常提示发生支气管胸膜瘘。

087

# 第十节　胸外伤手术术前的一些特殊准备

## 一、术前肺功能评估及锻炼

良好的肺功能对于胸外科手术患者的术后恢复非常重要，故术前肺功能评估及锻炼是胸外科手术患者特有的常规检查，临床肺功能检查主要指的是肺通气功能和肺换气（主要指弥散功能检查）检查，肺功能是决定患者是否行手术治疗甚至决定手术方式的一个重要因素，尤其是对于肺部疾病患者。

故对于胸外科手术患者，常规术前需戒烟 2 周，同时锻炼患者咳嗽，尤其是对于术前肺功能评估较差的患者，通过锻炼、雾化等手段改善肺功能后可以施行手术，并可以减少相关并发症的发生，使得患者术后能够有效咳痰，降低肺不张及肺部感染的发生率。

## 二、术前心功能评估及心血管疾病的控制

由于老年患者的增多，胸外科术中及围手术期心血管相关并发症占重要部分，故术前

心血管功能的评价非常重要。结合患者的病史、体格检查、心电图检查或心脏彩超等，术前与麻醉科医师详细评估患者心脏耐受手术情况，决定是否开展手术及手术的风险。

术前有高血压的患者，应详细了解其正在接受治疗的用药情况及血压控制状况，继续服用相关药物，保证围手术期的血压平稳，减轻相关并发症的发生。

尤其是对于术前有明确冠心病的患者，即使无明显症状，亦需常规行检查明确心脏冠状动脉供血情况，如冠状动脉 CTA、血管造影等，此类患者的手术风险极大，应该结合检查结果请心血管科医师协助诊治，调整用药，必要时可能先行治疗缓解冠状动脉堵塞。部分入院前已行冠状动脉搭桥或者支架手术的患者，由于一直口服抗凝药物或抗血小板药物，考虑到抗凝与手术止血的矛盾，故术前 1 周左右开始调整用药，术后 2 天左右结合引流管情况再次调整药物治疗。

冠心病、高血压及心脏瓣膜病等心脏相关疾病不是胸外科手术的绝对禁忌证，术前仔细评估患者心功能，积极调整其心血管疾病，均可以积极手术。

## 三、明确肿瘤患者术前临床分期

肺癌与食管癌为胸外科常见疾病，占临床胸外科疾病的大部分，对该类患者，术前临床分期决定了其治疗方案，故术前临床分期的评估非常重要。此类患者的术前准备就不能够仅仅局限于肿瘤本身。

肺癌患者术前常规检查有胸部 CT 及肺功能的检查，用来评估患者肿瘤及淋巴结的大小，评估肿瘤与周围组织的关系，还需行颅脑 CT、骨扫描、腹部 B 超检查评估患者是否存在常规部位的远处转移，不同的临床分期其治疗思路完全不一样。

食管癌患者亦是如此，常规检查包括胸部 CT、上消化道钡餐等，还需要行腹部 B 超及颈部淋巴 B 超检查排除远处转移，给予患者一个正确的临床分期。

由于肿瘤患者为胸外科患者的主要部分，故一个正确的临床分期非常重要，这是区别于其他疾病术前准备的一个重要部分。

## 四、预防张力性气胸的发生

对于合并气胸的胸外科患者，常为自发性气胸或者外伤性气胸，全麻术前应该预防张力性气胸的发生，临床上一般在麻醉开始时于锁骨中线第 2 肋间隙置入针头，或者术前行胸腔闭式引流手术。

（万　黎）

## 参 考 文 献

丁嘉安，姜格宁 . 2011. 肺外科学 . 北京：人民卫生出版社

顾恺时 . 2003. 胸心外科手术学 . 上海：上海科学技术出版社

戈峰,Ming Lui,李琦 . 2003. 基础胸外科学 . 北京 : 中国协和医科大学出版社

徐关英,孙灵,陈旭 . 2009. 胸外科手术后麻醉恢复期患者的管理 . 临床麻醉学杂志,25(6):524-525

张为迪,李道堂,于金明 . 2004. 普胸外科手术并发症 . 济南 : 山东科学技术出版社

庄心良,曾因明,陈伯銮 . 2003. 现代麻醉学 . 北京 : 人民卫生出版社

Cdik JB, Gormus N, Gorfms ZI,et al. 2005. Preoperative analgesia management with rofecoxib in thoracotomy patients. J Cardiothorac Vase Anesth, 19(1):67-70

Heitmiller RF. 1988. Thoracic incisions. Ann Thorac Surg, 46(5):601

# 第三章　胸外科手术常见并发症的防范处理

## 第一节　麻醉并发症及意外风险的防范处理

### 一、麻醉诱导期

1.上呼吸道梗阻　是麻醉诱导和气管插管期间常见的并发症，是导致缺氧窒息甚至死亡的主要原因。其多见于插管技术不熟练、插管失败、患者头颈及气管解剖畸形。一旦发生，应立即处理。

预防：术前认真访视患者，了解患者气道解剖情况，准确评估插管的难度，备好各种抢救设备及插管工具；插管过程中要轻柔操作，避免损伤声带周围组织，减少对口咽及鼻部的刺激；对困难气道，备好喉罩、纤维支气管镜、气管穿刺包及导引光索。

处理：诱导前充分托起患者下颌，给足患者氧储备，头偏一侧防止舌根后坠；可选择适当的喉罩插入，也可放置口咽通气道给氧；如果是喉痉挛，立即用肌松药进行气管插管，必要时气管穿刺给予人工通气。

2.误吸和吸入性肺炎　麻醉后，患者保护性反射受抑制，食管括约肌松弛，胃内容物极易呕吐或反流入口腔进而误吸入气管，导致吸入性肺炎。其多见于老年人、婴幼儿、颅脑损伤和酗酒急诊患者，典型症状为哮喘、咳嗽和发绀。

预防：非急诊手术患者术前严格禁食 12h，禁水 4h，婴幼儿禁食水不少于 2h；对于急诊禁食禁水时间不够者，可给予胃管减压抽出胃内容物，减少误吸；不宜过度通气，以免将胃内容物挤出，挤压环状软骨可有一定的预防作用；麻醉前可给予促胃动力药（如甲氧氯普胺）、$H_2$ 受体阻滞药（如西咪替丁）及 $5-HT_3$ 受体阻滞药（如格雷司琼）预防。

处理：发生误吸后立即头偏向一侧，充分吸尽口腔反流物残液，同时通过气管插管或气管切开行气管内吸引，经纤维支气管镜吸引各终末支气管为最佳方法；静脉使用用糖皮质激素（如地塞米松或氢化可的松）；使用大剂量抗生素（如头孢类或氨基糖苷类广谱抗生素）预防感染；经呼吸支持后，若患者氧分压及二氧化碳分压维持正常，则手术无需改期。

3.气管插管操作引起的并发症

(1)门齿脱落：常见原因为患者原有牙齿松动，伴有慢性牙龈炎、牙周病或小颌畸形。

预防：麻醉师养成良好的插管习惯，避免粗暴操作；对有牙齿松动者，给予牙托固定，或以纱布卷衬垫，或以粗丝线将松动牙与固定牙绑定；对于松动明显者，告知患者家属并争取同意情况下，可以术前拔除松动牙。

处理：一旦发现门齿已经脱落，必须立即从口腔取出，防止落入气管、食管；如术中未发现脱落牙齿，应立即摄 X 线片定位，已落入气管内，应立即用纤维支气管镜取出。牙槽出血处给予棉球或含肾上腺素的棉球压迫止血。

(2) 环杓关节脱位：主要原因为显露声门时用力过猛，通常不能在麻醉中或麻醉后立即发现。

预防：显露声门时不能以门齿为支撑点行杠杆式旋转动作，应该上提喉镜。

处理：尽早请耳鼻喉科医师手法复位。

(3) 声带、气管损伤：多因导管过粗、喉镜插入过深或使用暴力所致。

预防：选用适当大小的气管导管，置入喉镜时边看边进，切忌暴力。

处理：雾化吸入、抗感染治疗消除水肿，一般可以自愈，严重者需要手术缝合修补。

4.急性支气管痉挛　常见并发症，多见于插管过深、反复刺激气道黏膜、麻醉过浅，尤其既往有哮喘病史或过敏体质患者。

预防：避免使用容易诱发支气管痉挛的药物，如吗啡、箭毒、阿曲库铵；使用合适口径的导管，避免插入过深；做好黏膜表面麻醉，能起到预防作用，必要时使用解痉、糖皮质激素抗炎预防。

处理：消除引起支气管痉挛的诱因，可适当加深麻醉使平滑肌松弛；使用糖皮质激素，如氢化可的松 200mg，或地塞米松 20mg 静脉注射；解痉药物，如氨茶碱 250mg 加入液体中静脉滴注，或吸入沙丁胺醇等平喘喷雾剂。

## 二、麻醉期间

1.急性肺不张　是肺外科手术中严重的并发症，多为小面积肺不张，较大面积肺不张能引起通气/血流比严重失调，导致患者严重缺氧甚至死亡。其多见于患者术前有呼吸道感染或慢性支气管炎，痰液分泌物黏稠；气管插管位置过深，导致局部肺不张；手术结束后，未充分膨胀术中塌陷的肺组织。

预防：术前戒烟 2 周以上，控制肺部感染，COPD 患者加强胸部物理治疗，增加排痰能力；麻醉期间，避免固定潮气量通气，定期鼓肺；插管注意导管的深度，避免导管和气囊堵塞局部支气管，必要时纤维支气管镜调整导管位置；鼓肺或拔管前，必须充分吸出呼吸道内的分泌物，鼓肺。

处理：主要是消除呼吸道梗阻的原因，选用适当的吸痰管吸痰；使用纤维支气管镜检查，明确梗阻原因及部位，还可吸出分泌物及去除异物；适当增加 PEEP 值，有助于肺泡复张；药物抗感染、解痉、祛痰及支气管扩张治疗。

2.张力性气胸　多与麻醉及手术操作有关，术前有肺气肿或肺大疱，机械通气压力大时肺泡破裂；手术操作时损伤对侧纵隔胸膜破裂形成活瓣。

预防：术前检查详细，明确发生张力气胸的风险，必要时行预防胸腔闭式引流；手术操作仔细轻柔，避免损伤肺组织及支气管。

处理：紧急情况下，立即粗针头锁骨中线第 2 肋间穿刺减压，放置胸腔闭式引流；如果对侧纵隔胸膜破裂形成活瓣，可以将破口扩大，手术结束后再缝合并放置闭式引流装置。

## 三、麻醉后

1. 拔管后并发症

(1) 喉痉挛：是拔管后上呼吸道梗阻的常见原因，多发生在拔管时麻醉过浅又未使用局部麻醉药的患者或异物存留触及喉头者。患者有呼吸困难，吸气时鸡鸣声，进而缺氧发生发绀。

预防及处理：首先麻醉医生要规范、轻柔操作，避免粗暴拔管；解除呼吸困难诱因，并加压给氧，消除缺氧所致的呼吸窘迫；若仍不能缓解者，则用粗针头经环甲膜刺入气管，也可用气管穿刺包进行气管穿刺；严重者，注入肌松药、镇静药物后行气管插管。

(2) 喉或声门下水肿：多见于婴幼儿，也可见于成人因插管损伤和导管气囊压力过高压迫黏膜缺血而引起者。其表现为迅速出现呼吸困难，常伴有喉鸣。

预防及处理：插管前选择合适大小的导管，仔细轻柔操作及拔管，必要时可预防应用糖皮质激素；气管导管的气囊压力不能过大；给予加压给氧，缓解缺氧症状；静脉适用糖皮质激素，减轻消除水肿反应；严重者行气管插管或气管切开。

(3) 气管狭窄：可因气管插管时的损伤和插管器具消毒不严格引起，或损伤后被细菌感染引起。

预防及处理：选用直径较细的气管导管，加强麻醉师的训练，切忌粗暴操作；使用一次性气管插管器具，操作过程中避免细菌感染；轻度狭窄者可不予以处理，当发生严重狭窄者，常需外科手术治疗。

2. 麻醉后恶心、呕吐　是最常见的并发症，严重影响患者的术后康复，增加患者痛苦，造成患者对手术的恐惧及心理负担。由麻醉药物、面罩给氧时大量气体进入胃内，贲门括约肌功能丧失或肥胖等原因引起。

预防：术前使用止吐药物，如甲氧氯普胺、氟哌利多或格雷司琼等；麻醉后插入胃管，吸尽胃内容物；使用丙泊酚诱导和维持麻醉，术后镇痛药加入格雷司琼等止吐药。

处理：消除产生术后恶心、呕吐的诱因；选择止吐药物，如异丙嗪、甲氧氯普胺、阿托品及格拉司琼等，常可根据需要联合使用。

3. 术后躁动　较为常见，多由于麻醉苏醒延迟、苏醒不完全、镇痛不足、缺氧大脑供血不足等原因引起。

预防：正确施行苏醒期操作，并以丙泊酚维持无意识状态；苏醒时尽量不使用拮抗镇痛药物的拮抗剂，如纳洛酮；维持血流动力学及血氧饱和度。

处理：纠正呼吸、循环功能紊乱，给大脑充足的血液及氧供；对躁动患者可以给予丙泊酚、咪达唑仑，同时加强镇痛药物如芬太尼或哌替啶。

# 第二节 开胸时并发症及意外风险的防范处理

## 一、切口并发症

1.切口血肿 多由于止血不彻底、血痂脱落或小血管滑脱所致。

预防：开胸及缝合切口时仔细止血，同时缝合紧密，避免切口下遗留残腔。

处理：及时拆开切口缝线，清除血肿，彻底止血后重新缝合切口，必要时放置引流条引流，防止血肿导致切口感染。

2.切口感染 多由于无菌操作不严格、切口血肿、术中切口被污染，或继发于胸腔感染、支气管胸膜瘘、食管吻合口瘘。

预防：术中严格遵守无菌操作原则，注意保护切口，缝合层次严密，术后控制全身感染，保持切口敷料干燥。

处理：明确诊断后立即开放切口引流，清除感染灶，待渗液减少、新鲜肉芽组织生成后行二期缝合。

3.切口脂肪液化 多见于女性和肥胖等皮下脂肪较厚者，脂肪血供差，加之电刀灼伤使脂肪液化。

预防：使用电刀切开皮下组织时，火力适中，避免高温导致大量切口脂肪液化，对皮下脂肪丰富者可切除部分脂肪。

处理：切口脂肪液化不必拆开引流，保持切口清洁、干燥，注意每天 1～2 次更换切口敷料。

4.切口裂开 多见于营养不良、切口感染患者，也有因缝合技术原因导致者。

预防：术前准备充分，纠正营养不良，开胸层次清楚，注意保护切缘，缝合技术规范，仔细检查缝合切口是否严密；术后控制感染，保持切口干燥，皮下不留无效腔。

处理：加强围手术期营养支持，纠正负氮平衡，通畅引流，防治感染，必要时再次缝合切口。

## 二、体位并发症

1.体位不当 侧卧位前倾或后仰，易造成手术部位暴露不良，手术助手为了充分暴露而压迫心脏或肺组织，造成肺损伤，心率、血压波动。侧卧位体位固定不当时，由于长时间受压，易造成手臂桡神经损伤。

预防：术前摆体位时要仔细检查，避免身体骨性突出部分受压严重。不能在暴露不良时勉强手术。

处理：仔细调整体位，尽量暴露手术部位，可以通过调整手术床来适应手术暴露，神经损伤多可自行恢复。

2.切口选择不当　正确切口选择是安全完成手术的前提条件，临床上常出现切口进胸肋间选择不当，甚至左右进胸选择错误严重不良事件。

预防：术前仔细核对患者及病情，根据病情需要确定手术切口，严格遵守三方核对制度；进胸时，不能确定进胸肋间，可以上提肩胛骨伸入手向上探查扪数肋间，最上肋间即为第二肋间。

处理：当进胸后发现术野暴露不好、操作困难时，千万不可勉强手术，可以调整撑开器位置、延长切口、剪断上或下一肋骨暴露，通过以上措施，通常可以弥补切口暴露不良的问题。

# 第三节　术中并发症及意外风险的防范处理

## 一、术中呼吸系统并发症及意外风险的防范处理

### （一）哮喘发作和支气管痉挛

胸外科手术中有多种因素可诱发哮喘发作和支气管痉挛，严重威胁着患者生命安全，且其发生率未见明显降低，因此，预防和处理支气管痉挛的发生，仍然具有重要的意义。

1.术中支气管痉挛、哮喘急性发作的诱因　主要有以下四方面：

(1) 气管内插管不当，如浅麻醉下插管或拔管激惹气管黏膜肌肉，气管插入过深刺激隆突等均引起神经节后胆碱能纤维释放乙酰胆碱而诱发支气管痉挛，是主要的诱因。

(2) 麻醉深度不够，不能有效抑制气管导管刺激或手术刺激引起的神经体液反射。

(3) 药物选择不当，如采用箭毒、吗啡或快速输注右旋糖苷 40 均可激惹肥大细胞释放组胺。

(4) 分泌物等对气道的刺激。

其他诱因，如硬膜外阻滞平面过广（交感神经阻滞，迷走神经功能相对兴奋）、输血、体外循环开放主动脉后等均可诱发气道痉挛。

2.胸外科术中支气管痉挛、哮喘急性发作的临床表现　听诊肺部哮鸣音或呼吸音消失（沉默肺或寂静肺）；气道阻力和峰压升高；自身 PEEP；血氧饱和度持续下降；$PaO_2$ 下降而 $ETCO_2$ 升高。痉挛缓解的表现是：哮鸣音和湿啰音消失，气道压力 <2.0kPa，$SpO_2$>96%，呼吸动作平稳，心率、血压在正常范围内。麻醉期间哮喘发作应与导管扭折、贴壁分泌物堵塞、过敏反应、肺水肿、误吸及肺栓塞等情况相鉴别。

3.术前危险因素评估　术中支气管痉挛的发生率与术前患者体格状况有关。在 ASA Ⅲ～Ⅳ级、器质性心脏病、呼吸道感染、阻塞性肺疾病和呼吸道阻塞病史的患者中，支气管痉挛的发生率增高。有哮喘病史的患者，术中支气管痉挛的发生率为 10% 左右。为

维持气道反应性降低，应尽量减少应用气管内插管，采用喉罩可比气管导管更利于降低气道反应性。但是对于哮喘发作频繁或较难控制的患者，施行头颈部、胸部及上腹部手术时，仍以选用气管内插管全麻最为安全。

4. 胸外科术中支气管痉挛、哮喘急性发作的防范　临床对患者的术中处理重点应放在预防上。

(1) 术前加强肺功能锻炼，使其 $FEV_1$ 提高 15%。原已应用抗哮喘药者术前不必停用。

(2) 精神抑郁可诱发哮喘，术前可用抗焦虑药如地西泮或咪达唑仑等。

(3) 糖皮质激素具有气道局部效应，可作为预防性用药，但需要提前 3 天开始用药才能发挥最大效应。

(4) 对已用激素治疗的患者，术前需要增加剂量以预防肾上腺皮质功能不全和减轻炎症反应。

(5) 对刚开始用气道舒张药物者，需与抗胆碱药合用以减少气道分泌物和拮抗迷走神经张力。

(6) 对过敏性体质患者需用抗组胺药。

(7) 在区域麻醉术中和术后给予鼻导管吸氧，局麻药中加用肾上腺素，静脉给予类固醇类激素，辅以音乐镇静及施行术后镇痛等措施，均有助于预防支气管痉挛。

在气管插管前对气道进行充分的麻醉，是防止支气管痉挛急性发作的最重要原则。

(1) 全麻诱导前即刻吸入 $\beta_2$-受体激动剂或应用抗胆碱药是可行的方法；正确选择异丙酚、氯胺酮和吸入麻醉药进行诱导及维持。

(2) 对过敏性体质者慎用异丙酚，禁用硫喷妥钠、吗啡和琥珀胆碱，不选用释放组胺的肌松药，慎用阿曲库铵。

(3) 插管前静脉注射麻醉性镇痛药及利多卡因 (1.5 ~ 2mg/kg) 可减轻气管插管反应。但也有资料报道对哮喘患者在插管前 3min 静脉注射利多卡因 1.5mg/kg 并不能抑制插管诱发的支气管收缩。

(4) 如果在插管前 15 ~ 20min 吸入沙丁胺醇则可有效抑制发作。

(5) 气管内注入利多卡因可诱发支气管痉挛，故应避用。插管不宜过深，全麻深度要足够。术中充分补充晶体液，避免使用 PEEP。

(6) 慎用新斯的明。

(7) 吸痰及拔管期间需保持一定的麻醉深度，也可在持续滴注利多卡因下拔管。

5. 胸外科术中支气管痉挛、哮喘急性发作处理要点、难点及对策

(1) 首先要快速明确诊断，祛除诱因，加压给氧以避免缺氧。

(2) 对采用区域麻醉或肌松药者如果出现通气困难，需要鉴别是支气管痉挛引起，还是呼吸肌紧张或咳嗽所致。通过加深麻醉(如提高吸入麻醉药浓度，增加氯胺酮、丙泊酚剂量等)可以缓解大部分的支气管痉挛。

(3) 静脉注射或吸入拟交感类药和抗胆碱药。在使用 $\beta$-受体激动剂时应常规准备抗心律失常药如利多卡因。

(4) 对严重支气管痉挛者不应使用高浓度吸入麻醉药，因在未达到支气管扩张效果以前，

就有可能出现严重低血压；此时可静脉快速注射糖皮质激素，最好用氢化可的松琥珀酸钠100 ～ 200mg，但其抗炎效果并不能立即出现。

(5) 伴低血压时可给予麻黄碱，紧急时给予肾上腺素 0.1mg 静脉注射。

(6) 酌情慎用氨茶碱，不推荐同时使用 β 受体激动剂，在吸入麻醉下后者可引起血浆茶碱浓度升高而诱发心律失常，必要时可分次小量使用，每次 <50mg，总量 250mg。

(7) 调整呼吸参数，保证有效的潮气量，必要时施行手控通气。

(8) 利多卡因 (5mg/kg) 雾化吸入可抑制组胺诱发的支气管收缩，但有先激惹气道引起气道张力增高的缺点。利多卡因和沙丁胺醇 (1.5mg) 复合吸入可提供更好的气道保护作用，其效果可比单用利多卡因或沙丁胺醇雾化吸入者好。

## (二) 呼吸道梗阻

胸外科手术可能会发生呼吸道梗阻。以声门为界呼吸道梗阻可分为上呼吸道梗阻和下呼吸道梗阻。

1. 上呼吸道梗阻　常见原因为机械性梗阻，如舌后坠、口腔内分泌物及异物阻塞、喉头水肿等。不全梗阻表现为呼吸困难并有鼾声。完全梗阻者有鼻翼扇动和三凹征，虽有强烈的呼吸动作而无气体交换。

上呼吸道梗阻处理要点、难点及对策如下所述。

(1) 舌后坠时可将头后仰、托起下颌，置入口咽或鼻咽通气道，同时清除咽喉部的分泌物及异物，即可解除梗阻。

(2) 喉头水肿多发生于婴幼儿及气管内插管困难者，也可因手术牵拉或刺激喉头引起。轻者可静脉注射皮质激素或雾化吸入肾上腺素；严重者应行紧急气管切开。

(3) 梗阻的另一常见原因是喉痉挛，常在浅麻醉下或缺氧时刺激喉头而诱发。喉痉挛时，患者表现呼吸困难，吸气时有喉鸣声，可因缺氧而发病。轻度喉痉挛者经加压给氧即可解除，严重者可经环甲膜穿刺置管行加压给氧，多数均可缓解。对上述处理无效或严重喉痉挛者，可静脉注射琥珀胆碱后行气管内插管。为预防喉痉挛的发生，应避免在浅麻醉时刺激喉头；给予阿托品可预防喉头副交感神经张力增高。

2. 下呼吸道梗阻　常见原因为气管导管扭折、导管斜面过长而紧贴在气管壁上，分泌物或呕吐物误吸入后堵塞气管及支气管。梗阻不严重者除肺部听到啰音外，可无明显症状；梗阻严重者可呈现呼吸困难、潮气量降低、气道阻力高、缺氧发绀、心率增快和血压降低，如处理不及时可危及患者的生命。

下呼吸道梗阻防范处理要点、难点及对策：麻醉前应仔细挑选气管导管，术中应经常检查导管的位置，避免因体位改变而引起导管扭折。经常听诊肺部，及时清除呼吸道内的分泌物。

下呼吸道梗阻也可因支气管痉挛引起，多发生于有哮喘史或慢性支气管炎者。因此，维持适当的麻醉深度和良好的氧合是缓解支气管痉挛的重要措施，必要时可静脉注射氨茶碱 0.25mg 或氢化可的松 100mg。

## （三）反流、误吸和吸入性肺炎

1.胸外科术中发生引起呕吐或胃内容物反流的几种情况

(1) 麻醉诱导时发生气道梗阻，在用力吸气时使胸膜腔内压明显下降；同时受头低位的重力影响。

(2) 胃膨胀除了与术前进食有关外，麻醉前用药、麻醉和手术也将削弱胃肠道蠕动，胃内存积大量的空气和胃液或内容物，胃肠道张力下降。

(3) 用肌松药后，在气管插管前用面罩正压吹氧，不适当的高压气流不仅使环咽括约肌开放，使胃迅速胀气而促其发生反流；同时喉镜对咽部组织的牵扯，又进一步使环咽括约肌功能丧失。

(4) 胃食管交接处解剖缺陷而影响正常的生理功能，如膈疝患者，置有胃管的患者也易发生呕吐或反流；带有套囊的气管内导管，在套囊的上部蓄积着大量的分泌物也易于引起误吸。

(5) 药物对食管括约肌功能的影响，如抗胆碱能药物阿托品、东莨菪碱和格隆溴铵对括约肌的松弛作用，吗啡、哌替啶和地西泮则可降低括约肌的张力。琥珀胆碱因肌颤，使胃内压增高，引起胃内容物反流。

2.易致反流与误吸的危险因素

(1) 口咽部或胃内大量出血、胃食管反流或衰竭的患者都易于发生误吸。

(2) 胸外科术中发生呕吐或反流有可能导致严重的后果，胃内容物的误吸，以致造成急性呼吸道梗阻和肺部其他严重的并发症，仍然是目前手术患者死亡的重要原因之一。误吸主要发生在麻醉诱导时，在置入喉镜和气管插管之前，或正在置入喉镜时。

3.误吸胃内容物的性质　患者发生误吸严重的后果包括急性肺损伤的程度，与误吸的胃内容物理化性质（如 pH、含脂碎块及其大小）和容量直接相关，以及细菌的污染。

(1) 高酸性 (pH<2.5) 胃液：误吸后，即时 (3 ~ 5min) 出现斑状乃至广泛肺不张、肺泡毛细血管破裂、肺泡壁显著充血，还可见到间质水肿和肺泡内积水，但肺组织结构仍比较完整，未见坏死。患者迅速出现低氧血症，这可能与续发的反射机制、肺表面活性物质失活或缺失，以及肺泡水肿、肺不张有关。由于缺氧性血管收缩而出现肺高压症。

(2) 低酸性 (pH ≥ 2.5) 胃液：肺损伤较轻，偶见广泛斑状炎症灶，为多形核白细胞和巨噬细胞所浸润。迅速出现 $PaO_2$ 下降和 $Q_s/Q_t$ 的增加；除非吸入量较多，此改变一般在 24h 内可恢复，且对 $PaCO_2$ 和 pH 影响较小。

酸性胃内容物吸入肺内，低 pH 可被迅速中和，但却可诱致促炎症细胞因子如 TNF、IL-8 的释放，并将激活中性粒细胞趋集于受损的肺内。隐匿于肺微循环内的中性粒细胞，则与广泛的肺毛细血管内皮和肺泡上皮细胞黏附和移行，引起肺毛细血管壁和上皮细胞通透性改变和损害，以致出现含丰富蛋白质的肺间质水肿。在此过程中，将涉及一系列黏附分子（如选择素、整合素）及细胞间黏附分子（如 IACM-1）的活化与参与。有理由认为，误吸引起的急性肺损伤过程中，中性粒细胞的趋化、激活和黏附发挥着重要的作用。

(3) 非酸性食物碎块：炎症主要反映在细支气管和肺泡管的周围，可呈斑状或融合成片，还可见到肺泡水肿和出血。炎症特点是对异物的反应，以淋巴细胞和巨噬细胞浸润为主，在食物碎屑周围可呈肉芽肿。实际上小气道梗阻，而低氧血症远比酸性胃液的误吸更为严重，且呈 $PaCO_2$ 升高和 pH 下降，多存在肺高压症。

(4) 酸性实物碎块：此类食物的误吸，患者的死亡率不但高，且早期就可发生死亡，另外会引起肺组织的严重损害，呈广泛的出血性肺水肿和肺泡隔坏死，肺组织结构完全被破坏。患者呈严重的低氧血症、高碳酸血症和酸中毒，多伴有低血压和肺高压症。晚期肺组织仍以异物反应为主，或有肉芽肿和纤维化。

总之，误吸胃内容物引起的肺生理学紊乱、病理生理学改变，早期除了与反射的机制有关外，细胞因子和介质的释放是引起肺急性损伤不可忽视的重要环节。晚期肺组织仍以异物反应为主，出现肉芽肿和纤维化。

4. 临床表现

(1) 急性呼吸道梗阻：无论固体或液体的胃内容物，均可引起气道机械性梗阻而造成缺氧和高碳酸血症。如果当时患者的肌肉没有麻痹，则可见到用力呼吸，尤以呼气时更为明显，随之出现窒息，同时血压骤升、脉速；若仍未能解除梗阻，则两者均下降。由于缺氧使心肌收缩减弱、心室扩张，终致心室颤动。有的患者因吸入物对喉或气管的刺激而出现反射性心搏停止。

(2) Mendelson 综合征：此综合征首先由 Mendelson 加以描述，即在误吸发生不久或 2 ~ 4h 后出现"哮喘样综合征"，患者呈发绀、心动过速、支气管痉挛和呼吸困难。在受累的肺野可听到哮鸣音或啰音。肺组织损害的程度除与胃内容物的 pH 直接相关外，还与消化酶活性有关。胸部 X 线片的特点是受累的肺野呈不规则、边缘模糊的斑状阴影，一般多在误吸发生后 24h 才出现。

(3) 吸入性肺不张：大量吸入物可使气道在瞬间出现堵塞，而完全无法进行通气，后果严重。若只堵塞支气管，又由于支气管分泌物的增多，可使不完全性梗阻成为完全性梗阻，远侧肺泡气被吸收后发生肺不张。肺受累面积的大小和部位，取决于发生误吸时患者的体位和吸入物容量，平卧位时最易受累的部位是右下叶的尖段。

(4) 吸入性肺炎：气道梗阻和肺不张导致肺内感染。有的气道内异物是可以排出的，但由于全身麻醉导致咳嗽反射的抑制和纤毛运动的障碍，使气道梗阻不能尽快解除，随着致病菌的感染，势必引起肺炎，甚至发生肺脓肿。

5. 防范处理要点、难点及对策　主要是针对构成误吸和肺损害的原因采取措施：减少胃内容量和提高胃液 pH；降低胃内压，使其低于食管下端括约肌阻力；保护气道，尤当气道保护性反射消失或减弱时，更具有重要意义。

(1) 禁食和胃的排空：对刚进食不久的患者，若病情许可，理应推迟其手术时间。其所需延迟的时间，可依据食物性质、数量、病情、患者情绪和给药的情况等因素综合加以考虑。过去临床上多以手术前日晚餐后开始禁食禁饮或"NPO after midnight"。事实上如此长时间禁食，特别是禁饮会增加患者的水和电解质紊乱。有的患者由于饥饿或口渴难忍而佯装已禁食禁饮，反而增加医疗困难。最近 ASA 的专家小组提出关于手术前禁食禁饮时间的建议，即使有此较成熟的意见，但仍不能保证在此时间内胃已完全排空；同时还应结合实质饮食的量予以考虑。

对饱胃患者尽可能采用局部麻醉或椎管内阻滞。若是全身麻醉适应证，又不允许推迟手术时间，则可采取如下措施：

1) 置入硬质的粗胃管 ( 直径为 7mm)，通过吸引以排空胃内容物，细而软的胃管难以吸出固体食物的碎块。要检查吸引的效果，切不可置而不顾。

2) 采用机械性堵塞呕吐的通道，如带有套囊的 Macintoch 管或 Miller-Abbott 管等，但因食管壁有高度的可扩张性，故对其确切的效果尚有疑问。

3) 过去在临床上曾用不同的药物以求达到如下目的：抗恶心呕吐、抗酸、抑制胃液量及减少误吸的危险。事实上用药未必都能达到预期的效果，不同药物各有其适应证，而不作为常规的应用。

(2) 麻醉的诱导：麻醉诱导过程更易于发生呕吐和反流，对饱胃患者可采用如下的方法。

1) 清醒气管内插管，可用 1% ～ 2% 丁卡因或 2% ～ 4% 利多卡因溶液进行表面麻醉和经环甲膜气管内注射，一旦气管插管成功，即将气管导管的套囊充气，此法较为有效；处平卧位的患者，在诱导时可把环状软骨向后施压于颈椎体上，以期闭合食管来防止误吸；采用头高足低进行诱导，当足较平卧位低于 40° 时，此时咽的位置较食管贲门交接处高 19cm。一般认为，即使在胃膨胀情况下，胃内压的增高也不超过 $18cmH_2O$，因此可以防止反流。但在此体位下一旦发生胃内容物反流，则难免发生误吸。特别是心血管功能差的患者，不宜采用此体位。另一体位是轻度头低足高位。虽然由于胃内压增高而易致反流，但头低位使反流的胃内容物大部分滞留于咽部，迅速予以吸引则可避免误吸入气管，故临床上宜采用此体位。

2) 恰当选用诱导药物，如应用氧化亚氮、氟烷诱导，让患者保持自主呼吸和咽反射，直至麻醉深度足以插管，则发生呕吐和反流的机会较少。至于硫喷妥钠、琥珀胆碱快速诱导插管，因大剂量可迅速抑制呕吐中枢，同时琥珀胆碱对膈肌和腹肌有麻痹作用，故在短时间内不至于发生呕吐，但要求操作者具有很熟练的插管技巧。无论采用何种方法进行麻醉诱导，都应准备好有效的吸引器具。

3) 应完全清醒时才能拔气管内导管。患者作呕、吞咽或咳嗽是神志并非完全清醒的标志，拔管时患者不仅能睁眼，也应具有定向能力，能做出相应表情的应答，否则仍有误吸的可能。

(3) 采用附有低压、高容量套囊的气管导管，通过染料进行误吸实验表明，用普通高压低容量套囊的导管，其误吸率可达 56%；若改用前一种导管，则其发生率可降至 20%。

(4) 重建通气道：关键在于及时发现和采取有效的措施，以免发生气道梗阻窒息和减轻急性肺损伤。

1) 使患者处于头低足高位，并转为右侧卧位，因受累的多为右侧肺叶，如此则可保持左侧肺有效的通气和引流。

2) 迅速用喉镜检查口腔，以便在明视下进行吸收清除胃内容物。如为固体可用手法直接清除，咽部异物则宜用 Magil 钳夹取。若气道仅呈部分梗阻，当患者牙关紧闭时，可通过面罩给氧，经鼻腔反复进行吸引，清除反流物。亦可采用开口器打开口腔，或纤维光导支气管镜经鼻腔导入进行吸引。此时不宜应用肌松药，因喉反射的消失有进一步扩大误吸的危险。

(5) 支气管冲洗：适用于气管内有黏稠性分泌物，或为特殊物质所堵塞。在气管内插管后用生理盐水 5 ~ 10ml 注入气管内，边注边吸和反复冲洗，或用双腔导管分别冲洗两侧支气管。

(6) 纠正低氧血症：大量酸性胃液吸入肺泡，不仅造成肺泡表面活性物质的破坏，而且导致肺泡 II 型细胞的广泛损害和透明膜形成，使肺泡萎陷，并增加肺内分流和静脉血掺杂。用一般方式吸氧，不足以纠正低氧血症和肺泡 – 动脉血氧分压差的增大，需应用机械性通气以呼气末正压通气 (PEEP)0.49 ~ 0.98kPa(5 ~ 10cmH$_2$O)，或持续气道正压 (CPAP) 以恢复功能残气量 (FRC) 和肺内分流接近生理学水平，避免或减轻肺损害的严重性。

(7) 激素：至今为止，对误吸后患者应用类固醇类药物的认识不一，仍有争议。早期应用有可能减轻炎症反应、改善毛细血管通透性和缓解支气管痉挛的作用；虽不能改变其病程，也难以确切说明激素对预后的最终影响，但在临床上仍多有应用。一般要早期应用并早期停药，如静脉内给予氢化可的松或地塞米松。

(8) 气管镜检查：可待病情许可后进行，其目的在于检查并清除支气管内残留的异物，以减少和预防肺不张和感染的发生。

(9) 其他支持疗法：如保持水和电解质的平衡，纠正酸中毒。进行血流动力学、呼气末 CO$_2$、SpO$_2$ 和动脉血气分析，以及心电图的监测，必要时给予变力性药物和利尿剂。

(10) 抗生素的应用：治疗肺部继发性感染。

## （四）低氧血症与通气不足

1.低氧血症　不仅是胸外科手术常见的并发症，而且可导致严重的后果。其发生与全麻时间、麻醉药应用及吸烟史有关。自采用脉搏 SpO$_2$ 的监测方法后，能及时发现低氧血症，且有了较准确的评估标准。

易于引起术中低氧血症的因素：①患者的年龄 >65 岁；②体重超重的患者，如 > 100kg；③施行全身麻醉的患者要比区域性麻醉更易于发生；④麻醉时间 >4h；⑤施行腹部手术者对呼吸的影响显著于胸部，以肢体手术的影响较为轻微。

麻醉用药：如苯二氮䓬类与阿片类药物并用，用硫喷妥钠诱导麻醉对呼吸的影响要显著于异丙酚。术前应用芬尼 >2.0μg/(kg・h) 或并用其他阿片类药物则影响更为显著。尤其非去极化肌松药的应用剂量、时效和肌松是否已完全反转都是极其重要的因素。

采用不正确的吸痰方法是易被忽视的原因。应用过高的吸引负压、过粗的吸痰管和超时限的吸引，可以引起患者 SaO$_2$ 的显著下降，尤其是危重和大手术后患者。

其他：患者的寒战可使氧耗量增高 500%，对存在肺内分流的患者，通过混合静脉血氧张力使 PaO$_2$ 也下降。

2.通气不足　系指因肺泡通气的降低引起 PaCO$_2$ 的增高。胸外科手术中通气不足的原因：

(1) 中枢性呼吸驱动的削弱：事实上，应用任何麻醉药对呼吸中枢都具有抑制效应，尤其是麻醉性镇痛药。这种呼吸的抑制，可以通过对 CO$_2$ 曲线向下、向右的移位来加以证实。又如芬太尼或芬太尼 – 氟哌利多混合剂 (innovar) 的应用，可呈双相性呼吸抑制，在手术终了可用较小剂量的拮抗剂来消除其呼吸抑制。

(2) 呼吸肌功能的障碍：呼吸肌功能恢复的不足，包括手术切口部位、疼痛均影响深呼吸的进行。由于手术创伤通过多渠道传入神经途径减弱了中枢神经系统的驱动，对膈神经传出冲动减少，而引起术后膈肌功能障碍。

(3) 体内产生 $CO_2$ 增多。

(4) 呼吸系统急性或慢性疾病、肥胖、胃胀气、胸腹部的敷料包扎过紧也会影响呼吸肌功能。

3. 防范处理要点、难点及对策　临床上不能忽视肉眼的观察，如呼吸的深度、呼吸肌的协调和呼吸模式等，监测方面包括脉搏血氧饱和度的持续、$PETCO_2$ 和 $PaCO_2$ 的监测。应加强术中的呼吸功能监测和氧的支持。

以下患者即使其 $PaO_2$ 处于正常范围，仍有发生组织低氧或缺氧的可能：①低血容量（低 CVP、少尿）；②低血压；③贫血，血红蛋白 <70g/L；④心血管或脑血管缺血患者；⑤氧耗增高，如发热的患者。一般要求这些患者可以增强氧的支持，至呼吸空气时的 $SpO_2>90\%$ 或恢复至手术前的水平。对有气道慢性阻塞的患者，其呼吸功能有赖于 $CO_2$ 或低氧的驱动，所以谨慎调节供氧的浓度，经常进行动脉血气分析是必要的措施。

## （五）急性肺栓塞

急性肺栓塞也见于胸外科手术中。急性肺栓塞是指来自外源性或内源性的栓子突然堵塞肺动脉或分支引起肺循环障碍，使其所累及肺区组织血流中断或极度减少所引起的病理生理和临床上的综合征。栓子大多来源于盆腔内静脉或下肢深静脉血栓的脱落，空气、脂肪、肿瘤细胞脱落、羊水和肺动脉血栓形成等也是围手术期发生肺栓塞的原因。充血性心力衰竭及心房颤动患者的栓子可来自右心房或右心室的血栓脱落。尽管肺栓塞的发生与麻醉没有直接关系，但仍是围手术期的肺部重要并发症之一。

急性肺栓塞的后果主要取决于栓子的大小和栓塞部位、范围。若其主要的肺血管血流被阻断，则迅速引起肺动脉高压、缺氧、心律失常、右心衰竭和循环衰竭而致死；也可因神经反射引起呼吸和心搏骤停。值得注意的是，引起肺血管阻力增加的原因除了机械性因素外，还有细胞因子和介质，如血小板活化因子、内皮素、花生四烯酸的代谢物（血栓素、前列环素），以及白三烯肽类 5-羟色胺等都能诱发肺血管的收缩。据文献报告，肺栓塞极易被临床上漏诊，仅 10% ~ 30% 能在生前做出诊断，尤其肺小动脉栓塞多在尸检时方被发现。

1. 病因　肺栓塞多发生于中年以上患者，常见于胸部大手术中，或术后短时间内。

(1) 血栓：促使静脉血栓形成的因素有如下三点。①血流缓慢；②创伤及感染，并累及周围静脉；③凝血机制改变，有少数患者因缺乏抗凝血因子如抗凝血酶Ⅲ而诱发，还有高脂血症、真性红细胞增多症的患者，使血内溶解血栓的作用减弱。又如有心瓣膜病、充血性心力衰竭、血栓性静脉炎，以及长时间低血压或因手术体位不当、妊娠、肿瘤的压迫引起下肢静脉回流的淤滞，均可成为血栓形成和栓子脱落的诱因。

(2) 脂肪栓塞：常见于骨盆或长骨创伤性骨折，其发生在创伤骨折 72h 后，也可发生在人工关节置换术中。对发生脂肪栓塞综合征的机制还未十分清楚，但绝不单纯是肺小血管被脂滴机械性阻塞所致，更重要的是血内脂滴被脂蛋白脂酶所分解，释出的脂酸引起血管内皮细胞损害，导致微血管通透性增加和肺间质水肿。除了从骨折创伤释出脂肪外，还有其他组织成分可激活凝血系统、补体系统和多种细胞因子的释放，所以肺实质性损害是多种因素所致。

(3) 空气栓塞：即气体进入了体静脉系统，气体除了空气之外，还可以是医用的 $CO_2$、$NO_2$ 和 $N_2$。气体易于进入非萎陷的静脉内如硬膜静脉窦，以及静脉腔处于负压状态如坐位进行颅内窝手术时；如行中心静脉穿刺时，甚至在妊娠或分娩后空气亦可经子宫肌层静脉而进入。少量空气进入肺动脉可出现呛咳、一过性胸闷或呼吸促迫等；若空气量 >40ml，患者即可致死。

2. 病理生理　大块栓子可机械性堵塞右心室肺动脉开口处，引起急性肺动脉和右心高压，右心室迅速扩张，左心排血量骤降，循环衰竭，75% 的患者在发生栓塞后 1h 内死亡。肺栓塞引起反射性支气管痉挛、气道阻力增加；栓塞部分的肺泡萎陷，使肺泡通气 / 血液灌流比值失衡增加肺无效腔，而引起低氧血症。

3. 临床表现　因临床上易于误诊或漏诊，因此对施大手术、骨折或心脏病患者手术时，突然出现胸痛、咯血，不明原因的气急、窒息感，并出现严重休克和意识障碍，或在充分供氧和通气下，患者仍呈进展性发绀、低血压，应考虑有发生肺栓塞的可能。临床表现为急性呼吸困难、咳嗽和胸痛，肺部可无阳性体征。心动过速为最常见或唯一的体征。肺动脉第二心音亢进，偶尔在肺动脉瓣区可听到收缩期或持续性杂音。心电图表现为 $SIQ_3T_3$，即 I 导联 S 波变深，Ⅲ 导联 Q 波出现和 T 波倒置。心动过速和 ST 段下移最为常见，但其他类型心律失常也可发生。胸部 X 线检查：无特异性价值。CT 和 MRI 检查：CT 偶可发现栓子，或因梗塞引起肺实质的改变。目前 MRI 对此的诊断价值，仍有待于探讨。肺动脉造影具有重要意义，其敏感性、特异性和准确性都较高，可出现肺动脉内充盈缺损或其分支截断现象。视网膜血管存在气泡则可确诊气栓，没有气泡也不能排除气栓的可能。脂肪栓塞则可在躯干上部包括结合膜、口腔黏膜出现淤点。对气管肺泡冲洗液内细胞，采用油红脂肪染色，对诊断有一定的帮助。实验室内检查：胆红素升高，谷草转氨酶、乳酸脱氢酶和磷酸肌酸激酶正常或升高，这些检查对诊断无特异性价值。动脉血气分析，主要为低氧血症。

4. 防范处理要点、难点及对策　通过如下措施有助于降低肺栓塞的发生：

(1) 避免术前长期卧床。

(2) 下肢静脉曲张患者应用弹力袜，以促进下肢血液循环。

(3) 治疗心律失常，纠正心力衰竭。

(4) 对血细胞比容过高患者，宜行血液稀释。

(5) 对血栓性静脉炎患者，可预防性应用抗凝药。

(6) 保持良好体位，避免影响下肢血流。

(7) 避免应用下肢静脉进行输液或输血。

对急性大面积肺栓塞的治疗原则是进行复苏、纠正和支持呼吸与循环衰竭。主要方法包括吸氧、镇痛、控制心力衰竭和心律失常、抗休克和抗凝治疗。同时，请心血管专科医生会诊。若临床上高度怀疑有急性肺栓塞，且又无应用抗凝药的禁忌，则可应用肝素，或链激酶、尿激酶进行血栓溶解。

胸外心脏按压术有可能引起栓子破碎而分散远端小血管，从而有改善血流之可能。有的患者可在体外循环下进行肺内栓子摘除术。

静脉内气栓：①充分给予纯氧吸入不仅能纠正低氧血症，且可通过与气泡内的压力差使氮从气泡内逸出而缩小气泡的体积；②可迅速进行扩容以提高静脉压，防止气体进一步进入静脉循环；③应用中心静脉导管或肺动脉导管置入右心房吸出空气，其效果取决于患者体位、导管位置，但有可能吸出 50% 的气体。行高压氧舱治疗并非第一线的措施，只是对伴有神经系统症状的一种辅助疗法。

所谓反常性栓塞 (paradoxical embolism) 系指空气或气体进入静脉系统却达到体动脉循环，并出现末端动脉阻塞的症状。其可能发生的机制：①气体通过未闭的卵圆孔进入体循环，当静脉内发生气栓时使肺动脉压力增高，右心房压力也随之升高，为气泡通过未闭卵圆孔提供了条件。另一可能是，进行机械性通气时采用 PEEP 模式，使左心房压力的下降在未闭卵圆孔两侧出现压力差，使气泡从静脉系统逸入体循环。②动物实验表明，大量 (>20ml/min) 或小量气体 (11ml/min) 持续进入静脉系统，也会在动脉内出现气泡，尽管不存在解剖学缺陷。资料表明，多种麻醉药可使肺循环滤过气栓子的能力削弱；特别是吸入性麻醉药有可能解除静脉内气泡逸入体动脉的界限。由此可见，任何静脉内气栓都有可能演变为动脉气栓。

动脉内气栓治疗首要目的，在于保护和支持生命器官的功能，进行心肺复苏。如上所述，必须提高氧的浓度。患者应处于平卧位，任何头低位都将加重脑水肿的发生，何况气泡的浮力不足以阻挡血流把气泡推向头部。

## 二、术中循环系统并发症及意外风险的防范处理

近年来心肺监测手段已有明显改善且对胸外科患者来说也较为重要，因为开胸术后常会发生心律失常等循环系统并发症。室上性心动过速可能导致心肌缺血、充血性心力衰竭或更严重的心律失常。

心律失常与胸外科手术大小有关，也与年龄的增长和既往心脏病史有关。其中房性心律失常最为常见，室性心律失常较少见，但往往并发症的风险较高。而心律失常可能与迷走神经兴奋性增高、术中低血压造成心肌缺血、术中输液过多过快、低氧血症等相关。循环系统并发症可能与手术的应激、肾素－血管紧张素系统 (RAS) 亢进、酸碱紊乱、电解质失衡、麻醉剂和相关血管活性药物应用有关，在胸外科手术中需格外注意。

而心律失常的防治需要全面了解患者的病情及基本情况，以及术中术后正确的诊断，术前需要行相关的一般检查，如心电图、血清电解质、血红蛋白、动脉血气及心肌酶谱等。是否治疗取决于术中对患者血流动力学的影响，应做相关评估。

当术中 CVP 过高，可能出现充血性心力衰竭时，应减缓输液速度，减少输液量，观测心律、评估 CVP 及术中血压可能的变化；若无症状且血压稳定的心房颤动，可以静脉注射

地高辛治疗，因为这种情况下对心肌损害的程度不够且不足以影响心室率，使用地高辛后1~2h持续术中观测心室率，控制在120次/分以下为准；伴有循环衰竭的患者应紧急治疗，如伴有低血压等低血容量情况下，除地高辛外还可加用维拉帕米和普萘洛尔，严密监测心律及心室率。

室性心律失常一般发生概率较低，但是可能引起严重后果，术前患者需调整心功能治疗，完善一般检查，慎重使用相关药物，严格排除手术适应证。根据心室率使用相关药物诸如洋地黄类或者β受体阻滞剂，根据循环情况及相关禁忌证可以加用钙离子阻滞剂如维拉帕米等，可以有效降低心室率；房性或室性期前收缩，通常无血流动力学影响，一旦伴有潜在因素时，注意消除诱因，如纠正电解质紊乱、纠正酸碱平衡、纠正低血容量等，必要时可以使用纠正心律失常的药物。

## 三、术中脑血管系统并发症及意外风险的防范处理

胸外科手术全身麻醉下发生脑血管系统并发症，当时可能发现，但大多数未必能及时发现，只有当麻醉后发生苏醒延迟、意识障碍，或相关病理部位的功能受损所反映出特殊体征时才引起临床注意和诊断。

胸外科手术中发生脑血管系统并发症，基本上是患者先前多存在脑血管病，而在麻醉手术过程（围手术期）中，意外发生了脑卒中，其中约有80%是因脑血管供血不足（或血流太少），可称为缺血性脑卒中，其余20%则属于出血性脑卒中（如脑实质性出血和蛛网膜下隙出血）。脑卒中所涉及的范围，可以是局灶性、多灶性，也可以是弥散性，反映出因单一或多个血管的病理改变而引起脑功能急速的障碍。

### （一）脑出血

脑出血俗称脑溢血，属于"脑中风"的一种，是中老年高血压患者常见的严重脑部并发症。脑出血是指非外伤性脑实质内血管破裂引起的出血，最常见的病因是高血压、脑动脉硬化、颅内血管畸形等，常因用力、情绪激动等因素诱发，故大多在活动中突然发病。胸外科手术中不乏出现。临床上脑出血发病十分迅速，主要表现为意识障碍、肢体偏瘫、失语等神经系统的损害，其起病急骤、病情凶险、死亡率非常高，是目前中老年人致死性疾病之一。

1. 发病原因　脑出血最常见的病因是高血压，此类脑出血属于高血压的一种最严重也是最高级别的并发症之一，可在短时间内出现极为严重的症状，甚至短时间内影响患者呼吸、心跳等基本生理活动，造成患者的死亡。胸外科手术及麻醉中可以诱发血压突然增高。

长期的血压增高可以使全身动脉壁发生透明变性，使得原本较为坚韧的动脉壁变薄、脆性增加，同时可以出现一些较为细小的动脉瘤或者囊状的动脉壁扩张，这种变化使得动脉对血压升高的耐受性下降，尤其是脑动脉的表现严重。骤然升高的血压可以使内壁变薄的细小动脉发生突然破裂，出现脑出血，此后血凝块聚集在血管外脑组织内，可以释放各种血管活性物质，这些有害物质可以使周围动脉进一步收缩，出现周围血管的再次破裂，

导致恶性循环的发生，这也就解释了为何临床上多见短时间（多在首次出血 3h 以内）再次出血表现。在多次反复之后局部脑组织内形成较大的血凝块，压迫破裂的血管，此时血肿形成，出血才逐渐停止。临床上常见的脑出血以基底核区最为多见，研究尸检发现是因为供应此处的豆纹动脉从大脑中动脉成直角发出，拐角较大，在原有血管病变的基础上，受到压力较高的血流冲击后易导致血管破裂。脑出血发生后血凝块即开始吸收，这个过程血肿块可释放血红蛋白降解产物，高浓度的血红蛋白对神经细胞有较为明显的毒性作用。而出血发生后人体内全身凝血机制激活，血液内凝血酶浓度增加，聚集在脑组织内可以导致脑水肿，这是脑出血后最为常见的继发改变，临床上甚至遇到出血量不大、症状不明显，但脑水肿最终夺取患者生命的情况。

上述是高血压出血的主要发病机制，临床上还有另外一种特殊的脑出血称为"蛛网膜下隙出血"，此种疾病的特点在于其出血主要表现为脑组织之外、蛛网膜之内的腔隙内积血，其主要发病机制是脑血管动脉瘤、脑血管畸形等，在此简要说明一下。

2.疾病分类　脑出血的分类决定了患者所表现的临床症状，也预示着疾病的预后，对患者的治疗、康复有着较为重要的意义。临床上分类方法较多，诊断疾病的时候需要考虑各种分类方法，明确疾病的性质。脑出血根据发病时间分为：超急性、急性和亚急性，按病情轻重分为轻、中、重型。临床上多根据出血部位分类，介绍如下。

(1) 基底核区出血：基底核区是最常见的脑出血部位，豆纹动脉的破裂出血血肿即位于基底核。基底核出血又可以细分为：壳核出血、丘脑出血和尾状核头出血等。

(2) 脑叶出血：发生率较低，占脑出血的 5% ~ 10%，一般合并有颅内血管畸形、血液病、烟雾病等的患者常见，血肿常见于一个脑叶内，有时也会累及两个脑叶，临床上以顶叶最为常见，因为出血位置较为表浅，血肿一般较大，根据不同的部位及出血量，临床表现较为多见且复杂，可有肢体偏瘫、癫痫发作、失语、头痛、尿失禁、视野缺损等。常出现头痛、呕吐、失语症、视野异常及脑膜刺激征、癫痫发作，昏迷较少见。顶叶出血可见偏深感觉障碍、空间构象障碍；额叶可见偏瘫、Broca 失语、摸索等；颞叶可见 Wernicke 失语、精神症状；枕叶出现对侧偏盲。

(3) 脑桥出血：脑桥出血约占脑出血的 10%，脑桥是较为重要的生命中枢，这种类型的出血病情相当危重，>5ml 的出血即可出现昏迷、四肢瘫痪、呼吸困难等症状，还可出现急性应激性溃疡、中枢性顽固高热等，多数患者在发病后不久就出现多器官功能衰竭，常在发病后 48h 内死亡，脑桥出血因极为凶险，治疗率及治愈率均较低，属于一种危重的脑出血。

(4) 小脑出血：小脑位于后颅窝，出血 >10ml 即有手术指征。小脑出血占脑出血的 10% 左右，发病后可出现小脑功能受损表现，如眩晕、共济失调，患者可出现频繁呕吐、后枕部剧烈疼痛，一般不会出现肢体偏瘫症状，小脑出血量较大时可出现脑桥受压影响呼吸功能。小脑蚓部（双侧小脑半球中央部位）出血后血肿可压迫四脑室影响脑脊液循环，短时间内出现急性脑积水，必要时需要手术治疗。

(5) 脑室出血：原发性脑室出血较为少见，多见周围部位出血破入脑室。原发性脑室出血症状较为明显，如突发头痛、呕吐、颈强直等，大量出血可很快进入昏迷症状。

3.临床表现　脑出血的症状与出血的部位、出血量、出血速度、血肿大小及患者的一般情况等有关，通常表现为不同程度的突发头痛、恶心呕吐、言语不清、排尿失禁、肢体活动障碍和意识障碍。位于非功能区的小量出血可以仅仅表现为头痛及轻度的神经功能障碍，而大量出血及大脑深部出血、丘脑出血或者脑干出血等可出现迅速昏迷，甚至在数小时及数日内死亡。典型的基底核出血可出现突发的肢体无力及麻木、语言不清或失语、意识障碍、双眼向出血一侧凝视，可有剧烈疼痛，同时伴有恶心呕吐、排尿失禁症状；丘脑出血常破入脑室，患者有偏侧颜面和肢体感觉障碍，意识淡漠，反应迟钝；而脑桥出血小量时可有出血一侧的面瘫和对侧肢体瘫，而大量时可迅速出现意识障碍、四肢瘫痪、眼球固定，危及生命；小脑出血多表现为头痛、眩晕、呕吐、构音障碍等小脑体征，一般不出现典型的肢体瘫痪症状，血肿大量时可侵犯脑干，出现迅速昏迷、死亡。

脑出血属于神经科急诊，需要在短时间内立刻明确诊断，目前辅助检查主要分为实验室检查和影像学检查两种，随着目前医疗水平的逐渐提高，影像学检查因具有时间短、无创、结果准确等优点，已逐渐成为首选的检查方法。

4. 防范处理要点、难点及对策 高血压脑出血的治疗可分为内科保守治疗和外科手术治疗。近年来的调查表明，早期手术清除血肿可以使病死率显著降低。

患者出血量不多，神经功能损害较轻，或者患者一般情况较差不能耐手术治疗的可选择内科保守治疗。内科治疗的原则在于：脱水降颅压、减轻脑水肿、调整血压；防止再出血；减轻血肿造成的继发性损害，促进神经功能恢复；防止并发症。

(1) 一般治疗：安静休息，一般卧床休息 2 ~ 4 周。保持呼吸道通畅，防止舌根后坠，必要时行气管切开，有意识障碍、血氧饱和度下降的患者应予以吸氧。危重患者应予以心电监测，进行体温、血压、呼吸等生命体征的监测。

(2) 控制血压：脑出血患者血压会反射性升高，过高的血压会引起出血增加，而过低的血压又会影响到健康脑组织的血供，所以对于脑出血患者，应该选用较为有效的降压药物将血压控制在发病之前的基础血压水平。

(3) 控制脑水肿，降低颅内压：颅内压的升高可引起患者较为明显的症状如恶心、呕吐等，严重的还会引起脑疝，导致生命危险。所以降低颅内压、控制脑水肿是脑出血治疗的重要措施，发病早期可用甘露醇，并辅以呋塞米进行脱水，同时注意监测患者肾功能，注意复查血电解质情况，防止水、电解质紊乱。

(4) 预防并发症：可预防性使用抗生素及降低胃酸分泌的药物防止肺部感染及上消化道应激性溃疡的发生。早期可行胃肠减压，一来可观察是否存在应激性溃疡，二来可减轻患者胃肠道麻痹引起的腹胀，避免胃内容物因呕吐而发生吸入性肺炎。

(5) 外科治疗：高血压脑出血治疗的最终目的是清除血肿，减轻脑组织受压，尽最大努力保证神经功能，减少或防止脑出血后一系列继发性病理变化。手术适应证主要参考以下几点：大脑出血量 >30ml，小脑出血量 >10ml；患者出血后意识障碍情况，Ⅰ级一般不需手术；Ⅴ级病情处于晚期也无法手术；Ⅱ ~ Ⅳ级需要手术治疗。Ⅱ级患者若一般情况可，也可首选内科保守治疗，根据病情变化再决定；Ⅳ级患者若出血时间短、出血量大、进展快、脑疝形成时间长，则无法手术；另外，位置较为表浅的出血一般多可手术，而较为深的出血如脑干局部出血，若无意识障碍，可保守治疗。对于出血量较少但患者病情明显加重的需要警惕是否存在持续出血，术前应充分考虑。

## （二）蛛网膜下隙出血

蛛网膜下隙出血指脑底部或脑表面的病变血管破裂，血液直接流入蛛网膜下隙引起的一种临床综合征，又称为原发性蛛网膜下隙出血，是一种非常严重的常见疾病。还可见因脑实质内脑室出血、硬膜外或硬膜下血管破裂，血液穿破脑组织流入蛛网膜下隙，称为继发性蛛网膜下隙出血。胸外科手术中可见。

1. 发病机制　动脉瘤是动脉壁因局部病变（可因薄弱或结构破坏）而向外膨出，形成永久性的局限性扩张。动脉瘤的形成可能是由动脉壁先天性肌层缺陷或后天获得性内弹力层变性或两者联合作用导致，因此动脉瘤的发生一定程度上有遗传倾向和家族聚集性。在蛛网膜下隙出血患者的一级亲属中，约4%患有动脉瘤。但颅内动脉瘤不完全是先天异常造成的，相当一部分是后天生活中发展而来的。随着年龄增长，动脉壁的弹性逐渐减弱，在血流冲击等因素下向外突出形成动脉瘤。

无论是动脉瘤破裂、动静脉畸形病变血管破裂还是血压突然增高使血管破裂等情况，均导致血流入脑蛛网膜下隙，通过围绕在脑和脊髓周围的脑脊液迅速扩散，刺激脑膜，引起头痛和颈强直等脑膜刺激征。血液进入蛛网膜下隙后还会使颅腔内容物增加，压力增高，并继发脑血管痉挛。后者系因出血后血凝块和围绕血管壁的纤维索之牵引（机械因素），血管壁平滑肌细胞间形成的神经肌肉接头产生广泛缺血性损害和水肿。另外大量积血或凝血块沉积于颅底，部分凝集的红细胞还可堵塞蛛网膜绒毛间的小沟，使脑脊液的回吸收被阻，因而可发生急性交通性脑积水或蛛网膜粘连，使颅内压急骤升高，进一步减少了脑血流量，加重了脑水肿，甚至导致脑疝形成。以上均可使患者病情稳定好转后，再次出现意识障碍或出现局限性神经症状。后交通动脉瘤的扩张、出血可压迫邻近动眼神经，产生不同程度的动眼神经麻痹（表现为眼球活动障碍），也可能因血液刺激下丘脑，引起血糖升高、发热等内分泌和自主神经功能紊乱。

2. 临床表现　典型临床表现为突然发生的剧烈头痛、恶心、呕吐和脑膜刺激征，伴或不伴局灶体征。剧烈活动中或活动后出现爆裂性局限性或全头部剧痛，难以忍受，呈持续性或持续进行性加重，有时上颈段也可出现疼痛。其始发部位常与动脉瘤破裂部位有关。常见伴随症状有呕吐、短暂意识障碍、项背部或下肢疼痛、畏光等。绝大多数病例发病后数小时内出现脑膜刺激征，以颈强直最明显，Kernig 征、Brudzinski 征可阳性。眼底检查可见视网膜出血、视盘水肿，约25%的患者可出现精神症状，如欣快、谵妄、幻觉等。还可有癫痫发作、局灶神经功能缺损体征如动眼神经麻痹、失语、单瘫或轻偏瘫、感觉障碍等。部分患者，尤其是老年患者头痛、脑膜刺激征等临床表现常不典型，而精神症状较明显。原发性中脑出血的患者症状较轻，CT 表现为中脑或脑桥周围脑池积血，血管造影未发现动脉瘤或其他异常，一般不发生再出血或迟发型血管痉挛等情况，临床预后良好。

3. 防范处理要点、难点及对策

(1) 一般处理及对症处理：监测生命体征和神经系统体征变化，保持气道通畅，维持呼吸、循环稳定。安静卧床，避免激动及用力，保持排便通畅，可对症应用镇静镇咳及抗癫痫类药物。

(2) 降低颅内压：适当限制液体入量，防治低钠血症。临床常用甘露醇、呋塞米等脱水剂降低颅内压，也可酌情选用白蛋白。当伴有较大的脑内血肿时，可手术清除血肿，以降低颅内压抢救生命。

(3) 防治再出血

1) 安静休息，绝对卧床 4 ~ 6 周。

2) 控制血压，患者可能因为剧痛导致血压升高，注意去除疼痛等诱因。

3) 应用抗纤溶药物，以防动脉瘤周围血块溶解引起再出血，常用药物有氨基己酸、氨甲苯酸等。

4) 外科手术消除动脉瘤是防止动脉瘤性 SAH 再出血最好的办法。

(4) 防治脑血管痉挛

1) 维持血容量和血压，必要时给予胶体液扩容、多巴胺静脉滴注，3H 疗法 ( 高血容量、升高血压、血液稀释 )，国外多用于治疗 SAH 后脑血管痉挛。

2) 早期使用尼莫地平等钙离子拮抗剂。

3) 早期手术去除动脉瘤、移除血凝块。

(5) 防治脑积水

1) 给予乙酰唑胺抑制脑脊液分泌，或应用甘露醇、呋塞米等脱水剂。

2) 内科治疗无效时可行脑脊液分流术：脑室 – 心房或脑室 – 腹腔分流术，以免加重脑损害。

## (三) 脑血栓

脑梗死又称缺血性脑卒中，中医称之为脑卒中或中风。本病系由各种原因所致的局部脑组织区域血液供应障碍，导致脑组织缺血缺氧性病变坏死，进而产生临床上对应的神经功能缺失表现。脑梗死依据发病机制的不同分为脑血栓形成、脑栓塞和腔隙性脑梗死等主要类型。其中脑血栓形成是脑梗死最常见的类型。

1. 发病机制

(1) 由于脑血栓形成的病因基础主要为动脉粥样硬化，因而产生动脉粥样硬化的因素是发生脑梗死最常见的病因。胸外科手术患者常合并动脉粥样硬化，且常常伴有高血压、糖尿病、高脂血症等。其可导致各处脑动脉狭窄或闭塞性病变。由于动脉粥样硬化好发于大血管的分叉处和弯曲处，故脑血栓形成的好发部位为颈动脉的起始部和虹吸部、大脑中动脉起始部、椎动脉及基底动脉中下段。当这些部位的血管内膜上的斑块破裂后，血小板和纤维素等血液中的有形成分随后黏附、聚集、沉积形成血栓，而血栓脱落形成栓子可阻塞远端动脉导致脑梗死。脑动脉斑块也可造成管腔本身的明显狭窄或闭塞，引起灌注区域内的血液压力下降、血流速度减慢和血液黏度增加，进而产生局部脑区域供血减少或促进局部血栓形成出现脑梗死症状。

(2) 血液成分改变：真性红细胞增多症、高黏血症、高纤维蛋白原血症、血小板增多症、口服避孕药等均可致血栓形成。少数病例可有高水平的抗磷脂抗体、蛋白 C、蛋白 S 或抗血栓Ⅲ缺乏伴发的高凝状态等。这些因素也可以造成脑动脉内的栓塞事件发生或原位脑动脉血栓形成。

(3) 其他：药源性、外伤所致脑动脉夹层及极少数不明原因者。

2. 临床表现　本病好发于 50 ~ 60 岁以上的中老年人，男性稍多于女性。其常合并有动脉硬化、高血压、高脂血症或糖尿病等危险因素或对应的全身性非特异性症状。脑梗死的前驱症状无特殊性，部分患者可能有头昏、一时性肢体麻木、无力等短暂性脑缺血发作的表现。而这些症状往往由于持续时间较短和程度轻微而被患者及家属忽略。脑梗死发病起病急，多在休息或睡眠中发病，其临床症状在发病后数小时或 1 ~ 2 天达到高峰。神经系统的症状与闭塞血管供血区域的脑组织及邻近受累脑组织的功能有关，这有利于临床工作者较准确地对其病变位置定位诊断。

3. 防范处理要点、难点及对策

(1) 预防主要包括控制血压、血糖和血脂水平的药物治疗：控制血压，在参考高龄、基础血压、平时用药、可耐受性的情况下，降压目标一般应该达到 ≤ 140/90mmHg，理想应达到 ≤ 130/80mmHg。糖尿病合并高血压患者严格控制血压在 130/80mmHg 以下，降血压药物以血管紧张素转换酶抑制剂、血管紧张素Ⅱ受体拮抗剂类在降低心脑血管事件发生率方面作用明显。

(2) 控制血糖：空腹血糖应 <7mmol/L(126mg/dl)，糖尿病血糖控制的靶目标为 HbA1c<6.5%，必要时可通过控制饮食、口服降糖药物或使用胰岛素控制高血糖。

(3) 调脂治疗：胆固醇水平升高的缺血性脑卒中和 TIA 患者，应该进行生活方式的干预及药物治疗。建议使用他汀类药物，目标是使 LDL-C 水平降至 2.59mmol/L 以下或使 LDL-C 下降幅度达到 30% ~ 40%。

如发生脑血栓，需行溶栓治疗、抗血小板聚集及抗凝药物治疗、神经保护剂、血管内介入治疗和手术治疗等。

(1) 溶栓治疗、静脉溶栓和动脉溶栓的适应证及禁忌证基本一致

1) 对缺血性脑卒中发病 3h 内和 3 ~ 4.5h 的患者，应根据适应证严格筛选患者，尽快静脉给予 rtPA 溶栓治疗。使用方法：rtPA 0.9mg/kg( 最大剂量为 90mg) 静脉滴注，其中 10% 在最初 1min 内静脉注射，其余持续滴注 1h，用药期间及用药 24h 内应如前述严密监护患者。

2) 发病 6h 内的缺血性脑卒中患者，如不能使用 rtPA 可考虑静脉给予尿激酶，应根据适应证严格选择患者。使用方法：尿激酶 100 万 ~ 150 万 IU，溶于生理盐水 100 ~ 200ml，持续静脉滴注 30min，用药期间应如前述严密监护患者。

3) 发病 6h 内由大脑中动脉闭塞导致的严重脑卒中且不适合静脉溶栓的患者，经过严格选择后可在有条件的医院进行动脉溶栓。

4) 发病 24h 内由后循环动脉闭塞导致的严重脑卒中且不适合静脉溶栓的患者，经过严格选择后可在有条件的单位进行动脉溶栓。

5) 溶栓患者的抗血小板或特殊情况下溶栓后还需抗血小板聚集或抗凝药物治疗者，应推迟到溶栓 24h 后开始。

6) 临床医生应该在实施溶栓治疗前与患者及家属充分沟通，向其告知溶栓治疗可能的临床获益和承担的相应风险。

(2) 抗血小板聚集治疗，急性期 ( 一般指脑梗死发病 6h 后至 2 周内，进展性脑卒中稍长 ) 的抗血小板聚集推荐意见如下：

1) 对于不符合溶栓适应证且无禁忌证的缺血性脑卒中患者应在发病后尽早给予口服阿司匹林 150 ~ 300mg/d。急性期后可改为预防剂量 50 ~ 150mg/d。

2) 溶栓治疗者，阿司匹林等抗血小板药物应在溶栓 24h 后开始使用。

3) 对不能耐受阿司匹林者，可考虑选用氯吡格雷等抗血小板治疗。

(3) 抗凝治疗，主要包括肝素、低分子质量肝素和华法林。其应用指征及注意事项如下：

1) 对大多数急性缺血性脑卒中患者，不推荐无选择地早期进行抗凝治疗。

2) 关于少数特殊患者 ( 如主动脉弓粥样硬化斑块、基底动脉梭形动脉瘤、卵圆孔未闭伴深静脉血栓形成或房间隔瘤等 ) 的抗凝治疗，可在谨慎评估风险、效益比后慎重选择。

3) 特殊情况下溶栓后还需抗凝治疗的患者，应在 24h 后使用抗凝剂。

4) 无抗凝禁忌证的动脉夹层患者发生缺血性脑卒中或者 TIA 后，首先选择静脉肝素，维持活化部分凝血活酶时间 50 ~ 70s 或低分子质量肝素治疗；随后改为口服华法林抗凝治疗 (INR 2.0 ~ 3.0)，通常使用 3 ~ 6 个月；随访 6 个月如果仍然存在动脉夹层，需要更换为抗血小板药物长期治疗。

(4) 神经保护剂，如自由基清除剂、电压门控性钙通道阻断剂、兴奋性氨基酸受体阻断剂等，对急性期脑梗死患者可试用此类药物治疗。

(5) 其他特殊治疗，如血管内干预治疗和外科手术治疗，有条件的医院可对合适的脑梗死患者进行急性期血管内干预和外科手术治疗，如对发病 6h 内的脑梗死病例可采用动脉溶栓及急性期支架或机械取栓治疗；对大面积脑梗死病例必要时可采用去骨板减压术治疗。

### （四）脑栓塞

脑栓塞是指血液中的各种栓子 ( 如心脏内的附壁血栓、动脉粥样硬化的斑块、脂肪、肿瘤细胞、纤维软骨或空气等 ) 随血流进入脑动脉而阻塞血管，当侧支循环不能代偿时，引起该动脉供血区脑组织缺血性坏死，出现局灶性神经功能缺损。脑栓塞常发生于颈内动脉系统，椎 – 基底动脉系统相对少见。

1. 病因及分类　　按栓子来源分三类。

(1) 心源性脑栓塞：是脑栓塞中最常见的，约 75% 的心源性栓子栓塞于脑部，引起脑栓塞的常见心脏疾病有心房颤动、心脏瓣膜病、感染性心内膜炎、心肌梗死、心肌病、心脏手术、先天性心脏病 ( 来自体循环静脉系统的栓子，经先天性心脏病如房间隔缺损、卵圆孔未闭等的异常通道，直接进入颅内动脉而引起脑栓塞，为反常栓塞 )、心脏黏液瘤等。

(2) 非心源性脑栓塞：动脉来源包括主动脉弓和颅外动脉 ( 颈动脉和椎动脉 ) 的动脉粥样硬化性病变、斑块破裂及粥样物从裂口逸入血流，能形成栓子导致栓塞；同时损伤的动脉壁易形成附壁血栓，当血栓脱落时也可致脑栓塞；其他少见的栓子有脂肪滴、空气、肿瘤细胞、寄生虫卵、羊水和异物等。

(3) 来源不明：少数病例利用现代检查手段和方法查不到栓子的来源。

脑栓塞可以发生在脑的任何部位，由于左侧颈总动脉直接起源于主动脉弓，故发病部位以左侧大脑中动脉的供血区较多，其主干是最常见的发病部位。由于脑栓塞常突然阻塞动脉，易引起脑血管痉挛，加重脑组织的缺血程度。因起病迅速，无足够的时间建立侧支循环，所以栓塞与发生在同一动脉的血栓形成相比，病变范围大，供血区周边的脑组织常不能免受损害。

脑栓塞引起的脑组织缺血性坏死可以是贫血性、出血性或混合性梗死，出血性更为常见，占 30% ~ 50%。脑栓塞发生后，栓子可以不再移动，牢固地阻塞管腔；或栓子分解碎裂，进入更小的血管，最初栓塞动脉的血管壁已受损，血流恢复后易从破损的血管壁流出，形成出血性梗死。在栓子的来源未消除时，脑栓塞可以反复发作。某些炎症栓子可能引起脑脓肿、脑炎及局灶脑动脉炎等。有时在血管内可以发现栓子，如寄生虫、脂肪球等。

2. 临床表现  任何年龄均可发病，患者发病前多有风湿性心脏病、心房颤动或大动脉粥样硬化等病史。

一般发病无明显诱因，也很少有前驱症状，急性起病，症状常在数秒或数分钟之内达高峰，多为完全性脑卒中，偶尔病情在数小时内逐渐进展，症状加重，可能是脑栓塞后有逆行性的血栓形成。

根据栓塞部位不同，临床表现也不完全相同。

(1) 大脑中动脉的栓塞最常见，主干闭塞时引起病灶对侧偏瘫、偏身感觉障碍和偏盲，优势半球主干栓塞可有失语、失写、失读。如梗死面积大时，病情严重者可引起颅内压增高、昏迷、脑疝，甚至死亡；大脑中动脉深穿支或豆纹动脉栓塞可引起病灶对侧偏瘫，一般无感觉障碍或同向偏盲，优势半球受损，可有失语。大脑中动脉各皮质支栓塞可引起病灶对侧偏瘫，以面部和上肢为重，优势半球可引起运动型失语、感觉性失语、失读、失写、失用；非优势半球可引起对侧偏身忽略症等体象障碍。少数半球栓塞可出现局灶性癫痫。

(2) 大脑前动脉栓塞时可产生病灶对侧下肢的感觉和运动障碍，对侧中枢性面瘫、舌肌瘫及上肢瘫痪，亦可发生情感淡漠、欣快等精神障碍及强握反射，可伴有尿潴留。

(3) 大脑后动脉栓塞可引起病灶对侧同向偏盲或上象限盲、病灶对侧半身感觉减退伴丘脑性疼痛、病灶对侧肢体舞蹈样徐动症及各种眼肌麻痹等。

(4) 基底动脉栓塞最常见症状为眩晕、眼球震颤、复视、交叉性瘫痪或交叉性感觉障碍及肢体共济失调。若基底动脉主干栓塞可出现四肢瘫痪、眼肌麻痹、瞳孔缩小，常伴有面神经、展神经、三叉神经、迷走神经及舌下神经的麻痹及小脑症状等，严重者可迅速昏迷、四肢瘫痪、中枢性高热、消化道出血甚至死亡。

(5) 其他脏器栓塞的症状：由于栓子顺血流流动，根据流动的部位不同，可以引起相应的器官梗死，所以临床上常有其他部位栓塞的征象，如视网膜、皮肤、黏膜、脾脏、肾脏等栓塞的临床表现。

3. 防范处理要点、难点及对策  包括针对脑栓塞本身的治疗及针对原发病即栓子来源的治疗。

(1) 一般治疗：急性期应卧床休息，保持呼吸道的通畅和心脏功能；注意营养状况，保

111

持水和电解质的平衡；加强护理，防止肺炎、泌尿系感染和褥疮等的发生。

脑栓塞本身的治疗原则是要改善脑循环、防止再栓塞、消除脑水肿、保护脑功能。针对栓子来源的不同进行对症治疗。

1) 抗凝及溶栓治疗：对于心源性栓塞者，推荐早期、长期抗凝治疗，抗凝治疗禁忌及非心源性栓塞者不推荐抗凝治疗，建议抗血小板治疗；溶栓类药物（如尿激酶、链激酶等）亦可能仅在早期发挥作用。

2) 对症治疗：出现颅高压者可给予脱水剂减轻脑水肿，防止脑疝形成，以降低病死率。常用高渗脱水剂有甘露醇、甘油果糖等，也可用利尿剂如呋塞米等；血压明显升高者可适当给予降压治疗；在急性期还可适当应用一些神经保护剂保护脑细胞。

3) 当发生出血性脑梗死时，要立即停用溶栓、抗凝和抗血小板聚集的药物，防止出血加重和血肿扩大，适当应用止血药物，治疗脑水肿，调节血压；若血肿量较大，内科保守治疗无效时，考虑手术治疗；对感染性栓塞应使用抗生素，并禁用溶栓和抗凝药物，防止感染扩散；在脂肪栓塞时，可应用肝素、右旋糖酐 40(不能用于对本药过敏者)、5% 的碳酸氢钠及脂溶剂（如酒精溶液等，有助于脂肪颗粒的溶解）。

4) 早期进行积极的康复治疗，有助于神经功能缺损症状的早期恢复。

(2) 外科治疗：颈动脉内膜切除术 (CEA) 对防治脑栓塞也有一定的疗效。对伴有重度颈动脉狭窄（即狭窄 > 70%)者可酌情给予 CEA，不推荐发病 24h 内紧急 CEA 治疗；脑水肿明显时，采用颅骨开窗减压或切除部分坏死组织对大面积脑梗死可能会挽救生命。

(3) 介入治疗：包括颅内外血管经皮腔内血管成形术 (PTA) 及血管内支架置入 (CAS)，或与溶栓治疗结合。对伴有颈动脉狭窄 >70% 者，可考虑行血管内介入治疗术。

4. 术中其他并发症及意外风险的防范处理要点、难点及对策

(1) 术中心脏大血管损伤：胸外科手术术中大出血并不少见，最常见原因是医源性损伤，手术中胸腔内心脏大血管损伤，也可见于分离粘连过程中粘连带血管出血。心脏大血管损伤引起的出血最为凶猛，处理难度高，常常危及患者生命。一般来说，一旦出现大出血，应立即用手指压迫出血处，切忌慌乱及用血管钳盲目钳夹，同时准备血管外科专用器械尽快修补或请心脏大血管外科医生协助修补。

1) 肺动脉干损伤：多发生上叶肺肿瘤或淋巴结侵犯肺动脉干，或放化疗后、其他炎症反应导致血管与组织间间隙不明显，解剖时稍有不慎就会损伤。损伤后吸净出血，按压出血部位，打开心包，将整个动脉干暴露出来，必要时清除周围组织。特别对于左肺动脉干损伤，由于位于主动脉弓下，视野不好，可将主动脉周围组织游离（注意保护食管支、支气管动脉及左喉返神经），充分暴露出血部位，用 4-0 prolene 线做连续缝合。对于出血凶猛、破口较大者，用无损伤血管钳夹住起始部，阻断血流后再修补。若无法修补，则行全肺切除术。

2) 主动脉损伤：多发生于游离粘连时误伤主动脉，肿瘤侵犯主动脉，游离食管、淋巴结时对于来自主动脉的分支未单独处理导致血管滑脱等。损伤后立即压迫出血，切忌慌乱，同时告知麻醉师及护士，准备好血源及无损伤器械和修补材料，给予控制性降压。对于破损小、血管弹性好及凝血功能正常的患者，通过压迫血管后，多能自行闭合，无

需特殊修补，但应待将血压升至正常后仍无出血方可放心。对于破口较大，通过指压不能止血的患者，应考虑修补，最好采用人造补片或自体心包修补破损，补片周围用 3-0 prolene 线或 4-0 prolene 线进行缝合，固定于主动脉上。对于损伤特别严重者，应在麻醉师配合下，完全或不完全阻断主动脉或给予塑料管外转流下修复主动脉缺损。当破损过大，且肿瘤侵犯的面积过大，无法修补时，可考虑在体外循环的帮助下以合适的人造血管行主动脉置换术。

3) 上腔静脉损伤：在胸外科手术中发生比例较高，但只要思想上重视，并熟悉相应的解剖技术就一般可以避免。多发生于肿瘤侵犯上腔静脉、淋巴结与上腔静脉粘连紧密的患者。术者必须熟悉解剖，操作时避免暴力牵拉肿物或盲目钝性分离以免撕裂血管壁，对于肿瘤或淋巴结与上腔静脉确实无法分离者，不要强行分离，根据需要行侧壁切除或血管置换，若无条件实施此手术者，必要时行姑息性切除或放弃手术。对于已发生损伤者，可用 3-0 prolene 线或 4 号丝线直接缝合。若损伤较大，用无损伤血管钳或心耳钳在破口或肿瘤边缘夹闭血管侧壁，阻断部分血流，然后用 3-0 prolene 进行连续往返缝合，松开血管钳，检查有无出血。对于损伤较大或肿瘤侵犯严重者，可建立临时旁进行转流，在需切除的两端阻断，切除受侵的上腔静脉，选择适当的 Gore-Tex 人造血管与正常的静脉进行吻合，注意缝合最后一针前排净血管内空气。

4) 肺静脉损伤：多见于游离静脉后壁时不够耐心致直角钳将静脉壁戳破；肿瘤直接侵犯肺静脉，游离过程中不慎损伤；结核、炎症反应或肿瘤放化疗后与周围组织形成致密粘连，游离过程中不慎损伤。当遇到肺静脉损伤出血时，首先压迫出血处，看清出血点、破口大小及位置。若是离断静脉远端出血，可用 7 号线绕出血处做贯穿 "8" 字缝合；近心端出血，首先用无损伤血管钳夹住出血部，将血管残端充分游离后做双重处理，必要时打开心包做心包内处理；如果在游离过程中引起出血，先压迫止血然后做彻底游离，在损伤平面近心端离断血管；对于将要保留的静脉损伤，小的破口可用 5-0 prolene 进行缝合，若已完全离断，则将两侧断端充分游离后用 5-0 prolene 线或 4-0 prolene 线进行对端吻合。对于中叶静脉离断者，因中叶占肺功能比例低，吻合后又容易栓塞，一般切除中叶。

5) 心房损伤：吸净积血后，在暴露充分的前提下，用心耳钳在破口近心端夹住部分心房壁，然后在肿瘤组织下缘与此钳之间再夹一无创伤血管钳，离断后先将远心端用 7 号丝线做连续缝合，防止肺内积血流出影响视野；用 4-0 prolene 线在心耳钳上方进行连续缝合一个来回，再缓慢松开心耳钳，检查有无出血。注意心房切除范围不能超过总容积的 1/3，操作过程中尽量避免挤压肿瘤，防止瘤栓脱落入心脏。

(2) 术中胸导管损伤：胸导管沿线任何部位的手术都可能伤及胸导管或属支，预防性胸导管结扎曾被积极提倡过，尤其在食管扩大切除的情况下，尽管一些研究提示预防性结扎胸导管使乳糜胸发生率降低，但是这些发生率并没有显著低于不做常规结扎的大样本报道。在手术过程中，外科医生应该找到胸导管并结扎，或者尽可能避开它，如果担心可能损伤到胸导管或者在胸导管沿线扩大解剖时，应该考虑常规结扎胸导管。建议使用血管夹或者超声凝固剪刀，也可以缝合或大块结扎，术中于膈上 5cm 处将胸导管、奇静脉及其间组织一并大块结扎，或将奇静脉排除在外。若瘘口位于上胸部或者颈部，结扎位置为颈内动脉、主动脉和脊柱之间。

(3) 术中气管膜部损伤：术中手术医师操作不慎、解剖不熟悉或麻醉插管损伤，都可能导致气管膜部损伤，手术者应该熟悉解剖，手术操作应仔细，术野暴露应充分，清扫淋巴结或游离食管时，应该以手术安全为重，不必强求手术清扫的彻底性。术中一旦发现主气管或支气管膜部损伤，应立即将纵隔内血吸干净，防止进入气道，并及时通知麻醉。当主气管膜部损伤时可见气管导管向下插入，超过破损处，以保证肺部正常通气，避免缺氧；当支气管膜部损伤时，可先用干纱布压迫，堵住瘘口，待手术完成后，再行修补。由于气管支气管膜部组织极为特殊，韧性大而无弹性，血供差，愈合不佳，多需借助材料修补方可补漏。通常用无损伤缝合线修补后，常规用修补材料（如心包膜、胸膜或胃壁）缝盖气管支气管膜部的破损处，以增加破损处对气道压力的承受力。

(4) 术中食管损伤：多由于解剖不清或术前病情评估不确切造成，故术前应仔细阅片，特别是CT，观察病变与食管的关系、界限是否清楚。手术视野应暴露充分，对于损伤局限食管肌者，可考虑行食管肌层切除，局部缝合加固避免形成憩室；如黏膜层同时受累，缺损不大可按分层纵向缝合加固，局部肌肉脂肪组织填塞，需要保留足够宽的黏膜以免造成术后食管狭窄；若缺损较大，则需行皮瓣修复或胃代食管手术。较小的食管损伤术中有时候较难及时发现，术后应密切观察，一旦诊断食管瘘，则按术后食管瘘治疗方案。

(5) 术中膈神经损伤：肿瘤侵犯膈神经或心包，既往有胸膜炎分离粘连，膈神经周围使用热能器械都易造成膈神经损伤。一侧膈神经损伤影响呼吸的程度较轻，大部分患者因为对侧膈肌的代偿作用，不会出现明显的症状，在胸外科手术中损伤多为单侧，因此大多数患者是可以耐受单侧膈神经损伤后膈神经功能缺失的，若患者肺功能较好，则不需要做特殊处理。但对于那些肺功能术前就处于临界状态的患者如术中发现该神经已经被离断，应尽量在术中将两断端吻合，术后给予适量激素、神经生长因子、维生素等促进神经生长愈合，同时术后早期应给予机械通气以预防呼吸衰竭。

(6) 其他

1) 喉返神经损伤：多见于清扫淋巴结、解剖不清或电刀使用不当造成，暂时性损伤患者随着时间推移声嘶会逐渐恢复。单侧损伤数月后健侧代偿，多数患者声嘶能够好转。双侧损伤则无法代偿和自愈，且导致双侧声带麻痹引起吸气性呼吸困难。胸外科手术一般多为单侧损伤，术后加强咳嗽排痰即可，不用术中处理；对于既往一侧损伤、此次损伤健侧神经的患者，可以行两断端吻合，若缺损大者，可以行膈神经与喉返神经吻合。

2) 对侧气胸：术中机械通气导致对侧肺大疱破裂或损伤纵隔胸膜导致双侧胸腔相通引起。对于有对侧肺大疱的患者，机械通气应给予小潮气量维持基本需要即可。手术中应尽量避免弄破对侧胸膜，在术中发现对侧胸膜已破裂可适当扩大胸膜口以避免形成活瓣。一般对侧胸膜破裂引起的气胸只要没有形成活瓣，就不会引起低氧血症，可以不做处理。当形成张力性气胸时，先行粗针头排气缓解压力，然后行胸腔闭式引流术。

# 第四节 术后并发症及意外风险的防范处理

## 一、术后水、电解质及酸碱失衡的防范处理

胸外科手术中肺及纵隔患者翌日即可进食，注意补液量，1000 ~ 1500ml，随后逐步减少至 500ml。食管癌术后患者禁食，长期胃肠减压，术后吻合口瘘、吻合口狭窄、进食不足等常可以导致患者酸碱失衡、电解质紊乱，出现诸如碱中毒、低钠低钾血症等并发症。

根据患者的年龄、一般情况、既往病史，以及检测的血常规、肝肾功能电解质、血压等情况补充液体，注意补充维生素、脂肪乳剂、复方氨基酸、电解质等物质，对于一般情况稍差的患者可酌情补充血浆或者白蛋白，可以有效纠正患者的水、电解质及酸碱失衡状态，对于刚恢复进食的食管癌术后患者，补液量暂时不变，根据患者进食情况酌情减少。

## 二、术后胸腔积液和气胸的防范处理

胸外科患者术后胸腔积液常可由肺不张、肺部感染、脓胸复发、胸膜反应型分泌、全肺切除术后、胸膜切除术后、引流管位置过高积液引流不净、术后出血等因素造成。一旦术后出现胸腔积液，需明确患者的积液量、出现天数、积液性质，查明诱因，进行相关处理。例如，肺不张，术前鼓励患者戒烟，术后早期进行咳痰、拍背、吹气球等呼吸功能锻炼，适当镇痛，以防术后肺不张引起胸腔积液；肺部感染及脓胸复发需要针对患者术前术后进行有效呼吸功能锻炼，选用敏感抗生素，足疗程规范使用，病房避免交叉感染等；术后胸管持续大量引流，需明确是否出现感染、乳糜胸等因素，排除干扰因素后症状仍然存在者可以考虑胸膜腔灌注高糖等；拔胸腔引流管后出现胸腔积液，可以根据积液量判断，如患者积液量小于 80ml 可以观察，因大多数属于分泌性增多，如在 80 ~ 500ml，考虑 B 超定位下胸腔穿刺抽取积液，如在 500ml 以上，需重新放置胸腔引流管并进行病因治疗；全肺切除术后患者出现胸腔积液为正常情况，但需要多次复查患者 X 线，控制患者积液量，防止纵隔移位；如胸管位置不佳可以考虑调整胸管位置或拔出胸管加行胸腔穿刺引流置管；术后出血，如为进行性血胸，考虑二次开胸止血。

术后出现气胸可以由患者支气管胸膜瘘、残余小型肺大疱破裂、再发气胸、肺损伤、顽固性含气残腔形成、胸腔引流管处进气等导致，相关防治需要术前明确诊断，术中轻柔操作，认真仔细，术后根据具体情况来处理。如患者出现支气管胸膜瘘，根据发声瘘的时间来判断治疗，早期可以修补瘘口，较晚者行闭式引流排空胸腔感染积液，如引流 4 ~ 6 周仍效果不佳者，考虑按慢性脓胸治疗；残余小型肺大疱破裂或者再发气胸可考虑胸腔灌注高糖行粘连治疗，效果不佳可加行胸腔闭式引流；引流管处进气时，注意摆放胸腔引流管时切口大小适中，固定时缝线勿过于宽松，拔出胸管时要迅速且叮嘱患者吸气屏住，拔出后凡士林敷料覆盖，引流管处勿过早换药。

## 三、术后胸腔、腹腔感染的防范处理

胸部手术后胸腹腔感染是一种比较常见的现象。胸外科手术破坏了作为天然防御屏障的

人体的皮肤和黏膜，不可避免地给细菌入侵提供了机会，从而导致感染的发生。手术的创伤也会引起局部组织的血管断裂、水肿、血肿、引流不畅、外来压迫等感染的易发因素。手术后留有的无效腔、异物有利于细菌的生长和繁殖，易导致感染。大块组织坏死所致的缺血、缺氧环境，则易引起厌氧菌的混合感染。免疫系统是人体执行自然防御功能的物质结构，主要功能表现是对外源性和内源性病原体进行抵抗并将其消除的完整过程。机体的防御功能降低时可导致感染的发生。防范胸外科术后胸腹腔感染是围手术期诊疗的重要环节。

### （一）引起胸外科术后胸腔、腹腔感染的相关因素

1.患者自身因素　患者病情重、营养不良、抽烟、酗酒、尿路感染、肥胖、高龄及糖尿病等均为确定的易发生感染的高危因素。病态肥胖的患者，体重指数 BMI>50kg/m$^2$，发生感染的概率明显增加。糖尿病患者发生深部感染的可能性要比非糖尿病患者高出 3.1 倍。研究证明，对糖尿病患者在围手术期进行严格的血糖控制有益于临床康复。患者自身的感染病灶和空腔脏器的自身污染，术中某些器官只要切开，即有污染手术野的机会。患者存有其他部位的感染灶，由于术后机体免疫力的下降，可以转移到手术部位，其中以皮肤、呼吸道和泌尿生殖道的感染灶最容易引起手术感染，感染率为正常人的 3 倍。患者的皮肤、口腔、鼻咽部在正常情况下均存在着大量的细菌。在隐蔽的部位如脐、下腹部及会阴部则更多，而且大部分在人体健康时对机体是有益处的。但在人体的免疫功能下降，或某一部位的寄生菌进入另一部位时，则有可能发生由正常菌群失调引起的感染。细菌的数量和毒力与感染的发生有着直接的关系。细菌与正常组织接触的时间越长，定植和繁殖的细菌越多，发生感染的机会也就越大。

2.围手术期因素

(1) 抗生素使用：预防性使用抗生素能够有效降低胸外科术后胸腔、腹腔术后感染率。抗生素使用的目的和作用仅仅在于在手术过程中（从皮肤切开至切口缝合）保持手术野有足够的抗生素浓度以杀灭污染手术野的细菌。抗菌药物通过静脉方式给药，而给药时间一般认为在手术部位切开前约 60min，在麻醉诱导期给药最为安全。在切口闭合后，预防性使用的抗生素将不再提供任何保护。但也有学者认为切口闭合后持续使用 24h 以上的抗生素会降低因放置引流所起的感染风险，并且会增加机体的耐药性。

(2) 手术环境：手术室空气中细菌坠落污染是感染的来源，人体的细菌及衣物上的细菌会因人员走动及衣服等物品的抖动而使细菌附着于微尘上，使用层流手术室极大地降低了感染的发生率。使用消毒不彻底的器械、敷料、冲洗剂等容易导致感染发生。

(3) 术后引流：术后为重建胸腔内负压和促进胸腔内气体、液体的排出，需常规行胸腔闭式引流，维持胸腔引流后通畅是术后极为重要的措施，防止空气或液体因胸内负压逆流入胸腔，发生肺不张、胸腔积液、胸腔感染等并发症。

3.术后因素

(1) 异体输血：可能的原因是患者血液中被诱生出抗供者的白细胞和血小板表面同种异型的人类白细胞抗原抗体，多次接受异体输血的患者可发生非溶血性输血反应，引起白细胞减少，使感染的概率极大地增加。

(2) 心脏疾病：除术后心房颤动和术后心肌梗死这两个危险因素外，有研究表明抗凝剂的使用也是术后感染的一个危险因素，患有严重心脏并发症的患者是因使用了抗凝血药物，如肝素等。可能是由于并发心脏疾病的患者身体状态通常较差，从而延长了伤口愈合的时间，增加了术后感染的可能性。

(3) 其他因素：如长期住院，患者长期在医院中，暴露于各种致病微生物的概率增大，从而增大了感染的可能性。此外，吸烟产生的烟雾中有大量一氧化碳，能够和血红蛋白结合成碳氧血红蛋白，从而使组织缺氧，延长伤口愈合时间，增加感染的危险，所以患者术后应尽量避免与烟草接触。

## （二）胸部手术发生胸腔、腹腔感染的易感人群

老年人的整体免疫功能下降，形成抗体的能力减退，伤口愈合慢且多伴有许多合并疾病，如慢性心血管疾病、糖尿病、慢性肺部疾病等，均为老年人术后发生各种感染的概率高的原因。随着人口的老龄化，需行肺或食管切除的老年患者数量会越来越多，未来的胸外科手术也将更复杂，更具有挑战性。

营养不良患者的营养状态对术后感染的发生有着直接的影响。许多研究表明，营养不良可影响组织创伤后的愈合能力，影响呼吸功能，使潮气量下降，导致肺部感染。低氧血症的患者，术后极易发生伤口感染和全身感染。对于胸外科要行手术的患者，必须要了解其营养状况；如果存在明显的营养不良，应当术前即给予良好的营养支持，纠正其营养不良的状况。

肥胖患者的皮下脂肪层肥厚，相对血容量和血流量均较低，术后易发生脂肪液化和坏死，造成感染。

糖尿病患者因胰岛素分泌绝对或相对不足，以及靶组织细胞对胰岛素敏感性降低，引起糖、蛋白、脂肪、水和电解质等一系列代谢紊乱。糖尿病可引起多个系统损害。糖尿病患者由于削弱了自身的防御机制，故常发生各种皮肤的化脓性感染、真菌性感染，合并肺结核的发生率亦较非糖尿病者高。在胸外科手术后，糖尿病患者感染概率较大。

抑制免疫功能药物，如皮质激素、抗肿瘤药物等的长期应用，均会明显降低机体的免疫功能，包括抗体的形成、血管的反应性、免疫细胞功能，以及愈合过程中新生毛细血管和纤维细胞的形成，特别是对淋巴细胞的损害尤为严重。根据相关报道，长期使用激素的患者，术后感染的发生率是未使用激素的同类患者的 2 倍。

术前放疗是综合性治疗肿瘤的一种手段，也有一部分是接受放疗后复发而需手术的患者。随着医学的发展，胸外科收治的放化疗后的患者会越来越多。放疗后的患者，除局部组织水肿、充血、炎症变以外，放射线对机体的免疫系统也有明显的抑制作用。白细胞不仅有数量的减少，也有质的变化。其他如淋巴细胞染色体畸形变增加等。故放疗后接受手术的患者，其抗感染的能力较正常人明显下降，可增加手术感染机会。

肝脏疾患合并有慢性肝脏疾病的患者，特别是肝功能不全的患者，其机体的应变能力及肝脏的储备能力均下降，对手术的耐受性减弱，加大了术后各类并发症的发生率，可严重影响患者麻醉及术后的生存率。患慢性肝脏疾病的患者常伴有低蛋白血症，各类凝血因

子的生成减少。常有自发性出血、皮肤瘀斑、轻微创伤后易出血不止等各种出血倾向。胸外科手术后不仅影响恢复，而且极易导致感染的发生。

### (三)胸外科术后胸腔、腹腔感染的预防

预防和控制感染一直是普胸外科围手术期的重要研究课题，预防感染更为重要。为了预防感染，必须重视患者术前的全身情况，减少感染的来源。预防手术感染的措施中已证实有：手术技巧、清洁的手术环境、合适的工作人员装束、限制手术前住院时间、患者局部皮肤的准备、合理应用抗生素、手术室的无菌技术操作、外科伤口的监测等。应严格注意以下几方面并及时处理，才能杜绝一些不良后果的发生。

1. 手术前患者的准备

(1)预防性治疗和控制性治疗潜在性疾病，注意提高患者的抵抗力，如纠正患者的低氧血症、低蛋白血症等。

(2)缩短患者术前的住院时间，有资料表明术前住院时间越长，患者切口感染率就越高，术前住院时间是切口感染的联合致病因素之一。

(3)按规定做好清洁及手术部位皮肤的准备。

(4)实施围手术期合理用药，选用合适的抗生素，营养不良及多种疾病等危险因素存在时应预防性用药。

(5)做好胃肠道患者的准备工作。

2. 手术中注意事项

(1)手术者应严格执行各项无菌操作，术中尽可能减少对应保留组织的损伤，术中操作动作粗暴会造成组织细胞的损伤，使伤口延期愈合，进而导致感染的发生。

(2)术者能做到技术操作娴熟，尽可能缩短手术时间，最大限度地减少出血、消灭无效腔，杜绝异物残留，对预防术后感染的发生都非常重要。

(3)恰当放置胸腔引流管，过浅易滑入胸壁，过深则易折叠，均达不到充分引流的目的。

(4)对术中胸腔有污染的手术，彻底用温生理盐水冲洗后，再用甲硝唑或碘伏处理，多可避免术后胸腔感染的发生。

(5)术后胸部切口感染的发生多与缝合技术有关，要求缝合时需将组织准确地对合，避免遗留无效腔，缝线要针距适当，线结要松紧度适中。

### (四)胸外科术后胸腔、腹腔感染的诊断和治疗

普胸外科术后容易发生胸腔、腹腔感染，引起肺部感染、纵隔感染、胸腹腔感染等，导致脓胸形成、腹腔脓肿等。治疗费时费力，甚至可造成严重后果。

肺部感染为胸外科术后常见并发症，70岁以上的患者、过度肥胖、术前患有肺部疾病及有长期大量吸烟史的患者，术后发生肺部感染的概率比较高，再如急诊手术、胸部大手术(如全肺切除术、食管癌切除及食管胃弓上或颈部吻合术、肺叶袖状切除术、隆突切除成形术、胸壁巨大恶性肿瘤切除后需要人工合成材料修补者等手术及麻醉时间较长)，以及术后监护不当的患者，术后发生肺部感染的可能性亦较高。

纵隔感染按发病原因的不同可分为原发性和继发性，按病期又可分为急性、亚急性和慢性三种类型。普胸外科手术后发生的纵隔感染属继发性纵隔感染范畴，常继发于纵隔内手术后感染、颈部外科手术后感染向下蔓延、食管镜检查造成的食管破裂、胸内吻合口瘘和残端瘘、气管支气管破裂、胸胃穿孔或邻近器官感染直接蔓延等，且多为急性，若治疗不当，极易造成严重后果甚至死亡。

急性纵隔感染多表现有寒战、高热、胸部剧痛、呼吸困难、心率加快，甚至休克等临床症状。结合体征及相关影像学检查即可明确诊断。一经确诊，即应采取有效的措施控制感染的进一步发展，改善患者的一般状况，合理选用有效的抗生素，加强全身营养支持，纠正水电解质及酸碱代谢紊乱。确切定位后予以充分引流或手术治疗。

胸外科手术如食管肿瘤手术等可导致腹腔感染。腹腔感染是指由细菌引起的腹膜炎，是由细菌及其毒素引发的局部炎性反应，可以是全身性脓毒症的局限性症状。腹腔内脓肿是局限于腹腔内的腹内感染，是常见的严重临床并发症，通常都是继发性腹膜炎，为临床最常见的类型，可以表现为弥漫性腹膜炎或局部脓肿。最常见感染菌群为大肠杆菌、肠球菌、脆弱拟杆菌、消化链球菌及梭状芽孢杆菌。大肠杆菌为最常见的需氧菌，脆弱拟杆菌为最常见的厌氧菌。继发性腹膜炎患者手术后应用抗生素疗程一般为 5 ~ 7 天，但在严重感染、临床反应差、白细胞计数水平高的情况下应延长疗程至 2 ~ 3 周。持续的脓毒症症状意味着有腹腔内脓肿形成，应该畅通引流。感染未能完全控制，腹膜炎症持续存在，易并发耐药菌感染或引发第三类腹膜炎。假膜性肠炎多是由于长期大量应用广谱抗生素，导致肠道菌群失调，表现为术后发生严重的腹泻，米汤样粪便中有时带有坏死脱落的肠黏膜，粪便涂片中可见到大量的白细胞和革兰氏阳性球菌，有时也合并有真菌感染。

胸腔感染一旦形成脓胸，则情况复杂。脓胸按不同方式可以有不同的分类：

1. 按脓胸的范围分类

(1) 局限性脓胸的范围仅局限于胸腔的一部分，多发生于胸部术后局部积液、积气的继发感染，以及脏器溢瘘后的感染，但已被包裹局限化。局限性脓胸对全身的影响较少，只要恰当地处理，一般预后是好的。

(2) 弥漫性脓胸是发生于整个胸膜腔的感染，往往全身中毒症状严重，死亡率极高，系胸外科术后最为严重的并发症之一。

2. 按脓胸的来源分类

(1) 单纯性脓胸是指由于术中或术后胸膜腔的污染而形成的胸膜腔的化脓性感染。其区别于因术后发生的吻合口瘘所致的脓胸。单纯性脓胸经积极处理后大部分均可痊愈。只有少部分病例会因治疗不妥当或不及时或合并其他术后并发症，最后引起患者全身衰竭而导致死亡。

(2) 混合性脓胸气管、支气管、肺、食管切除手术后的残端瘘或吻合口瘘，胸腔内胃壁坏死等，致使痰液、分泌物、食物及消化液流入胸腔，早期可有大量纤维素样渗出物，不久即可引起感染，发生纵隔炎、纵隔脓肿、腐败性脓胸。临床多有严重的中毒症状，可导致脱水、电解质紊乱、酸碱平衡失调、肾衰竭及氮质血症，使机体抵抗力降低，死亡原因多为恶病质。

119

3. 按时间分类

(1) 急性脓胸：急性胸膜腔感染多在术后 3 ~ 7 天，其临床表现主要是急性化脓性感染的症状和呼吸功能障碍，多伴有发热、食欲减退、全身不适、肢体酸痛等感染中毒症状。应尽早安放胸腔闭式引流，及时排净脓液，持续引流，同时促进肺膨胀，以达到早期闭锁胸腔的目的。

(2) 慢性脓胸：术后的急性胸膜腔感染或脓胸形成，如在早期治疗不当或延误治疗，极易形成慢性脓胸。慢性脓胸一旦形成，病程持续时间长，患者可因全身衰竭而死亡，绝大多数病例需再次手术才能治愈。

急性胸腹腔感染多在术后 3 ~ 7 天发生，但也有更早的，一般以高热为典型症状，胸腹腔穿刺抽得脓液或混浊液体送化验检查即可确诊。该病治疗需加强全身的营养支持和有效抗生素的利用，避免形成慢性脓胸。应该积极地应用抗生素进行治疗，只要有可能的情况下，应该根据细菌培养的结果和药敏实验结果指导抗生素的选用。青霉素和头孢类抗生素对于胸膜腔的渗透性都非常好，所以应该作为治疗的首选药物。

## 四、术后呼吸系统并发症及意外风险的防范处理

术后呼吸系统功能紊乱及肺部并发症是胸外科手术风险的重要组成部分之一。围手术期患者常见疾病包括肺不张、肺水肿、肺炎、支气管炎、支气管痉挛、呼吸衰竭甚至ARDS、基础慢性肺疾患加重等。多项研究显示，术后肺部并发症与心脏疾病一样或更常见。术后肺炎通常为院内获得性肺炎，其死亡率高达 10% ~ 30%，术后肺部并发症导致住院时间平均延长 1 ~ 2 周。伴有慢性阻塞性肺疾病 (COPD) 等呼吸道疾病时，围手术期支气管痉挛的发生率增加。有哮喘病史患者术中支气管痉挛发生率为 10% 左右。胸部手术支气管痉挛的发生率则高于其他手术。

### (一) 胸外科术后呼吸功能紊乱常见的并发症

1. 肺不张　多发生于术后 24 ~ 48h，呈渐进性发展过程。患者呼吸浅快、困难，鼻翼扇动，心率加快，甚或出现发绀、神志的改变等。听诊可闻及管状呼吸音，呼吸音减弱或消失。胸部 CT 或胸部 X 线检查可予以鉴别诊断。

2. 肺炎　多发生于术后 3 ~ 5 天。多伴有发热、呼吸困难等，听诊肺内可闻及啰音。血常规示：白细胞增高，中性粒细胞百分比增高。胸部 X 线检查可见肺内有斑点片状影等改变。

3. 呼吸衰竭　表现为进行性呼吸困难、呼吸频率增加 (超过 30 次 / 分)，不能平卧、口唇、甲床发绀，四肢湿冷，心率加快等，上述表现经鼻导管吸氧或面罩吸氧等处理多不能奏效。进一步恶化可出现神志恍惚、意识障碍、血压下降、尿少等。血气分析可区分通气障碍的类型。胸部 X 线可进一步明确病因。

4. 急性脓胸　临床表现：寒战，高热，呼吸急促，伴有患侧胸痛，体格检查有胸腔大量积液的表现，穿刺有脓性物。血常规检查白细胞总数及中性粒细胞比例增高。胸部 X 线片示有大量胸腔积液的表现，B 超可予以鉴别诊断。诊断明确后需口服亚甲蓝或碘剂造影

进一步明确是否有瘘口的存在。

5.持续漏气　肺切除术后均有不同程度的漏气，对漏气超过 7 天者应积极处理，若经过各种处理后，仍有大量漏气或漏气已减少后又突然出现大量漏气，应考虑支气管胸膜瘘的可能。

6.肺扭转　一旦发生肺扭转可导致出血性肺梗死和肺坏疽，同时可诱发感染。临床表现：持续高热，咯血，大量的支气管分泌物。连续胸部 X 线检查可见受累的肺容积增加及密度渐进性增高，同时可伴有胸腔积液及支气管血管影的异常等。纤维支气管镜检查可见支气管腔扭曲，但腔内黏膜无异常改变。胸部 CT 扫描可进一步显示受累的肺叶及支气管的异常，对本病具有诊断价值。

7.支气管胸膜瘘　临床表现与瘘口大小及发生时间有关。①发生于术后 1 周内而瘘口小者仅表现为突然咳嗽频繁，痰中带有陈旧血性物；全肺切除术后支气管胸膜瘘可有大量的血清样物咳出或伴有皮下气肿，同时胸内积液及积血灌入对侧肺而产生呼吸困难等症状。②发生于 10 天后的支气管胸膜瘘除有上述表现外，还合并有发热等感染性毒血症的表现。胸部 X 线片：细小的瘘口，可见纵隔向健侧移位；全肺切除后未经胸腔抽液治疗，胸液平面急剧下降。纤维支气管镜检查，可明确瘘口的位置及瘘口大小。如经纤维支气管镜瘘口显示不清者，可向支气管残端注入 3 ~ 5ml 的碘造影剂，经胸部 X 线检查，根据胸内造影剂确诊有无支气管胸膜瘘。经胸腔注入亚甲蓝，如经痰中咳出可以确诊，但痰中无亚甲蓝咳出时不能排除支气管胸膜瘘的可能。

8.全肺切除术后综合征　为全肺切除后纵隔过度移位而致气管梗阻产生的临床综合征，主要表现为全肺切除后呼吸困难。胸部 CT 扫描可见健侧肺疝进入患侧胸腔，心脏极度向患侧移位及受压的支气管。气管镜可进一步明确诊断。肺水肿：临床表现为急性进行性呼吸窘迫、发绀、心动过速及烦躁不安等，听诊肺内满布湿性啰音，咳粉红色泡沫痰。

## （二）术后防范处理

1.保持呼吸道通畅　鼓励患者主动咳嗽、深呼吸，拍击胸壁，结合体位引流，协助患者排痰。术后强力祛痰，可使痰液变稀，黏稠度降低，易于咳出，或能加速呼吸道黏膜纤毛功能，改善痰液转运功能。氨溴索是预防术后肺部并发症（尤其是肺不张、急性肺损伤、低氧血症、ARDS 等）的有效药物。术后应用大剂量的氨溴索。尽早开始雾化吸入、湿化气道，使分泌物易于排出，解除水肿和支气管痉挛。支气管扩张剂（爱全乐）扩张气道，配合祛痰剂治疗，利于痰液排出，解除水肿和支气管痉挛。激励式肺量测定法是预防黏液栓、防止术后肺不张的主要手段。

2.有效镇痛　术后有效的止痛措施能促进患者早期膈肌运动、咳嗽排痰，减少对肺功能的损害及肺部合并感染并发症。但镇痛药物的用量应个体化，尤其是老年患者，要适当控制药量，加强术后麻醉访视，以免过度镇静或呼吸抑制。

3.其他有效措施　术后 COPD 鼻导管吸氧，其流量宜 <3L/min；维持液体出入量平衡；采取减轻腹胀的措施，及时拔除胃管；合理应用有效抗生素。

## 五、术后循环系统并发症及意外风险的防范处理

术后循环紊乱是指患者手术后由于各种原因导致全身或局部有效循环血量异常，组织灌注不足，细胞代谢紊乱，引起机体重要脏器的功能受损等，从而产生相关的病理生理变化和临床表现。有效循环血量是指单位时间内通过心血管系统的血量，不包括储存于肝、脾的血窦中或滞留于毛细血管的血量。机体有效循环血量取决于充足的血容量、有效的心脏搏出量、完善的周围血管张力和血管的通畅性等因素。当其中任何一个因素发生变化，超出机体的代偿能力时，就可导致有效循环血量的急剧下降，造成机体器官和组织氧合血液灌流不足，细胞严重缺氧，代谢紊乱和细胞功能受损。最终也可发展为多器官功能障碍综合征(MODS)或多器官衰竭(MOF)。开胸手术患者容易出现组织液体渗出、呼吸道分泌物滞留、胸廓扩张力降低、肺顺应性减小、切口疼痛、呼吸方式改变、神经反射刺激等，从而导致术后循环功能紊乱。

### （一）容易诱发普胸术后循环系统功能紊乱的高危人群

1.高龄　依据中华医学会老年医学学会规定，现阶段我国老年人年龄分期的标准：45 ～ 59 岁为老年前期，60 ～ 89 岁为老年期，90 岁以上为长寿期。老年人的重要脏器和细胞功能均有不同程度的退化，免疫功能低下，抗感染能力较差，常伴发心脑血管疾病、肺和肾脏的病变、糖尿病等，且营养状况也往往较差。老年病患者的择期手术死亡率比一般人高，紧急手术的死亡率更高。因此对老年病患者的手术问题应慎重考虑，做好围手术期的充分准备，以尽量降低手术死亡率和减少术后并发症的发生。

老年人的手术危险性多数由于术后并发症所致。老年人最常患心血管系统疾病，这也是引起术后并发症的主要原因之一。在术前必须着重了解是否有心肌损害和心力衰竭及其严重程度。此外，还要了解患者血压的情况。术前患者的肺部状况是决定术后肺部并发症发生的重要因素。在术前必须对患者的肺部仔细进行体检，并做肺功能测定。有呼吸道感染和哮喘者均应在术前给予治疗和控制。老年人的食欲和消化功能均有减退，其营养状况一般较差。血清总蛋白和白蛋白水平较低是老年病患者术后易于发生感染和切口裂开等并发症的重要原因。因此术前必须指导患者改善饮食。摄食一些富有蛋白质，又易消化吸收的食物，必要时输注血浆，以纠正低蛋白血症，改善全身营养状况和提高老年病患者的抗病能力。

2.肥胖　通常认为，超过标准体重10% ～ 20% 为超重；超过标准体重20% ～ 100% 为肥胖；超过标准体重100% 为肥胖症。肥胖患者的代谢、循环系统和呼吸系统均有一定程度的变化。肥胖患者很多在术前就显示血液中胰岛素水平的升高，三酰甘油合成亢进，脂肪酸合成增加，并出现脂肪动员受抑制；循环血量随体重增加而增大，肥胖患者潜在有心功能不全的状态，可能造成猝死；肥胖患者肺功能的特点是肺总量相对低下，从而肺通气储备力也降低，容易在麻醉或术后发生通气血流比例失调，呼吸功能降低。

肥胖患者术后管理的重点是心肺功能，防止发生肺水肿，预防心功能不全。术后主要的管理措施是补充液体和监测心肺功能。因为肥胖者体内含水的量相对较少，容易发生脱水。

一般每天需要补充液体 40mg/kg，补液过多易引起循环负荷加重。电解质的量也要有所补充。

## （二）胸外科术后循环功能紊乱的常见病因

1.引起胸外科术后全身性循环功能紊乱的病因

(1) 血容量不足：胸外科患者术后极易发生血容量不足，其原因如下。①术前缺水未得到及时纠正。②术前有大量失血，因需急诊手术，术前未能及时充分补充血容量。③术中出血量大，手术时间长，水分大量蒸发；胸部大手术，术中创面易渗血。若术中液体输入不足，可发生急性血容量不足。④术后急性大量出血。此外，组织损伤后大量体液渗出、细菌污染或神经因素等，均可以发生血容量不足。

(2) 术后心脏功能不全：老年患者，特别是术前有心脏疾病者，由于手术创伤、麻醉等影响，可诱发急性心肌梗死，甚至引起急性心功能不全。如患者合并严重心律失常、心力衰竭、肺动脉栓塞等，使左心室收缩功能减退或舒张期充盈不足，导致心排血量锐减。此外，术后输液速度过快或输液量过多，可引起急性肺水肿。

(3) 术后感染或中毒：术后感染可由多种病原体及其毒素引起，如细菌、病毒、真菌、寄生虫、螺旋体或立克次体等，临床表现为微循环灌注不足。

(4) 神经源性因素：由于手术创伤、麻醉等刺激或手术后留置持续硬膜外镇痛泵等影响，可引起强烈的神经反射性血管扩张，周围血管张力锐减，导致有效循环量相对不足。

(5) 过敏性因素：围手术期使用某些药物、异体蛋白或血浆等，有时可使机体发生过敏反应，导致全身血管骤然扩张，引起术后循环障碍。

(6) 其他因素：如患者对手术极度恐惧、过度疲劳、术前饥饿、低血糖、脱水、中暑或受寒等因素也可影响患者，引起术后循环障碍。

2.胸外科术后区域性循环功能紊乱的病因　术后区域性循环功能紊乱除了受全身性循环功能紊乱的病因影响外，还常常与局部脏器的血流量减少和局部脏器组织缺氧有关。胸部大手术后如门静脉系统血栓形成，可引起肝脏或肠管循环障碍；术后静脉血栓脱落引起的急性肺栓塞，可导致肺循环障碍；术后长期卧床患者引起的下肢深静脉血栓形成，可导致术后下肢循环障碍。

## （三）胸外科术后循环功能紊乱导致的脏器损伤

术后脏器功能损害可由术后全身性循环功能紊乱引起，也可因术后区域性循环功能紊乱所致，或因后者而加剧。术后循环功能紊乱严重时，可出现多种内脏器官功能不全现象，并可进一步发展为多器官功能衰竭（MOF）。脏器损害的发生，与术后循环功能紊乱的原因和持续时间的长短有密切关系。短暂的术后低血容量性循环障碍，一般较少引起脏器的损害，但如果循环功能紊乱持续时间超过一定时限，则容易引发心脏、肺部、脑部、肾等脏器的功能损害。

心脏冠状动脉灌流量的 80% 发生于舒张期。冠状动脉的平滑肌以 β 受体占优势，在术后全身性循环功能紊乱代偿期，虽然体内有大量儿茶酚胺分泌，但冠状动脉的收缩却不明显，故心脏的血液供应无明显减少。进入术后全身性循环功能紊乱失代偿期，心排血量和主动脉压力降低，舒张期血压也下降，可使冠状动脉灌流量明显减少，心肌缺氧受损，造成心功能不全。此外，低氧血症、代谢性酸中毒和高钾血症等因素，也可引起心肌损害，心脏微循环内血栓形成，可引起心肌局灶性坏死，严重的心脏冠状动脉堵塞则可进一步发展为急性心力衰竭。

术后全身性循环功能紊乱可引起肺部血流灌流减少，当并发弥散性血管内凝血时，可造成肺部微循环栓塞，此时如大量输入库血，因其含有较多的微聚物，也可加重肺部微循环栓塞。术后区域性循环障碍如下肢静脉血栓脱落也可引起肺栓塞，肺部缺血缺氧使毛细血管内皮细胞和肺泡上皮细胞受损，肺泡表面活性物质生成减少，使肺泡内液气界面的表面张力升高，促使肺泡萎陷，引起肺不张，此时肺部毛细血管内血液不能进行有效的气体交换。肺循环障碍时，萎陷的肺泡不能正常通气，而一部分尚好的肺泡又得不到良好的血液灌流，以致通气/灌流比例失调，无效腔通气和静脉混合血增加，肺内左右分流增加，使低氧血症更为严重，临床上即可出现进行性呼吸困难的一系列症状，此时可由急性肺损伤迅速发展为急性呼吸窘迫综合征。

术后区域性脑循环功能紊乱可以导致脑梗死等。患者出现短暂性脑缺血发作时，表现为头昏、眩晕、一侧肢体无力等，起病缓慢，常在睡眠或安静时发生。由血栓所致者，多无前驱症状、起病急骤。脑梗死一般很少出现严重的意识障碍和颅内高压等症状。术后全身性循环功能紊乱患者因动脉压过低使脑血流量减少。颅内小动脉的平滑肌舒缩受血液二氧化碳分压和酸碱度变化的影响，当二氧化碳分压升高或酸中毒时，脑血流量可增加。但该调节机制需要机体维持一定的心排血量和平均动脉压才起作用。因此，持续性低血压可引起脑的血液灌流不足，导致毛细血管周围的脑胶质细胞肿胀，同时由于毛细血管通透性升高，血浆外渗至脑细胞间隙，引起急性脑水肿和颅内压增高，严重者可发生脑疝或昏迷。

术后早期循环功能紊乱可引起肾灌注不足，此时机体抗利尿激素和醛固酮分泌增多，可引起肾前性少尿。若术后循环功能紊乱持续时间长，肾缺血时间超过3h以上，即可发生肾实质损害，严重时并发急性肾衰竭。术后循环障碍并发的急性肾衰竭，除主要由于组织血液灌流不足外，还与某些物质如血红蛋白、肌红蛋白沉积于肾小管形成管型的机械性堵塞及毒性物质对肾小管上皮细胞的损害等因素有关。

### （四）胸外科术后循环紊乱的临床表现

1. 术后全身性循环功能紊乱的临床表现　早期意识清楚，中枢神经系统兴奋性增高，交感-肾上腺轴兴奋，表现为精神紧张、兴奋。继而因大脑缺氧可有表情淡漠或烦躁不安，严重时，意识逐渐模糊，甚至昏迷。患者皮肤和黏膜苍白、潮湿，心率加快，呼吸快速，发绀，尿量减少。末梢血管充盈不良，周围静脉萎陷，四肢厥冷。由于心肌缺氧、收缩乏力，脉搏无力，桡动脉、足背动脉等外周动脉搏动摸不清。由于缺氧和酸中毒，患者呼吸加快加深，可出现呼吸性碱中毒。严重者意识模糊或昏迷，全身皮肤黏膜明显发绀，血压测不出，少尿或无尿。尿量减少早期多为肾前性，因血容量不足、肾血液灌流不良所致，后期可因肾损害所致。进一步发展为弥散性血管内凝血，可出现皮肤黏膜瘀斑或消化道出血。如患者出现进行性呼吸困难、经吸氧而不能改善者，应考虑并发 ARDS 的可能。

2. 术后区域性循环功能紊乱的临床表现　主要表现为区域性脏器的功能异常。如术后肺栓塞引起肺循环障碍时，临床表现为突发呼吸困难、胸痛和咯血，称之为肺梗死三联症。也可有惊恐、咳嗽、晕厥、多汗、发绀、濒死感、低血压休克、右心衰竭、低热等。体格检查发现患侧膈肌上移，气管移向患侧，叩诊浊音，可闻及哮鸣音和干湿啰音、胸膜摩擦音、肺动脉第二音亢进等。最有意义的体征是反映右心负荷增加的颈静脉充盈、搏动增强，是右心功能不全的重要表现。术后心肌梗死表现为突然发作心绞痛，伴有恶心、呕吐、大汗、心动过缓，急性心功能不全，严重心律失常或血压有较大波动，如心绞痛缓解而收缩压仍低于 80mmHg，患者烦躁不安、面色苍白、皮肤湿冷、脉细而快、大汗淋漓、尿量减少，甚至昏厥者，提示为心源性休克，出现急性心力衰竭等。术后脑梗死主要表现为局灶性脑功能缺失的征象，如颈内动脉阻塞的同侧单眼失明或 Horner 氏综合征，对侧偏瘫；大脑中动脉阻塞时对侧完全性偏瘫、感觉障碍、同侧偏盲等；小脑后下动脉阻塞出现眩晕、恶心、呕吐，声音嘶哑，吞咽困难，同侧 Horner 综合征，共济失调，同侧面部浅感觉减退和对侧肢体的浅感觉减退或轻度偏瘫。术后肝脏循环障碍患者，可有厌食、恶心、乏力、腹胀、眼白和皮肤黄染等表现，严重者可有腹水或肝性脑病等表现，实验室检查可有肝脏酶学和血清胆红素升高、血清白蛋白降低、凝血酶原时间延长等。

## （五）胸外科术后常见的循环功能紊乱及防范处理

1. 心律失常　是指心脏冲动的节律、频率、起源部位、传导速度与激动次序的异常。按其发生原理，分为冲动形成异常和冲动传导异常两大类。对于普胸手术，以冲动形成异常为常见，如窦性心动过速、室上性心动过速、室性心动过速、心房颤动、室性期前收缩等。心律失常大多出现于手术时或手术后最初 3 天内，胸部手术特别容易发生。心律失常的结果是降低心排血量，心率缓慢可降低总的心排血量，但可通过增加心搏量而获得部分代偿；快速心率亦减少心排血量，主要为缩短舒张充盈期及降低心搏量。另外，心律失常所致的房室同步消失，即便是窦性心律失常亦可导致降低心排血量。心律失常的发病因素如下：

(1) 缺氧和二氧化碳潴留为术后发生心律失常的主要原因之一。术后低氧血症和二氧化碳潴留的常见原因：①吸入气体中氧浓度偏低；②肺部感染，气道不畅，支气管痉挛，肺不张，通气不足或生理性分流增加；③贫血或血液过分稀释；④心排血量下降；⑤代谢率增加；⑥胸腔积液增加。

(2) 血压波动：术后血压高时可增加心脏后负荷，容易发生室性心律失常；低血压时，由于组织灌注不足，产生代谢性酸中毒。内源性儿茶酚胺增高，加之心肌缺氧，均可导致心律失常。一旦发生心律失常，又可进一步影响心排血量和冠脉血流，形成恶性循环。普胸手术中，心脏因压力、张力、牵引力等均可导致心律失常。这种心律失常往往在诱发因素解除后自行消失，但也可产生不可逆损害，如手术直接损害传导系统而引起心律失常。

(3) 电解质、酸碱度的改变：低血钾、低血镁、酸中毒、呼吸性碱中毒是术后常易出现的生理紊乱。术前长期应用利尿剂的患者，术中血液被稀释，术后再给予利尿剂均易导致低血钾，从而导致心肌除极速度加快，而复极减慢，使心肌应激性增加，从而发生心律失常。

随心血管外科手术的开展，术后心律失常发生率增高，但大多数心律失常在充分供氧、

125

维持良好血压、纠正电解质及酸碱平衡紊乱后，能自行消失。心律失常的治疗原则，临床上主要决定于以下三个因素：①心律失常对血流动力学影响的程度，对血流动学影响程度较大的严重心律失常必须及时处理；②心律失常发生及持续的时间；③心脏病变的严重程度，如有严重的心血管疾病及心功能不全，宜及早处理。术后轻度心律失常或心房颤动，可不经过任何治疗而自动转复正常心律。但要让患者保持安静，勿躁动，可给予适量镇静剂，如地西泮、布桂嗪等。对于已经纠正潜在病因后，心律失常仍不能消失者，则应给予相应药物治疗。如心房颤动心率 >120 次 / 分，应静脉注射毛花苷丙，如有心动过缓，可给予异丙基肾上腺素或阿托品。对频发室性期前收缩者，可给予利多卡因，或给予地西泮等，必要时可电击转复律。

2. 低血压　胸外科术后发生低血压的基本原因有以下三方面：①血容量不足；②周围血管张力减弱；③心排血量不足。造成这三方面改变的具体原因很多，应结合心率、脉搏、末梢循环、中心静脉压等其他监测指标，综合分析，做出正确判断，以便给予相应的处理。

(1) 引起低血压的常见因素

1) 全麻的抑制作用。几乎所有的全麻药都有不同程度的心血管抑制作用，由于心肌受抑制和或周围血管扩张，血压可下降，其幅度与麻醉深度直接相关。

2) 手术中急性失血或慢性渗血所致的低血容量。手术前因脱水、失血而致低血容量的患者，在代偿阶段可不发生低血压，麻醉后失代偿，血压就下降。低血容量所致的低血压多伴有脉率增快、中心静脉压下降，严重时则出现休克表现：脉压小、毛细血管充盈时间延长、皮肤湿冷、少尿等。

3) 当手术操作刺激自主神经分布丰富的部位时，可引起迷走神经反射而致血压下降，往往伴有脉压小、脉搏慢，甚至呼吸减慢或暂停。

4) 呼吸道梗阻等原因所致的二氧化碳蓄积，待梗阻情况缓解、二氧化碳被排出后，可以发生血压下降。其特征为在血压下降之前先有血压升高、脉搏增快、呼吸快而深、颜面潮红、出汗等二氧化碳蓄积的表现。

5) 急性冠状动脉供血不足、严重心律失常或急性心脏压塞而致心排血量减少，可导致血压迅速下降。此种低血压多伴有相应的心电图改变或 ( 和 ) 中心静脉压增高。

(2) 对胸外科患者可能出现低血压的情况，可以进行适当的防范处理

1) 加强围手术期的准备工作，对脱水、失血的患者尽量补足血容量。

2) 麻醉过程中要密切监测血压，并根据患者血压变化情况调节麻醉深度。

3) 对手术要有充分的估计，如是失血量大的手术，最好随时计算失血量，根据失血量及时补偿。

(3) 术后出现低血压，首先应分析原因，排除可导致血压下降的因素

1) 由于低血容量所致的低血压，应迅速补充血容量，并密切监测中心静脉压。对心功能较差，不能耐受大量输血、补液的患者，可先给予小剂量多巴胺等药物以增强心肌收缩力，然后再予以补足血容量。

2) 遇有血压严重下降的危急情况时，应先给予多巴胺或去甲肾上腺素等药物提升血压，然后再分析原因，针对原因予以治疗。

3) 对于心源性低血压, 针对具体原因给予相应的处理, 如纠正心律失常、解除心脏压塞、改善心肌供血等。

4) 密切观察胸腔引流管的引流情况, 特别注意引流液的量、颜色、性状并记录。如出血量较多, 有开胸止血手术指征, 及时手术止血。维持胸腔引流后通畅是术后极为重要的措施。引流管应在医护人员指导下夹闭或开放, 防止空气或液体因胸内负压逆流入胸腔, 发生肺不张、胸腔积液等并发症。

5) 在处理低血压的同时要加强呼吸管理, 保持呼吸道通畅, 充分供氧。观察尿量, 及早预防急性肾衰竭。

3. 高血压　对人体的危险性, 不仅与血压增高的程度有关, 还要看心、脑、肾是否伴有损害。高血压患者做手术的危险性主要在于手术后发生心力衰竭、心肌梗死、肾功能不全、脑血栓等病症的可能性增大。术前对有高血压病史或可疑高血压的患者应及时诊断, 并对高血压的程度做出判断。尤其有并发症的慢性高血压患者, 即使有左心室肥大和心电图异常, 只要无冠心病或心力衰竭, 肾脏功能又正常, 施行手术不会提高死亡率。一般来说, 高血压伴发心肌梗死者 3 个月内不宜行择期手术; 近期有脑血管意外的患者也应延期手术; 有心力衰竭病史者, 术中容易致心力衰竭复发和肺水肿, 应在术前应用药物和其他治疗方法, 使心功能处于较好的状态。

高血压患者的左心室负荷和外周血管阻力均比正常人大; 由于血管硬化, 管腔变窄, 同样的平滑肌收缩所产生的血压变化要比正常人剧烈。血压剧烈波动易使已硬化变窄的脑血管尤其是小动脉破裂, 引起脑血管意外; 心肌耗氧量大, 舒张期充盈压高, 易致心内膜下缺血和左心衰竭。因此, 应在术前积极进行抗高血压治疗, 使血压保持平稳, 减少或避免并发症的发生。

术后应继续进行血压、脉搏和心电监护, 特别要警惕高血压危象和左心衰竭的发生, 并随时给予相应的治疗。对有陈旧性心肌梗死、严重心律失常和经受大手术的患者, 术后心电监护应持续一段时间, 以便随时掌握病情, 做出相应处理。

4. 心肌缺血　是由冠状动脉循环改变引起冠状动脉血流和心肌需要之间的不平衡, 而导致心肌功能降低的一种状态, 包括暂时性和慢性情况, 可由于功能性改变或器质性病变引起。

心电监护是最常用、最简易的监护措施, 通过心电监护, 监测心率、脉搏等, 了解心电图的变化, 有利于早期发现心肌缺血, 术中和术后应常规进行心电监护。还可以通过心肌酶学监测及血流动力学监测, 了解心肌缺血的情况。术后心肌缺血在无并发症的情况下, 主要使用硝酸甘油类、钙离子拮抗剂等治疗。

5. 急性心力衰竭　系指由于某些原因使心肌收缩力下降或心脏前后负荷突然增加, 而引起心排血量急剧降低, 所致组织灌注不足和急性淤血的临床综合征。临床上急性左心衰竭较急性右心衰竭多见。前者主要表现为肺水肿, 重者伴有心源性休克; 后者主要见于右心室梗死和急性大块肺栓塞。对有心力衰竭史的患者, 不论施行何种手术, 术前要谨慎评价其心功能状态。进行普胸外科手术且年龄超过 40 岁的患者可能发生左心衰竭和肺水肿。最常见的原因是, 患者有液体超负荷且心脏储备能力有限, 其他原因还有手术后心肌梗死和心律失常造成心室率增加。临床症状不明显的心力衰竭是常见的，尤其是其他诱发肺水肿因素 ( 广泛创伤、多次输血、脓毒血症等 ) 存在的情况下，如有动脉氧分压降低、胸部 X 线检查异常或肺动脉楔压升高。心力衰竭时，由于肺淤血及周围水肿，术后肺部并发症增多，切口愈合亦受影响。

如术前有心力衰竭症状，应采用强心和 ( 或 ) 利尿药，必要时加用血管扩张药，心力衰竭控制后方可手术。急症手术时，要选用快速利尿药及排泄快的洋地黄制剂，及时纠正电解质紊乱。在强心、利尿及血管扩张药三者中，利尿药是最重要的。

## 六、术后消化系统并发症及意外风险的防范处理

胸外科术后消化系统并发症常见有胃肠功能紊乱、应激性溃疡、吻合口瘘等，会增加患者的痛苦，并使医疗费用提高。治疗措施包括使用促进胃肠道动力的药物、放置鼻胃管，以及避免术后早期进食、早期活动及包括肠内营养在内的综合治疗措施。并发症以下面三种最常见。

### ( 一 ) 胃肠功能紊乱

胃肠功能紊乱常见于胸部手术后，是一类以腹痛、腹胀、恶心、早饱、呕吐、腹泻及排便困难等症状为临床主要表现的胃肠疾病综合征。胃食管反流、食管括约肌一过性松弛是引起胃食管反流的主要原因：①肌力降低；②排空延迟；③防御下降。剑突后烧灼感和反酸是胃食管反流病最常见症状。

处理：严重营养不良、鼻胃管进食又引起腹泻的患者，需静脉输入营养。高纤维素食物可缓解 IBS 患者的症状。药物治疗：短期给予三环类抗抑郁药对具有明显精神症状的患者有用，对痉挛性腹痛的胃肠功能紊乱患者，抗胆碱能药物双环维林可减轻餐后腹痛和便意窘迫；钙拮抗剂匹维溴铵 ( 得舒特 ) 可减少餐后锋电位活动的增加，洛哌丁胺 ( 易蒙停 2mg，4 次 / 天 ) 对腹泻型胃肠功能紊乱有效。

### ( 二 ) 急性应激性溃疡

急性应激性溃疡：指各种应激状态下，胃和十二指肠黏膜发生的以糜烂性和溃疡性损害为特征的一组急性胃黏膜出血病变，为上消化道出血的常见原因之一。胸部手术术后引起应激的因素有：感染、创伤、休克、心力衰竭、呼吸衰竭、肾衰竭、肝衰竭、代谢性酸中毒、大量应用肾上腺糖皮质激素等。

本病典型损害为弥漫多发性糜烂和浅溃疡 ( 若病变累及黏膜肌层以下则称为应激性溃疡 )，周围炎症反应相对较轻，常有出血灶，以胃体为主，可累及全胃，甚至可延伸至食管或十二指肠。临床表现通常以上消化道出血为首发表现。上述应激因素发生后，常在应激后 24h 出现黏膜糜烂，2 ~ 4 天出现呕血及黑便，也有 24h 内或 2 ~ 3 周后发生者，出血量一般不大，常呈间歇性。可伴有上腹隐痛、烧灼痛、腹胀、恶心、呕吐。大量出血者占 1% ~ 10%，可出现晕厥或休克等循环血容量不足表现。体检可有上腹或脐周压痛。

X 线上消化道造影检查缺乏实际诊断价值，应于发病 24 ~ 48h 内进行急诊内镜检查，镜下见到胃黏膜糜烂、出血或浅表溃疡可确诊，如内镜检查结果阴性而出血不止应行血管造影检查，明确出血部位同时可栓塞止血。根据各种严重疾病史、典型临床表现及急诊胃镜可诊断。主要并发症有上消化道大出血及失血性休克。

处理：①积极治疗原发病，除去致病因素。②禁食、卧床休息，严密监测生命体征。③积极补充血容量，必要时输血，纠正休克。④止血静脉用抑酸剂提高胃内 pH；弥漫性胃黏膜出血可用 8mg/dl 去甲肾上腺素冰盐水溶液，分次口服；呕血停止后可予以胃黏膜保护剂；小动脉出血者可胃镜直视下采取金属止血夹、高频电凝、激光凝固或氩离子凝固术 (APC) 止血，也可用 1 : 10 000 肾上腺素盐水溶液或硬化剂注射，如经上述治疗仍未能控制的大出血者，可考虑手术治疗。

### （三）食管吻合口瘘

食管吻合口瘘是胸外科最严重的并发症，食管吻合口瘘的诊断治疗一直对即使最有经验的胸外科医师也是一个挑战，随着器械吻合、肠内外营养支持等在临床的广泛应用，吻合口发生率在 3% 以下，病死率在 10% ~ 20%，吻合口一旦发生便对患者生命造成极大威胁，是胸外科术后常见死亡原因之一。

食管术后吻合口瘘分为胸腔吻合口瘘和颈部吻合口瘘两种。胸腔吻合口瘘：多发生于术后 3 ~ 5 天，有急性脓胸的症状和体征，如高热、寒战、呼吸急促、心动过速，伴有患侧胸痛，体格检查有胸腔大量积液的体征，穿刺有脓性物。血常规示白细胞总数及中性粒细胞比例增高等。颈部吻合口瘘：与吻合口瘘发生的时间及有无合并纵隔感染有密切的关系，发生于术后 3 ~ 5 天的吻合瘘，首先表现为颈部切口局部红肿、扪之饱满、皮温增高、局部有渗液或皮下气肿、波动感等。同时感染毒素吸收而伴有发热、畏寒毒血症的表现。全身症状的严重程度取决于是否合并纵隔感染。合并有胸腔或纵隔感染者，会有胸闷、气促、呼吸困难及心动过速等表现。发生于术后 7 ~ 12 天的吻合口瘘，感染、中毒的全身表现相应减轻，或只有颈部脓肿的局部表现，发生于此期的吻合口瘘，患者多已进流质或半流质饮食，初始患者多诉进食或吞咽时颈部吻合口处有类似气过水声的异常响声，仔细检查可见颈部切口较饱满，或有捻发感等，同时可有低热及白细胞总数增高等表现。1 ~ 2 天后逐步出现颈部切口肿胀，或颈部切口破溃，有脓性分泌物及食物残渣从切口溢出。

食管吻合口瘘的处理：颈部吻合口瘘是最多见的，而诊断及处理也是较及时的，如果为不流进胸腔的瘘，颈部拆线引流，禁食，加强换药，一般 3 周左右就可以愈合。

早期胸内吻合口瘘处理：一般认为发生于 3 天之内的吻合口瘘为早期吻合口瘘。胸内早期发现吻合口瘘治疗原则为及时手术，效果较好。术后如果出现异常增多的浆液性胸液，同时有顽固性胸痛，应及时行吻合口造影，及早发现吻合口瘘，果断进行手术治疗是最佳选择，能尽可能阻止发展到全胸腔感染的严重后果，极大减少患者的痛苦。

晚期胸内吻合口瘘保守治疗：4 天以后出现的晚期胸内瘘往往是非局限性的，保守治疗是目前最好的办法，包括早期的禁食、胃肠减压、胸腔闭式引流间断性的胸腔冲洗、抗感染、营养支持、维持水和电解质及酸碱平衡等。笔者在治疗过程中体会最深的是胸腔闭式引流，因为脓胸大量纤维素的渗出很容易导致引流管得堵塞，时常需要更换胸管，但通畅而高效的胸腔引流是吻合口愈合的基本条件，也是治疗吻合口瘘的关键，在胸腔引流的时候均采用上、下胸腔置管，只要做到有效引流，患者往往在短期内体温下降。在此基础上辅以良好的胃肠营养及肠外营养，大多患者经过漫长的消耗期后往往得以治愈。

采用覆膜记忆合金支架治疗食管吻合口瘘近年来已经多有报道，一般认为，食管吻合瘘患者，经放置带膜内支架后，封堵瘘口，容易控制肺纵隔内感染，为治疗提供良好的基础。

## 七、术后其他并发症及意外风险的防范处理

### (一)活动性血胸

活动性血胸指的是术后胸腔引流量 >200ml/h，持续 3h 以上，是在胸外科术后第一个 24h 内需重点关注的并发症。血胸的来源为胸壁血管出血(常为胸廓内动静脉、肋间动静脉，动脉血来自体循环，压力大，出血较难自然止血)、心脏或纵隔大血管出血(肺动静脉结扎残端、上下腔静脉及其分支、心脏及主动脉分支，出血迅速，易休克)、肺组织出血(常为肺组织手术切缘或脏层胸膜，常表现为渗血)。

临床上活动性血胸患者，直观表现为胸瓶引流量增多，但是这并不能够完整地反映胸腔出血情况，所以需结合患者的生命体征、症状及实验室检查、影像学检查综合评定患者失血情况。对于怀疑或证明有活动性血胸者，在补充血容量输血等抗休克治疗的同时，应该立即做好剖胸探查的准备，找到出血点，及时手术止血。

为了减少活动性血胸的发生，在行胸外科手术的过程中，应该彻底止血，根据出血部位及出血速度采取相应的止血方法。胸壁血管出血是胸外科术后活动性血胸常见的原因，在术中可采用以下方法止血：①金属钛夹闭合血管两端；②电凝血管两断端及周围组织；③缝扎血管两端，尤其是胸廓内动脉及脊柱旁肋间动脉，压力大、出血快，可使用缝扎血管两断端或金属夹的方法，对于出血缓慢的可采用电凝止血。为了减少心脏或纵隔大血管来源的术后出血，术中应该缝扎稳固，采用血管闭合器的时候操作细致，减少医源性损伤。对于肺组织出血，常用缝扎止血，特别是对于切割闭合器两残端，应该予以缝扎固定，以减少鼓肺后压力增大导致的出血。

### (二)乳糜胸

乳糜胸是由胸导管及其分支损伤破裂所致，表现为胸腔内过量的淋巴液积聚，对肺组织及纵隔产生机械性压迫，出血气急、胸闷、呼吸困难等症状，由于乳糜液的大量丢失，常导致患者的内环境电解质紊乱、营养障碍等。但由于乳糜液富含高脂肪酸而具有抑菌功能，并发感染较少见。

乳糜胸经实验室确诊后，应立刻行无脂饮食、补充白蛋白及静脉营养、补液等对症支

持治疗，维持水、电解质及患者营养平衡。乳糜胸目前无明确的手术标准，通常认为每天乳糜液 >800ml，经保守治疗 5 ~ 7 天仍无明显减少趋势者应该尽早手术。

胸外科手术均可引起乳糜胸的发生，术后平均发生率为 0.2%，易引起乳糜胸的常见手术为食管及后纵隔手术，所以术中应该做好如下防范措施：首先要了解胸导管的解剖，熟悉其走行，右侧胸导管的损伤常发生于隆突下后纵隔处，左侧常发生于主动脉弓上的扩大手术；其次是术中应该解剖细致，在胸导管走行区域分离时应边分边结扎；最后是手术快结束时应该检查是否有乳糜液漏出，对于疑似或肯定的乳糜液漏出均应该结扎。部分学者认为食管手术可预防性结扎胸导管。

### （三）脓胸

脓胸是胸膜腔中脓液的积存，支气管或者食管瘘、术后胸腔积液或者出血长期积聚等是术后引起脓胸的重要原因。对于诊断明确的脓胸，治疗的关键是积极行足量抗感染治疗和脓液的充分引流，脓液的充分引流以胸腔闭式引流术及胸腔穿刺等为主，抗感染治疗应该以胸腔积液培养、痰培养及血培养为基础，在培养结果出来以前应该以经验性抗感染治疗为主，常应同时给予抗厌氧菌治疗。对于保守治疗效果不佳的患者，需及时外科干预。

术后脓胸的发生重在预防，在手术过程中，我们应该注意无菌原则；术后结合患者基础疾病及相关细菌培养结果合理使用抗生素；对于支气管或食管瘘引起的脓胸，需在手术治疗原发病时仔细操作；对于术后胸腔积液或者血胸，应该充分引流，对于引流不畅的患者，需定期复查，如果逐渐吸收则不需特殊处理，如果有吸收不良、合并发热白细胞增多等表现的患者，则需考虑是否进展为脓胸，需及时处理。

### （四）支气管胸膜瘘

支气管胸膜瘘是指发生在各级支气管与胸膜腔之间交汇互通后所出现的一系列病理表现，可发生在支气管残端或者肺组织解剖面未结扎的小支气管，支气管胸膜瘘常合并其他严重并发症较多，死亡率高。

支气管胸膜瘘出现的常见原因如下。①手术操作：支气管残端游离过多，使得残端血供较差，愈合不良；残端过长，支气管分泌物和细菌聚集，影响残端愈合；或者由于残端缝合不良，过松或过紧。②术后相关处理：如术后胸腔积液引流不畅，支气管残端长期浸泡于胸腔积液中，尤其是合并脓胸的患者；术后由于呼吸衰竭行机械通气，导致呼吸机相关损失。③患者的一般情况：营养状况较差、术前使用激素、合并糖尿病、行新辅助放化疗等，均影响残端的愈合。

临床上支气管胸膜瘘常表现为突发的剧烈咳嗽、咳出胸腔积液样痰，同时患侧有气胸表现，以及支气管分泌物进入胸膜腔而引起的脓胸等，诊断明确后治疗棘手，死亡率高，故重在预防。①术中游离支气管时应注意尽可能多地保留残端的血供，尽量保留支气管动脉；②减少支气管的医源性创伤，避免电灼伤或钳夹近端支气管，尤其注意对气管膜部的保护；③在缝合支气管残端时注意针距及打结，条件允许时可采用支气管闭合器；④对于一般情况较差，具有发生支气管胸膜瘘高危因素的患者，可采用胸膜或肋间肌包埋；⑤术后应该保证胸腔引流通畅，减少胸腔积液的积聚及脓胸的发生，采用机械通气时，避免过高气道压力。

## （五）吻合口瘘

吻合口瘘是消化道重建术后最常见的严重并发症之一，处理棘手，死亡率较高，因此了解吻合口瘘的原因，积极预防吻合口瘘的发生是保证食管手术疗效的关键。

吻合口瘘出现的常见原因有以下四种。①吻合口供血不良：术中伤及胃网膜血管弓、过度牵拉胃组织伤及胃黏膜下血管、食管近端过度游离等；②吻合口张力过大：胃远端游离不够充分，勉强行胃食管吻合，术中过度牵拉吻合口，术后胃内大量胃液或气体潴留；③吻合技术：吻合过程中黏膜回缩导致黏膜对合不齐，食管缺乏牢固的浆肌层导致缝线切割食管壁，缝合过宽或缝扎过松等；④患者的一般情况较差：由于食管疾病患者长期不能进食，营养较差，影响吻合口愈合，术前使用激素、合并有糖尿病的患者发生吻合口瘘的风险也增大。

针对以上几种原因，我们可采用以下方法预防：①完善术前准备，改善患者一般营养状况，术前可给予高热量及高蛋白饮食，适当经静脉补充营养，术前可用甲硝唑冲洗胃食管，减少术后感染的发生；②术中操作规范，提高手术技巧，注意无菌原则。游离食管的过程中，避免游离过多食管近端，分离胃组织时，避免过度牵拉胃组织，保护胃网膜血管弓，同时要保证胃的充分游离，保证吻合无张力，在吻合过程中，保证血管弓无扭转及受压，条件允许可使用消化道吻合器，吻合口处应悬吊减张，止血时应该避免过度牵拉吻合口。

## （六）喉返神经麻痹

喉返神经来自迷走神经，术中过度牵拉、钳夹、离断或电灼伤，损伤引起喉返神经麻痹，单侧麻痹表现为发音的声调或音质发生变化，表现为声嘶、声调降低等，或者呛咳，双侧麻痹则有呼吸困难的危险。

避免喉返神经损伤最好的措施是预防，有以下几点建议：①熟悉喉返神经的解剖及走向；②术中仔细解剖，适当时可以使用放大镜，在相关解剖区域时，对于任何条索状物，应该慎用止血钳或镊子钳夹，确认为喉返神经后，应该轻柔牵拉，避免损伤。

（万　黎）

## 参 考 文 献

戈峰，Ming Lui，李琦．2003．基础胸外科学．北京：中国协和医科大学出版社

徐关英，孙灵，陈旭．2009．胸外科手术后麻醉恢复期患者的管理．临床麻醉学杂志，25(6):524-525

张为迪，李道堂，于金明．2004．普胸外科手术并发症．济南：山东科学技术出版社

庄心良，曾因明，陈伯銮．2003．现代麻醉学．北京：人民卫生出版社

# 第二篇　各　论

Section 2

# 第四章　胸壁疾病手术

# 第一节　漏　斗　胸

漏斗胸是一种胸骨的凹陷性畸形，发生率占人口的 0.1% ~ 0.3%，男女之比约 4 : 1，一般在 3 ~ 5 岁时畸形显著，易被察觉，40 岁以上患者少见，提示漏斗胸患者的生存期可能比正常人短。

临床上许多学者更多地采用漏斗胸指数来表达凹陷的程度。漏斗指数的计算方法是：漏斗指数 = 漏斗胸凹陷的纵径 × 漏斗胸凹陷的横径 × 漏斗胸凹陷的深度 /( 胸骨长度 × 胸廓横径 × 胸骨角至椎体最短距离 )。

凹陷程度判断：大于 0.3 为重度，大于 0.2 小于等于 0.3 为中度，小于 0.2 为轻度。

## 一、手术适应证

1.年龄 >3 岁，最佳年龄 6 ~ 12 岁。

2.中重度对称性漏斗胸畸形，CT 检查 Haller 指数 >3.2。

3.肺功能检查提示限制性或阻塞性气道病变，易患上呼吸道感染，剧烈活动耐受量降低，跑步或爬楼梯时会气喘。

4.心脏受压移位，心电图检查示心肌损害。

5.其他手术方法失败者。

6.心理负担严重、要求矫正外观的青少年。

## 二、手术禁忌证

1.年龄 <2 岁。

2.Haller 指数 <3.0、轻度漏斗胸畸形而无症状者。

3.严重的非对称性漏斗胸及局限凹陷非常重的漏斗胸。

## 三、术前准备

除一般术前准备外，还需行胸部心脏正侧位片、肺部 CT。

## 四、手术 (NUSS 手术 ) 要点、难点及对策

1. 患者取平卧位，全麻，打开监护仪，在胸骨凹陷的最低点及肋骨两侧分别做标记。

2. 测量患者的胸廓长度和形状，选择合适的矫形板。根据患者的胸廓形状，利用塑形钳慢慢将矫形板弯曲，直到弯成所需的反向"U"形形状。

3. 在患者两侧肋骨的标记处切长 2 ~ 5cm 的切口，以便植入漏斗胸矫形板和固定板。

4. 在胸腔镜的透视下，将牵引分离器缓慢地、试探性地从一侧切口通过患者胸骨凹陷的最低点到达另一侧切口。然后，将一根引导线系在牵引分离器上，沿原路返回，撤下牵引分离器。将引导线系在矫形板上，利用引导线将矫形板以"U"形前路径植入人体的胸腔内。解下引导线，利用旋转手柄缓慢地将矫形板翻转成所需的反向"U"形。此过程要在胸腔镜的监视下进行，以免牵引分离器和矫形板损伤患者的心脏等胸腔脏器。

5. 在患者两侧切口分别植入固定板，将矫形板的两端插入固定板的槽中，用手术缝合线将固定板缝合在患者的肋骨骨膜上。矫形板的两端和固定板应用肌肉覆盖，以免直接与皮肤接触而压迫皮肤 ( 图 4-1)。

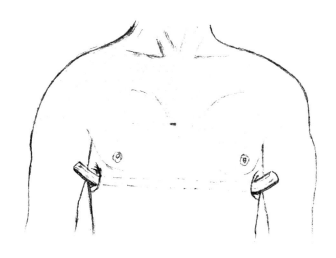

**图 4-1　固定板植入**

6. 在手术过程中，要注意止血及排除胸腔内气体，必要时放置胸腔闭式引流；如果矫形板发生断裂或者变形，要立即取出矫形板。

7. 最后用手术缝合线将患者两侧的切口缝合平整，手术结束。

## 五、术后监测与处理

术后常规监测生命体征。

## 六、术后常见并发症的预防与处理

### （一）近期并发症

1. 术中心脏压塞　在漏斗胸置入金属板过程中进入心包,从而造成心脏破裂、心脏压塞。此并发症非常紧急,需立即取剑突下切口切开心包行心脏破裂修补术,如有必要行体外循环心脏破裂修补术。预防此并发症需在胸腔镜引导下,将牵引器紧贴胸骨后壁进入对侧胸腔,避开心包及大血管。

2. 术后疼痛　金属板置入后将胸骨与肋软骨上抬,从而起到胸廓塑形作用,肋间神经受到牵拉水肿造成术后疼痛,尤其以年长儿多见。一般术后疼痛在 3 天后缓解,能自行下地行走,少数患者在术后 1 个月甚至半年内持续疼痛,持续的疼痛易造成患儿固定某一姿态,从而导致新的胸廓畸形、脊柱侧弯等并发症。患儿术后 3 天常规使用止痛针,减少疼痛感,对于年长儿疼痛剧烈者可用静脉止痛泵,同时鼓励年长儿进行常规性活动,做好患儿沟通,禁止固定某一姿态。

3. 术后肺不张　患儿因肺顺应性改变、长时间平躺或者患儿痰液未能有效咳出而造成痰液堵塞支气管,最终导致肺不张。患儿表现为发热、呼吸急促甚至呼吸困难,增加住院时间。术后应鼓励患儿在能忍受疼痛的基础上尽早翻身或坐位,让患儿多咳嗽咳痰,术后 48h 常规雾化吸入,必要时行吸痰处理。

4. 术后胃溃疡　手术后 24 ~ 48h 出现剑突下疼痛,腹膨隆,同时有呕吐等症状,胃肠减压可引流出大量咖啡样液体,考虑手术后应激性溃疡。患儿出现应激性溃疡需禁食,同时胃肠减压,静脉应用制酸药,一般 2 天后症状缓解。

5. 术后胸腔积液　因患儿术后无需放置胸腔引流管,迟发性出血导致胸腔积液,导致患儿低热、胸部疼痛等症状,术后需复查胸部立位片,如有必要行胸腔闭锁引流术。

6. 术后仍有胸骨凹陷　胸骨凹陷面积大或金属板未置入最佳位置,需置入 2 块金属板或重新调整金属板位置。

### （二）远期并发症

1. 金属板移位　造成术后金属板移位有多方面因素:①金属板放置位置不佳或矫形不满意,受力面积小,容易滑脱;②金属板固定不妥当,特别是固定子与胸壁接触不佳,活动度大;③患儿术后活动频繁,特别是垂直方向运动。金属板移位一般发生在术后半年内,复查胸部 X 线片可见金属板移位明显,同时外部形状变形明显。金属板移位需再次手术治疗,将原金属板取出后重新定型置入固定。与患儿家属沟通,限制患儿频繁活动。

2. 切口过敏反应、切口感染　不少患儿在术后 3 个月到 2 年内出现切口处红肿,皮肤破裂，固定子突出皮肤，甚至导致切口处流脓、全身发热等症状。切口处红肿无明显外伤性，考虑为切口过敏反应，如不能控制易造成切口感染流脓。患儿如未到2年出现切口过敏反应，需长期切口换药，防止切口感染，待2年后行金属板取出术，一般金属板取出后切口愈合。如未到2年已切口感染建议尽早手术取出金属板，最早可在术后1年半取出，防止全身症状。

3.脊柱侧弯　年长儿疼痛感强，长期固定某一姿态，导致患儿脊柱侧弯，即特发性的脊柱侧弯，一般在术后半年多见。患儿出现脊柱侧弯，与患儿沟通后姿态如能调整，脊柱侧弯即能改善，如患儿脊柱侧弯严重，则需取出金属板，待脊柱形状正常后再次置入金属板。

## 七、临床效果评价

NUSS手术通过胸腔镜下进行微创手术，无需切断肋骨，最大限度恢复了胸廓的稳定性和完整性，能弥补传统胸骨翻转及胸肋抬举术矫形手术创伤大、瘢痕严重，且术后复发率高的不足。NUSS手术时间短，术中出血少，手术创伤小，患儿的呼吸循环症状能迅速好转，住院时间短，并发症少。

# 第二节　鸡胸（胸骨沉降术）

与漏斗胸相反，鸡胸是一种胸骨的凸型畸形，发生率远较漏斗胸低，两者比例为6：1～10：1。

## 一、手术适应证

1.非肋软骨切断、切除的胸肋抬举术限于12岁以下儿童。

2.鸡胸并有较重的呼吸循环症状，易发生疲劳倦怠，影响患儿发育者，为手术的绝对适应证。

3.有轻度呼吸循环症状、胸廓变形较重、精神负担较大者，应手术治疗。

4.美容上考虑要求矫形者。

5.手术时机以3岁以上为宜，最好在学龄前。

## 二、术前准备

1.控制呼吸道感染。

2.营养状态较差者，应给予支持疗法。

3.心肺功能评估。

## 三、手术要点、难点及对策

1.切口、肌层游离　采用胸骨正中切口或双侧乳房下横形切口，游离皮下及胸大肌与漏斗胸手术相同。

2.骨膜下切断软骨　切除肋软骨的操作与漏斗胸的"胸肋抬举术"基本相同。游离腹直肌之肋骨附着处，同时游离上腹部腹直肌鞘外缘，制成肌瓣，于腹直肌附着剑突处切断。

3.胸骨截骨　在胸骨最突出的位置，与肋间平行横行楔形截骨。根据胸骨体向前移位的多少而决定楔形截骨的宽度。截除胸骨前板 1.0～1.5cm，适于Ⅰ型畸形。当胸骨呈现"Z"字形，即Ⅲ型畸形时，在胸骨柄、胸骨体最向前凸处，对胸骨前板横行楔形截骨；在最向后凸处，对后板同样行楔形截骨，截骨处用粗涤纶线缝合固定；Ⅱ型畸形，在旋转侧做胸骨偏置楔形截骨，缝合后使胸骨向前移位，矫正胸骨旋转；Ⅳ型畸形，在胸骨柄突出处横行楔形截骨，第 2、3 肋软骨骨膜下切除 ( 图 4-2)。

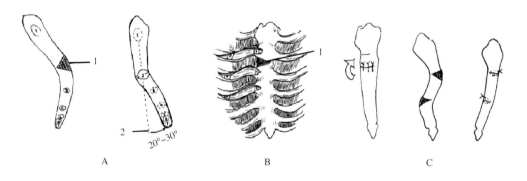

**图 4-2　胸骨截骨**

A.Ⅰ型畸形矫正；B.Ⅱ型畸形矫正；C.Ⅲ型畸形矫正

4.缝合肌层　盐水冲洗，将从剑突断开的腹直肌瓣向上移动，与胸骨固定。通过下部皮瓣将细引流管放置在胸骨旁，切除肋软骨的最高处。缝合皮下组织和皮肤。

## 四、术后监测与处理

监测生命体征，观察有无气胸，防止反常呼吸及肺部感染。

## 五、术后常见并发症的预防与处理

1.气胸　鸡胸术后发生的气胸，多为钢丝穿过肋骨后方刺破胸膜引起，多在关闭切口时彻底膨肺可避免。

2.支撑架移位　微创胸骨沉降术最容易发生的是固定架脱出，固定架脱出移位是导致再次手术的最常见原因，文献报道发生率为 1.2%～29.9%。术后 1 周内不屈曲，不猛转动胸腰，不滚翻，保持平卧，起床时最好有人协助。出院后注意姿势、体位；不滚翻，少屈曲；平时站立、行走要保持胸背挺直，不做快速、猛烈的上身扭动，可以防止固定架脱出移位。

3.伤口感染　因为固定架位于切口下，尤其是胸壁薄的儿童患者，一旦伤口感染很可能要取出固定架。这就要求术中尽量减少切口处组织的损伤，缝合切口前彻底止血，尽量将肌肉包裹固定器，并应用抗生素预防感染。

## 六、临床效果评价

胸骨沉降术矫形效果显著，安全性高。

# 第三节　胸壁结核

胸壁结核是继发于肺或胸膜结核感染的肋骨、胸骨、胸壁软组织结核病变，是一种常见的胸壁疾病。本病常见于 20 ~ 40 岁的青、中年人，男性较多。病变好发于乳腺与腋后线之间的第 3 ~ 7 肋骨处。临床表现为冷脓肿或慢性窦道，往往继发于肺、胸膜或纵隔的结核病变，仅为结核病的局部表现。大多数患者无明显症状，或有结核感染反应，如低热、盗汗、虚弱无力，局部有不同程度的疼痛。

治疗包括：

1.加强全身治疗　包括加强营养、休息及抗结核药物的应用。

2.脓腔穿刺　对较小的胸壁结核性脓肿及年老体弱的患者，可试行胸腔穿刺排脓，注入链霉素 0.5 ~ 1.0g，并加压包扎，重复数次，同时全身抗结核治疗，有少部分人可治愈。

3.手术治疗　在全身抗结核治疗的基础上（至少 2 ~ 4 周）行结核病灶清除术是胸壁结核治疗的主要手段。

## 一、手术适应证

胸壁结核是全身性结核感染的一种局部表现，因此必须首先进行全身抗结核治疗，在全身及局部病情稳定，血沉稳定以后，再进行局部病灶清除，缝合伤口。如冷脓肿有继发化脓性感染，应先切开引流，待继发感染控制后，再行病灶清除术。

## 二、手术禁忌证

结核感染活动期不宜手术，在活动期需行抗结核综合治疗，如胸壁结核有创面，可行病灶换药。伴有纤维干酪病变、支气管内膜结核、支气管狭窄、肺不张、张力性空洞及阻塞，巨大、多发厚壁空洞者均不宜手术。有继发感染、咯血及痰多者，以及青年、少年患者术后会引起胸部明显畸形，不宜施行胸廓成形术。

## 三、术前准备

1. 术前用抗结核药（链霉素、异烟肼）治疗 2 周，以防手术造成结核播散。
2. 有瘘孔者，术前应加用青霉素治疗。

## 四、手术要点、难点及对策

1. 体位　按病灶部位采取仰卧或侧卧位，病灶部位向上。
2. 切口　以脓肿为中心，沿肋骨走向做皮肤切口。如有窦道或局部皮肤被累及，可作梭形切口，切除窦道和累及皮肤。
3. 切除浅层脓肿　一般胸壁冷脓肿分为浅层及深层两部分。手术原则是浅层脓肿应彻底切除；深层脓肿应刮除病灶，切除覆盖脓腔的组织，以利于填充肌瓣。行浅层脓肿切除时，在切开皮肤并皮下分离至适当大的范围后，切开肌层，将脓肿自肌层分离至肋骨平面的浅、深脓腔交接处，将浅层脓肿壁全部切除。
4. 清除深层脓肿　病灶用探针沿窦道探查肋骨内面的深层脓腔；将受累的肋骨和遮盖脓腔的肋骨、骨膜、肋间肌充分切除，显露脓腔底部；然后，将底部的干酪样坏死组织和肉芽组织刮除。
5. 缝合切口　用生理盐水冲洗局部，将链霉素粉撒于残腔内，根据残腔大小，再将附近肌肉分离成瓣，转移充填空腔，用细肠线将肌瓣缝合固定在腔底，最后缝合皮肤。术前有窦道者，宜放胶皮片引流。切口加压包扎（图 4-3）。

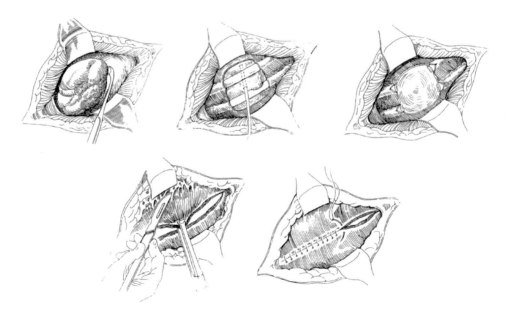

图 4-3　胸壁结核切除术

## 五、术后监测与处理

1. 加压包扎应持续 2 ~ 3 周，如有引流条，可在 1 ~ 2 日后取出。
2. 链霉素治疗至少维持 4 周。
3. 局部如有血肿，可穿刺抽出，加压包扎；如有感染，应早期拆线或切开引流。

## 六、术中常见并发症的预防与处理

1. 肋骨切除范围应超过脓腔边缘，使脓腔完全敞开，勿留屋檐状边缘，以免遗留残腔，积存渗液，造成感染再发。
2. 在清除脓腔深层时，应十分小心，以免切破胸膜，造成气胸，污染胸腔。

## 七、临床效果评价

手术清除彻底，临床预后较好。

# 第四节　胸壁及肋骨肿瘤

胸壁肿瘤一般是指发生在胸壁深层组织，如肌肉、胸膜、血管、神经、骨膜及骨骼的肿瘤。胸壁原发性的肿瘤病因尚不明确。过去认为与损伤有关，近年来经大量调查，此学说已被放弃，目前这方面的研究报告较少。

胸壁肿瘤的分类方法繁多，临床实用的分类方法如下。①原发性：良性与恶性；②继发性。继发性肿瘤几乎都是转移瘤，多半来自乳腺、肺、甲状腺、前列腺、子宫或肾等的转移或胸膜恶性肿瘤直接扩散而来。原发性胸壁肿瘤组织来源复杂，病理类型繁多，临床上大致分类见表4-1。

表 4-1　原发性胸壁肿瘤分类

|  | 良性 | 恶性 |
| --- | --- | --- |
| 软组织肿瘤 | 脂肪瘤 | 脂肪肉瘤 |
|  | 纤维瘤 | 纤维肉瘤 |
|  | 神经纤维瘤 | 神经纤维肉瘤 |
|  | 血管瘤 | 血管肉瘤 |
|  | 淋巴瘤 | 淋巴肉瘤 |
|  | 横纹肌瘤 | 横纹肌肉瘤 |

| | 良性 | 恶性 |
| --- | --- | --- |
| 骨骼肿瘤 | 骨纤维结构发育不良 | 软骨肉瘤 |
| | 骨软骨瘤 | 骨肉瘤 |
| | 软骨瘤 | 骨髓瘤 |
| | 嗜酸性粒细胞肉芽肿 | Ewing 肉瘤 |
| | 骨囊肿 | |
| | 巨细胞瘤 | |
| | 动脉瘤样骨囊肿 | |
| | 骨母细胞瘤 | |

手术切除是治疗胸壁肿瘤的主要方法，仅有几种放射线敏感的恶性肿瘤在不宜手术的情况下可考虑行放射治疗，如淋巴瘤、Ewing 肉瘤、霍奇金病等。体积较大、手术切除未能彻底的恶性肿瘤术后可配合放疗加化疗等综合治疗，争取提高外科治疗的效果。

## 一、手术适应证

肋骨的良性肿瘤有肋软骨瘤和骨软骨瘤等，治疗只需将局部肋骨切除。常见的胸壁恶性肿瘤有纤维肉瘤、软骨肉瘤，或从身体其他部位转移至肋骨的恶性肿瘤。单发的胸壁恶性肿瘤，只要没有远距离转移，应行彻底切除。肋骨的原发或转移瘤，除需将肿瘤前后5cm 以内的肋骨切除外，还需切除肋间肌；如已累及肺，也应行部分肺切除术。

## 二、术前准备

术前胸部透视和摄片，查明肋间肿瘤与肺有无粘连。必要时用人工气胸后胸部透视鉴定，并做好胸切肺的准备。

## 三、手术要点、难点及对策

### （一）肋骨良性瘤切除术

1. 体位、切口　根据肿瘤部位，取仰卧或侧卧位。以肿瘤为中心，沿肋骨走向切开皮肤、皮下组织和肌层。拉开肌层，显露肿瘤部的肋骨。

2. 切除肋骨　切开肿瘤部位的肋骨骨膜，在骨膜切口两端各作一横断切口，使骨膜可以完整剥离。用骨膜剥离器将局部骨膜剥开，在骨膜下切除肋骨，注意保留胸膜完整及避开神经血管丛（图 4-4）。

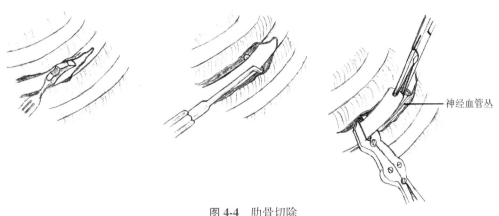

图 4-4　肋骨切除

3.缝合　检查无出血后，用丝线将胸壁肌肉、皮下组织和皮肤逐层间断缝合。

## （二）肋骨恶性瘤切除术

1.体位、切口　同良性瘤切除术。如皮肤和肌层已经受累，应将局部皮肤和肌肉一并切除。

2.开胸探查　沿肿瘤基部附近肋间切开肋间肌和胸膜，进入胸腔，探查肿瘤是否与肺粘连。如无粘连可只切除局部肿瘤；如局部肺内已有肿瘤累及，则应扩大切口，行开胸切肺手术。

3.切除肿瘤　根据肿瘤的范围，决定切除肋骨的数目和长度，一般宜超出肿瘤边缘 5cm。在准备切除的肋骨段两端将骨膜切开、剥离一小段后切断肋骨，将有关肋骨连同骨膜、肋间肌整块切除，然后仔细止血，并缝扎切断的肋间血管。如同时需作肺切除术，应争取将肺与胸壁肿瘤一起整块切除。

4.修复胸壁缺损　肿瘤切除后形成的胸壁缺损，可用胸壁肌肉修复，即在胸腔低位（第 8～9 肋间）腋中线安置引流管后，分离切口附近的胸壁肌肉。将肌肉瓣覆盖缺损部位，缝于切口对侧肋间肌或胸壁肌肉。如缺损较大，附近肌肉瓣不能完全覆盖时，可用阔筋膜修复。缝合皮肤后加压包扎。

## 四、术后监测与处理

1.良性瘤切除后 7 日拆线。恶性肿瘤切除肋骨较多者，可能造成反常呼吸，影响呼吸和循环功能，应在 2 周内用厚敷料加压包扎，直至胸壁软组织硬化后（约 10 日以后）才可拆除。

2.恶性瘤切除后加用抗癌药物。

## 五、术中常见并发症的预防与处理

1.良性瘤切除时，注意保护胸膜完整。

2.肿瘤切除后缝合时不要留有无效腔。

（王楒桦）

## 参 考 文 献

茨维什贝格尔.2011.胸外科手术技术图谱.北京：北京大学医学出版社

皮尔逊.1999.普通胸部外科学.沈阳：辽宁教育出版社

Cattaneo, Stephen M. 2008. Pearsons Thoracic and Esophageal Surgery. 3rd ed. Annals of Surgery, 248(6):1103-1104

Ferguson MK. 2007. Thoracic surgery atlas. Amsterdam: Saunders/Elsevier

# 第五章 胸膜疾病手术

# 第一节 气 胸

气胸分为自发性气胸和创伤性气胸，自发性气胸多由肺大疱引起。创伤性气胸一般分为闭合性、开放性及张力性气胸三类。

肺大疱系指充气的肺内直径大于 1cm 的含气空腔，继发于肺气肿。根据受累的肺小叶部分，肺气肿可分为三种病理类型：小叶中心性肺气肿、全小叶性（弥漫性）肺气肿和小叶周围性（隔旁）肺气肿。这三种类型的肺气肿均可形成肺大疱。

根据无大疱部位的肺实质有无阻塞性肺疾病的结构改变，可将肺大疱分为两型：

Ⅰ型肺大疱：无大疱部位的肺实质几乎正常，约占 20%。大疱界限清楚，基底宽，通常位于肺尖。其余肺表现也可见小的大疱。

Ⅱ型肺大疱：继发于弥漫性肺气肿，约占 80%，此型肺大疱实际上是弥漫性全小叶肺气肿的一种局部扩大。

肺大疱最常见的症状是呼吸困难。其他症状有胸痛，常常为胸骨后痛，与运动有关，可酷似心绞痛。其原因为过度呼吸时肺大疱过度膨胀继发纵隔移位所致。当肺大疱并发自发性气胸、感染或咯血时，则可出现相应的临床征象。

胸部平片可见肺野某区域透亮度增强，见到大小不等、数目不一的薄壁空腔，腔内无肺纹理或有细索条状影，空腔可以占据一个肺叶或一侧胸腔。重症肺大疱还可见邻近脏器的挤压现象，如纵隔向对侧移位，形成纵隔疝，同时膈肌下降，肋间隙增宽及同侧肺门位置上移或下移等。胸部 CT 可见脏层胸膜区局限性气囊，囊壁薄而规则、整齐，失去肺实质结构及看不到肺血管影现象。

## 一、手术适应证

1. 发作两次以上的自发性气胸。
2. 自发性血气胸。
3. 胸部 X 线或胸部 CT 发现肺部有明确的肺大疱。
4. 胸腔闭式引流术超过 3 天仍有气体引出。

5. 双侧气胸，应积极手术治疗。

## 二、手术禁忌证

1. 既往有患侧胸部手术史或者胸膜感染史，胸膜肥厚粘连严重，胸腔镜不能进入者。
2. 一般情况差，心肺功能严重损害，恶病质，不能耐受手术者。
3. 肺功能严重下降，不能耐受单肺通气者。
4. 循环系统严重疾患。

## 三、术前准备

除一般术前准备外，还需行胸部心脏正侧位片或肺部 CT、心电图、心脏 B 超等。

## 四、手术要点、难点及对策

1. 取腋中线第 7 肋间为观察孔，腋前线第 3 或 4 肋间为操作孔。
2. 探查胸腔内情况，缝结肺大疱或病变的肺组织 ( 图 5-1)。

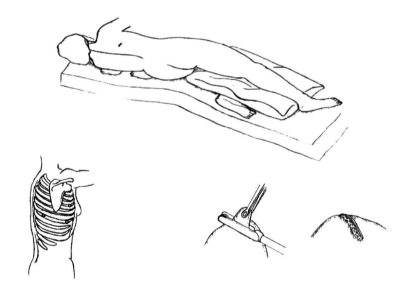

**图 5-1** 病变肺楔形切除

## 五、术后监测与处理

术后监测生命体征，预防肺部感染，防止肺不张及再发气胸。

## 六、术后常见并发症的预防与处理

1.肺部感染 加强咳嗽排痰，防止肺不张，给予抗感染治疗。

2.疼痛 给予止痛对症处理。

3.气胸 再次发生气胸往往由于未行手术的另外一侧肺组织病变导致，应及时行胸腔穿刺排气处理。

## 七、临床效果评价

使用胸腔镜治疗气胸，手术时间短，恢复快，效果好，费用较低。

# 第二节 脓 胸

脓胸可分为急性脓胸和慢性脓胸。

急性脓胸主要致病菌为金黄色葡萄球菌、肺炎球菌、链球菌，少数为大肠杆菌及产气杆菌。

## 一、脓胸的治疗

治疗原则：清除感染，引流胸腔积脓，促进肺膨胀，恢复肺功能。

### （一）全身支持疗法

由于胸膜腔广泛渗出，损失大量蛋白质。除选择用有效抗生素之外，应该给予高热量、高蛋白质和富含维生素的食物，积极纠正水、电解质紊乱和维持酸碱平衡。必要时给予多次少量输血。

### （二）胸腔穿刺

穿刺的目的是为了做药敏实验，也是为了减少脓液对肺脏的压迫和减轻中毒症状。穿刺前通过 B 超或胸透选穿刺点，特别是局限性包裹性脓胸；选用最舒适又便于操作的体位，以免虚弱的患者不能坚持到底；穿刺过程中嘱患者不要用力咳嗽和憋气，宜平静呼吸，如剧烈病痛、呼吸困难、出冷汗、心悸及刺激性咳嗽，应立即停止穿刺；注意掌握进针深度，避免刺伤肺及大血管；准备必需的急救器械和药品。

### （三）胸腔闭式引流

1.适应证

(1) 全脓胸：脓液多，穿刺后脓液复积很快，必须充分引流才能控制病情。

(2) 包裹性脓胸：脓液十分黏稠，穿刺不易抽出或因分隔太多等其他问题难以完成穿刺引流者。

(3) 不需要手术或不能手术的脓胸：通过胸腔引流可以避免做胸膜剥脱或能终止病情发展者。

(4) 如下情况应及早做胸腔闭式引流：肺脓肿或结核性空洞破裂所致的脓气胸，伴支气管胸膜瘘或食管胸膜瘘的脓气胸。

2. 禁忌证

(1) 已决定手术治疗的脓胸并不伴有危急情况时。

(2) 必须手术才能治愈或非手术法也能治愈的单纯结核性脓胸。

3. 注意事项

(1) 引流管放入的深度要适当。放管时可伸入手指，探查脓腔，打通附近的分隔，将引流管放在脓腔的底部。不宜选择过细的引流管。

(2) 引流术后应胸透或拍摄胸部 X 线片，如仍有明显液平面，说明引流不通畅，需要调整引流管。

(3) 为促进肺膨胀，水封瓶 (−20cmH_2O) 持续负压吸引装置。

(4) 有支气管胸膜瘘的患者不宜使用抗生素盐水冲洗脓腔。

## 二、手术适应证

对经内科穿刺排脓和放置引流管排脓久治 (6 ~ 8 周 ) 不愈的慢性脓胸，胸膜增厚有压迫性肺不张者和有支气管胸膜瘘者应选择时机行外科治疗，如胸膜外纤维层剥脱术。

## 三、手术禁忌证

1. 患侧肺广泛纤维化，剥除纤维板之后肺组织不能充分扩张。
2. 患侧肺有空洞，活动性病灶，为了肺结核病的治疗，肺组织不宜扩张。
3. 患侧肺内有支气管狭窄、支气管扩张、支气管胸膜瘘，需要同时做肺切除者。
4. 患者体弱，全身情况差，不能承受此手术者。
5. 肺内病变广泛，增厚的纤维板与肺组织紧密粘连，甚至与肺纤维化相融为一体，使纤维板无法剥除者。

## 四、术前准备

术前应做痰和胸液检查，以发现致病菌和恶性肿瘤细胞。痰液中应无抗酸杆菌，痰和胸液中应无恶性肿瘤细胞。胸部平片检查，对侧肺内应无活动性结核病灶。断层胸部 X 线片、CT 扫描或 MRI 检查可显示患侧有无空洞及其他肺内病变。纤维支气管镜检查对排除支气管内病变十分重要，必要时做支气管碘油造影。结核性脓胸术前应行抗结核治疗 2 ~ 4 周以上，血沉接近正常。术前应根据病情输血、输血浆、加强营养，纠正贫血、凝血机制障碍和水电解质失衡。全身和局部应用有效的抗生素控制感染，冲洗脓腔。如果术前估计术中失血多，术前应多备血。

## 五、手术要点、难点及对策

1.切口　根据脓腔的位置和范围，通过脓腔中部的肋骨做后外侧切口，切除次根肋骨，如果是全脓胸，应切除第6肋骨。

2.常规消毒，铺无菌巾。

3.切开皮肤和皮下组织（浅筋膜、深筋膜），将其向切开两侧分离，切断附着于胸骨上的胸大肌，显露出肋骨。

4.切开肋床（肋间外肌，肋间内肌，肋间后动脉，肋间后静脉，肋间神经）。

5.从切口的肋骨床下找到胸膜外层（壁胸膜），从胸膜外层分离纤维板。严格沿边界剥离，避免大出血。准确估计脓肿位置、大小以决定分离范围，先分离疏松（纵隔处）出血少的部位，后分离粘连紧密（膈肌区）、出血多的部位，有时交替进行，边分离、边用干纱垫或热纱布压迫剥离部位，动作要缓慢，活动性出血点可电烙止血；全脓胸因体积大、操作不方便或纤维板增厚无法分离时，可用纱布垫保护术野，打开脓腔，清除内容物，刮净肉芽，对脓腔进行消毒，根据脓腔大小剥除或剪去脓腔壁。

6.胸膜外剥离到达一定范围后，放入撑开器有助于进一步向脓腔上下部分离。

7.分离过程中，应尽量避免损伤迷走神经、膈神经、奇静脉、无名静脉（头臂静脉）、锁骨下静脉等。钝性和锐性分离交替进行。

8.切开壁层纤维板之后，进入脓腔，吸尽脓液。选用质地、口径合适的引流管，以保证引流流畅有效。引流的正确部位为脓腔的最低处。刮去脓腔内坏死组织及炎性肉芽组织（图5-2）。

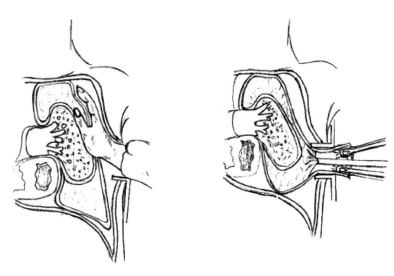

图5-2　纤维板剥脱

149

9.脏层纤维板的切除　以"十"字形或"井"形切开，直达肺表面，使肺松解。以示指轻柔分离肺表面纤维板，边剥离边切开，力求彻底切除肺表面上的任何纤维并尽量避免损伤肺组织，使肺组织充分松解复张。脏层纤维板粘连紧密时，强行分离可造成肺严重损伤、大量出血、漏气等。

10.用络合碘水冲洗胸腔，于腋中线和腋后线之间，切口下2肋间置胸前闭式引流。胸腔闭式引流术是消灭残腔、减少渗液、防止感染、促进肺复张的重要措施。

11.缝合　用10号线缝合肋间，必要时可跨肋缝合，缝合时肋骨的断端止血一定要彻底，胸膜腔封闭尽量完全，再用7号线复合肌肉，4号线复合皮下组织和皮肤。

## 六、术后监测与处理

1.术后必要时可辅助呼吸，根据其呼吸功能恢复情况适时拔管，保持胸腔引流管通畅。

2.补足失血量。

3.应用抗生素，控制感染，选用第二代头孢、青霉素类等药物进行治疗。

4.维持水盐电解质平衡，雾化祛痰，定时翻身拍背促进痰液排除。

5.注意体位引流排脓以促进愈合，提高治愈率。

6.放置两根粗大的引流管，一上一下，保持引流通畅，必要时术后引流管加负压吸引，可有效预防或减少并发症的发生。

7.鼓励患者深呼吸及有效咳痰，以保持呼吸道通畅及良好的肺复张。

## 七、术后常见并发症的预防与处理

1.呼吸衰竭　严重情况可行辅助通气。

2.心律失常　判断是否有心房颤动，如有心房颤动可口服或微泵胺碘酮治疗；如为窦性心动过速可口服美托洛尔治疗。

3.术后大出血　术前凝血功能检查不当、术中忽视了相关血管的缝扎引起血胸。

4.残腔积液。

5.切口感染。

# 第三节　乳　糜　胸

乳糜胸常见于主动脉缩窄、中上段食管癌或其他易损伤胸导管及其较大分支的手术之后，在淋巴管损伤合并上腔静脉压力增高的情况下也可发生。通常表现为胸管引流较多，渐呈血浆样或乳白色，胸液苏丹染色有脂肪滴。因大量丢失脂肪和液体，患者呈现低蛋白和脱水表现。治疗可采用低盐、低脂、高蛋白、高糖饮食，少量多次输血、血浆或水解蛋白，补充维生素及胸穿或闭式胸腔引流，无效时可考虑剖胸缝扎胸导管或分支的破口。

　　非手术治疗措施包括：①胸腔闭式引流，避免多次反复胸腔穿刺，减轻胸腔内压力。②胸腔内注入纤维蛋白凝胶等物质，以诱发粘连，胸膜腔闭合。③限制饮食，补充丢失营养成分，给予高蛋白、高碳水化合物、低脂肪或无脂肪食物；给予中链三酰甘油，它不仅能维持营养，而且能使胸导管淋巴液减少，促使逸漏处愈合；有人主张全胃肠道外营养加胃肠道吸引，以减少胸导管引流。

　　手术治疗介绍如下：

## 一、适应证

　　1.诊断为乳糜胸，经内科保守治疗无效(14 天中每天胸腔引流管流出乳糜液在 400ml以上；或连续 5 天，成人每天乳糜液流出 1500ml 以上，儿童每天多于 100ml/ 岁 )。

　　2.对肺萎陷后不能完全复张，创伤性和手术后乳糜胸，特别是食管手术后乳糜胸，应积极进行手术治疗。

## 二、禁忌证

　　1.伴有脊柱骨折的外伤性乳糜胸。

　　2.对不能手术切除的胸腔肿瘤，特别是恶性肿瘤引起的乳糜胸应视为禁忌。

　　3.非创伤性乳糜胸和一般情况差、不能耐受开胸手术者。

## 三、术前准备

　　术前应充分纠正营养不良和水电解质紊乱，给予输血或血浆、高蛋白饮食，控制呼吸道感染。术前 3 ~ 4h 口服高脂饮食 ( 奶油制品 ) 有助于术中寻找胸导管的破损部位。

## 四、手术要点、难点及对策

　　1.单侧乳糜胸从乳糜液蓄积的一侧开胸　双侧乳糜胸选右侧开胸结扎胸导管比左侧方便。除原手术切口是经正中纵劈胸骨进胸者外，手术后乳糜胸再手术基本上选用原手术侧开胸。

　　2.经右侧开胸结扎胸导管术　标准后外侧切口入胸清除胸膜腔内积液，切断并结扎右下肺韧带，将肺推向前上方，暴露后纵隔，沿奇静脉纵行方向切开纵隔胸膜后，在奇静脉与主动脉之间寻找呈珠白色半透明、4 ~ 5mm 粗的胸导管。术前如进高脂饮食或胃管内注入橄榄油者，胸导管呈乳白色，在破口处不断有乳白色液体溢出。沿胸导管上下进行探查，在破损的两端用丝线结扎，然后用纱布吸干附近积液，仔细观察有无乳糜液漏出。

　　3.经左胸结扎胸导管　标准左后外侧切口进胸。清除胸膜腔内积液，切断并结扎左下肺韧带，将肺推向前上方，暴露后纵隔于主动脉上方切开纵隔胸膜，游离并将食管牵向左前方。暴露主动脉和它的肋间分支，结扎切断2根肋间动脉，从牵起的胸主动脉前面或后面接近胸导管，在破损的上下端结扎胸导管。食管切除术后乳糜胸可从主动脉右侧，经食管床，在奇静脉和主动脉之间、椎前筋膜的前面找出胸导管，不必分离和结扎肋间动脉。主动脉以上的胸导管损伤，应在左锁骨下动脉后方找出胸导管结扎。

4.胸导管大块组织结扎　胸导管壁很薄，在解剖分离过程中容易受损伤，因此在寻找分离胸导管时应谨慎操作，防止造成新的损伤。另外，部分人的胸导管有解剖变异，呈多干型或另有侧支，因此对胸导管周围的组织不能做过多的解剖，要避开食管、主动脉和奇静脉，在膈上将这三者之间的所有组织紧贴椎前筋膜用粗丝线结扎2道，然后在主动脉弓上用同样方法结扎上段的胸导管(图5-3)。

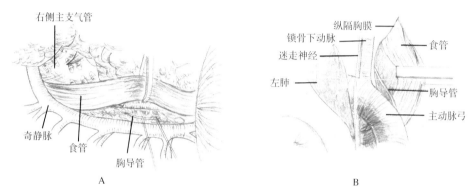

**图 5-3** 右侧开胸保留胸导管(A)；左侧开胸暴露胸导管(B)

## 五、术后监测与处理

术后常规监测生命体征及胸管引流情况。

## 六、临床效果评价

以往非手术治疗的死亡率可高达50%，手术结扎胸导管使胸导管损伤的治疗效果显著提高，曾有报道92例乳糜胸，经手术治疗的42例无1例死亡。

# 第四节　胸膜间皮瘤

病理将胸膜间皮瘤分为两大类：①良性间皮瘤，多数是(纤维)无细胞型；②恶性间皮瘤，其通常又分为上皮型、纤维肉瘤型和混合型(双相细胞分化)3种类型。

临床上将胸膜间皮瘤分为两种：①局限性间皮瘤，多数是良性，少数为恶性；②弥漫性间皮瘤均为恶性。

长期接触石棉是恶性间皮瘤最重要的诱因。另外，慢性炎症、放射性损伤等也可诱发此病。良性胸膜间皮瘤与石棉无关。

外科手术切除是唯一的治疗手段，而且手术越早，切除越彻底，效果越好。即使肿瘤巨大，也应争取手术切除。术中可能因失血多、创伤大、肿瘤挤压、心脏负担过重而出现严重并发症，所以术前须做好充分准备，术中加强监护，术后注意护理。局限性胸膜间皮瘤可以是良性，也可以是恶性。良性间皮瘤术后也可以复发。复发多见于术后 5 年，最长者为术后 10 年，但仍可切除而获得良好效果；偶见复发多次后变成恶性者。恶变者术后加用放疗和化疗。

## 一、手术适应证

肿瘤孤立、有完整包膜者及局限性的胸膜间皮瘤采用单纯肿瘤切除术。肿瘤基底部侵及胸壁应行肿瘤和局部胸壁一并切除手术。肿瘤侵及肺脏可做肿瘤合并肺切除术。

## 二、手术禁忌证

范围广、无法手术完整切除的恶性胸膜间皮瘤。

## 三、术前准备

1. 明确诊断，确定手术范围。
2. 纠正心肺功能，改善全身营养。

## 四、手术要点、难点及对策

1. 取腋中线第 7 肋间为观察孔，腋前线第 3 或 4 肋间为操作孔。
2. 完整切除病灶及侵犯的组织。
3. 缝合关闭切口。

## 五、术后监测与处理

术后常规监测生命体征及胸管引流情况。

## 六、术后常见并发症的预防与处理

1. 保持胸腔闭式引流通畅。
2. 应用止血剂及抗生素。
3. 胸壁整块切除、肺切除者应注意呼吸情况及胸壁浮动情况，必要时需再次手术。

## 七、临床效果评价

良性胸膜间皮瘤完整切除后愈合较好，恶性胸膜间皮瘤术后应加放化疗。

（王楒桦　王建军）

### 参 考 文 献

茨维什贝格尔. 2011. 胸外科手术技术图谱. 北京：北京大学医学出版社

皮尔逊.1999. 普通胸部外科学. 沈阳：辽宁教育出版社

Cattaneo, Stephen M. 2008. Pearsons thoracic and esophageal surgery. 3rd ed. Annals of Surgery, 248(6):1103-1104

Ferguson MK. 2007. Thoracic Surgery Atlas. Amsterdam: Saunders/Elsevier

# 第六章　气管疾病手术

## 第一节　气管、支气管手术的麻醉

气管、支气管手术的成功，主要取决于胸外科医生与麻醉医生的密切合作，需要克服气管、支气管重建时维持足够通气的难关，更多地保留健康肺功能。气管切除和重建手术对于麻醉医师和外科医师来讲，手术和麻醉的风险很高。随着麻醉技术与气管外科的发展，手术的难度和安全性明显提高，由最初仅可切除 2cm 气管的极限，扩展至现在最长可切除气管全长的 50%，因此手术数量也有明显增加。在此，有必要对前人的经验、教训及现在的新技术进行综述，以便在气管切除和重建手术中提供更安全合理的麻醉方案。

## 一、麻醉前评估

1. 病史采集及体检　麻醉前采集病史时，需要了解呼吸困难的程度，重点询问有无随体位变化而出现的呼吸困难现象，以避免在全麻诱导时可能导致气道梗阻的体位。根据 CT 三维重建等影像学资料明确气道梗阻部位、梗阻程度、梗阻特点等。麻醉前，最好用纤维支气管镜确定狭窄部位及性质，有利于准备合适的气管导管，制定详尽的麻醉预案。值得一提的是，我国实施的气管切除与重建手术多为气管肿瘤，而在国外的文献中，气管狭窄性疾病在气管切除和重建手术中占很大比重，而且许多文献均认为尽管使用了高容量低压套囊，气管插管后气管狭窄的发生率仍较高，尤其是需要长期保留气管导管实施机械通气的患者。一般来讲，气管腔狭窄至 1cm 时，可出现特殊的喘鸣音，<1cm 时则呈明显的呼吸困难，<0.5cm 时活动即受限制，并出现典型的"三凹征"。应询问患者吸烟情况、排痰的困难度、运动的耐受性、仰卧位呼吸的能力及用力吸气和呼气的程度（因为气管塌陷或可活动的肿瘤在用力呼吸时可加重气道梗阻）。记录患者先前的气管插管情况（经口、经鼻或气管造口）。确认患者的心功能情况，以及是否合并其他系统的疾病。体格检查时应注意触诊气管，检查颈部在极度屈伸位的活动度，听诊肺和气管，并在静息和张口用力呼气时寻找是否有哮鸣音。

2. 肺功能等其他术前检查　术前肺功能检查对于气管、支气管手术是必需的，特别是 1s用力呼气量 (FEV$_1$)，如呼气流量峰值与 FEV$_1$ 之比 ≥ 10 : 1，即显示有气道梗阻。胸外或颈部气管病变导致气道梗阻时，在吸气时描图可产生"平台"，而呼气描图影响很小。胸内气管病变对呼气描图可有不同程度的影响，而对吸气描图无影响。需要指出的是，胸部 CT，特别是气道的 CT 三维重建图像 (或仿真内镜) 可准确评价气道、纵隔、肺内存在的病变情况，为了解气管阻塞程度和病变位置提供有用信息。纤维支气管镜检查通过肉眼直视可明确气管狭窄的长度和直径，以及肿物与气管壁的特点，是诊断气道病变的"金标准"，但可因出血、分泌物、水肿或其自身原因引起危及生命的急性气道梗阻，必须在良好的表面麻醉下有选择地实施。如果出现中重度气道梗阻，则可推迟纤维支气管镜检查，直到明确准备手术治疗时，应在手术室实施纤维支气管镜检查，因为一旦气道完全丧失，则外科医师和麻醉医师随时可以紧急手术。

由于手术时需要麻醉医师和外科医师共同管理气道，气管和支气管手术的成功需要麻醉医师和外科医师之间密切合作，所以麻醉医师必须在手术前了解外科医师的基本手术方案，并与外科医师在基本需求、紧急需求、未来计划和应急计划方面达到良好沟通。

## 二、麻醉处理的要点、难点及对策

气管、支气管手术的麻醉关键在于三点：一是诱导时解决气道梗阻，二是麻醉维持中气道管理要利于气管、支气管病变切除，三是重建过程中给予必要的氧合和及时排除 $CO_2$。

### （一）术前准备

尽可能纠正患者并存的其他系统严重疾病，停止机械通气和皮质类固醇药物 (2 ~ 4 周)。对于气道狭窄患者，手术前应谨慎给予镇静药物，以防不慎导致气道完全梗阻。麻醉医师应避免任何加重患者焦虑的不必要行为，并采用心理安慰的方式缓解患者的焦虑症状。在急性气道梗阻时，避免使用任何镇静药物，直至患者进入手术室，而且必须在患者进入之前准备好麻醉诱导所需的所有设备和药品。对于能够顺畅地取仰卧位呼吸的焦虑患者，可给予小量苯二氮䓬类药物使患者相对放松。对于合并有胃食管反流的患者，可在手术当日术前给予非特异性抗酸药，术前一天晚上给予甲氧氯普胺和组胺 H$_2$ 受体阻断剂。仪器设备的准备包括长的可弯曲性气管导管、纤维支气管镜、气管造口装置、无菌呼吸回路、无菌 "Y" 形接头、无菌的螺旋气管导管；手术中如果需要采用高频或低频喷射通气或者高频振荡通气需准备喷射式通气专用 O$_2$ 源、喷射式通气导管和喷射式通气机；对于急性严重气道梗阻患者，拟在体外循环下实施气管切除与重建手术者，还应准备紧急体外循环所需设备。必须准备的监测设备包括 (但不限于)：常规监测 (ECG、脉搏氧饱和度、二氧化碳曲线、血压、体温、高吸入压力报警等) 和留置动脉导管 (建议采用左侧桡动脉穿刺实施测压)。

## （二）麻醉诱导

由于患者存在气道完全梗阻的危险，因此麻醉诱导是保证患者安全的关键时期，也是难点所在。纵观 50 年来文献中所报道的麻醉诱导方法，各医疗机构根据自身特点和患者实际情况，采取了多种不同的针对气管、支气管手术的麻醉诱导方法，但所有方法的宗旨均是保证气道通畅和患者安全。遗憾的是，这些麻醉诱导方法的选择，多取决于麻醉医师的经验，争议较大，目前尚无客观统一的标准。

1. 局部麻醉　为了保证患者在麻醉诱导时气道通畅，许多麻醉师选择保留患者自主呼吸，在良好的呼吸道表面麻醉下实施气管插管或者在局部麻醉下行气管切开后再从气管造口处插入气管导管。但由于惧怕呼吸道梗阻而对镇静、镇痛药物的应用过度保守，这使患者在诱导过程中经历一定程度的痛苦。

2. 吸入诱导　也有许多学者推崇在保留自主呼吸条件下使患者轻柔而缓慢地吸入含 $O_2$ 的麻醉气体（氟烷、七氟烷），待达到足够的麻醉深度后，结合呼吸道表面麻醉再实施支气管镜检查和气管插管。

3. 静脉诱导　如果患者在仰卧位可保持呼吸通畅（如日常睡眠不受限），而且气道病变固定，估计气管插管无困难时，则可采用含肌肉松弛药的静脉诱导。

4. 肌肉松弛剂　通常在建立更安全的气道之前，应慎用肌肉松弛药，特别是长效药物。

5. 人工心肺支持下麻醉诱导　对于呼吸困难严重甚至无法平卧的气道梗阻患者，因为随时有窒息的危险，又无法立即建立更为通畅的气道，麻醉诱导存在很大危险。此时可借助体外循环或体外膜肺氧合的方法来保证患者的正常氧供。为了避免体外循环所带来的并发症，需注意：①半量肝素化，ACT 值维持在 (300 ± 50)s；②尽可能缩短 CPB 时间；③术后及时发现和处理"肝素反跳"，及时追加鱼精蛋白；④术毕仔细止血，待 ACT 值恢复正常，观察 10min 无渗血后关胸；⑤加大维生素 K 用量。

## （三）上段气管手术麻醉

上段气管手术时患者多取仰卧位，领状切口或加"T"形切口纵壁胸骨。若狭窄声门下，一般气管插管无法使套囊过声门封闭气道，常需采用 20 ~ 26F 带套囊的细导管，通过狭窄处才能密闭气道。中段气管狭窄，有时管径在 5mm 以下，可在气管镜协助下扩张狭窄处，但有出血及穿孔危险，应立即将套囊充气封闭气道，以防血液流入肺内。如气管导管套囊可以通过声门，虽导管不能通过狭窄处，也常改善通气。

如气管导管越过病变部位，在手术切除病变部位后，应将气管导管退至吻合口近端，套囊充气后，配合手术医师加压试验缝合口是否漏气。

当气管导管不能通过狭窄部位或需做袖状切除时，手术医生切断病变远端气管后，迅速将无菌气管导管插入远端气管，连接麻醉机维持通气。手术医生切除病变气管后，先对端缝合气管后壁后，即拔除手术野气管导管，同时将原来经口的气管导管深插，到达吻合口远端，继续用麻醉机维持通气。待气管前壁缝合后，还应将气管导管退至吻合口近端，并将套囊充气再加压通气，试验吻合口是否漏气。

### （四）下段气管手术麻醉

病变部位位于下端气管时，如预计支气管导管不能通过狭窄处，也可如上段气管重建术，插入双套囊支气管导管于气管狭窄处上方，待切断气管病变远端，将另一无菌气管导管插入左主气管并将套囊充气，连接麻醉机进行单肺通气，同样在切除病变后，对端缝合气管后壁，然后拔除经术野插入的气管导管，再将原支气管内导管深插入左主支气管连接麻醉机，并分别将支气管及气管套囊充气并维持通气及吸入麻醉。待气管前壁缝合后，再将支气管导管退至气管缝合口近端，加压试验缝合口是否漏气。

### （五）气管隆嵴手术麻醉

隆突切除术后，需要气管与左、右主支气管，分别进行端端吻合及端侧吻合，也同气管重建术先插入支气管导管至气管，待切断左主气管并将无菌气管导管插入左主支气管远端，连接麻醉机，开始左肺通气后，再行剥离及切除隆突病变，并使右主支气管与气管缝合，再将原经口气管导管插入右支气管口，再在气管壁造口与左主气管进行端侧缝合。最后将导管退至吻合口近端，加压试验是否漏气。

如切除右肺上叶及隆突进行隆突再造术时，同样先插入气管导管，并分别游离切断左、右主支气管，用两条支气管导管分别插入左主支气管及右主支气管，连接至两台麻醉机，进行通气及麻醉。待隆突再造并与气管后壁缝合后即可将原经口支气管导管深插入左侧支气管行单肺通气，待气管及再造隆突前壁缝合后，再将导管退至气管缝合口上方，加压试验缝合口是否漏气。

### （六）麻醉维持和手术中气道管理

1. 麻醉维持麻醉诱导后，可采用吸入麻醉剂 $/O_2$ 维持麻醉，辅以小量阿片类药物。为了手术后尽早拔管，阿片类药物的应用宜保守，而且如果实施了连续性胸部硬膜外阻滞或颈丛阻滞，则可提供完善的手术中和手术后镇痛，减少阿片类药物应用。另外，亦可采用全静脉麻醉，其优点是在气道开放时，不会发生麻醉气体污染手术室的情况。瑞芬太尼的镇痛作用强大，适度输注丙泊酚可提供可靠的镇静，而一旦停止输注，麻醉苏醒迅速而完全。无论麻醉维持采用何种药物，在支气管镜检查或相当精细的手术操作中，均应采用中效非去极化肌肉松弛药维持肌肉松弛状态，以减少操作中患者的不随意运动。

2. 手术中气道管理重点是在气道开放时确保气道通畅和患者正常氧合。迄今为止，已有多种通气方法用于气管切除和重建手术中，为成功实施气管切除和重建手术做出重要贡献，但遗憾的是仍无对照性研究对这些方法的优缺点进行比较。应该再次强调的是，成功的术中气道管理是麻醉医师和外科医师默契配合的结果。

(1) 远端气管插管和间歇正压通气：这是目前临床上应用最多的通气方法。对于高位和中位气管病变，最简单的形式是将气管导管 (ETT) 置于病变部位上方进行通气。一旦气管切开，ETT 即向前推进跨过气管裂口处，并由外科医师将导管放置在远端气管内。此技术的缺点是气管裂开、组织脱落、出血、干扰手术视野和未消毒的 ETT 污染手术野。1969 年 Geffin 等描述的改良方法更为合理，目前已广为使用：ETT 置于病变上方或通过病变，采

用间歇正压通气 (IPPV) 进行肺通气；一旦气管被横断，则向外稍退出 ETT，由外科医师将一根新的无菌 ETT 在手术野插入远端气管或左主支气管。然后将连接远端 ETT 的无菌回路递给麻醉医师，继续 IPPV；病变气管切除后，实施对端吻合时，外科医师需要间断地将远端 ETT 从气管内拔出以缝合气管，所以允许短期间断地呼吸停止；整个过程中，需维持纯氧通气(停止使用氧化亚氮)，并密切观察患者的生命体征。即使是血氧饱和度仍在98%以上，所允许的呼吸暂停时间最长为3min。如果血氧饱和度在3min内就降低，则立即重新通气。两次呼吸暂停之间，可采用纯氧手动过度通气，直到 $PETCO_2$ 降至 30 ~ 35mmHg。在这种"过度通气—呼吸暂停"期间，外科医师将两气管断端缝合 ( 但先不打结 )，此过程中患者的颈部保持屈曲位。缝合完毕并加强气管后壁黏膜，拔出远端 ETT，将近端 ETT 插入越过吻合口，到达远端气管或者主支气管，然后外科医师再将剩余的缝线打结。对于低位气管病变和隆突手术，可使用加长的 ETT，其套囊和套囊远端导管的总长度可超过隆突残端而使 ETT 进入支气管。如果患者能够耐受，手术可以在单肺通气下实施。如果患者不能耐受，可短暂地夹闭非通气侧的肺动脉，以减少分流。另外，也可采用两根 ETT 分别插入两侧主支气管，上肺 IPPV，下肺持续正压通气 (CPAP)，或者采用两个麻醉机给两肺通气，或者采用 "Y" 形接头连接两侧 ETT，用一个麻醉机给两肺通气。再有，还可向非通气侧肺实施低频喷射式通气或高频通气 (HFV)。

(2) 低频喷射式通气：通过手动触发高压 $O_2$ 经通气道 ( 小导管、ETT 和支气管镜等 )，输入大于潮气量的气体。将一根细而长的导管经 ETT 插入至远端气管，然后将该导管接 $O_2$ 并手动辅助通气，输入高压的纯氧。输入压力为 0 ~ 8atm (1atm=$1.01 \times 10^5$Pa)。采用此技术到达肺部的 $O_2$ 浓度不足 100%，因为在手术切口空气可被带入远端气管 (Venturi 原则 )。其缺点为：低通气所致的高碳酸血症、导管尖端过度移动、血液和其他碎片可随气体带入远端气管、高流量 $O_2$ 可将血液吹入手术野、肺和纵隔摆动、高潮气量伴有的血流动力学反应、血液或其他碎片阻塞导管等。在使用喷射式通气前，必须确定气体流出的通路是开放的，以免造成气压性创伤。在气道狭窄严重时使用此通气方法，应降低呼吸频率来延长呼气时间。另外，通气前必须确认导管的位置，因为导管尖端插入过深可引起气压伤。

(3) 高频通气 (HFV)：HFV 的优点为促进气体的混合和弥散，提高气体交换效率，由于持续气道内正压所引起的自身呼气末正压通气 (PEEP) 可增加功能残气量、降低通气 / 血流比、降低肺不张的发生率、减轻血流动力学反应、提供清晰的手术野、减小肺膨胀和纵隔摆动幅度，为外科医师提供安静的操作视野，降低血液和其他碎片误吸入远端气道及导管移位的概率。但是，在使用中必须保证气体逸出肺泡，以免造成气压伤。

1) 高频正压通气 (HFPPV)：1975 年开始用于大气道手术。采用内在顺应性可忽略不计的呼吸机 (VT 输送＝ VT 设定 )，输送等于解剖无效腔量的 VT，输送频率为 1 ~ 2Hz(1Hz ＝ 60 次 / 分 )。由于没有掺入空气，肺内接受的是纯新鲜气体。采用内径为 2 ~ 5mm、长 45cm 或 50cm 的导管。所报道的 32 例患者中，30 例为经口气管插管，采用 IPPV 进行通气直到气管横断，然后开始经插入 ETT 内、置于远端气管或左主支气管内的细导管实施 HFPPV。1 例患者经口气管插管后，从开始到手术结束均通过 ETT 内的细导管 HFPPV。其他患者则采用细导管 ( 而非 ETT) 气管插管，然后采用 HFPPV 进行肺通气。

2) 高频喷射式通气 (HFJV)：是以脉冲的方式输送高压气源 ( 大约 50psi，1psi=6.895kPa) 产生的低流量喷射式气体，频率为 1.7 ~ 6.7Hz。因为有空气掺入，所以到达肺内的 $O_2$ 浓度低于设定值。HFJV 没有最佳设置。必须根据患者的情况进行调整。呼吸频率为 1 ~ 14Hz，驱动气压为 5 ~ 60psi，吹入时间为 20% ~ 40%。在报道的所有采用 FHJV 的患者中，血气分析显示气体交换充分，生命体征稳定，手术条件优良。当在隆突部位实施手术时，可采用两种 HFJV 系统分别对两肺通气。两个导管分别由 ETT 插入，并放置在每侧主支气管内。这种方法有利于根据每侧肺的具体情况 ( 不同的顺应性 ) 调整驱动气压。

3) 高频振荡通气 (HFOV)：20 世纪 80 年代，高频振荡通气被尝试性地用于胸外科手术，但主要为肺实质切除术 ( 如肺叶切除术、肺切除术和肺楔形切除术 )。有学者认为由于高频振荡通气可引起气道直径的改变和每次吹气时纵隔摆动，所以不适用于大气道手术。但这一结论尚有待于在气道开放的气管手术中验证。

(4) 自主通气：有中心报道在手术中使患者保留自主呼吸，但此方法除易发生高碳酸血症和呼吸性酸中毒外，亦有在实施吻合时，血液和其他碎片误吸入气道及患者咳嗽的危险，因此该方法还有争议。

### ( 七 ) 麻醉恢复期气道管理

麻醉恢复期可能是潜在的危险时期。由于手术后机械通气可影响吻合口的愈合，因此提倡在手术后尽早拔除气管导管，但重建的气道是脆弱的，随时有可能出现危险，而且重新建立安全的气道也是困难的。应注意以下几点问题：

1. 完全逆转肌肉松弛药的作用。必须有足够的时间使肌肉松弛药的作用完全逆转，保证患者有足够的自主呼吸通气量的前提下，拔除气管导管。

2. 苏醒应平稳，尽量避免患者因咳嗽而致吻合口裂开。国外学者建议：如果采用全静脉麻醉，邻近手术结束时可逐渐减小瑞芬太尼的输注速度至患者可耐受水平 ( 不咳嗽、不躁动、血流动力学稳定 )，并采用氧化亚氮代替丙泊酚，在准备拔管前停止输注。由于瑞芬太尼超短效，停药后血药浓度迅速下降，因此在苏醒前大约 15min 给予小量长效阿片类药物 ( 颈部切口 2.5 ~ 5mg 吗啡，胸骨正中切口最多给予 10mg 吗啡 )，以减少麻醉恢复期患者躁动。

3. 尽量保持患者颈部前屈，减少吻合口张力。

总的来讲，气管切除和重建手术是对麻醉医师气道管理水平的一个挑战，手术从始至终均需要麻醉医师和外科医师的密切合作，必须在麻醉诱导期、术中建立吻合时及麻醉恢复期控制气道的不稳定因素，保证患者的安全。随着新药物、新技术层出不穷，气管切除和重建手术将在更加安全的环境中实施。

# 第二节　气管肿瘤

气管肿瘤无论是良性或恶性肿瘤均不多见，与肺或喉部肿瘤相比，发病率要低很多，仅为支气管肿瘤的 1% 左右，约占整个上呼吸道肿瘤的 2%。气管原发性肿瘤大多发生于黏膜上皮和腺体，以恶性者占多数。其病理类型主要有鳞状上皮癌、腺样囊性癌、类癌、黏膜表皮样癌、腺癌、小细胞癌、肉瘤和腺瘤等。而良性肿瘤中以纤维瘤、脂肪瘤、平滑肌瘤、毛细血管瘤、息肉和淋巴管瘤等较为多见。儿童的气管肿瘤以良性居多，约占90%。

原发性恶性气管肿瘤中，鳞状细胞癌最为常见。男性多于女性，平均年龄为50岁。患者多有长年吸烟史，肿瘤好发于气管的侧后壁，多突向腔内并向管壁浸润，表面糜烂溃破呈菜花样，或呈溃疡性病变。伴有出血、坏死。气管鳞状上皮细胞癌的恶性程度较高，约有1/3的病例在明确诊断前已有纵隔和肺的侵犯或转移，手术往往难以根治。气管腺样囊性癌，属低度恶性肿瘤。该类肿瘤占气管恶性肿瘤的30%～40%，起源于黏膜上皮。腺样囊性癌质地较硬，表面光滑，肿瘤呈内生性生长，黏膜下浸润范围广泛。肿瘤向深面可破坏气管软骨并直接侵及纵隔，较少转移，术后复发率较高。

继发性的气管肿瘤最多见的是气管周围组织或邻近器官的恶性肿瘤直接侵及气管，造成气管壁的破坏或直接侵入管腔内造成气道梗阻。极少见的是其他部位的恶性肿瘤经血道或淋巴道转移至气管黏膜下形成气管内转移瘤。继发性气管肿瘤来源较常见的疾病有食管癌、肺癌、甲状腺癌、乳腺癌、结肠癌等。

食管癌侵犯气管最为常见。食管颈段与上胸段和气管后壁膜部紧密连接，此部位的食管癌最常累及气管，轻者可以压迫气管壁造成气管狭窄，重者肿瘤可侵入气管腔。临床上可用纤维支气管镜加以明确。

肺癌沿支气管黏膜上缘侵及气管，常累及气管下段隆凸附近；另一种为肺癌转移至气管旁或纵隔的肿大淋巴结压迫侵犯气管。手术切除较困难，预后较差。

甲状腺癌不论是滤泡状或乳头状癌均可发生局限性受侵，多侵犯气管前壁或侧壁。甲状腺癌可以由原发癌直接侵入气管，也可以由颈部软组织的复发瘤侵入或颈淋巴结内的转移癌累及。最常见的发病部位是气管的膜部或膜部与软骨环交界处的两个后角，因为膜部的黏液腺很丰富。若不积极治疗，气管肿瘤患者预后不良，因为即使是良性肿瘤（尤其值得注意的是儿童），也有造成管腔闭塞、窒息死亡的危险。但是良性肿瘤和恶性肿瘤的治疗目的大不相同，恶性肿瘤不仅为了解除梗阻，还要争取获得治愈或长期存活。遗憾的是气管肿瘤既罕见又种类繁多，难以制订系统的治疗方案，治疗效果也难以准确评价。一般来说，气管肿瘤以手术治疗为主，放射治疗、经支气管镜切除肿瘤及腔内支架置入等方法也是重要的辅助治疗或替代方法。

## 一、手术适应证

气管肿瘤一旦诊断明确，均应首先考虑手术切除，但气管可切除的长度有限，病变广泛者，气管切除过长，术后会因吻合口张力过大影响愈合，故能够手术治疗的病例有限。因此，手术切除病例的选择，主要取决于病变长度。

气管切除一期吻合的极限长度通常认为是6cm，约为气管全长的一半。但是考虑到手术的安全性，对于大多数临床医生来说，如果没有相当多的气管外科手术经验，气管切除的长度最好不要超过5cm，否则可能无法一期吻合；或者即使勉强吻合，术后并发症和死亡率也会明显增加。因此，手术前准确估计气管病变范围及气管可能切除的长度是病例选择的决定性因素。

对于气管肿瘤过长、无法切除的病例，可以行气管内置管或激光治疗，以缓解梗阻症状，辅以放射治疗，延长生命，改善生活质量。对于长段气管切除后缺损的修补、重建，目前，所用替代材料及方法仍然在实验室探索阶段。

## 二、手术禁忌证

气管肿瘤并发喉返神经麻痹造成声音嘶哑或压迫上腔静脉造成上腔静脉阻塞综合征时，应为手术相对禁忌，当气道梗阻明显、严重威胁生命时，也可行简单的手术解除梗阻挽救生命。

## 三、手术要点、难点及对策

1. 手术入路　上中段气管切除时可使患者取仰卧位，双肩下置垫，使颈部过伸。下缘不低于胸骨切迹的病变可通过常规颈部领状切口获得满意的显露。从环状软骨到中下 1/3 交界处的纵隔气管通常都可以通过下颈部领状切口显露。切除在此范围内的气管很少需要胸骨切开，除非患者颈部粗短、有脊柱后凸，或老年患者气管缺乏弹性。气管切除涉及胸骨后部分需要切开胸骨时，可以纵行切开胸骨全长，亦可"T"形切开胸骨。气管中下 1/3 病变可通过第 3 或 4 肋间右后外侧切口行开胸手术。

2. 气管环行切除技术重点

(1) 术前详细根据病变情况制订切除部位和切除长度。切除长度尽量短是根本原则。

(2) 气管切缘必须是正常的组织，如果在有炎症的组织内重建气道将影响一期吻合的成功率，并易形成吻合口瘢痕，影响吻合口的近远期效果和生活质量。

(3) 满足上述两条件后，气管壁的环形解剖要尽可能少，距离切缘 0.3 ~ 0.5cm 即可，以保护吻合口的血液供应。

(4) 良性狭窄应尽量贴近气管壁做锐性解剖，尤其是在喉返神经经过的气管食管沟处更应如此，以免损伤喉返神经。

(5) 对于恶性肿瘤，喉返神经应在肿瘤上下方辨认清楚，然后才能决定为彻底切除肿瘤是否需要牺牲喉返神经。

3. 气管病变切除程序　游离显露由甲状软骨下缘到胸骨上切迹的气管。从中线向两侧牵开胸骨甲状肌和胸骨舌骨肌显露气管前壁。为了暴露充分，可缝扎切断甲状腺峡部。使颈部充分过伸，上纵隔气管即可上升至手术野内，确定准备要切除的范围。良性狭窄时，气管壁大都变形，可能完全被纤维结缔组织包裹，并与邻近组织紧密粘连。术者往往难于确定需要切除的部位。此时，可通过术中支气管镜检查配合直视确定。恶性疾病尽量贴近包膜和假包膜解剖，可以减少出血和避免误伤。先在狭窄最严重部位下缘切开气管前壁或病变较轻的侧壁，然后在直视下从气管管腔内摸行切开膜样部并向两侧延伸切开气管侧壁，可以准确控制切除气管长度，推开气管壁外组织，避免损伤喉返神经。这是一种极其有用的实用解剖技术。

具体操作时，可在气管上下切缘两侧缝置 1 ~ 2 根牵引线，牵引这些缝线可以看清管腔的形状和直径，以及膜部气管壁内面。这些缝线可防止气管完全离断后远端气管缩回到纵隔内。

4. 气管端端吻合　在进行气管对端吻合之前，取出肩下靠垫，并屈曲颈部以缩短气管上下断端之间的距离。吻合从后面的膜样部开始，用可吸收缝线连续缝合，线结打在腔外。缝线拉紧打结时，拉拢气管牵引线可以保证打结过程中完全没有张力。操作过程中，气管导管可间断拔至吻合口以上，缝几针再插入恢复通气，这样可以在直视下保证气管后壁准确对合。一旦膜部缝结打结完毕，即可将气管导管通过吻合送入远端气管。随后以同样的间距和深度，用可吸收缝线完成前壁和外侧软骨部气管壁吻合，线结打在腔外(图6-1)。

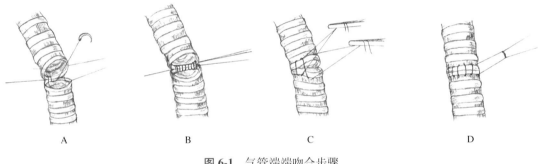

图 6-1　气管端端吻合步骤

163

吻合口张力是手术成败的关键，应保持在最低程度，需要时可加强缝合。完成吻合后，将气管插管退至吻合口上方，手控麻醉机气囊，以 40 ~ 50cmH$_2$O 压力通气检查吻合口是否漏气。再以甲状腺和 ( 或 ) 颈前条带肌覆盖保护吻合口。

如果气管两断端靠拢时明显存在张力，可以用下列几种方法减低气管吻合口的张力：

(1) 颈部屈曲位固定法：如果切除较长段气管，吻合口张力比较明显，术后必须保持颈部屈曲位。手术结束后，患者清醒以前，可以用缝线将下颌与前胸壁缝在一起，以消除吻合口张力，需时 1 周。

(2) 甲状软骨上喉松解术：这种方法需要将颈部切口上方皮瓣游离至舌骨膜和中间的甲状舌骨韧带，切断该韧带可减小气管端端吻合口的张力。甲状软骨上喉松解术，可使气管切除的长度增加 2 ~ 3cm。

(3) 心包内肺门松解术：右侧肺门松解首先应切断下肺韧带，然后在距离上肺静脉、下肺静脉和右肺动脉心包反折数毫米处环形切开心包及其反折，将右肺动脉游离至根部。为了完成右侧松解，还应当把下腔静脉外侧缘与膈肌间的纤维连接切开，由下肺静脉直到膈肌。左侧没有这种隔膜存在。左侧肺门松解：抬高气管的程度不如右侧，左侧主动脉弓限制了左主支气管向上活动，游离方法与右侧相似。

## 四、其他手术方式的选择和处理

1.气管造口术　气管肿瘤行气管造口术分为暂时性和永久性两种。

暂时性造口术较常应用于：

(1) 气管肿瘤较大，阻塞气管管腔造成呼吸困难，使用常规的供氧方法无法缓解的病例，在危急情况下，先行气管造口，以缓解呼吸困难，待情况稳定后再行手术或其他治疗。

(2) 呼吸道分泌物较多，无法排痰及有效的咳痰，造口后可行吸痰者。

(3) 肿瘤阻塞气管较为严重，手术前无法插管，可在肿瘤的下端行暂时性造口，以保证麻醉的供氧。

永久性气管造口术常用于：

(1) 上段气管肿瘤累及喉部，手术时需将喉一并切除，气管拉出行永久性造口。

(2) 继发性气管肿瘤累及气管时，需行整块切除后永久性气管造口。

颈部气管造口多在局麻下进行。患者取平卧位，肩垫高，头后仰。一般取颈正中切口，分离气管前组织后，确认为气管环后，用尖刀片纵行切开两个软骨环。切开时刀尖切勿插入过深，以免刺伤气管膜部及食管组织。同时，迅速插入气管套管，并固定。对于永久性气管造口者气管远端拖出与皮肤缝合固定。术后保持呼吸道通畅，定期清洁更换套管，定期进行气道湿化，以利于痰液的排出。

2.气管开窗取瘤术

(1) 较小的气管良性肿瘤或低度恶性肿瘤，如类癌、腺样囊性癌及黏液表皮样癌，肿瘤有蒂或基底部较小尚未侵及气管壁全层。

(2) 恶性气管肿瘤，瘤体较小，全身情况较差，无法耐受根治性手术的创伤或肿瘤无法完全彻底切除者，术中可以切除大部分瘤体，以解决呼吸道梗阻症状。

此手术方法的特点在于简单易行，创伤小，危险少，但手术仅为姑息性，术后极易复发。开窗取瘤术前应结合患者的 CT、气管断层片、纤维支气管镜的有关资料，尽可能准确定位，术中暴露良好，靠近肿瘤处切开气管壁，将腔内肿瘤切除，基底可行刮除，术后电灼止血，缝合气管壁，注意缝合后勿使气管腔狭窄。

3.气管侧壁切除成形术　气管侧壁切除术适用于较小的良性或低度恶性肿瘤或较为局限的恶性肿瘤。肿瘤基底部不超过气管腔的 1/2 周径，若肿瘤较小，气管壁受累范围较少，可切除肿瘤及部分气管壁后，将气管壁直接缝合。若缺损较大，缝合困难则应用胸膜筋膜、肌瓣或心包等组织进行修补。

胸段气管侧壁缺损，一般用带蒂心包或胸膜修补气管，但缺损大时可出现气管软化或管壁弯曲，影响管腔通畅。也可以应用带蒂肋骨作支撑性修补，其方法是开胸切除肿瘤及部分气管壁后，取肋骨，保留肋间肌及骨膜，勿损伤血供，保留一段与缺损等长的肋骨段，使肋部胸膜面向气管腔，纵行与切缘缝合，肋骨可略呈梯形嵌入缺损部撑起管腔，以免弯曲。

4.气管隆凸切除重建术　肿瘤在隆凸部以上 2cm 者，环形切除对端吻合时常因下切端不能上提，吻合时张力大而宜改行隆凸切除和重建。两侧主支气管必须充分游离和松解，方能将其上提。隆凸切除重建一般用于气管隆凸部受侵犯的病例,如肺癌侵及主支气管根部。可行袖式全肺切除,气管和对侧主支气管对端吻合术。如果病侧肺可以保留,则切除气管下段和隆凸部,行气管和对侧主支气管对端吻合术,患侧支气管再和对侧主支气管作端侧吻合。此类手术通常经右胸进行,以得到充分的术野显露。左右主支气管都能和对侧作端侧吻合。但气管切除段不宜超过 4cm,否则吻合口张力太大,拉合较为困难。两个吻合口相距不能少于 1cm 以上,以防气管局部缺血坏死。先行气管主支气管对端吻合,再作端侧吻合。对吻合口大小和方向要注意避免成角现象。端侧吻合口宜大不宜小。两个吻合口均应用胸膜或其他软组织覆盖以促进愈合,防止漏气。

5. 气管腔内置管、内支撑术　部分气管肿瘤患者由于病变广泛、超长,以及周围邻近脏器侵犯严重,无法完全手术切除。对于此类患者,早在 1965 年 Montgomery 就首次将内置管方法应用于临床气管狭窄患者。目前,仍有一部分病例临床上无法手术,而气管腔内置管及内支撑术仍是一种行之有效的应急方法。

适应证:

(1) 无法切除的气管肿瘤,或外侵肿瘤冰冻样的气管肿瘤。

(2) 经手术切除后或放射治疗后肿瘤再次复发者。

(3) 因其他原因造成的气管段狭窄,作为临时性应急手段,解决呼吸道梗阻。

气管内置管术的操作方式有两种:一种是以纤维支气管镜检查,明确病变范围及程度,了解肿瘤侵犯气管的程度及狭窄的情况。根据具体病变情况选择内支撑材料及尺寸。目前,普遍应用于临床的材料有硅橡胶"T"形管、镍钛记忆合金。其品种有管型、螺旋型及螺旋带内膜。可在纤支镜帮助下置入气管的狭窄段,以改善通气状况。另一种方法是经手术切开气管狭窄段的上或下端,将支撑架放入狭窄段,此方法较为安全。

## 五、术后监测与处理

术后呼吸道管理、减轻吻合口张力是术后管理的关键。给予有效的化痰、祛痰治疗,帮助患者有效咳痰,避免剧烈咳嗽损伤吻合口。术后患者采取颈前屈位,保持至少 10 天,以后逐步增加活动,增加伸展程度。杜绝仰头,防止吻合口张力增大,3 个月后头部可自如活动。

## 六、术后常见并发症的预防与处理

1. 吻合口瘘与裂开是气管支气管肿瘤术后严重并发症,一旦出现若处理不当可危及患者生命。一旦确诊,立即局部通畅引流,合适抗生素控制感染。极早期再次手术修补瘘口。若错过再次手术修补时间,可行气管造口,气管腔内置入"T"形硅胶管支架维持通气,挽救生命。加强支持治疗,待全身情况缓解、感染控制后选择合适时机手术。

2. 气道狭窄或梗阻气道狭窄和梗阻轻者表现为咳嗽、气喘,严重时呼吸衰竭。当有上述症状,疑为气道狭窄或梗阻时可行纤维支气管镜检查确诊狭窄部位和程度。对于肉芽组织增生导致的狭窄可采用气管镜钳取肉芽或激光烧灼肉芽。也可放置气管支架,或定期扩张。

3.肺部感染、呼吸衰竭针对发生肺部感染或呼吸衰竭的病因针对性治疗。如气道狭窄或梗阻时尽快解除梗阻；支持治疗如机械通气，加强营养支持；最重要的是有效排痰辅助有效抗生素减少气道分泌物。

# 第三节　气管狭窄

气管狭窄是由于钝性创伤或气管插管后等各种原因引起的气管腔狭窄性疾病。气管狭窄发病率低，易误诊为哮喘、慢性阻塞性肺疾病、支气管炎等。其病因多为：气管内肿瘤、气管外伤瘢痕性狭窄、气管腔外压迫性狭窄等。症状多有咳嗽、气促、喘鸣等阻塞症状，严重时可出现呼吸困难、发绀、窒息。

## 一、钝性创伤

钝性创伤造成的气管、隆突或主支气管的破裂可能会被漏诊。几乎所有的患者都有气胸的病史，并接受过胸腔闭式引流。气管损伤通常引起双侧气胸，表现为气短和喘息。当最后得到确认时，破口可能已很小。治疗上应及时进行修补。复杂的撕裂常产生晚期狭窄，应予以切除重建。当支气管受损伤时，应尽一切可能保留远侧的肺，这通常不难做到，除非继发严重感染。肺功能的恢复程度大致取决于肺失去功能的时间。有些患者，颈部钝性创伤导致气管完全断裂部位很快就会发生完全狭窄或闭塞。

## 二、插管后狭窄

近几十年来，经口、鼻或气管造口插管对呼吸衰竭进行机械性呼吸支持的应用日益增多。这种治疗可产生一系列气管病变。气管导管插入48h即可在喉水平造成气管狭窄梗阻，表现为会厌水肿、声带肉芽肿，特别是勺状软骨的糜烂、肉芽形成、息肉梗阻，以及主要位于会厌下喉内水平的真正狭窄。其中最常见的是形成的各种肉芽肿阻塞气道。假如气管造口过大，或由于感染或器械损伤造成腐蚀，则瘢痕愈合可能产生向前的"A"字形狭窄，严重影响气道。这类患者的气管后壁完好。不论是气管切开插管还是气管内插管，气囊水平的气管壁可产生环形腐蚀。如其达到一定深度，可以损毁气管壁的各解剖层，瘢痕修复后即可形成极紧密的环形狭窄。气管导管的尖端也可能压迫气管壁，产生腐蚀并形成肉芽肿，尤其多见于应用不带套囊气管导管的儿童。此外，在气管造口与导管套囊之间，也可以发生不同程度的气管软化。

## 三、手术要点、难点及对策

1.造成气管狭窄的病因很多，治疗方法多种多样，总的治疗原则是：解除气管梗阻，缓解呼吸困难。

2.气管狭窄的术前准备尤为重要，此类患者多因不同程度的气道阻塞存在慢性呼吸道炎症，术前可短期应用抗生素、雾化、激素、气管扩张剂等药物，进行特殊体位的咳嗽功能训练，可降低术后肺部感染及肺不张的发生率。

3.气管袖状切除（狭窄气管节段性切除）端端吻合，恢复气管连续性是肿瘤气管狭窄的首选方法，但病变段不宜超过5cm，也有松解喉部或（和）肺门后，气管切除6.5cm的报道。气管钝性游离后，切除3～5cm气管端端吻合，并发症少。超出气管切除的极限长度易出现吻合口张力过高，有再次狭窄、吻合口瘘甚至气管断裂造成死亡之风险。

4.狭窄段位置术前不宜气管切开，或者气管切开后影响气管端端吻合者，可采用右股动静脉插管，常温体外循环辅助下，保证身体器官组织的供血供氧，使术野暴露充分，操作方便，行病变气管切除端端吻合术，取得满意疗效。

5.对于病变段较长，年老体弱、身体条件差、有远处转移或者纵隔浸润、胸内病变等不适宜手术切除的患者，如是良性病变，单纯行气管内支架植入术，如为恶性病变，行气管内支架植入，加放化疗。记忆性镍钛合金网状支架，可使狭窄气管迅速扩张，改善呼吸困难明显，见效快，疗效确切，可作为气管狭窄辅助治疗手段之一。

6.气管切除术中，最好滞留胃管，预防和及时发现食管破裂。

7.为预防术后再狭窄，除限制气管切除长度外，使用减张的缝合技术，气管切缘尽可能整齐，吻合技术要精细，尽可能使用可吸收缝线。

8.术后2～5天，常规每天行纤支镜或纤维喉镜检查，了解吻合口情况，如有肉芽增生显著，应及时采取腔内球囊扩张，局部压迫，预防再狭窄，且保持吻合口低张力体位，避免吻合口张力过高。后期发生术后吻合口瘢痕增生或轻度再狭窄，首选腔内高压球囊扩张术，效果满意。

总之，气管狭窄的早期诊断、及时治疗，可以提高患者的生活质量，手术切除可作为气管狭窄的首选治疗。

# 第四节　气管、支气管损伤

气管、支气管损伤可单独发生或合并有其他脏器的损伤，患者常出现严重的呼吸循环功能紊乱，病情重，死亡率高。美国国家安全局1983年发布的一份报告显示，钝性损伤死亡患者中25%死于胸部损伤，但由于80%的气管、支气管损伤患者在送达医院前已死亡，因而有关损伤致气管、支气管受损的确切发生率尚无准确报道。Kitsh等在复习1178例尸检报告时发现证实气管、支气管破裂患者仅33例(2.8%)，81%的患者到达医院前已死亡。因此，早期诊断与急救、及时正确的手术治疗常能挽救伤员的生命，避免肺功能的丧失及其他并发症的发生。晚期病例亦应争取施行气管、支气管吻合重建，肺不张常能恢复膨胀，肺功能得到恢复。

最早涉及气管损伤的病例是 1871 年由 Seuvre 发表的报道，他描述了在对一例因四轮车压过胸部的 74 岁女性尸检时发现右主支气管撕脱伤。1931 年 Nissen 报告一例 12 岁女孩因左主支气管损伤后狭窄行全肺切除获得成功。1949 年 Griffth 报告一例左主支气管损伤后行狭窄段袖状切除对端吻合取得成功。

## 一、气管、支气管穿透伤

既往由于对气管、支气管损伤认识不足，常延误诊断，致使部分患者失去治疗机会，即使能度过急性期侥幸存活者，后期手术也增加了治疗的复杂性，故应强调早期诊断、早期治疗。首先处理危及生命的症状及伴随伤，积极抢救以恢复与维持基本的生命功能，包括紧急止血、保持呼吸道通畅 ( 必要时行气管插管或气管切开 )、吸氧、纠正休克等措施。待病情稳定后，根据情况再进行根治性手术。

1. 颈部穿透伤

(1) 气道重建：对损伤小于气道周长 1/4 ～ 1/3 者可试行非手术治疗。对于大量漏气或通气困难者，即使裂伤小于 1/3 周长仍不应试图非手术治疗。尽管单一气道短的纵行裂伤非手术治疗常很成功但术前区分损伤范围常有困难，并且远期易发生气管狭窄，因此，及时行气管探查，气管断端用 3-0 可吸收缝线或 4-0 可吸收缝线，亦可用 Prolene 缝线间断全层或连续缝合，尽量不用丝线，以防形成肉芽肿。针距、边距均为 2mm，对合整齐缝合，并将线结打在气管腔外以防止术后形成瘢痕狭窄。术中注意保护气管两侧血供及喉返神经，气管须缝合严密无漏气。对气管损伤伤口不规则者，断端需要修剪整齐，但不宜切除过多。缝合时黏膜应对合整齐，以防术后瘢痕狭窄。当气管组织有缺损时，可采用带锁骨骨膜移植修复气管。

(2) 合并伤的处理：由于颈部气管外伤常合并颈部其他器官损伤，严重者可合并出血性休克，因此术中需注意探查有无食管、甲状腺及血管、喉的损伤。

2. 胸部气管穿通性伤

(1) 紧急行气管切开并放置胸腔闭式引流，同时给予吸氧、输血、输液纠正休克。若损伤严重，经气管切开及闭式引流呼吸困难仍不能缓解，或出现胸内大量进行性出血时，应紧急剖胸手术进行处理。

(2) 气管、支气管小的裂伤而无严重复合伤存在时，经气管切开、胸腔闭式引流、大剂量抗生素防治感染等措施，常可自行愈合。

(3) 大的裂伤或完全断裂均应早期行手术修补或对端吻合，若伤侧肺严重受损应行肺切除术。合并其他器官损伤时应同时予以治疗。

(4) 术后行气管切开，以减低呼吸道阻力，及时吸出分泌物，保持气道通畅。继续抗休克，纠正器官功能紊乱及改善患者全身状况。早期行雾化吸入以利排痰，全身应用大剂量抗生素控制感染。

3. 预后　气管、支气管腔外型穿通伤大多有严重复合伤存在，病情极为严重复杂，预后凶险，死亡率高。腔内型创伤多无伴随伤发生，如能及时确诊治疗，效果较好。

## 二、气管、支气管钝性伤

### （一）治疗要点、难点

1.一般急救处理　支气管断裂早期死亡率为 30%。一经确诊，在病情允许时应积极行气管、支气管修补或断端吻合术，在伤后 48h 内手术，纵隔气肿使组织间隙疏松，不但容易解剖，支气管断端水肿轻，而且肺组织内无感染，分泌物少，术后可获满意效果。严重创伤病例，应首先判断身体各处损伤情况，确定有无严重合并伤以及呼吸循环障碍、昏迷、休克等危及生命的病情，决定治疗顺序。急救治疗及其顺序：①保持呼吸道通畅和给氧，若有急性呼吸障碍，必须紧急行气管切开或气管插管；②对于张力性气胸，应及早行胸腔闭式引流；③输血输液纠正失血及创伤性休克；④同时处理其他严重合并伤，如颅脑伤、骨折、胸壁软化所引起的反常呼吸，腹腔脏器损伤等；⑤严重的纵隔气肿可于胸骨上窝处切开排气。

2.气管、支气管损伤的早期治疗

(1) 保守治疗：①气管、支气管裂口伤仅为口径的 1/4 ~ 1/3( 小于 1cm)，经闭式引流、气管切开、控制感染等措施，能自行愈合；1 周左右拔管观察。②伤情复杂，病情危重，经积极治疗后病情仍很重，不能负担开胸手术者，应待病情稳定，至延期或晚期再行手术治疗。

(2) 手术适应证：气管、支气管损伤一经确诊，除少数适合保守治疗的情况外，都应立即手术修补及吻合；病情较重者，经胸腔闭式引流、气管切开、抗休克等治疗，在全身情况好转后立即施行手术治疗。由于支气管断端粘连轻，易解剖及吻合，手术成功率高，术后不易发生吻合口狭窄。对于部分性断裂的病例，早期手术可预防上肺部继发感染及肺功能丧失。

(3) 手术要点与术中注意事项：手术切口的选择需根据受伤部位而定。颈部气管损伤可采用颈部横切口，若远侧断端缩入胸内则需劈开部分胸骨以暴露上纵隔。胸段气管及主支气管损伤，采用患侧后外侧剖胸切口，经第 5 肋或肋间进胸。应仔细探查，结扎肺门部与胸内活动性出血点，发现并处理其他合并伤情。

1) 剪开纵隔胸膜，右侧切断奇静脉，显露气管、隆凸与主支气管，寻找破裂口及退缩的支气管断端，缝以牵引线并适当游离、修整。吸除气管、支气管内及局部的积血和分泌物。对于部分性断裂，给予间断缝合修补，若为完全断裂，应做对端吻合。根据术者的习惯不同，采用逐针间断缝合，多针缝好后一次结扎或连续缝合等吻合方法。要求对合准确整齐，严密可靠，针距与边距合适，血运良好，线结扎于腔外。吻合完毕用邻近组织或带蒂胸膜片覆盖于吻合口上，以促进愈合。充分游离胸膜粘连及肺下韧带以减轻吻合口张力。

2) 有广泛的肺挫裂伤，肺动、静脉损伤，或一侧主支气管复杂撕裂伤无法缝合修复时，应行全肺切除术。肺叶支气管裂伤，而肺组织及血管无严重损伤时可予以修补吻合；否则应做肺叶切除术。

3) 颈段气管创伤，解剖时宜紧贴气管壁进行。注意保护喉返神经和气管两侧纵行的血管链。部分性撕裂，清创后间断缝合，完全性断裂时，远侧断端常缩入纵隔内，需将其拉出行断端吻合。

(4) 术后护理

1) 体位：术毕平卧位。全麻清醒，生命体征平稳后改半卧位，保持头颈胸前倾位，以减小支气管吻合口张力，有利于伤口愈合。

2) 呼吸道监护：维持呼吸道通畅，确保有效通气量，术后常规保留气管导管，继续人工呼吸支持，正压不宜过大。充分镇静，避免咳嗽和胸膜腔内压增高，以免吻合口漏气及影响气管吻合口的愈合。做好呼吸机的监护，保证气道温湿化。持续监测脉搏、氧饱和度 ($SpO_2$)。术后 7 ~ 8 天可在纤支镜下吸出气管腔内分泌物的同时剪除吻合口的肉芽组织，预防吻合口狭窄。

3) 胸腔闭式引流：术后摆放胸腔闭式引流管可排出胸腔内残留的气体、液体，并观察胸腔内有无活动性出血，恢复、保持胸内负压，促进肺膨胀，为预防感染拔管不宜过早，根据病情在 5 ~ 7 天拔管。

3. 气管、支气管损伤的延期及晚期治疗　延期或晚期气管、支气管损伤病例，一般均需采用手术治疗，目的是争取切除狭窄，重建气道，使肺复张；或切除严重感染受损的肺组织，以消除症状。术前除应明确诊断外，尚需判明狭窄的部位、程度及与周围器官的关系，了解肺部有无感染，决定手术方案。

对于支气管狭窄者，若无明显感染，应争取在伤后 1 个月内行手术治疗，彻底清除肉芽及瘢痕组织，做支气管缝合或切除狭窄段，行对端吻合术，以防止继发感染，造成肺功能丧失。若已出现明显感染症状，远侧肺有不可逆损害时，应做肺切除术。

支气管完全断裂晚期，远侧肺多无感染，不论伤后多久，均应尽可能做重建手术，甚至在受伤数年以后，肺仍可能复张，功能得到恢复，有伤后 9 ~ 15 年再行手术重建获得成功的报道。晚期手术常由于瘢痕粘连、解剖结构的改变和肺内陈旧性感染等问题而较为复杂和困难。手术成功的关键在于残端的显露与游离、伤侧肺组织功能的判断和吻合技术。

支气管两断端间常有一硬性瘢痕带相连，可以此作为寻找上下残端的线索，若远侧断端被瘢痕组织掩盖于肺内寻找困难时，应先解剖肺动脉直达肺叶分支处，即可触及较硬的支气管残端，防止盲目解剖误伤支气管或血管。

支气管吻合前，应充分吸尽痰液，先切开远端支气管，吸尽潴留的黏冻样分泌物，按摩肺叶以帮助吸引。以消毒的导管插入远侧支气管腔，充分使肺复张，但不宜过度加压充气，以免造成肺损伤。因长期肺不张，支气管内潴留的分泌物难以一次清除，加之肺水肿、顺应性减低等原因，不可能在术中将肺膨胀到满意程度。肺表面有纤维板形成者，需予以剥脱，以利于术后肺复张。吻合前应充分切除两残端瘢痕组织，修剪残面达软骨环处，尽量使两断端管径相近，避免将残端游离过多，以防术后因瘢痕切除不彻底、血运不良、组织坏死而造成吻合口狭窄。

术中对萎陷肺能否保留的判断甚为重要，若肺组织失去弹性，远端支气管分泌物呈脓性，支气管内加压充气肺叶不能膨胀，应放弃支气管吻合而行肺切除术。

术后处理与早期气管、支气管裂伤一期吻合术相同。保持胸腔闭式引流管通畅对术后肺复张非常重要，有学者主张在第 2、第 8 肋间放置两个胸腔闭式引流管效果更好。术后无需行气管切开，以降低感染的机会，早期雾化吸入有利于咳痰、胀肺。对于咳痰无力者可应用纤维支气管镜吸痰。

晚期支气管重建后肺功能恢复问题。经过长期大量的观察发现，X 线改变多在术后 3

个月左右恢复正常，肺功能的恢复常落后于 X 线改变。术后复张的肺，氧吸收功能较低，该肺血供较少，仍存在右向左的分流等。但总的肺功能会逐步好转，经过数月至数年后，复张肺的功能可达到或接近正常的水平。

## （二）预后

根据 Kiser 等总结的胸部气管、支气管损伤病例，气管、支气管损伤的预后与创伤的部位、损伤报道的年代、自损伤至诊断的时间、损伤机制、治疗的方法及损伤的严重程度等因素有密切相关性。左支气管损伤死亡率约 8%，右侧为 16%，气管为 26%。损伤后 24h 确诊并治疗的患者死亡率为 25%，2 ～ 7 天确诊患者死亡率最高，达 40%，可能与损伤严重、多器官损伤、感染、失血性休克等因素相关。7 天后死亡率明显下降，为 3%。

（张　俊　王建军）

## 参 考 文 献

程贵余，张汝刚，张德超，等 .2003.原发性气管肿瘤的外科治疗 .中华外科杂志 ,41(11):823-826

顾恺时 .1993.胸心外科手术学 .2 版 .北京：人民卫生出版社 ,125-200

侯宗昌 .1993.器官移植学 .北京：中国医药科技出版社 ,218-385

胡伟，赵松，赵高峰，等 .2004.胸段气管肿瘤切除后带蒂肺组织瓣包埋吻合口 17 例临床分析 .山东医药，4(8):17-18

刘月辉 .2004.镍钛记忆合金网状支架植入治疗喉气管狭窄 .生物医学工程与临床 ,8:155-157

刘俊杰，赵俊 .1996.现代麻醉学 .2 版 .北京：人民卫生出版社 ,750-751

李立明，花光斌，周海波，等 .2011.急诊手术治疗外伤性支气管断裂 8 例分型 .中国误诊学杂志，11(35):8752-8753

阎笠 .1996.气管外科学 .济南：山东科学技术出版社 ,56-128

阎昱，陈景寒 .1996.中心气道梗阻的紧急处理与外科治疗 // 阎昱，陈景寒 .气管外科学 .济南：山东科学技术出版社 ,137-138

赵凤瑞，张银合 .2007.气管重建与赵氏人工气管 // 刘奇 .实用胸部肿瘤外科学 .北京: 军事医学科学出版社 ,306-323

赵凤瑞，张银合，刘德若，等 .2003.记忆合金网二期成形人工气管置换术 .中华外科杂志 ,41:201-204

周燕发 .2000.胸部 X 线、CT、MRI 诊断学 .4 版 .北京 : 科学出版社 ,436-437

Akin Eraslan Balci, Nesimi Eren, Sevval Eren. 2002. Surgical treatment of post-traumatic tracheobronchial injuries:14-year experience. Eur J cardiothorac Surg, 23(2):128

Albes M, Klenzner T, Kotzerke J, et al. 1994. Improvement of tracheal autograft revascularization by means of fibroblast growth factor. Ann Thorac Surg, 57(2):444-449

Benumof JL, Alfery DD. 1990. Anesthesia for thoracic surgery. In:Miller RD Anesthesia. 3rd ED. New York: Churchill Livingstone, 2:1517

Banoub M, Nugent M. 1996.Thoracic anesthesia. In:Rogers MC,Tinker JH,Covino BC, et al. Principles and practice of anesthesiology. St. Louis: Mos-by Year Book, 2:1719

Chiu CL, Teh BT, Wang CY. 2003. Temporary cardiopulmonary bypass and isolated lung ventilation for tracheal stenosis and reconstruction. Br j anaesth, 91(5): 742-744

Gebauer PW. 1950. Plastic reconstruction of tuberculous bronchostenosis with dermalgrafts. J Thoracic Surg, 19:604

Griffith JL. 1949. Fracture of the bronchus. Thorax, 4(2):105-109

Grilb HC. 2003. Development of tracheal surgery: a historical review. Part1：techniques of tracheal surgery. Ann Thorac Surg, 75: 610-619

Grillo HC. 1966. Management of cervical and mediastinal lesions of the trachea. JAMA, 197(13):1085-1090

Grillo HC. 1990. Trachea replacement. Ann Thoracic Surg, 49:864

Kaplan JA. 1991. Thoracic aesthesia. 2nd Ed. New York: Churchill Livingstone, 43-60

Mathisen DL. 1996. Tracheal tumors. *In:* Arriagadar. Greenmr，eds. Comprehensive textbook of thoraconcology. Baltimore：Williams & Wilkine, 855-869

Nakanishi R, Shirakusa, Takachi T. 1994. Omentopexy for tracheal autografts. Ann Thorac Surg, 57(4):841-845

Nakanishi R, Yasumoto K. 1995. Minimal dose of cyclosporin for tracheal allografts. Ann Thorac Surg, 60(3):635-639

Samuel, Calvin, Balderman. 1987. Tracheal autograft revascularization. J Thoracic Cardiovasc Surg, 94(3):434-441

Yokomise H, Inui K, Wada H, et al. 1994. Igh-dose irradiation prevents rejection of canine tracheal allografts. J Thorac Cardiovasc Surg, 107(6):1391-1397

Yokomise H, Inui K, Wada H, et al. 1995. Reliable cryopreservation of tracheal for one month in a new trehalese solution. J Thorac Cardiovasc Surg, 110(2):382-385

# 第七章　肺良性疾病手术

## 第一节　肺隔离症

肺隔离症 (pulmonary sequestration) 也称为有异常动脉供血的肺囊肿症，简称"隔离肺"，是临床上相对多见的先天性肺发育畸形。肺隔离症占肺部疾病的 0.15% ~ 6.4%，占肺切除的 1.1% ~ 1.8%。该病为胚胎时期一部分肺组织与正常肺主体分离单独发育并接受体循环动脉的异常动脉供血，所形成的无呼吸功能囊性包块。隔离肺可有自己的支气管，分为叶内型和叶外型，前者位于脏胸膜组织内，其囊腔病变与正常的支气管相通或不相通临床多见；后者被自己的胸膜包盖，独立于正常肺组织之外，囊腔与正常支气管不相通。

肺隔离症多见于青少年，年龄在 10 ~ 40 岁，男性多于女性，叶内型多于叶外型，左侧多于右侧。由于肺隔离症分型不同，临床表现不同，常见肺隔离症的临床表现有：

1. 叶外型肺隔离症　较叶内型少见，男女之比约为 4∶1；左右侧之比约 2∶1，多位于下部胸腔的下叶与膈肌之间邻近正常肺组织，也可位于膈下、膈肌内或纵隔。多合并其他先天性畸形，以先天性膈疝最为常见约占 30%，其他有先天性支气管囊肿、先天性食管支气管瘘肺不发育、先天性心脏病、异位胰腺及心包、结肠等脏器畸形等。但叶外型肺隔离症因有完整胸膜犹如分离的肺叶，可视为副肺叶。因其不与支气管相通，故质地柔韧，内含大小不等的多发囊肿。病理：叶外型完全被胸膜包盖，切面呈海绵状黑褐色组织伴不规则排列的血管，通常在标本的一端更为显著，镜下呈正常肺组织无规律地异常排列，气管数量很少，实质组织常发育不成熟，因其包有自己的胸膜，且不与支气管相通（除非与消化道相通），感染的机会很低。因此如没有其他明显的畸形，叶外型只是一软组织包块，可毫无症状地存活到成年。

该症常见于新生儿，一般多无症状，多在常规 X 线检查时发现一小部分叶外型肺隔离症可因合并畸形而在新生儿时期被发现。如与消化道相通也可见反复呼吸道感染、乏力、呼吸困难等，晚期甚至可出现充血性心力衰竭。60% 合并同侧膈膨升，30% 合并左侧膈疝，50% 在尸检、查体或检查其他疾病时意外发现，90% 在左肺。

2. 叶内型肺隔离症　发病率低，但较叶外型多见，其 2/3 位于左下叶或右下叶后基底段，在椎旁沟内，与叶外型有以下不同：男女发病率相近，左右侧比例为 1.5∶1 ~ 2∶1，多位于下叶的内、后基底段，很少合并其他先天性畸形，最常合并食管憩室、膈疝及其他骨心畸形病变组织，无自身胸膜与正常肺组织隔离，故异常与正常肺组织间无明显界限，共存于同一肺叶中。有1个或多个囊腔，实质部分更多，囊内充满黏液。叶内型肺隔离症，特别是与支气管相通的，几乎所有病例在一定时期后均继发感染，多数在10岁以前出现反复肺部感染症状，发热、咳嗽、胸痛、咳脓痰甚至咳脓血痰，严重者还可出现全身中毒症状，与肺脓肿症状相似，感染时囊腔内为脓液，其常与支气管或邻近肺组织的气管交通。查体局部叩诊浊音，呼吸音减低，有时可听到湿啰音，部分患者有杵状指。体动脉多来自胸主动脉下部或腹主动脉上部，较为粗大，直径0.5～2cm，异常动脉多在下肺韧带内，经下肺韧带到达病变部位，均经(下)肺静脉回流，镜下显示类似扩张的支气管，偶有管壁内软骨板，有呼吸道上皮。异常肺组织伴有炎症、纤维化或脓肿。左肺多见60%在下叶后基底段，位于上叶者少见，15%无症状，多在青壮年出现以下症状：咳嗽、咳痰、咯血、反复发作的肺部感染及心悸、气短等。症状多因病变与支气管交通所致。经抗感染治疗症状可暂时缓解，但病程也有迁延数月甚至数年之久的。

囊肿可单发或多发，大小不等，周围肺组织常有肺炎，此时要待炎症消退后，才能证实阴影的囊性特征，病变大小可随时间有很大变化，主要依其内部的气体、液体量。如果隔离肺有感染其阴影形态可在很短时间内有很大变化。在呼气时，可见隔离肺内有气体滞留。

3. 先天性支气管肺前肠畸形　该词常被用来代表一种畸形合并某些支气管肺病变，但在此指的是与胃肠道交通的肺隔离症，最常见为肺隔离症的囊腔与食管下段或胃底交通，其病理特点符合叶内型或叶外型肺隔离症。Gede在1968年首次采用该词描述，在该词被采用前此类肺隔离症被归为叶外型异常肺段，最常见于食管（多在下段）交通，也可是胃。其右侧多见，占70%～80%，男女发病率相等，成人也可发病，但多在1岁前，诊断表现为：慢性咳嗽、反复发作的肺炎或呼吸窘迫，常见伴随其他畸形，如叶外型肺隔离症及膈疝。

4. 短弯刀综合征　Chassinant在1836年首先描述此综合征，含有以下3种畸形的疾病被称为短弯刀综合征：①右肺发育不全；②右肺静脉回流异常，肺静脉汇入右心房和（或）下腔静脉；③体动脉供血。因胸部X线片有右心缘旁弯刀状异常静脉阴影而得名，其有明显的家族倾向。

病理体动脉供血：最常表现为右肺上中叶为肺动脉供血，而下叶有1根或更多体动脉血管供血，其可能起自胸主动脉下段，经下肺韧带进入肺实质，或起自腹主动脉，穿过膈肌进入下肺韧带。体动脉供血的肺组织可正常通气或如隔离症样无通气，且显示肺血管高压。

静脉回流异常：多仅有1根右肺静脉，也可是2根，其引流全肺或仅限中下叶静脉血回流至下腔静脉，故此综合征形成左向右分流造成右心负荷过重，而右肺也不具备正常生理功能。异常肺静脉与腔静脉的汇合点可在膈上或膈下，两者发生率相近。右肺异常：常见右肺发育不全或发育不良，可伴支气管畸形。

其他异常：此综合征可能合并的其他畸形有肺动脉缺失或发育不良、右位心、房间隔缺损、马蹄肺等。

## 一、手术要点、难点及对策

1. 术前准备　术前 CT、肺功能检查是必需的，CTA 检查则可以帮助术者明确肺异常血管来源，便于手术者术中寻找和处理异常血管，为手术方案的制订提供依据。

对于有发热、咳嗽、咳浓痰的患者，术前需给予有效的抗炎、化痰治疗，待症状好转后手术，利于术后恢复。

2. 手术要点、难点及对策　叶内型肺隔离症可反复继发感染，故均应手术治疗，多采用肺叶切除。手术应在控制感染后施行，并常规选用抗生素。因其常合并严重感染，患肺常粘连在胸壁上，分离这些粘连时必须注意异常动脉，异常动脉多存在于肺韧带中，偶尔有来自腹主动脉的异常动脉，处理不当可造成术中及术后的致命大出血。

叶外型肺隔离症如不与胃肠道交通、无症状，可不予治疗，但多因不能明确诊断而手术切除。叶外型肺隔离症可行隔离肺切除，一般行肺叶切除，手术当中要特别注意寻找和处理异常血管，尤其是在处理下肺韧带时更要小心，一旦异常血管损伤退缩回腹腔或纵隔内，就会造成大出血，处理也较困难。

## 二、术后常见并发症的预防与处理

1. 大出血　其主要由缝扎过紧、缝线脱落或血管裂口所致。由于主动脉压力高，畸形血管残端部分的出血往往量多且猛，该并发症常发生于术后 48h 内，表现为脉搏细速、心率加快、血压下降等失血性休克征，胸腔引流量骤增，表明胸腔内有较明显的出血。一旦发生此种出血，常需立即再次进胸止血。

2. 食管胸腔瘘　此类情况较少见，但一旦发生则预后较差。其原因之一是手术伤及食管，原因之二是术中未发现潜在支气管食管瘘，残端未处理，一旦出现，宜充分引流，必要时再次开胸处理。

3. 婴幼儿特别是新生儿并非手术禁忌　但此类患儿常伴有其他畸形及肺发育不良，术后易发生水、电解质、酸碱平衡失调及肺部和全身感染，术后早期宜使用一段时间呼吸机，后期要多拍背，必要时雾化吸入，以促进痰液排出。

# 第二节　肺　大　疱

肺内压升高，肺泡壁破裂相互融合，形成囊泡状改变，产生直径超过 1cm 以上的含气囊腔，称为肺大疱，其是一种局限性肺气肿。肺泡高度膨胀，肺泡壁破裂并相互融合而形成，一般是由小支气管的活瓣性阻塞所引起。

## 一、肺大疱并发症

自发性气胸是肺大疱最常见的并发症，其次是感染和自发性血气胸。

1. 自发性气胸　肺大疱可以没有任何症状。在突然用力，如剧烈咳嗽、提重物或运动时压力突然增加，肺大疱破裂，气体自肺内进入胸膜腔，形成自发性气胸时，可能出现呼吸困难、气急、心慌，脉搏加快等，气胸使胸膜腔负压消失，气体压缩肺组织使其向肺门部萎陷，萎陷的程度取决于进入胸腔的气体的多少，以及肺及胸膜原有病变的病理情况，进入胸腔的气体量大，肺组织原有病变轻、顺应性尚好的，肺萎陷较多，有时可达到一侧胸腔的90%，气体迅速进入胸腔，肺组织急速萎缩，则症状严重，甚至有发绀。如果患者除肺大疱以外，尚合并有肺气肿、肺纤维化、肺组织长期慢性感染等病变，肺大疱破裂时虽然有一部分气体进入胸腔，而肺组织萎陷程度可以较轻，但因为患者原有肺功能已减退，症状也较重。X线可见被压缩的肺形成的气胸线，如果有粘连存在，则气胸线不规则。肺大疱破裂后，其中一小部分裂口较小，肺组织萎缩后裂口自行闭合，漏气停止，胸腔积气逐渐吸收，胸腔负压恢复，肺复张痊愈。

2. 张力性气胸　若肺大疱破裂后形成活瓣，吸气时胸腔负压增高，气体进入胸腔，呼气时活瓣关闭，气体不能排出，尤其是咳嗽时，声门关闭气道压力增高，气体进入胸腔，声门开放后，气道压力减低，裂口又闭合，每一次呼吸和咳嗽都使胸腔内气体量增加，就形成张力性气胸。张力性气胸时患侧肺组织完全萎缩，纵隔被推向健侧，在健侧肺组织亦被压缩的同时心脏大血管移位，大静脉扭曲变形，影响血液回流，造成呼吸循环严重障碍，患者可出现呼吸困难、脉快、血压下降，甚至窒息、休克。患侧胸廓隆起，多伴有患侧皮下气肿，气管明显向健侧移位，病情危重，常需要急诊处理。

3. 自发性血胸　肺大疱引起的自发性血胸，多数由肺尖部的大疱或大疱周围的肺组织与胸顶粘连及粘连撕裂活动出血。粘连带中的小动脉直径可达0.2cm，血管起源于体循环，压力较高，同时胸腔内是负压，更增大了出血倾向。另外，由于肺、心脏、膈肌运动的去纤维化作用，胸腔内的血液不凝固，因此出血很难自动停止。临床症状可因出血的快慢而不同，出血缓慢时，患者可表现为逐渐加重的胸闷、呼吸困难，X线可见膈角变钝，或胸腔积液的抛物线影像。出血迅速时，短期内可以有休克表现。

4. 自发性血气胸　肺大疱及周围肺组织与胸壁的粘连被撕裂时，如果粘连带中有血管破裂，同时肺组织也被损伤，就形成自发性血气胸。

近年来，一些学者指出膈肌活动幅度可能在自发性血气胸的发生中起决定性的作用，在屏气、用力等剧烈活动时，膈肌活动幅度增大，对胸顶的粘连索带产生骤然直接或间接的拉力，由于肺组织较胸膜疏松，故易在肺侧撕裂造成既出血又漏气的血气胸。若撕脱在索带的壁侧或中央段，则仅出现血胸。瘦长型青年膈肌活动幅度较大，并因体瘦，胸肌多不发达，更依赖腹式呼吸，但中年以后腹腔内脂肪积累逐渐增多，在不同程度上限制了膈肌活动，故即使存在上述病理改变，也很少发病。女性以胸式呼吸为主，发病率较低。右肺为三叶，其叶间隙对猛然的向下牵拉起一定的缓冲作用，且右肺下尚有肝脏，可能是右侧发病较少的原因。因此，自发性血气胸患者有年龄轻、男性多于女性、左侧多于右侧、多为瘦长体型等特点。双侧自发性气胸也时有发生，多是左侧先发，右侧后发，个别情况下是双侧同时发生，病情危急，甚至有生命危险。

5. 肺大疱继发感染　多数情况下，肺大疱均发生在八级以上支气管远端，绝大多数是不感染的，但如果引流支气管堵塞，肺大疱支气管内充满炎性分泌物，患者可出现发热、咳嗽、咳痰等感染症状，有时经抗感染治疗后，临床症状好转，而胸部 X 线片上感染的征象仍可持续较长一段时间。

## 二、手术适应证

若肺大疱长期存在，又明显影响呼吸功能者，应行外科手术治疗。手术适应证为：①肺大疱较大，占一侧胸腔 30% 以上，临床有症状，手术可以解除肺组织受压，使肺复张；②肺大疱发生自发性气胸、出血并发症时；③肺大疱反复感染者；④肺大疱发生进行性呼吸困难，无哮喘或其他局限性病灶者。

## 三、手术要点、难点及对策

手术治疗的原则是既要彻底切除肺大疱，又要尽可能保留有功能的肺组织，不可轻易行肺切除。常用手术方法为胸腔镜下或开胸大疱切除术、肺段或肺叶切除术。具体手术方式需根据肺大疱大小及其周围肺组织有无损害和损害的程度而定。对双侧肺大疱目前治疗方式有分歧，某些学者主张分期手术，先做重的一侧，再做轻的一侧，其特点是比较安全；有的学者则主张只要患者情况允许，可经正中切口劈开胸骨或者双侧，胸腔镜一次完成双侧手术并无太大危险性。笔者建议根据患者情况具体考虑。

*177*

## 四、术后常见并发症的预防与处理

手术后应保持引流管通畅，应用有效抗生素控制感染，肺大疱缝合处或表面漏气，多在术后 2 ~ 7 天自行愈合。如因缝闭的大疱漏气，可形成假性肺大疱，需再次手术。

# 第三节　支气管扩张

支气管扩张症 (bronchiectasis，BE) 是胸外科现在处理的最常见的呼吸道慢性化脓性疾病，病理上支气管壁毁损，呈持久不可逆的扩张变形。同时伴有周围肺组织的慢性炎病。临床表现主要为慢性咳嗽、咳脓痰及反复咯血。本病多见于儿童及青年，可由多种病因引起，有一小部分有先天遗传因素，有的伴其他先天性异常。近数十年来药物治疗效果显著，致病因素明显减少，发病率大幅度下降。治疗上药物虽能控制炎症，由于支气管扩张症本身病变为不可逆的，在抵抗力低时仍常有继发性感染发生，在不少情况下还需要外科治疗，支气管扩张症目前是许多医院胸外科除肺癌外最常行肺切除的疾病。

支气管扩张症是由多种易感因素造成的支气管（直径 >2mm) 管壁的肌肉和弹性组织破坏引起的不可逆性异常扩张兼有肺实质持续性炎症反应性疾病，是呼吸系统常见的支气管慢性化脓性炎症。

支气管扩张症主要症状为慢性咳嗽、咳大量脓性痰和（或）反复咯血。多数患者童年有麻疹、百日咳或支气管肺炎迁延不愈病史，以后常有反复发作的下呼吸道感染，造成患者肺功能的损害。过去认为与遗传因素有关，近年来研究集中于参与支气管扩张症发病的炎症介质，并认为高分辨率 CT(HRCT) 是目前确诊的主要方法。

## 一、手术适应证

1.病变局限，有明显症状，或肺部反复感染是主要的适应证，可以彻底切除病变肺组织，取得良好效果。

2. 双侧均有病变，一侧严重，对侧很轻，症状主要来自病重一侧，可以切除该侧，术后如对侧病变仍有症状可药物治疗。

3. 双侧都有局限较重症变，如有大咯血等症状，先切除重的一侧，此后如对侧病变稳定，观察及内科治疗，如病变进展，再切除。

4.大咯血的急症切除，现有支气管动脉栓塞术，大部分可先用此法止血后改为择期手术。

## 二、手术禁忌证

支气管扩张症手术治疗禁忌证主要包括严重心、肺、肝肾功能不全，一般情况较差，不能耐受手术。若病变广泛，切除病变后肺功能严重受影响，也不能贸然手术。

## 三、术前准备

1.除各种常规检查外，需完善痰培养、药敏试验检查，利于术后控制肺部感染。
2.痰量较多的患者，需给予足疗程合适抗生素控制炎症后手术。
3.加强营养，改善一般情况，呼吸锻炼等。

## 四、手术要点、难点及对策

1.支气管扩张合并大咯血的手术处理是难点，大咯血的出血来源主要是支气管动脉。病变血供比较复杂。支气管动脉来源于体循环，压力比较大。进入胸腔后分别依次阻断各叶支气管，该侧气道持续吸引，如不再出血，可确定出血位于该肺叶支气管，由此控制出血并切除该肺叶。

2. 下叶基底段有病变，而背段正常的情况不少见，背段可以保留。但基底段即使未全部波及，一般也不作单个基底段的切除，因段间界限不太清楚，每个基底段的体积又不大，免费分离，保留的肺功能有限，并发症则明显增加。

3. 双侧病变，如都比较局限，患者年轻，一般情况良好的，可以一次同时切除，用前胸双侧前切口，或序贯用双侧侧切口手术。如一般情况不允许，先做一侧，对侧过 3 ~ 6 个月后再做，间隔长短根据体力恢复情况而定，个别患者因术侧有并发症或肺功能损害较大，最终可能做不了对侧手术。

4. 支气管扩张症切除多少肺组织完全根据术前支气管造影所见而定，手术开胸探查所见仅供参考，有相当一部分患者肺外观正常，扪诊也无异常，不能确定病变范围。术间所见病理改变由重至轻，可为肺体积缩小、不张或实变；肺实质中有小块病灶；有时病肺色素明显减少，呈粉红气肿样，可能因幼年患病，未参与呼吸通气，未吸入外界灰尖。病变已涉及胸膜的有粘连。肺门几乎都有过炎症，淋巴结增大，各组织间有紧密的粘连。同侧正常肺多有代偿性气肿。术间这些所见都对手术方案的决定有影响。左肺上叶舌段在加下叶切除后，如顶区肺也不健康，体积很少，留下的残腔太大，有时只好改全肺切除，以避免严重的并发症。

5. 支气管扩张症者胸膜可能没有粘连，因肺反复感染，肺门几乎都有紧密甚至已呈瘢痕性的粘连，各种解剖结构及淋巴结粘在一起，其间几乎无任何疏松的结缔组织层。支气管扩张症的支气管动脉扩张纤曲的程度是常见肺部疾病中最严重的，正常在肺门处支气管动脉直径很少超过 1 ~ 2mm，而从大量支气管动脉造影片看，支气管扩张症患者可粗达 5 ~ 6mm，处理肺门时要特别注意，必要且有可能时先把支气管动脉在主动脉（相当于 $T_5$、$T_6$ 高度）起始部结扎或把支气管旁的软组织先全部缝扎。肺门粘连很紧的情况下，有时可先从肺周围分开，最后处理所有致病变肺的组织。支气管质硬易辨认，必要时切断，见到管腔即可缝合。其旁的血管可分束缝扎，避免勉强分离致损伤不拟切除肺的血管。

## 五、术后监测与处理

术后监测重点是胸腔引流量和肺部感染情况。支气管扩张术后较肺感染性疾病术后胸腔引流量要多，需注意水电解质平衡，复查血常规，必要时输血和胶体。支气管扩张术后肺部感染情况较术前会有明显改善，但仍需加强呼吸道管理，鼓励患者咳嗽排痰，及时送痰细菌培养，给予敏感抗生素治疗。

# 第四节　肺　脓　肿

肺脓肿 (lung abscess) 是由于多种病原菌引起的肺部化脓性感染，早期为肺组织的感染性炎症，继而坏死、液化，外周有肉芽组织包围形成脓肿。临床特征为高热、咳嗽，脓肿破溃进入支气管后咳出大量脓臭痰。X 线显示含气液平的空腔。该病多发生于壮年，男多于女。自抗生素广泛应用以来,发病率有明显降低。形成脓肿在6周之内时称为急性肺脓肿,超过6周者称为慢性肺脓肿。

## 一、治疗原则

急性肺脓肿的治疗原则是抗菌和痰液引流。

急性肺脓肿的感染细菌包括厌氧菌,一般均对青霉素敏感,病程一个月内的患者,经积极抗生素治疗,治愈率可达86%。肺脓肿的致病厌氧菌中,仅脆弱类杆菌对青霉素不敏感,而对林可霉素、克林霉素和甲硝唑敏感。青霉素可根据病情,一般120万~240万 U/d,病情严重者可用1000万 U/d静脉滴注,以提高坏死组织中的药物浓度。体温一般在治疗3~10天内降至正常,然后可改为肌内注射。如青霉素疗效不佳,改用林可霉素1.8g/d静脉滴注,或克林霉素0.3g,口服,一日4次。或甲硝唑0.4g,每日3次口服或静脉注射。抗生素如有效,宜持续8~12周,直至X线上空洞和炎症的消失,或仅有少量稳定的残留纤维化。

在全身用药的基础上,可加用抗生素药物局部治疗,如用青霉素30万 U稀释在5~10ml生理盐水中,先行4%普罗卡因或2%的普罗卡因局部麻醉,随后经鼻导管或环甲膜穿刺滴注抗生素至气管内,按脓肿部位取适当体位静卧1h,每日1次。有条件时,可经纤支镜在X线透视下,将细支气管导管插入脓腔接近病灶的引流支气管,直接注入抗生素药液。

体位引流有利于排痰,促进愈合,但对脓痰甚多,且体质虚弱的患者应进行监护,以免大量脓痰涌出,无力咳出而致窒息。

经积极内科治疗而脓腔不能闭合的慢性肺脓肿,并有反复感染或大咯血的患者,需考虑手术切除;对支气管阻塞引流不畅的肺脓肿,尤应疑为癌肿阻塞,或有严重支气管扩张伴大咯血者亦需手术治疗,对伴有脓胸或支气管胸膜瘘的患者,经抽脓液、冲洗治疗效果不佳时,亦行肋间切开闭式引流。

血行播散性肺脓肿,常为金黄色葡萄球菌所致,另应结合血培养及细菌的药物敏感度进行对败血症的有关治疗。此外,还需积极处理肺外化脓性病灶。

## 二、手术适应证

以下情况是明确的手术适应证:

1.慢性肺脓肿经内科治疗后,症状和CT表现无明显改善者需手术治疗。

2.有大咯血史,为防止再次大咯血需积极手术。

3.并发脓胸、支气管胸膜瘘者应考虑手术。

4.慢性肺脓肿不能排除癌性空洞者。

## 三、术前准备

1. 术前应积极控制肺部炎症，包括根据痰培养结果给予有效的抗生素、体位排痰等。

2. 加强营养状况，纠正贫血、低蛋白等。

3. 对于张力较大的肺脓肿，可考虑术前 CT 引导下脓肿穿刺置管，张力减小后再行手术，可以降低手术难度，降低脓腔破裂污染胸腔的风险。

## 四、手术要点、难点及对策

1. 麻醉要采用双腔插管 (Carles 或 ROBERT Shaw 管 )，以保护健侧肺被病变部位的脓液和血液流入引起窒息或污染，麻醉肺在术中和术毕要经常反复吸引支气管。对于无法行双腔插管的患者，术中要注意吸痰，术中避免过度挤压肺组织，以免病变肺组织内容物流入健侧肺组织。

2. 肺脓肿患者病程较长，术中肺、胸膜有严重粘连，由于反复感染，使血管和肺门淋巴结反应较重，外科手术有一定难度。术中应细致解剖，由易而难，可从叶间裂着手开始解剖。

3. 肺门粘连严重，支气管动脉增多、增粗，解剖结构常有变化，出血多。肺门无法分离时，可切开心包，在心包内游离肺动脉、肺静脉干并带线，这样即使肺动脉在解剖时破裂，也可在心包内暂时阻断肺血管，为修补赢得时间。

# 第五节 肺 结 核

　　肺结核 (pulmonary tuberculosis) 是一种由结核杆菌感染人体肺部引起的慢性传染病。结核杆菌对外界抵抗力较强，在阴暗潮湿处可生存 5 个月以上，主要通过飞沫传播。排菌的肺结核患者在咳嗽、大声说话或打喷嚏时，把含有结核杆菌的飞沫散播在空气中，当某个健康人吸入带有结核杆菌的飞沫，结核杆菌就进入他的肺泡并在那儿"安营扎寨"，人就感染了结核杆菌。据 WHO 估计，全球约有 1/3 的人感染了结核杆菌，但感染结核杆菌后并不一定发病，只有在机体免疫力下降时才发病。是否发病与受到感染的结核杆菌的数量和毒力大小有关，也与人的身体抵抗力有关。若进入人体的结核杆菌数量少、毒力弱，人体抵抗力强，则结核杆菌就会被消灭掉。若感染的结核杆菌数量多、毒力强，且人体抵抗力低下，则结核杆菌在人体内繁殖，人易患结核病。WHO 统计表明，全世界每年患结核病的人数达 800 万 ~ 1000 万，每年约有 300 万人死于结核病，是死亡人数最多的单一传染病。1993 年 WHO 宣布"全球结核病紧急状态"，认为结核病已成为全世界重要的公共卫生问题。我国是世界上结核疫情最严重的国家之一。

　　肺结核病起病缓慢，病程经过较长，其症状程度与病变范围、进展情况和机体反应性有关。如果病变范围小、进展慢、机体反应性较差，则患者无症状或症状不明显。体质较好的人，病变也许会不知不觉地钙化，如不体检，也许不知道自己曾经患过肺结核。体质差的人，也许会因为受凉或劳累而使抵抗力下降，病变进展加速而出现症状。如果病变范围较大、进展较快、机体反应敏感，则会出现明显的肺结核病症状，如午后低热，体温在 37.2 ~ 38℃，消瘦、乏力、盗汗，长时间咳嗽或少量咯血，食欲下降，自主神经功能紊乱等。少数患者病变范围大，急性进展则会出现高热（体温达 39℃以上）、胸痛或大量咯血等症状。

## 一、手术适应证

肺结核手术适应证：经内科正规治疗仍长期排菌的肺结核空洞和干酪性病灶；也包括肺结核并发大咯血、合并脓胸、空洞性结核并发真菌感染、症状明显的结核性肺毁损，以及不能与肺癌相鉴别的结核球等。

1. 空洞型肺结核

(1) 经 12 ~ 18 个月正规抗结核药物治疗，空洞无变化或增大，痰菌阳性，或有耐药菌株生长者。

(2) 厚壁或纤维坚壁空洞，经药物治疗 3 个月以上空洞未缩小，或空洞未闭，痰菌阴转，但不能坚持服药及随访或体力劳动者。

(3) 结核菌阴性的空洞性病变，有明显临床症状，如反复咯血、继发感染（包括真菌感染）等，药物治疗无效。

(4) 不能排除癌性空洞。

2. 结核球

(1) 不能排除肺癌。

(2) 规则化疗下病灶无变化，存在重新活动、形成空洞或播散的危险。

3. 结核性支气管狭窄或扩张　内膜结核已治愈，反复远端肺部感染。

4. 结核性毁损肺　经规则治疗仍排菌、反复咯血或继发感染。由于肺结核引起的支气管扩张、支气管狭窄、肺不张、多发空洞或广泛的干酪病变和纤维化，肺组织呈现不可逆性的破坏，病肺功能大部分丧失毁损，需手术切除。

## 二、手术禁忌证

1. 肺结核活动期，痰菌阳性、血沉增快、体温升高等，需在药物治疗后再考虑手术，以免结核播散。

2. 心、肝、肾功能不全，营养状况差不能耐受全麻手术者。

3. 儿童肺结核病药物治疗效果佳，老年患者一般情况较差，因此手术应慎重。

## 三、术前准备

1. 胸部 CT 检查确定病灶部位，确定手术范围和手术方式。

2. 正规的抗结核药物治疗 2 ~ 3 个月后，复查血沉结果正常，痰菌阴性。

3.肺结核是消耗性疾病，患者营养状况一般较差，术前需加强营养，补充维生素，纠正贫血、低蛋白血症。

4.术前肺功能测定是评价肺切除风险的重要依据。过量的肺组织切除和手术创伤的影响可使患者术后肺功能显著降低，往往导致严重并发症或因肺功能损伤严重影响生活质量。而手术过于保守则使部分患者失去治愈机会。

## 四、手术要点、难点及对策

手术的原则是：彻底切除结核病灶，尽可能保留多的肺功能。具体手术类型取决于病变范围，根据手术部位可分为肺切除术、胸廓成形手术和胸壁脓肿清创手术等。

1.肺切除术　肺结核手术的特点是因病程长、病灶累及肺外范围广，以致形成很紧密的胸腔内粘连，并引起胸膜增厚形成纤维瘢痕，解剖性肺叶切除十分困难；相比之下肺门部及血管周围的粘连则往往并不严重。此时胸膜外途径是最佳的剥离方式。但需注意在薄壁病灶邻近肺表面时，不能使病灶破损污染胸腔，同时也不应残留病灶组织或切除过多的正常肺组织。肺门淋巴结常因结核钙化或侵蚀血管壁，应注意防止损伤脆薄的肺动静脉；如在肺叶切除过程中极易出现该情况，则可预先游离并阻断肺动脉主干。

2.胸廓成形术　是指分期切除患侧上胸部多条肋骨（第 1~6 肋或第 1~7 肋），以胸壁萎陷、腔内肌瓣填充的方法，达到消除病灶的目的。典型的胸膜外胸廓成形术包括切除椎体的横突和肋骨头（第 1 肋除外），并保持壁层胸膜完整，使病肺组织以垂直压缩及外侧压缩的方法而令肺结核空洞闭合。由于手术创伤大、术后胸廓畸形严重，此手术方式目前已很少见。

一般用胸廓成形术治疗肺结核，应分期手术，一次不能切除肋骨过多。患者取侧卧位，后外侧切口。逐层切开，一期手术可先切除 3~5 条肋骨，上 3 条肋骨切除要足够长。后端应切除肋骨小头及椎体横突，前端至肋软骨部位。第 4 肋以下，前端可逐渐留长一些。充分止血后逐层关闭伤口，然后在胸壁缺损外敷以棉垫，用多头胸带加压包扎，防止残腔形成和反常呼吸运动。2~3 周后行第二次手术，再次切除 2~3 条肋骨，一般达病变部位以下 2 条肋骨的平面。2 次手术间隔时间不宜过长，否则新骨生成，将影响胸壁的塌陷。如因特殊情况间隔太久，第 2 次手术时，应将影响胸壁塌陷的新生骨切断。

## 五、术后监测与处理

1.保留胸腔引流管 1 周以上，可观察肺漏气情况和支气管残端愈合情况。

2.继续术前抗结核药物治疗，至少 6 个月。之后根据情况决定是否需继续服药。避免漏服或更换药物方案而出现耐药。

3.严密监测和治疗并发症，如糖尿病患者，要及时控制。

## 六、术后常见并发症的预防与处理

1. 术后胸腔出血　胸腔出血是可以预防的，在解剖时手法应轻柔，止血要确切，先易后难。如发生胸壁广泛性渗血时，可用温盐水冲洗胸腔，止血效果佳。另外术中、术后可输注血小板、冷沉淀等凝血因子。

2. 支气管胸膜瘘　这是严重的术后并发症。术前及时纠正贫血和低蛋白血症，控制感染，正规抗结核治疗后再手术，支气管残端消毒，胸腔冲洗减少污染，选择合适的自体组织包埋残端，及时处理胸腔积液，预防和治疗胸腔感染等均对预防支气管胸膜瘘的发生有帮助。

3. 结核播散　这是结核病未完全控制下贸然手术所致，是一种严重并发症。一旦发生，应积极抗结核治疗，选择未曾用过的药物，加强营养。预防措施主要还是严格把握手术指征，术后正规抗结核治疗，及时排痰。

# 第六节　肺　气　肿

肺气肿是慢性阻塞性肺疾病的一种，临床表现为进行性呼吸困难、活动能力受限，常常并发肺心病、肺炎、呼吸衰竭等。目前尚缺少治疗这一常见病症和多发病的有效内科手段，终末期患者的 5 年生存率仅为 25% 左右。为探索治疗肺气肿的有效手术方法，人们在过去的一个世纪中付出了艰辛的努力，并取得了一些成绩，其中 20 世纪 80 年代的肺移植术和 90 年代的肺减容术已成为治疗终末期肺气肿的最有效方法。

肺减容手术是 20 世纪 50 年代由美国 Brantigen 医师提出的治疗终末期弥漫性肺气肿的手术方法，其核心概念是切除过度膨胀且无功能的部分肺组织，纠正由肺过度膨胀造成的一些病生理改变，改善呼吸功能。

## 一、治疗方法

肺气肿治疗包括一般内科治疗和外科手术治疗。

内科治疗：包括停止吸烟、减少暴露于污染的环境，接种流感疫苗可减少病毒性肺炎的发生，对于 $\alpha_1$- 胰蛋白酶缺乏的患者用蛋白替代治疗亦是有效措施之一。很多患者需要用药物来缓解临床症状，如支气管扩张剂 ( 拟交感神经药、抗胆碱能药、茶碱、黏液溶解剂 )，当怀疑有细菌感染时，间断应用抗生素，另外还有激素和机械通气等。气管插管机械通气只适合于严重或病情急剧恶化，且其症状有可能恢复的患者。长期吸氧治疗的指征是患者有低氧血症。通过治疗可以延长患者的生存时间，改善肺循环的血流动力学，减轻心脏的负荷，增强活动能力。呼吸功能训练能使 COPD 患者的住院时间和重复住院次数减少，大多数中重度肺气肿患者均能从心肺功能恢复程序中获益，但功能恢复程序不能使呼吸功能测定和气体交换指数等客观指标有明显改善。终末期肺气肿患者均有蛋白能量性营养不良，因此营养支持亦很重要。

外科治疗：终末期肺气肿患者的生活质量差、生存期有限，长期以来出现了各种外科方法试图对药物治疗反应不佳的患者进行治疗。例如，切除肋软骨和骨膜、胸壁成形和膈神经切除、腹腔内加压装置和气腹使膈肌抬高、切除胸膜刺激新生的毛细血管向肺内生长、切断神经来减少气管支气管的张力。临床效果均不理想。现在外科重点手术治疗方法如下：

1. 肺脏移植术　近年来，肺脏移植在治疗终末期肺气肿患者中取得成功。患者的理想肺移植方式是单肺移植还是双肺移植尚有争论，有报道 COPD 患者肺移植术后近期生存率为 90%，4 年平均生存率为 60%，与整个肺移植组相比生存时间相同或略长。肺移植治疗肺气肿存在几个问题：移植手术的费用相当高；长期应用免疫抑制剂可引起血液系统的恶性肿瘤，等待合适的供体时间较长，且等待期间的死亡率为高；很多患者可出现移植肺的闭塞性细支气管炎，引起严重的呼吸困难，常需要再次进行肺移植。

2. 肺脏减容术　20 世纪 50 年代末 Brantigan 和 Mueller 首先提出对弥漫性肺气肿患者进行肺脏减容手术，理论依据是：在正常状态下，膨胀的肺脏的弹性可以传递给相对细小的支气管，并通过环周的弹性牵拉力使细小支气管保持开放状态，肺气肿患者保持支气管开放的环周牵拉力丧失，假设通过减少肺脏的容量使放射性的牵拉力恢复，保持细小支气管开放，从而减少呼气时的气流梗阻，减轻呼吸困难。观察到术后 75% 的患者临床症状明显改善，且这一改善在有些患者中可持续 5 年，但是，由于早期病死率高达 16% 和客观证明资料很少，这一方法没有得到推广。直到 1995 年 Cooper 等报道应用胸骨正中切口双侧肺减容手术治疗 COPD 取得良好效果后，肺减容手术才在欧美多家外科中心被应用，随后很快成为胸外科领域的一个热点。

185

## 二、手术适应证和禁忌证

接受筛选的肺气肿患者中，仅 20% ~ 30% 的患者可从肺减容术得益。其他 30% 因病变均一弥漫、16% 因胸廓膨胀程度低、16% 因高龄或伴其他疾患不宜列入选择，其余患者则因病情轻、既往胸腔手术史等列为不宜。

### （一）肺减容术病例选择标准

1. 经积极内科治疗不能控制且愿意接受手术治疗的重度肺气肿患者。
2. 生活质量严重受累。
3. 室内稍事活动，如淋浴、弯腰、提物等，即感气急。
4. 无任何限制生命期限或增加手术危险性的严重并发症。
5. 肺功能测定显示严重阻塞性降低和过度膨胀，如 $FEV_1$（用力呼气第一秒）≤ 40% 预计值，TLC（肺总量）>130% 预计值，残气容积 (RV)>150% 预计值。
6. 不均质的肺气肿征象，CT 示上叶或下叶肺实质严重毁损，但剩余的肺组织较少受累。肺灌注证实肺气肿的不均质征象。一般来说有肺减容手术指征者 CT 示两肺野中不均质肺气肿占 20%，轻度弥漫性肺气肿占 50%，少量肺气肿占 30%。

### （二）肺减容术的绝对指征

1. 根据临床呼吸功能检查明确诊断的肺气肿。
2. 尽管经过充分的内科治疗，仍有持续气急，病情进行性发展。
3. Hugh-Jones 分级为 III 级或更差。
4. 肺部 CT 和肺核素血流扫描显示病变区呈不均质分布。

### （三）相对指征

1. 无并发症，比如感染（支气管扩张、肺炎等）。
2. 严格戒烟 >6 个月。
3. 年龄 ≤ 75 岁。
4. 无严重心功能不全。
5. 无继发于前次开胸术的广泛胸腔粘连。
6. 胸部 X 线片显示胸廓明显扩大、膈肌低平。

### （四）肺减容术的禁忌证

1. 病变过轻、过重或病变均一，肺核素血流扫描显示病变区呈均质分布。
2. $FEV_1$>50% 预计值。
3. RV<150% 预计值。
4. 肺总量 (TLC)<100% 预计值。
5. $PaCO_2$>55mmHg。
6. 机械通气。
7. 不宜手术或不能耐受手术。如肺动脉收缩压 >45mmHg；平均肺动脉压 >35mmHg；使用肾上腺皮质激素 >10mg 泼尼松当量 / 天；严重哮喘、支气管扩张或慢性支气管炎伴大量脓痰；既往胸腔手术史及膜腔粘连；胸廓或胸壁畸形等影响手术操作的因素；冠心病及既往充血性心力衰竭病史；精神状况不稳定，不能耐受肺减容手术，或不能按要求完成术前肺及身体康复训练者，或不能配合手术者。

### （五）肺减容术的扩大适应证

1. 肺癌合并重度肺气肿　占肺癌病例 1% ~ 4.5%。对有选择的早中期肺癌合并重度肺气肿病例，同期施行肿瘤一侧肺切除及对侧肺减容术，可获得较好的疗效。DeMeester 报告 5 例早期 NSCLC 合并重度肺气肿患者，施行肺叶或一叶以上肺切除，同期肺减容术 (LVRS)。患者平均 62 岁，$FEV_1$ 0.6 ~ 1.14L(28% ~ 33%)，RV 4.88 ~ 8.43L(221% ~ 340%)，TLC 6.21 ~ 11.62L (129% ~ 160%)，一氧化碳弥散量 (DLCO) 23% ~ 44%，$PaO_2$ 38 ~ 77mmHg，$PaCO_2$ 33.3 ~ 54mmHg，6min 行走 10 ~ 450m。手术方式采用一侧叶切及另侧肺减容术 4 例，其余为一侧叶切及双侧肺减容术，术后胸管留置 7 ~ 24 天（平均 12.8 天），结果无 1 例手术死亡，发生并发症的有 3 例，其中分泌物多、需纤支镜吸痰 1 例，胸管取出后气胸再插管及机械通气 1 例，持续漏气、延迟拔管 1 例，均治愈出院。术后 $FEV_1$ 平均上升 43%，其改善持续 >2 年。丁嘉安等报道 3 例早中期 NSCLC 合并重度肺气肿，施行一侧肺切除术，同期对侧 LVRS。3 例均为男性，年龄 60 ～ 64 岁。鳞癌 2 例，腺癌 1 例；癌肿位于右上肺叶 2 例，左下肺叶 1 例；Ⅰb 期 2 例，Ⅱa 期 1 例。术前气急分级：2 级 1 例，3 级 2 例。术后均获得较好疗效，$FEV_1$ 较术前有所增加。

2. 均质重度肺气肿　Weder W 报告 81 例不同形态重度肺气肿 LVRS，结果此类病例亦取得一定效果。

## 三、手术要点、难点及对策

1. 术前准备　肺减容术的对象为肺气肿终末期患者，其肺功能差，呼吸困难症状重，甚至存在低氧血症、高碳酸血症或肺动脉高压，手术风险很大。围手术期准备必须充分。

心血管并发症处理。COPD 患者多是高龄，有长期吸烟史，心血管疾患发生率高。然而由于呼吸功能差、运动受限、劳力性心绞痛等心肌缺血的症状表现不明显，掩盖了合并疾病的存在，使之成为手术的隐患。

纠正营养不良。我国肺气肿患者中有 60% 以上存在不同程度的营养不良。反复的肺部感染、长期呼吸肌疲乏、慢性消耗等使患者营养较差，手术风险因此大为增加。

因此，术前所有病例应停止吸烟至少 3 个月并经 6 周以上呼吸康复训练，包括呼吸方法训练、氧疗、运动耐受锻炼、营养支持、心理治疗、呼吸症状控制等，呼吸道细菌培养阴性。

2. 手术的入路　通常采用正中开胸或胸腔镜手术，两种方法在效果和并发症方面并无区别，但胸腔镜术后疼痛小、恢复快，至少在理论上更适合"脆弱"的终末期肺气肿患者。标准后外侧开胸不具备正中切口不变换体位完成双侧手术的优点，并且对胸壁肌肉的损伤也较严重，有增加术后呼吸系统并发症的可能。至于国内使用较多的腹下小切口，的确有微创价值，适合于无胸内粘连的上叶肺减容手术，但不适合存在较重粘连的患者。手术范围上，双侧手术效果优于单侧已有定论，但同期双侧手术创伤大，如何选择同期双侧手术患者仍是问题，序贯的双侧手术能否延长疗效也有待回答。

肺减容术的麻醉采用全身麻醉。为减少术中、术后麻醉性镇痛药物的用量和其对呼吸、消化道功能的影响，建议常规置硬膜外麻醉。通气采用左双腔支气管插管，单肺通气。对于一侧手术，已完成手术的一侧行单肺通气时，强调通气压力宜小，满足潮气量即可，防止压力过大引起切缘及术中损伤的部位肺组织破裂漏气。

3. 胸骨正中切口肺减容术

(1) 切除组织定位切除组织的定位由术前检查结果和术中观察共同决定。一般来说，理想的切除组织，应具备下述 3 个特点：① X 线检查，特别是 CT 显示局部组织的严重破坏，存在大量含气空腔，此为解剖学定位。②核医学通气显像显示局部大量滞留气体，灌注显像显示局部血流量严重减小，此为功能定位。③由于肺弹性下降和血流减少使吸收性肺不张发生缓慢，病变严重的部位表现为肺组织持续膨胀，此为术中直视下定位。

(2) 手术步骤在消毒铺巾过程中，夹闭术侧支气管插管，使术侧肺发生吸收性肺不张而萎陷，对于双侧肺减容术，一般病变较重的一侧先手术。完成切口后，切开术侧纵隔外胸膜，松解粘连。向术侧胸腔内注入适量的生理盐水，可使含气量很多、萎陷缓慢的气肿肺组织浮起，便于病变的暴露、辨认和切除。如肺萎陷后不易显露和操作，可把棉垫置于肺脏背侧，将肺垫起。

上叶肺减容手术，右侧的减容操作从前正中接近水平的位置开始，左侧则自舌叶的位置开始，切除经肺尖向后外侧延伸，终止于斜裂上端，整个切缘呈"n"形，切除量为上叶的 1/2 ~ 2/3，肺切除是用开胸直线切开缝合器配合牛心包片完成。但要注意，即使整个肺叶病变严重，仍不宜行肺叶切除术；因为这样可能造成切除量过多，使术后残留空腔和长时间漏气；而且对于叶间裂不完整的患者，肺叶切除可能引起严重的漏气。术中如见肺大疱，应一并处理。

手术中应间断复张术侧肺，检查剩余肺组织量，防止切除过多，并查看切缘形状，使之与胸廓形状尽量相近，避免术后形成空腔。一侧手术结束后，胸腔内注水测漏，严格处理所有的漏气。最有效的方法是使用垫片加固的机械缝合。如上叶复张后与胸膜顶之间残留有空腔，可松解肺尖部的壁层胸膜。术后常规放置 2 根引流管，均置于胸顶部。一侧手术完毕，严密对合纵隔处胸膜，给予单肺通气，进行对侧手术。

4. 胸腔镜减容术　胸腔镜肺容术多使用 30° 胸腔境，以利于上叶枯部和前后肺门的观察。切除组织定位同胸骨正中切口肺减容术。置套管后，以分离钳或剪刀松解所有粘连。从后侧操作孔用卵圆钳提起待切除的肺组织，从前侧操作孔用内镜缝合切开器行肺切除。为了便于卵圆钳夹持，如遇病变严重区域术中持续膨胀，卵圆钳夹持困难时，可刺破肺组织放气。叶间裂处的漏气难于控制，切割时注意避开叶间裂。所有操作均应细致，避免撕裂脆弱的肺组织造成漏气。胸腔镜肺减容术的切除顺序、切除量、检查漏气的方法及处理同开胸手术。为减少术后麻醉药物用量，手术结束前可在胸腔镜直视下行肋间神经阻滞。胸腔引流管放置原则同开胸手术。

## 四、术后监测与处理

1. 术后监测项目　包括生命体征、中心静脉压、血氧饱和度、动脉血气。应使患者 $PaCO_2 < 60mmHg$、血 $pH > 7.30$。但对于术前有 $CO_2$ 潴留的患者，调整 $PaCO_2$ 在 55 ~ 65mmHg 是维持呼吸动力的保证。

2. 减少漏气的措施　术后应尽早拔除气管插管，减少机械通气的时间；胸腔引流管水封不需另加负压吸引，除非出现 >30% 的气胸或严重的皮下气肿，则加 5 ~ 10cmH_2O 的负压。上述两条是减少术后漏气的关键。

3. 良好镇痛　对防止肺部并发症和及早进行功能锻炼极为重要。术后第一日使用丁哌卡因或配合芬太尼硬膜外麻醉，胸腔镜术后可使用布比卡因肋间神经阻滞。

4. 呼吸系统并发症的防治　包括呼吸道清洁和术后抗生素应用。术后使用抗生素 5 天，并常规查痰培养以提供药敏。

5.防治肺水肿　尿量和胸管引流量应定时测量，并依此调整输液。对于多数患者，输液可维持在 60 ~ 80ml/h，保持轻度液体负平衡，防止术后肺水肿的发生。必要时，静脉滴注白蛋白维持循环血量并利尿。

6.加强术后积极的理疗　这对手术恢复极为有益。运动训练应尽早开始，术后第 1 日开始上肢活动，并逐渐过渡到下地行走。出院后应在医务人员的指导下继续进行一段时间的运动训练，而此后的运动康复则应持续终生。

## 五、术后常见并发症的预防与处理

接受肺减容术的均是终末期肺气肿患者，术前肺功能差，营养不良，呼吸肌不力，又加上肺组织质地差，粘连严重，术后并发症的发生率相对较高，手术死亡率可高达 4% ~ 10%，如手术指征正确、手术技术过关，手术死亡率可 <5%。正确地预防和处理并发症对于手术的成功和患者的平稳康复显得格外重要。除一般胸外科手术的并发症外，还有其特殊内容。

1.肺漏气　是肺减容术最常见的并发症，也是长期以来困扰胸外科医生、制约该手术推广的重要原因，发生率为 40% ~ 50%。术后漏气部位常在切缘的外侧、松解粘连处和置胸腔镜套管部位的肺表面。解决方法是凭借外物如牛心包垫片加以加固切缘，或增加应用蛋白胶等填堵止漏。

2.呼吸功能不全　因患者术前肺功能差，多有 $CO_2$ 潴留，并有营养差、呼吸肌疲劳、肺不张、肺炎等因素，术后容易出现呼吸功能不全甚至呼吸衰竭，以致长期机械通气或二次插管。处理方法：术中术后应控制输液，使出入量呈轻度负平衡，防治肺水肿。术后加强呼吸道护理，如鼓励患者咳嗽，积极地拍背吸痰，及时清除呼吸道分泌物。如应用机械通气，则应注意各参数的调节，PEEP 不宜过高，并且根据痰培养结果加强抗感染。

3.感染　包括脓胸、肺炎等。其预防同常规肺部手术。

4.其他　如心律失常、心肌梗死、脑血管意外、肺栓塞、上消化道出血、膈神经麻痹等。同常规处理方案。

189

# 第七节　肺良性肿瘤

肺部良性肿瘤比较少见，文献报告约占肺部肿瘤的10%，其发病率远较肺部恶性肿瘤低。

肺部良性肿瘤的临床共同特点是：多数病例无症状，无阳性体征，往往是在 X 线检查时发现，肿瘤多数位于肺的周边部位，体积较小，绝大多数是单发，呈圆形、椭圆形、分叶状或结节状，密度均匀，边缘锐利，极个别的有毛刺。

肺部良性肿瘤虽然属于良性疾病，但不易与早期肺部恶性肿瘤鉴别，而恶性肿瘤的发病率远远大于良性肿瘤，且良性肿瘤也有恶变的可能，因此诊断治疗肺良性肿瘤也有恶变的可能，因此诊断治疗肺良性肿瘤的最好方法是尽早开胸探查，切除肿瘤。

## 一、肺错构瘤

肺错构瘤是最常见的良性肺肿瘤，占肺良性肿瘤的 75%，占全部肺肿瘤的 3%。在孤立性肺结节的常见病因中，肺错构瘤居于肺肉芽肿和原发肺癌之后列第 3 位，占 5% ~ 8%。Mayo clinic 7972 例常规尸检研究报告的肺错构瘤发生率为 0.025%，而南非矿工尸检研究报告的发生率为 0.32%。文献报告肺错构瘤更常发现于男性，男女比例为 (2 ~ 4)：1，发现的高峰年龄为 50 ~ 60 岁，可能与男性肺疾病的发生率较高、接受检查较多有关。

错构瘤一词源自希腊语的"错误"和"肿瘤"。1904 年德国病理学家 Albrecht 首次使用"错构瘤"一词来描述某一器官的正常组织成分异常混合而形成的肿瘤样病变，这种异常包括量、排列和分化程度的异常。肺错构瘤的致病原因和发病机制尚不清楚，尽管有人认为肺错构瘤可能起源于胚胎残余，属先天畸形或发育异常，但大多数学者认为肺错构瘤起源于可向多种成熟间叶成分分化的原始的支气管间叶组织，属特殊类型的良性肺肿瘤，由良性中胚叶组织和上皮组织成分构成。

肺错构瘤通常界限清楚，切面呈分叶状白色软骨样组织。组织学上，肺错构瘤通常是由不定数量的脂肪、纤维结缔组织、平滑肌、软骨、骨和上皮成分等混合构成，非肿瘤性反应性支气管上皮形成分支状裂隙。肺错构瘤可以根据其主要成分分为若干亚型，如软骨瘤型、平滑肌瘤型、淋巴血管肌瘤型、腺纤维瘤型、纤维平滑肌瘤型等。大多数肺错构瘤是由纤维黏液基质中成熟的透明软骨和上皮细胞包绕的脂肪组织混合构成，灶状钙化的软骨被纤维条带分割，裂缝样结构中衬有扁平的呼吸道上皮。

90% 以上的肺错构瘤位于肺的周边部分，称为肺实质内型肺错构瘤，常常是因为影像学检查偶然发现(如肺癌普查、普通健康查体、其他疾病肺部检查)，诊断时患者常无任何症状，在影像学上表现为直径 1 ~ 4cm 的孤立性肺结节，较大的肿瘤可以压迫肺门引起咳嗽、呼吸困难等症状。

肺实质内型肺错构瘤的典型 X 线表现是孤立性周围型肺结节，呈边缘清楚的圆形结节状或分叶状，肿瘤密度较高且不均匀，只有 10% ~ 15% 的软骨瘤型肺错构瘤在胸部平片上可发现特征性的"爆米花"样钙化。软骨瘤型肺错构瘤在 X 线检查上的钙化表现与肿瘤的大小有关，肿块直径 ≥ 5cm 时，75% 可以观察到钙化。"爆米花"样钙化需与多发钙化鉴别，多发钙化可见于肺肉芽肿、原发肺癌及骨肉瘤和软骨肉瘤肺转移。

高分辨 CT 扫描可以诊断 50% 以上的肺错构瘤，常常表现为孤立性、边界清楚的肺结节，结节直径通常 <4cm，结节中常有代表软骨和骨骼形成的钙化区域与代表脂肪沉积的灶状低密度区并存。CT 扫描可以很好地显示钙化和脂肪，钙化 (CT 值 >175Hu) 可见于 15% ~ 30% 的肺错构瘤，结节内脂肪成分 (CT 值为 –120 ~ –40Hu) 可见于 34% ~ 50% 的肺错构瘤。结节内脂肪成分可以作为诊断肺错构瘤的可靠指标，但需注意与脂肪瘤、脂肪肉瘤相鉴别，后者表现为均质的脂肪密度，此外转移性肾癌、溶解性血肿、脂肪栓塞内也常含有脂肪密度。

约有 19% 的肺错构瘤同时出现钙化和脂肪特点。一般而言，肺错构瘤越大，分叶越明显，密度也越不均匀，CT 扫描发现脂肪和钙化的概率越高，而对于较小的肺错构瘤，由于部分容积效应可以导致错误的 Hounsfield 单位读数，小灶脂肪偶尔会被忽视。50% 的肺错构瘤 CT 扫描既不包含脂肪也不包含钙化，与原发和转移性肺恶性肿瘤及肺结核瘤的鉴别诊断仍是临床难题。软骨瘤型肺错构瘤 PET-CT 检查放射性摄取通常不增高。

经胸或经支气管镜细针穿刺细胞学检查常能明确肺错构瘤的诊断，从而避免诊断性开胸手术。肺错构瘤由上皮和中胚叶组织组成，只有当细针穿刺细胞学样本中含有一种以上上皮或中胚叶成分且没有恶性细胞证据时方可做出肺错构瘤的细胞学诊断。细针穿刺细胞学检查诊断肺错构瘤的准确性低于恶性肿瘤，此外穿刺可引起气胸等及可能延迟恶性肿瘤的诊断限制了其临床应用。中心支气管内型肺错构瘤和肺实质内型肺错构瘤的组织发生来源一致，病理形态相同，其不同之处仅在于发生的部位。中心支气管内型肺错构瘤的 CT 表现常为支气管腔内肿物，边缘光滑，含脂肪灶或脂肪灶与钙化灶交替出现，通常较肺实质内型肺错构瘤包含更多的脂肪，伴有或不伴有阻塞性肺炎或肺不张。支气管镜检查可以直接窥及肿物，常为白色或淡红色息肉样肿物，稍呈分叶，略显光泽，甚至有小蒂与管壁相连，支气管内膜光滑平整，活检时有硬韧感，检后略渗血，由于覆盖有正常黏膜，肿瘤质硬而增加了活检难度，常误诊为中心型肺癌、支气管类癌、支气管腺瘤或息肉。只有 15% 左右的中心支气管内型肺错构瘤可在术前诊断。治疗方法的选择应根据肿瘤的大小、梗阻的部位、掌握的技术方法。传统的治疗方法是开胸手术，包括支气管切开术、肺叶切除术、全肺切除术。

近年来，由于支气管镜技术的发展及其满意的治疗效果，开放手术不再作为治疗的首选方式，而是采用硬质支气管镜或纤维支气管镜切除之。多发性肺错构瘤罕见，大多为纤维平滑肌瘤型，不包含软骨，临床上易与肺转移瘤相混淆。

大多数肺错构瘤生长缓慢，可以保守处理，在影像学诊断和细针穿刺细胞学病理证实后，可行密切影像学随访观察。具有以下情况者可以考虑手术切除：①孤立性病变直径 >2.5cm 者；②精神心理负担过重者；③具有增大和复发倾向者；④肺部症状对药物治疗无效者；⑤不能除外恶性可能者。肺切除术是肺错构瘤最有效的治疗方法，手术方式主要为剜出和楔形切除。肺叶切除和全肺切除见于以下情况：①肺错构瘤位于肺叶的深部且与肺门结构严重粘连者；②远处肺组织失去功能者；③多发或巨大肺错构瘤使得不能局部切除者。为避免忽略可能的恶性病变，强调术中冰冻确认。

## 二、肺炎性假瘤

肺炎性假瘤是一种病因不清的非肿瘤性病变，常在肺内形成包块，它是由各种炎症细胞及间叶组织构成，其中包括浆细胞、淋巴细胞、组织细胞、肥大细胞及梭形间叶细胞。这些不同类型的细胞在不同的病变中的数量不等，甚至在同一病变的不同区域，其细胞成分也不相同。

临床上肺炎性假瘤并不常见，男女均可发生，患者年龄范围为 1 ~ 70 岁，但年轻人多见，大多在 30 岁左右。近一半的患者无症状，其余可有肺及胸部的有关症状，如咳嗽、咯血、呼吸短促及胸痛，有的可有发热。病变可发生于任何肺叶，X线常表现为孤立的、界限清楚的圆形或卵圆形包块。较大者肿块界限不清，偶见钙化或空洞形成。

大体实性结节状，位于肺周边实质内，也可见于气管或大支气管内，有的可占据整个肺叶，有时可扩展至纵隔、胸内筋膜或横膈。类似病变也有发生在叶间裂者。

肺炎性假瘤发病率较低，有报道仅占肺和支气管肿瘤的 0.7%，在肺良性肿块中次于结核球，居第二位。可发生于任何部位、任何年龄，以女性多见。国外文献显示平均年龄 28 岁，国内报道平均年龄偏大，为 50 岁左右。

肺炎性假瘤病因尚不十分清楚，多数学者认为系细菌病毒感染后非特异性炎症的机化、修复而引起的局限性瘤样慢性增生性病变，形成的肿块压迫周围肺组织或周围肺组织反应性改变，形成假性包膜，所以一般边界光整。少数包膜不完整、无包膜或有胸膜粘连者，边缘可不光整。在病理上依其主要的细胞成分分为组织细胞瘤型、硬化性血管瘤型、浆细胞肉芽肿型、细胞上皮乳头样增生型和假性淋巴瘤五个类型。根据影像学表现可分为浸润型和肿块型，但病理上分类与影像学改变没有必然的联系。炎性假瘤好发于中下肺叶和肺外周部分，也可跨段或跨叶。Agrons 报道发生于肺下叶占 61%(31/61)。本组发生于中（舌）下肺叶为 7/10，肺外周部分为 6/10，符合炎性假瘤源于慢性炎症的解剖生理特点。因此也可以认为浸润型、肿块型包括形态不规则形和类圆形边缘光滑者，是肺炎性假瘤的整个病理发展过程的表现。

浸润型是肺炎实变基础上不能完全吸收而出现组织增生，病变范围缩小，密度增高，其中心呈团块状，周围纤维索条状影增多并向外延伸。伪足征指肿块边缘由两处发生粗索条影汇合成单一细长线影，其基底宽，呈狭长三角形，形如伪足，尖峰常与胸膜粘连。但与肺癌"V"形胸膜凹陷征不同，后者没有自块影两处发出后汇合的表现。此型因有较多渗出实变及周围粗索条影，一般与肺癌易于区别。肿块型是随着病变的局限化，周围渗出的吸收，肿块趋向明显，形态不规则，包膜形成后边缘则光滑锐利。其与肺癌肿块形成机制完全不同，前者为炎症的局限化，向心性浓缩成块；后者为向外进行性增大的过程。寻找炎症的迹象是区别两者的关键。

由于肺炎性假瘤术前很难确切诊断，尤其难与肺癌区别，又偶有癌变的可能，因此一般主张及早手术。术间可以根据探查所见做出初步判断，必要时送病理冷冻切片检查，以明确诊断。确定良性性质后，手术应以尽量保存正常肺组织为原则。处于肺表面的炎性假瘤，不难剔除。位于肺实质内的炎性假瘤可以行局部楔形切除或肺段切除，除巨大肿块及已侵及支气管外，一般不做肺叶及全肺切除。

本病手术治疗预后良好，极少有并发症的报道。曾有老年患者因肺炎性假瘤进行肺叶切除后于数天后大咯血死亡的病例报道，但并不常见。因此，正确估价患者各方面情况，认真做好术前准备，对减少意外的并发症非常重要，也可以使手术成功率不断提高。

## 三、肺硬化性血管瘤

肺硬化性血管瘤 (PSH) 是一种少见的原发于肺组织的良性肿瘤。1956 年由 Liebow 等首先报道，1980 年 WHO 将其命名为肺硬化性血管瘤，1999 年 WHO 的肺和胸膜肿瘤新分类中将其列为混杂性肿瘤。

肺硬化性血管瘤多发生于中年以上，女性多见，由于病灶好发于肺叶周边，病灶较小，病变生长缓慢，大多数患者无症状；有症状者临床表现无特异性，其最常见的症状为咳嗽、痰中带血及胸痛，几乎所有患者均无阳性体征。胸部 X 线片或 CT 以单发圆形或类圆形的阴影多见，多位于肺野外周，边缘光滑规整，密度均匀，钙化极少见。由于肺硬化性血管瘤病理表现复杂，由多个病理结构区混合组成，而各个区又具有生长不平衡性，因此，部分肺硬化性血管瘤的胸部 X 线片或 CT 可呈浅分叶或分叶状，不易与周围型肺癌鉴别。肺硬化性血管瘤为一种富含血管病变，因此注射对比剂后有明显增强。增强 CT 检查能发现肺硬化性血管瘤早期明显增强，且持续时间长是其最大特点。部分患者可见点、条状血管与病灶边缘相贴，CT 早期增强先于周围病灶，并与肺动脉增强程度相近，考虑其原因：肺硬化性血管瘤为良性肿瘤可挤压周围血管，从而形成聚拢、包绕等现象。这一影像表现有助于肺硬化性血管瘤与其他肺部肿块的鉴别。此外，少数肺硬化性血管瘤边可见空气新月征，表现为病灶边缘新月形或半月形，无肺纹理区域。虽然该征象不是肺硬化性血管瘤常见表现，但为其特征性表现。因此，对于成年女性肺叶周边孤立性结节或肿块，CT 检查早期增强应考虑到本病的可能。

肺硬化性血管瘤多为单发，直径多在 3.0cm 以下，界限清楚，有或无包膜，切面可呈实性或呈海绵状外观，质柔软或如橡皮样。光镜下 PSH 实质主要有两种基本的组织学形态：一是由肺泡上皮增生形成的乳头状结构；二是位于肺泡上皮或乳头状上皮下间质中明显增生的单核细胞。由于肺间质内瘤细胞的数量不同，构成了肺硬化性血管瘤组织的复杂多样性，形成实性区、乳头状区、血管瘤样区及硬化区种特征性结构形式，大部分的硬化性血管瘤为其中两种以上结构形式混合存在、相互移行，只是各占比例有所不同，无肺硬化性血管瘤为单一结构组成。

外科手术是治疗肺硬化性血管瘤的唯一有效方法。术中快速冷冻切片检查可快速明确病变良恶性，有助于决定具体术式。对于术中冷冻切片明确为良性者，尽可能保留健康肺组，行肿块楔形切除或摘除术。肺硬化性血管瘤多位于肺周边部位且肿瘤较小，较适宜行胸腔镜手术。肺硬化性血管瘤经手术切除后，绝大多数患者无复发和远处转移。

## 四、肺部其他少见良性肿瘤

肺海绵状血管瘤、肺纤维瘤、肺脂肪瘤、肺平滑肌瘤、肺内畸胎瘤等均为肺部少见的良性肿瘤，目前仅有散在病例报告，发病原因不清楚，术前也很难确切诊断，大多数在术后通过病理检查证实，一般预后良好。因此凡肺内出现孤立性阴影、不能确定诊断的，最好早期手术。

（张　俊）

# 参 考 文 献

顾恺时 . 1985. 胸心外科手术学 . 北京：人民卫生出版社 , 287-315

冯飞跃，程贵余，刘向阳 , 等 . 2012. 肺错构瘤的诊断和手术治疗 ( 附 140 例报告 ). 中国医刊 , 47(4):37-41

林宗武，蒋伟，王群 , 等 . 2012. 胸腔镜手术治疗叶内型肺隔离症 . 中华胸心血管外科杂志 , 28(11):641-643

陆启兵，张开友 . 2004. 肺脓肿的外科诊断与治疗 . 中华临床医药杂志 , 5(6)：78

刘伦旭，周清华，陈光富 , 等 . 1999. 肺隔离症的诊断和外科治疗 . 中国胸心血管外科临床杂志 , 6(3):186

石应康 . 2000. 胸心外科学 . 北京：人民卫生出版社 , 448

吴孟超，吴在德 . 2008. 黄家驷外科学 . 北京：人民卫生出版社 , 425-480

王俊，李俭锋，张利华 , 等 . 1997. 胸腔镜肺减容手术 1 例 . 中华胸心血管外科杂志 , 13:198

王俊 . 2000. 肺气肿外科诊治 . 北京：人民卫生出版社 , 87-92

辛育龄，范涛，张志泰 , 等 . 1980. 关于肺部直径 3cm 以下孤立病灶的鉴别诊断问题 . 中华外科杂志 , 18(6):581-585

肖和平 . 2004. 结核病防治新进展 . 上海：复旦大学出版社 , 14-27

Agasthian T. 1995. Surgical treatment of bronchiectasis. J Thorac Cardiovasc Surg, 110(4):1125

Berardi RS, Less SS, Chen HP, et al. 1983. Infiammatory pseudotumors of the lung. SGO, 156:89-96

Cooper JD, Trulock EP, Triantafillou AN, et al. 1995. Bilateral pneumectomy(volume reduction)for chronic obstrutive pulmonary disease. J Thorac, surg, 109(1):116-119

Criner G, Cordova FC, Legenson V. 1998. Effet of lung volume reduction surgery on diaphragm strengh. Am J Crit Care Med, 157(5 Pt 1):1578-1585

Dogan R, Alp M, Kaya S, et al. 1989. Surgical treatment of bronchiectasis: a collective view of 487 cases. Cardiovasc Surg, 37(3):183-186

Fessler HE, Permutt S. 1998. Lung volume reduction surgery and airflow limitation. Am J Respir Crit Care Med, 157(3 Pt 1):715

Gary W, Szydlowski MD, Herbert E, et al. 1992. Ruonded atelectasis: a pulmonary pseudotumor. Ann Thorac Surg, 53(5):817-821

Kenji Sugio MD, Hideki Yokoyama MD, Satishi Kaneko MD, et al. 1992. Sclerosing hemangioma of the lung: radiongraphic and pathological study. Ann Thorac Surg, 53(2):295-300

Liaw Y, Yang P, Wu Z, et al. 1994. The bacteriology of obstructive pneumonitis. Am J Respir Crit Care Med, 149:1648-1653

Mandell LA. 2005. Update on community-acquired pneumonia: New pathogens and new concepts in treatment. Postgrad Med, 118(4): 41-46

Martinez FJ, Flaherty KR, Iannettoni MD. 2003. Patient selection for lung volume reduction surgery. Chest Surg Clin N Am, 13(4): 669-685

Metersky ML. 2010. New treatment options for bronchiectasis. Ther Adv Respir Dis, 4(2) :93-99

Monaghan SF, Swan KG. 2008.Tube thoracostomy: the struggle to the 'stand of care'. Ann Thorac Surg, 86(6):2019-2022.

National Emphysema Treatment Trial Research Group. 2003. A randomized trial comparing lung-volume-reduction surgerywith medical therapy for sever emphysema. N Englj Med, 348(21):2059-2073

National Emphysema Treatment Trial Research Group. 2001. Patients at high risk of death after lung-volume-reduction surgery. N Englj Med, 345(1):1075-1083

Reid LM. 1950. Reduction in bronchial subdivision in bronchiectasis. Thorax, 5(3):233-247

Sharon W, Weiss, MD, Kamal G, et al. 1986. Epithelioid hemangioendothelioma and related lesions. Sominars in Diagnosticv Pathology, 3(4):259-287

# 第八章　肺部恶性肿瘤手术

常见的肺部恶性肿瘤包括原发性肺部恶性肿瘤及转移性肺部恶性肿瘤，其中肺癌是肺部最常见的恶性肿瘤，是男性和女性恶性肿瘤死亡的最主要原因。肺癌的致病因素甚多。致癌物质间的相互作用，有些为简单的协同作用；有些因素可能为始发因素，即改变遗传因子，使发生瘤细胞；有些为促进因素，能刺激初生的瘤细胞使之增生。呼吸道细胞与周围环境各种因素之间相互作用的性质及与肺癌的关系，目前仍不十分清楚。吸烟能使支气管黏膜上皮纤毛消失，细胞数量增加，且增厚的上皮内有不典型细胞等。这提示气管上皮的杯状细胞由增生演变为组织变形和组织变形伴有非典型性变，最后发展为原位癌和侵袭性癌的过程。空气污染与肺癌的发生有一定关系，这可从城市肺癌的发病率较高中得到印证。一些致癌物质如苯并芘、砷化合物、放射性元素亦存在于大气中，这些物质与烟草联合作用的性质目前并不清楚，且慢性支气管炎使肺癌发生更容易。故目前仍未知肺癌的发病机制。此外，肺癌的发生可能与遗传因素、内分泌因素等也有一定关系。

目前，一般将肺癌分为鳞状细胞癌、腺癌、小细胞癌、大细胞癌四种类型。肺癌分为非小细胞肺癌（包括鳞状细胞癌、腺癌和大细胞癌等）和小细胞癌两大类。非小细胞肺癌约占80%，小细胞肺癌约为20%。两类肺癌各有其不同的组织学表现和临床特点，但常常在一个肿瘤内有小细胞和非小细胞混合的现象，说明所有的肺癌有共同起源。尽管人们对肺癌分子生物学的认识不断加深，但外科手术仍然是治疗非小细胞肺癌的有效方法。虽然部分小细胞肺癌患者适合于外科治疗，但是包括化疗、放疗在内的综合治疗仍然是小细胞肺癌的主要治疗方法。

电视显示技术及内镜技术的飞速进步促使人们对胸腔镜在肺部手术方面产生浓厚兴趣。这些进步使得胸外科医生不仅能做简单的胸膜活检或者处理胸腔积液，更加演化出电视胸腔镜辅助性手术切除——电视胸腔镜辅助开胸手术(video-assistedthoraco-surgery，VATS)，近十年来在各大胸外科广泛应用，这种手术方式有其明显的优越性，是微创胸部外科的重要手段。由于本书后续章节将详细介绍VATS手术的重点及技巧，因此本章中不再赘述。但无论采取何种方式，其外科手术的基本原则和要求应是相同的，即完整切除肿瘤和进行淋巴结清扫及分区取样、分期等。

# 第一节 原发性非小细胞肺癌

原发性非小细胞肺癌从开始出现癌细胞到广泛转移而发展为肺癌的全过程，一般需数年。早期癌可无任何症状。肺癌出现症状时，其全病程可能已走完了 2/3 的时间。患者的症状与原发肿瘤的解剖部位、肿瘤大小和生长速度、肿瘤侵犯周围器官情况、有无转移、分泌激素等有关。

原发性非小细胞肺癌的诊断和分期常需要内科、放射科和肿瘤科医生共同合作和配合。通常可以根据患者情况行胸部 X 线、胸部 CT、全身 PET-CT 扫描、超声检查、纤维支气管镜检查、超声支气管镜 (EBUS)、磁导航技术、经皮肺穿刺活检或纵隔镜活检等各种检查方法，对肺癌进行确诊及临床分期。肿瘤类型的确诊及分期对于估计患者的预后、选择最佳治疗方法及评价治疗方案至关重要。

早期肺癌治疗的目的是清除癌变病灶，防止复发，使患者获得根治。晚期肺癌，由于病变范围广泛或全身情况不良，虽已不能获得根治，但仍可进行姑息性疗法，以改善症状、减轻痛苦，延长生命。非小细胞肺癌的疗效迄今并不令人满意，主要原因是不少患者在明确诊断时，癌肿已侵犯支气管、肺以外的器官或组织，或已有远处转移。病灶较小，且局限于 1 个肺叶内的早期病例，及时进行妥善的治疗后，有近半数患者得到治愈，因此，早期发现、早期诊断、早期治疗是提高肺癌疗效的关键。非小细胞肺癌的治疗方法有外科手术、放射治疗、化学治疗、免疫治疗和中医中药治疗等，各种治疗皆有其特定的适应证，适应证选择适当，可收到较好的疗效。近来强调几种治疗手段的综合运用，即综合治疗，以期达到更好的效果，但具体的综合治疗方案目前尚无定论。各型肺癌如病灶较小，局限在支气管肺内，尚未发现远处转移，全身情况较好者，均应采用手术疗法，并根据病理类型和手术时发现的情况，综合应用放射治疗、化学治疗和其他疗法。未分化癌在较早阶段就发生远处转移，手术很难得到治愈，因此有人主张采用放射疗法和药物疗法，但对早期病例，仍宜考虑综合手术疗法和化学疗法等。对于较局限的非小细胞肺癌，手术切除是最为有效的治疗方法。

## 一、手术适应证

1. Ⅰ、Ⅱ期的非小细胞肺癌。

2. 病变局限于一侧胸腔且能完全切除的部分Ⅲ期非小细胞肺癌。

3. 个别Ⅳ期非小细胞肺癌，如单发的脑转移或肾上腺转移。

4. 高度怀疑或不能排除肺癌，但又无法得到病理证实，不宜长期观察，且病变能完整切除者。

5. 症状严重的中晚期患者，如严重出血、感染，非手术方法难以控制，从减症的目的出发可行姑息性切除。

## 二、手术禁忌证

1.已有远处转移，如肝、肾、骨骼等。

2.有明显的、广泛的纵隔淋巴结转移，尤其是对侧纵隔淋巴结转移。

3.有明显的上腔静脉压迫综合征及气管隆嵴增宽、固定。

4.已有神经受侵者，如喉返神经、膈神经麻痹。

5.心肺功能极差或有其他重要器官及系统的严重疾病，不能耐受手术者。

手术禁忌证并不是绝对的，一方面可以通过积极治疗，改善患者的不利情况，例如，原来不适宜手术的，经过放射、药物治疗，局部病变及全身状况有进步，能够接受手术。另一方面，有些过去认为是禁忌证，经过实践认为仍可进行手术，如局限于一侧的胸膜转移及恶性胸腔积液，一侧的锁骨上单发淋巴结转移，经过积极的手术治疗，均能取得一定的效果。胸腔以外的多发转移是手术的绝对禁忌证。脑部的单发转移，在除外全身其他部位转移的情况下，手术完整的切除原发和转移灶仍能取得一定的存活率。一侧肾上腺的孤立转移，在除外全身其他部位转移的情况下，完整切除肺部及肾上腺病灶也是可选的方案，其效果有待进一步观察。高龄及轻、中度的肺功能减损列为相对禁忌证。一般认为 60 岁以上的老年人应慎重考虑行全肺切除术，尤其是右全肺切除术，但也有人认为全肺切除的限制应是 70 岁左右。肺功能检查对判断肺的功能状况及对肺切除术的耐受能力，目前仍是最客观的评价手段，但其结果也仅供参考，因为肺功能指标受很多因素影响，况且目前仅能笼统测定双肺功能，还不能实现单侧肺功能的测定。

## 三、术前准备

肺癌虽多表现为局部肿瘤，但应视为全身性疾病，因此仍需要以综合治疗为其治疗原则。术前患者应做好全面检查，充分了解患者病情。胸部 CT 扫描或增强扫描有助于发现肿瘤的部位、大小及与周围毗邻组织间的关系，同时也能充分了解纵隔及肺门淋巴结的情况，有利于制订手术方案。部分患者在术前心肺功能检查时可能提示肺功能不好，但是可以通过一段时间（3 ~ 4 周）的治疗得到一定的改善，包括不同等级的有氧运动（如快走、爬楼梯等），同时应用支气管扩张剂，并可根据痰培养结果针对特定病原体给予抗生素治疗。

围手术期应用抗生素已被证实能减少切口感染。通常在术前一天及术前 30min 给予对革兰氏阳性及阴性菌都敏感的抗生素，能得到较好的效果。患者术前的营养状态对术后并发症也有明确影响。对于要明确行肺部手术治疗的患者，应积极纠正营养不良、低蛋白血症或水电解质失衡状态。3 个月内有心肌梗死史、完全性房室传导阻滞的患者应暂缓手术治疗。

术前辅助治疗：①凡术前没有细胞学或组织学诊断的病例，只要无手术禁忌证，一概不行术前治疗而直接施行手术治疗。术后，根据手术标本的病理学诊断，决定术后治疗。②术前已确诊为鳞癌，肿瘤较大（直径 >5cm 的周围型肺癌和直径 >3cm 的中心型肺癌），或术前评估手术切除率低的，可先做一个疗程的术前放疗，剂量在 30 ~ 40Gy，鳞癌对放疗相对敏感，一般经过术前放疗后，肿瘤均有缩小。停止放疗后 4 ~ 6 周内进行手术治疗，可以提高肿瘤的手术切除率和 5 年生存率。③术前已确诊为腺癌等非鳞癌类型的，肿瘤较大（直径 >5cm 的周围型肺癌和直径 >3cm 的中心型肺癌），或术前评估手术切除率低的，可先行 1 ~ 2 个疗程的化疗，化疗后 4 ~ 6 周内行手术治疗。

## 四、手术要点、难点及对策

### （一）手术要点

手术治疗的目的在于较为彻底地切除肿瘤，使患者恢复健康，提高生活质量并延长生命，并为手术后的综合治疗创造条件。手术切除范围的大小取决于肿瘤的解剖部位、临床分期、生物学特性和患者的生理功能状况。肺癌外科治疗总的原则是最大限度地切除癌变组织，达到根治的目的；最大限度地保留健肺组织，尽量减少对器官和组织的影响。在保证切除癌组织的前提下，手术范围尽量保守。但是，经剖胸探查后决定更为广泛的根治性切除术时，则不应持保守态度而放弃根治机会。

肺癌手术有三个要点：①确定诊断及分期；②完整切除肿瘤组织；③淋巴结清扫及分区取样。如果不能完整切除，则手术是弊大于利，应尽量避免。但是，手术切缘阳性（通常是支气管残端）、肺实质内发现亚临床病灶或未被怀疑转移的淋巴结呈阳性结果等情况，可能是不可避免的。另外，一些术前被认为是可以完整切除的患者，开胸后发现病变广泛，不得不放弃原来的手术计划，如胸膜广泛转移等。更常见的情况是术前怀疑但未能证实，开胸后才证实重要器官被侵犯，无法切除，最终只好放弃手术。术前没有病理证实的肺部病变，在确定手术方式前一般应行术中活组织检查，对任何有怀疑的结节、胸膜组织、肺实质的病灶及胸腔积液均应行病理检查。一些高度怀疑为肺癌，而病理标本不易取得时，可以行肺叶切除。但是，在没有病理证实的情况下，不可行全肺切除或扩大性肺叶切除术（肺叶切除加淋巴结清扫）。

进胸的最佳入路取决于以下因素：①胸壁包括肋骨、胸骨、肩胛骨、椎骨及锁骨等骨骼解剖；②病灶的解剖位置及侵犯范围；③肺门的位置；④手术的目的。常见的肺切除术手术切口包括：①经后外侧开胸术；②经腋下开胸术（保留胸肌）；③经前外侧开胸术；④经胸骨正中劈开术；⑤经双侧开胸术。

其中患者保持侧卧位并经后外侧开胸术，近乎可以完成所有类型的肺切除术，因此也是最被广泛采用的手术方式（图 8-1A）。这种切口的定位标志包括脊柱和肩胛骨。自肩胛骨内侧和脊柱连线的中点经肩胛骨下角下方 1 ~ 2 横指，至腋前线做平滑的弧线切口。绝大部分手术都不需要将此切口全长切开，以减少创伤，有利于患者早期康复。通常切皮肤、皮下组织，离断背阔肌。切口前端尽可能避免完全离断前锯肌，游离胸壁、前锯肌及背阔肌之间的深筋膜，其中需沿胸壁斜行分离，避免完全离断前锯肌。后端切口取决于手术内容，决定切口长度可能需要切开斜方肌及菱形肌。

术前需明确定位肋间隙，根据胸骨角平对第二肋间来确定进胸肋间，或在切开胸壁肌肉后，提起肩胛骨经肩胛骨深面来触摸清肋骨。需要注意的是，不要错认第一肋，因为第一后肋可能无法显露，通常可由后斜角肌附着于第二肋来确定肋间。大多数情况下取第五肋间切口进胸可完成大多数肺切除术。若病变位置位于肺下叶，或位置较深低及术前预计胸腔下部粘连严重时，可经第六肋间进胸，可能暴露更为充分。

进胸后，用肋骨撑开器撑开肋骨（图 8-1B）。可根据切口大小选择合适大小的撑开器以允分暴露开胸器。手术操作完成后，通常可用单根并有多个引流孔的引流管保持引流（图 8-1C）。将引流管向斜后上方穿过膈窦置于胸膜顶，即可达到引胸顶及胸底的作用。术后用粗线将肋骨复位固定。注意不要复位过度，以免造成术后顽固性疼痛。可用普通丝线或可吸收线逐层关闭切口。

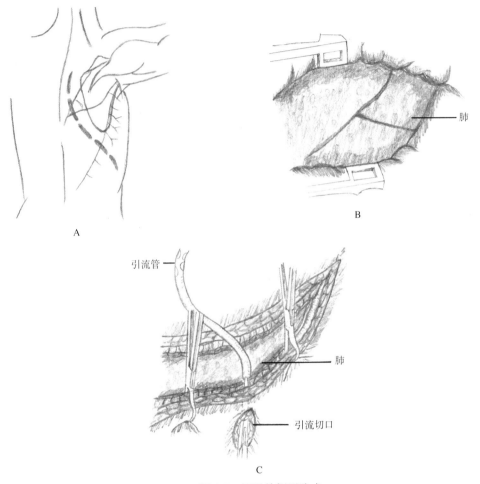

图 8-1　经后外侧开胸术

A.后外侧切口；B.肋骨撑开器暴露肺组织；C.胸腔引流管引流

肺切除手术方式的选择，主要依据肿瘤侵犯的部位、范围及患者呼吸功能储备情况而定。一般可分为楔形或局部切除、肺段切除、肺叶切除或袖式肺叶切除、全肺切除术。

肺局部切除术：包括肺楔形切除及肺段切除术，适用于癌瘤体积很小，而患者年老体弱，或肺功能差，或癌分化好恶性度较低者。如果病例选择恰当，肺段切除的效果和 5 年生存率，并不低于肺叶切除术。楔形切除术同肺段切除相比，楔形切除是不按肺的解剖结构进行的术式（图 8-2），只适合于少数全身情况很差的患者，病变应 <3cm，位于肺外 1/3，没有支

气管腔内的播散，无区域淋巴结及远处转移，切缘应为阴性。如果严格选择病例，也可获得较好效果。肺段切除术（图 8-3）适用于心肺功能较差，病变位于肺周边，且病灶较小局限于某一肺段的肺癌患者。尽管从理论上讲，任何一个肺段均可行肺段切除术，但以上叶各段及下叶背段采用该术式的较多。舌叶的切除包含两个肺段，也归入肺段切除的范畴。尽管有报道认为肺段切除术的局部复发率高于肺叶切除术，但最终的生存率差别并不十分显著，因此对心肺功能不佳的患者，该术式仍可供选择。

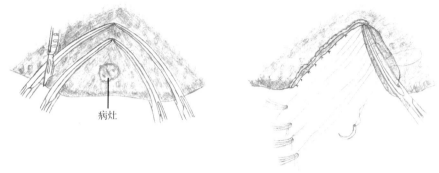

病灶

图 8-2　肺楔形切除

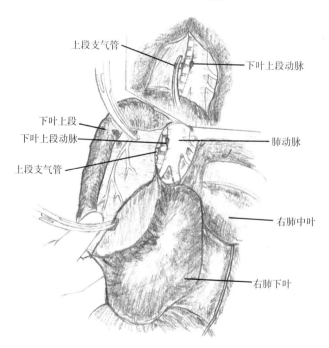

上段支气管
下叶上段动脉
下叶上段
下叶上段动脉
上段支气管
肺动脉
右肺中叶
右肺下叶

图 8-3　右肺下叶上段切除

　　肺叶切除术：是当前肺癌手术治疗的主要和常用方法。肺叶切除术适用于病变局限于一个肺叶内的肺癌。肺叶切除能将肿瘤所在的肺叶连同引流的叶支气管周围的淋巴结及纵隔淋巴结一同切除，既能彻底切除肿瘤组织，又能最大限度地保留正常肺组织，患者一般都能耐受手术。手术并发症和死亡率明显低于全肺切除术，是目前肺癌外科治疗的首选手术方式，占肺切除总数的 60% ~ 70%，标准的肺叶切除应当包括根治性的淋巴结切除术外，同时要保证支气管切缘无肿瘤细胞残存。肺的淋巴引流方向一般为向心性由下向上、从周围向中央。所以，只切除肿瘤所在的肺叶和相应的引流区域的淋巴结即可。如左或右肺上叶切除术应清除血管组淋巴结（奇静脉周围淋巴结或主动脉弓下淋巴结）和肺门淋巴结；左肺下叶或右肺中、下叶切除术应清扫隆突下组、汇总区组及下肺静脉淋巴结。

双叶肺切除是指同时切除右侧的上叶和中叶，或者右侧的中叶和下叶。前者适合于周围型肺癌跨叶生长，后者主要适合于中叶或下叶的中央型肺癌，病变位于中、下叶开口附近，只有行双叶肺切除才能完整切除肿瘤组织。少数情况下行双叶肺切除的原因是肺叶间血管或淋巴结的侵犯所致。

袖状肺叶切除术（图8-4）和双肺叶切除术是一种改良的肺叶切除术。袖状肺叶切除术主要适用于肿瘤位于左或右肺上叶支气管开口部的病例，其方法是将病肺与相邻的一段主支气管一并切除，同时用支气管成型方法将余肺支气管与主支气管近侧断端进行端端吻合，从而保留了健康的肺叶，避免了全肺切除。袖式肺叶切除术，包括支气管袖式及血管袖式肺叶切除术，是将患病肺叶同相连的一段主支气管或肺动脉干一并切除，再将支气管或血管对端吻合的成形术。如此可以保留有用的肺组织，避免行全肺切除术。该手术主要适用于上叶中央型肺癌累及上叶支气管开口，或（和）肺动脉干时。袖式肺叶切除在完整切除肿瘤及清扫淋巴结上，不及全肺切除术干净彻底，对肺功能减损的患者是一种替代办法，但不能常规替代肺功能良好患者的全肺切除术。

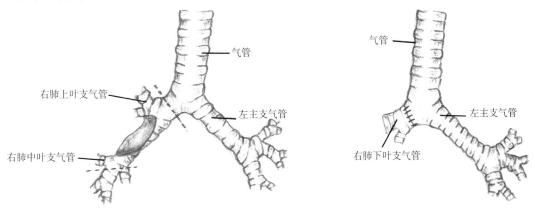

图8-4　右肺袖状切除术

双肺叶切除术是指右肺上叶和中叶切除术。当右肺上叶前段的癌肿跨过水平裂侵犯中叶或中叶肺癌累及上叶时，便需要行右肺中、上叶双叶切除术。右肺中、下叶切除术曾作为右肺下叶或中叶肺癌的标准切除方法。目前认为，如果癌仅局限于一个肺叶内，无引流区域的淋巴结转移，则不必行双叶肺切除术，而应行标准的肺叶切除术。

全肺切除术：影像学检查示一侧主支气管已被肿瘤侵犯或剖胸探查示一侧肺动脉主干或第一分支水平已有肿瘤浸润；无法行袖式切除时；中央型肺癌跨过肺裂，累及一个肺叶以上，如左侧累及两叶、右侧累及三个肺叶者；中心型肺癌虽局限于一个肺叶，但肿瘤较大并突向肺门，解剖及处理肺叶血管在技术上有困难，甚至不可能，因而无法保留余肺，不得已而行全肺切除。一侧全肺切除应尽可能清除引流区域的淋巴结。

扩大性全肺切除术有以下三种：①心包内全肺切除术，是最常用的一种形式，是指当中央型肺癌侵及肺动、静脉近根部，已无法或不宜在心包外结扎处理肺血管时，可打开心包，处理肺动、静脉，并行全肺切除术。②主动脉弓上全肺切除术，当病变累及左主支气管近开口处，需行左全肺切除时，左主支气管在接近开口处切除，即在主动脉弓的上方切除。③隆嵴重建全肺切除术，当病变侵及隆嵴甚至远端气管时，需要将下段气管、隆嵴，一侧主支气管及全肺（通常是右侧）一并切除，然后行气管和另一侧主支气管的吻合，重建气道。

全肺切除对心肺功能的损伤较重，患者容易死于心肺疾病，术后生存质量亦较差，并且临床实践证明，肺癌全肺切除术的疗效不如肺叶切除术，而且手术死亡率也高，尤其是右全肺切除术。因此，对全肺切除应持慎重态度，对患者的心肺功能和全身情况要进行全面评估，要了解被切除的肺对通气功能的作用和对侧肺的术后代偿能力，必要时可通过支气管肺量计进行分侧肺功能检查。

### （二）手术难点及对策

1. 高难度中心型肺癌的特殊处理　所谓高难度中心型肺癌的特殊处理，是指在心包内结扎肺动静脉行全肺切除相当困难时所采用的特殊手术方法。

(1) 心包内外结合游离和缝扎肺动脉：这里以左全肺为例，在主动脉-肺动脉窗几乎固定状态时，可先清除部分淋巴结，但不能贸然或强行将肺动脉和主动脉弓或降主动脉起始部之间的紧密粘连分开，除心包外左肺动脉干全被肿瘤包绕外，在心包内部分肺动脉干亦被肿瘤包绕，所剩左肺动脉干仅长1cm且上缘与主动脉弓之间呈坚韧膜状粘连，无法将左肺动脉干全部解剖出来，否则有可能撕裂大动脉。处理方法是：右手示指伸入心包内达左肺动脉干的下方，延续到其上缘，避开主动脉弓，在相对较为疏松和柔软处轻轻剥离，主动脉弓与肺动脉之间无大血管，所以钝性剥离较为放心；也可用右手示指顶在主动脉弓和肺动脉之间作为引导，在心包外轻轻分离，不会分破肺动脉壁。经内外分离后，主动脉弓和左肺动脉之间的淋巴结就被逐层剥掉，仅剩一层坚韧薄膜，为防撕破血管，可停止分剥。主动脉和肺动脉之间有一定距离可用左手示指在心包内经左肺动脉干后方绕到其上方，手指尖顶在已分离好的与主动脉弓之间的薄弱间隙处作为引导，右手用大圆针10号线经此指引点向心包内进针而避开左肺动脉干，置好结扎左肺动脉干的线，在手指指引下将所缝针孔仔细向左肺动脉干近侧略加扩大，此时可结扎左肺动脉干，只要结扎一道后，就不怕左肺动脉出血，可仔细向远侧解剖，直到解剖长度足以保证左肺动脉干被切断后线结不会脱落为止。在手指指引下紧贴左肺动脉干缝扎，不会伤及食管。

(2) 心包内结扎肺上肺下静脉干：中心型肺癌不仅可侵犯心包，而且可沿肺上或肺下静脉侵犯到心包内相当长的一部分静脉壁，这时再分别结扎肺上和肺下静脉多不可能，切除也不彻底。这时可用右手示指伸入心包内（图8-5），轻轻提起左侧上下肺静脉之总干，并结扎两道双10号线，然后在分支处分别用7号线各缝扎一道切断。

(3) 游离切断并闭合左主支气管：将肺下韧带切断，被累心包一并切除，这样即可将肺提起，清扫周围淋巴结，自后向前分剥受累主动脉弓之外膜和主动脉窗下淋巴结，直达左主支气管正常部分；略牵拉左主支气管清扫隆突下可能存在的隆突下淋巴结。常规切断和闭合左主气管。闭合方法只适于间断或连续往返缝合 ( 图 8-6)，不适于用结扎和残端闭合器，因为后两者切除长度受限，切线距肿瘤太近或根本无法使用。如肿瘤累及食管，尽量将受累肌层切除而不要行食管切除术。

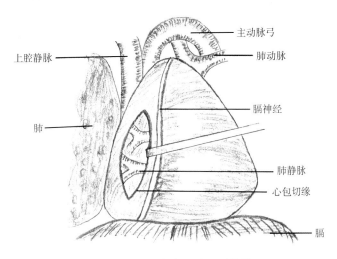

**图 8-5　心包内左肺上下静脉**

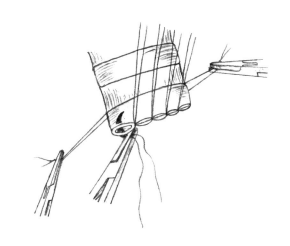

**图 8-6　间断缝合支气管残端**

(4) 高难度右全肺切除：右全肺切除基本与左侧相同，不同处是需游离切断奇静脉弓，以便将上腔静脉拉向前上方以利于暴露受累的右肺动脉干，必要时还需分离上腔静脉或奇静脉弓右下方与右肺动脉干之间的粘连。疏松者可用手指剥开，粘连带则在直视下剪开。

(5) 肺静脉总干结扎后切割出血和肺叶切除肺静脉心包内受累：因肺静脉主干较粗，老年人血管较脆，丝线结扎后可能切割血管壁而出血。这种情况下出血可以用手堵住或捏住行临时控制，然后用无创血管钳夹住静脉总干根部或部分心房，用无创缝线缝合。前面提到单行肺叶切除时可能该叶肺静脉也部分受累，处理方法是：先用阻断带阻断肺静脉总干，再阻断保留肺叶之静脉，在肿瘤近侧正常静脉处切断、缝合残端，再去除阻断带。切断静脉之前应先切断动脉和支气管，这样静脉切断后就可取走标本，即使静脉残端缝合不严有小出血，标本已取走，暴露良好，不难处理。

(6) 切除部分心房的全肺切除术：不论左肺或右肺，肿瘤都可在心包内沿肺上下静脉侵犯到一侧肺静脉总干，或在总干内有癌栓形成，如心脏或心包内大血管壁上无广泛转移，应切除少许心房，行一侧全肺切除术。先在心包内牢固结扎缝扎肺动脉近心端，远侧端往往包在瘤体内不易处理，可弃之不顾，然后切断主支气管，在距肺静脉总干近侧 1 ~ 2cm 处的心包置无创血管钳 ( 侧壁钳或大心耳钳 )，切断肺动脉总干，轻轻提起被切除的全肺，在肺静脉总干于心房起始处分段切开心房，一次切开 1.5cm 左右，用 3-0 无创针线往返缝合心房切口，如此逐步将心房切断和封闭。切除受累心包将标本取走，轻轻将钳夹心房的钳子松开，如有出血处再行修补，至无出血为止。逐步切开和缝合心房的目的是防止血管钳脱开大出血，逐步切断和缝合心房比一次全切断更为稳妥。

2. 术中大出血　术中大出血的主要原因包括：

(1) 将血管分离破裂：往往发生在血管周围间隙尚未完全游离时，用血管钳将后壁分破。

(2) 线结脱落：往往在游离段较短，勉强将血管剪断时发生，或因血管较粗，游离段较短，结扎不牢而滑脱。

(3) 结扎线切割：不仅可以如前节所述切割大静脉，用力过度也可切割动脉分支。

(4) 打结过程中或打结之后打结线牵拉过度而将血管撕破。

(5) 肿瘤本身或转移病灶已浸润到心房，在游离过程中未发现将心房撕破。

(6) 肺上叶切除后，因故再切下叶，肺动脉干与胸壁粘连，分粘连时大出血。

因此，根据相应情况较为常见的处理方法包括：

(1) 如大血管结扎线脱落或分破的动脉裂口较大，一次大量出血，或止血后再度出血，则可导致休克或心搏骤停，这时应先压迫止血，估计失血量，请求麻醉师快速输血，再行准备血。待失血量被相应补足，血压平稳并把备用血拿到手术室后方可着手修补血管。

(2) 如出血部位手术解剖视野较充分，可慢慢显露出血处用无创血管钳夹住或再倒换一把，使裂口暴露清楚进行修补。

(3) 如出血部位解剖不充分，助手可压住出血口，术者继续上下解剖出血之血管，直到可下血管钳钳夹为止，也可在出血点近端解剖出血动脉干。在出血点以上阻断动脉干，再修补出血处。如为下肺基底干出血又正好需肺下叶切除，也可如前节所述，牺牲舌段动脉支在此分支以上结扎肺动脉干，裂口无须缝补。

(4) 如行下叶切除基底干出血，可如前节所述，将动脉干连同下叶支气管一起游离，在出血之高位行气管和肺动脉干一并结扎，无须修补。

(5) 如将分支根部提破，则在血管根部用无创伤钳夹住破口或在破口上下各置无创伤血管钳阻断该血管主干，然后进行修补。必要时切开心包于心包内阻断肺动脉干。

(6) 笔者行右上肺叶切除时，因肺动脉上干可解剖处太短，先结扎一道，然后用血管钳夹住，切断上肺动脉干，切断后，血管钳及结扎线同时滑脱，肺动脉干上缩成一大圆形切口，大量涌血，情急之下笔者将右手示指伸入上肺动脉干根部缺口中，并继续向血管腔内深入直至手指能把缺口堵住，结果：出血被手指在腔内堵住，然后快速输血，血压平稳后用手指捏起血管之出血边缘，上血管钳，经缝扎止血，抢救成功。

(7) 肺下叶巨大肿瘤，在结扎切断肺动脉下干及支气管后提起肿瘤，分离下叶支气管旁淋巴结，淋巴结可能与肺下静脉周围淋巴结融为一体而未加注意，或在钳夹肺下静脉时因肿瘤沿肺下静脉侵入较深，待剪断肺下静脉时血管钳突然脱落，随即大出血无法控制。如遇这种情况，切断肺下静脉前应仔细检查肿瘤沿肺下静脉侵入的深度，如达心房，也可置两把无创钳夹牢，边切边缝，大出血则可避免。

## 五、术后监测与处理

1. 监护　近年来心肺监测手段持续得到改善。开胸术后心肺并发症最常见于术后的第 2 ~ 4 天，多数患者术后加强监护时间应与此一致。监护的内容应包括患者心肺功能的变化及正确评价各种治疗的效果。必须持续监护的内容包括呼吸频率、心率、血压、动脉血氧饱和度。氧饱和度可通过监测手指末端等易用的无创性方法获得，或者动脉血气分析以便通过 $PaO_2$、$PaCO_2$ 等指标估计术后通气及组织氧合度等情况。

2. 连续的心律监测　连续的心律监测对患者术后的监测也极为重要。开胸术后患者出现心律失常的情况较为常见，如室上性心动过速有可能导致心肌缺血、充血性心功能不全或者更为严重的恶性心律失常。若早期明确诊断，纠正诱因或病因 (如低氧血症、高碳酸血症、贫血、水电解质失衡，以及液体容量负荷较大等)，大多数心律失常较为容易处理。

3. 有创性监测　通常应用于需要借助机械通气的患者。这些患者的肺泡 – 动脉氧含量 ($P_{A\text{-}a}O_2$) 差加大、血流动力学状态不稳定都需要动态监测动脉血气，以及测定心排血量。因此需要采用插入 Swan-Ganz 管等办法达到监测目的。

4. 机械通气　部分患者术后可能需要借助机械辅助通气作为预防措施来平稳度过围手术期。对于术中大量失血、需要大量输注液体或血液的，手术中及手术后血流动力学状态不稳定，心肌缺血、手术或麻醉时间过长者，术后选择性应用一段时间的机械通气可能更为安全。对于那些肺组织顺应性降低的患者，术后短期机械通气可以促使肺复张更为完全。

5. 疼痛控制　开胸术后患者常由于伤口剧烈疼痛而出现呼吸模式的改变，可出现潮气量降低、呼吸频率加快，使得功能残气量降低，引起气道关闭，产生肺不张。疼痛可能抑制呼吸及排痰运动，同时术后可能由于手术残端血凝块、坏死物质的引流及分泌物的增加，更能加重气道的阻塞。由此通气 / 血流比出现失衡，引起血流氧合状态的下降。

## 六、术后常见并发症的预防与处理

支气管胸膜瘘是肺部手术后最严重的并发症之一，病死率极高，应引起极高重视。

1. 全肺切除术后近期 ( 术后 10 天内发生的 ) 支气管残端瘘

(1) 残端结扎法：手术中支气管残端用结扎法结扎完毕后，当时试验可能不漏气，但翻身后或回到病房就有严重漏气，说明结扎不到位或松动，或结扎过紧使支气管壁切割(此种情况少见)，应立即回手术室重新开胸进行补扎，并反复张肺灌水观察，确定无漏气再行关胸。如支气管残端太短，改缝合法，如侧壁有裂孔，去除结扎线，将残端修剪，改用缝合法，如修补一针可靠，也可修补。用结扎法因结扎不紧而残端漏气的情况相对多见。因全肺切除支气管较粗，应尽量用间断或连续缝合法。如此及早处理，可避免导致感染等并发症。

(2) 用缝合或其他方法处理的支气管残端：左全肺切除后有在术后 10 天发生残端瘘者，发生后进行开胸修补和大网膜填塞，术中用各种消毒液冲洗以防感染。当时修补满意，回病房后呼吸机正压呼吸，12h 后瘘又复发，第 2 天再次行急症开胸手术。考虑到如再修补，难免再失败。先用各种消毒液冲洗胸腔，因已有粘连和纤维渗出物沉积，仅看到有漏气而分辨不出肺动脉和主支气管残端，此时如解剖支气管残端，有损伤肺动脉残端而大出血的可能，故先打开心包，在心包内再把左肺动脉干结扎，这样将支气管残端近侧稍行游离，用左手指在心包内引导，用双 10 号线在主支气管近侧缝扎一针，尽量把结打紧，反复检查不再漏气，在心包下前方行十字切开以引流。

2.肺叶切除后支气管残端胸膜瘘的治疗

(1) 近期治疗：如支气管残端胸膜瘘发生在术后 7 天之内并能及时确诊，应立即经原切口剖胸探查。如行上叶切除，则残端容易找出，如行原残端修补，因组织很脆，缝合容易撕裂，可将残端楔形切除，做不留残端的残端处理术，即将支气管壁间断缝合数针，使楔形切口闭合，外加纵隔胸膜包埋。如支气管残端较长，亦可在其近侧用 10 号线结扎两道。为防结扎线滑脱，亦可缝合残端两侧的结缔组织或少许支气管壁再行结扎，这样更为牢靠。如行下叶肺切除术，残端有可能回缩到上叶肺组织内并和基底干血管残端粘连，即便找到残端，修补缝合也不一定成功。这时要先解剖出上叶支气管的下缘和肺上静脉的下缘及中叶支气管的下缘(右)，沿上叶支气管下缘轻轻将粘连之肺向上分离至摸到支气管残端为止，自肺上静脉下缘轻轻向上向后分离至中叶支气管下缘(右)，然后紧贴中叶支气管下缘和上叶支气管下缘绕单 7 号线连肺动脉和下叶支气管残端一并结扎两道，反复检查残端有无漏气，彻底冲洗胸腔，保证充分引流后仔细关胸。经这样处理，术后一般不会形成脓胸。必要时可详细评估患者身体状况及肺功能，亦可谨慎切除残余部分肺叶。

(2) 远期治疗：如肺叶切除后发生支气管胸膜瘘未能及时手术，胸膜腔内则可能有不同程度的感染，甚至已形成脓胸。在感染情况下，残端修补多半不会成功，甚至粘连严重根本找不到残端的确切部位。肺叶切除后支气管胸膜瘘合并脓胸的患者，所剩肺叶一般都有炎症和膨胀不全及严重粘连，待将粘连分离完毕并修补漏气后，肺功能已所剩无几。不如照上述顺序彻底冲洗，行胸膜剥脱，打开心包将余肺切除，并行心包和胸腔闭式引流。胸腔虽是感染后的空腔，但不会遗留脓胸。对这类病例，笔者也有行余肺胸膜剥脱、瘘口修补和大网膜覆盖而失败的教训。如患者肺功能不良，余肺对其非常重要，只有清理感染后打开心包，在心包内控制肺动静脉，仔细解剖瘘口之支气管残端，最好是避开血管在瘘之近侧牢固缝扎，或切除残端重新缝合。最后再用带蒂大网膜严密包埋。

## 七、临床效果评价

肺癌的手术技巧逐年来不断提高，同时化疗药物不断推陈出新，以及近年来靶向药物及免疫治疗药物问世，给肺癌的治疗带来了新的希望，然而现实是肺癌的治疗效果在近年来并未得到长足的进步。因此必须认识到肺癌的治疗涵盖充分认识疾病的特点、早期诊断、综合治疗。在手术中要保证手术完整切除、系统性淋巴结清扫能够显著提高患者术后的生存率。选择不同的手术方式、入路及是否微创，目的在于使患者最大程度地获益，延长生命，提高生活质量。

# 第二节 肺上沟瘤

肺上沟瘤通常指起源于支气管的肿瘤，位于肺尖部并侵犯胸壁。肿瘤局部侵犯可累及臂丛神经的下干，包括第 8 颈神经和第 1 胸神经的神经根，以及交感神经链和星状神经结，也可能累及邻近的高位肋骨和胸椎。当瘤体浸润至颈根部时，会将锁骨下动脉包绕在内。若肿瘤经相邻的椎间孔扩散至椎管内，则导致硬膜外脊髓压迫。虽然最初肺上沟瘤因广泛的局部浸润和不易切除而被认为不能手术和无法治愈。但是近年来对某些选择性病例采用完全切除局部病变的治疗方法，能极大地缓解疼痛、延长生存期和提高生活质量。对肺上沟瘤的诊治需要准确的诊断、临床分期及综合治疗。最常见的治疗方案为术前中等剂量的放疗 (30 ~ 45Gy) 联合扩大的根治性切除。一般放疗结束 4 ~ 6 周后手术。确定综合治疗对哪些患者有效很重要，需要正确选择病例，通过纵隔淋巴结活检及对远处脏器扫描检查对肿瘤进行仔细全面的分期，以及用无创性方法，如 CT 和磁共振 (MRI) 对局部病变进行检查。

## 一、手术适应证

肺上沟瘤患者肺功能可耐受手术者。

## 二、手术禁忌证

1. N2 或 N3 病变。
2. 广泛的重要血管受侵犯。
3. 臂丛受累超过 $C_8$ 和 $T_1$ 范围。
4. 多个平面椎体受累并侵及椎管。

5.恶病质或主要脏器功能不全，不能耐受手术者。

对大多数经纵隔镜检查确诊的 $N_2$ 期患者，如果证实已有肋椎松质骨和锁骨下淋巴结侵犯，一般认为不适合手术。但近期随着前入路术式的广泛应用，已对这一观点产生质疑。

## 三、术前准备

除一般手术的常规准备外，术前应严格戒烟，行呼吸功能锻炼改善心肺功能。手术前积极纠正营养不良及水电解质代谢紊乱。术前一天及手术前可预防性给予抗生素预防感染。

手术需全麻及行双腔气管插管。标准术中监测和检测包括对侧桡动脉压的监测。通常应放置两根有助于进行快速扩容治疗的静脉输液通道。

## 四、手术要点、难点及对策

### （一）手术要点

根据患者肿瘤的位置多采用不同的手术入路。肺上沟瘤有三种较为常用的手术入路，包括后外侧胸部切口、颈胸入路及半蛤壳状切口入路。其中后入路对后侧病变较为理想，颈胸入路适用于前侧病变，半蛤壳切口入路虽较少采用但是前部、后部的上沟瘤手术都可采用。手术目的是整块切除肺上叶和受侵犯肋骨及其他重要结构，包括椎骨横突、臂丛神经下根、星状神经节、上背部交感神经链。为达到完全根治的目的，切除范围通常包括以下 6 个方面：

1.胸壁：①整个第 1 肋骨和其他受侵肋骨的后部、第 2 肋和第 3 肋。②有时包括部分高位胸椎的椎体(最多可切除椎体的 1/4 而不影响稳定性)，必要时严格核实一并切除。

2.从椎间孔发出的相应的胸神经根。

3.部分臂丛神经下干，通常需牺牲第 1 胸神经根而保留第 8 颈神经根。

4.部分星状神经结和胸交感神经链。

5.肺切除术，通常为肺叶切除术，有时为解剖肺段切除或楔形切除术，但最近表明后者生存率较低。

6.根治性纵隔淋巴结清扫。

### （二）手术难点及对策

1.侧切口开胸进行初步探查　于乳头下 3cm 处或女性乳房外侧至肩胛下角下方 2cm 处做一弧形皮肤切口(图 8-7)，用电刀逐层分离。向切口下线方向切断背阔肌，沿前锯肌后线切开其后方筋膜并沿切口下部切断前锯肌。在多数情况下，从术前 CT 和(或)MRI 证实未受侵的最上方两根肋骨间的正常肋间隙进胸(通常为第 4 或第 5 肋间隙)，这样可以将肿瘤下方的一整根肋骨切除(图 8-8)。探查胸腔确定肿瘤能否切除及切除的范围(即需要切除的肋骨数目、椎体及相应的横突)(图 8-9)。

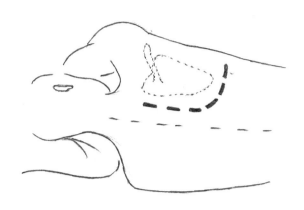

图 8-7 弧形皮肤切口

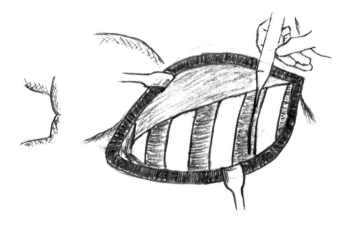

图 8-8 整根肋骨切除

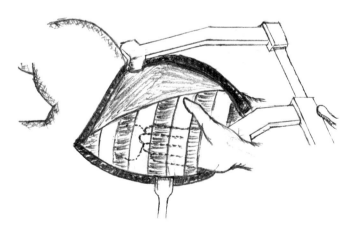

图 8-9 探查胸腔

2. 肩胛骨周围切口以暴露胸廓入口和切除胸壁 一旦确定肿瘤能够切除，将切口从肩胛下角下方沿棘突与肩胛骨内侧缘间的中线弧形向后延伸，垂直向上，直达第 7 颈椎脊突水平。用电刀逐层分离，切断斜方肌。在斜方肌的深层为肩胛提肌及小菱形肌和大菱形肌(从上到下）。进入肩胛骨的内侧缘，小心切断菱形肌，避免损伤其下方的肩胛背神经（支配菱形肌）和伴行的肩胛下动脉，神经和动脉沿肩胛骨内侧缘下行。切断菱形肌后可以将肩胛骨向上掀起，暴露胸廓入口，以便在切除肺之前切除整块胸壁。

3. 整块胸壁切除 将肋骨牵开器的下端放在胸壁切口处，上端置于肩胛下角，将肩胛骨掀起。锐性和钝性分离致密的肩胛下肌筋膜和胸壁间的疏松结缔组织，暴露第1肋骨和胸廓入口。标出胸壁的切除范围，从第5～第1胸椎水平椎旁肌的前缘做一切口，从肋骨角与横突上将该肌肉锐性分开，以便暴露这些骨性结构以待后期切除。被分离肌肉深层的出血可采用暂时压迫止血。用手从胸腔内探查肿瘤，确定切除肋骨的数目、肋骨及相应肋间肌的切除前界，并用电刀在胸壁表面标出。切除的前界距离肿瘤至少5cm，而下方需包括1根未受侵犯的肋骨。

接下来将注意力集中在胸廓入口处，仔细判明重要的解剖关系，在游离第1肋骨时避免损伤锁骨下动静脉和臂丛神经。在前斜角肌和中斜角肌与第1肋的附着点或略高处（根据病变范围），用剪刀小心切断肌肉。后斜角肌止于第2肋，在与第1肋交叉处的肋骨上缘将其切断。术者用示指保护锁骨下动静脉和臂丛，然后游离未被肿瘤侵犯的第1肋上缘。

沿已经标好的切除范围的前界切除肋骨，从紧位于肿瘤下方的正常肋骨开始。用电刀将需切除的肋骨（第1肋除外）的骨膜切开1cm宽。然后，用肋骨剪切除小段肋骨，即与相邻的软组织一起形成切除范围的标记。肋间肌和神经血管束予以缝扎切断。用巾钳夹住并掀起游离的胸壁，以便显露需要切除的第1肋骨前端。这样，即能更清楚地看到臂丛下干及其从第8颈神经和第1胸神经发出的神经根，以及肺尖部肿瘤与这些结构的相互关系。

将准备切除的最下方1根肋骨下方的肋间隙切开，向后一直到肋骨角。从前端已切断的最低肋向上继续切除胸壁。牵开椎旁肌，显露相应的肋骨角。用巾钳掀起肋骨以便更好暴露。用弯骨凿横断横突，操作时骨凿应与脊柱垂直以免伤及脊髓腔。如果肋骨和椎体未受侵，可将肋骨直接从关节处切除而无需切断横突，从而保证脊柱的稳定性。用骨膜剥离器从肋椎关节处分离肋骨头，从椎间孔处用止血钳夹住肋间神经后切断，肋间血管则缝扎后切断。沿后界继续向上切开直达第1肋后端。

此时，清楚显露第1肋骨颈上方的为第8颈神经根和第1肋骨颈下方的第1胸神经根，它们联合形成臂丛的下干，同样也能看清椎关节处切断第1肋骨头。如果肿瘤侵犯第1胸神经根，为彻底切除病变则从椎间孔处将第1胸神经根切断，这样就能将肿瘤从臂丛下干上剥下而保留第8颈神经。有时因肿瘤侵犯，需要切断第8颈神经根，此时，可在远离受侵部位将臂丛神经下干一并切断。在椎间孔处切断神经根之前用止血钳夹将其夹闭非常重要，以防脑脊液(CSF)外流。如若发生，可游离一片肌肉和椎旁肌，将其与椎体侧方缝合以填塞椎间孔，防止漏液。继续向颈根部游离，可逐渐将肿瘤与锁骨下动脉的外膜分离。锁骨下动脉壁极少受侵，必要时在受侵部位的两端阻断后切除并重建。从后方可以了解瘤体与上段椎体间的关系。根据瘤体的累及程度和骨膜冰冻病理结果，可切除部分受侵的椎体。最多可切除椎体的1/4而不影响其稳定性。在瘤体的上下方用止血钳夹夹住交感神经链后切断，并切除部分星状神经结。

完成胸壁切除后，受累胸壁仍与肺尖肿瘤相连，可与肺一起缩回胸腔内，接下来做肺切除术。

4.胸壁重建 用 0 号 Vicryl 线将椎旁肌与椎体侧方间断缝合，以便止血和防止脑脊液从椎间孔外漏。如有必要，可用 2mm 厚的 Marlex Gore-Tex 补片修补胸壁缺损。补片的大小与缺损相符，绷紧后用 2-0 prolene 缝线将其缝合固定。缝合时，只缝合除上缘外的其他边缘，以有利于神经和血管的自由移动。连续缝合 3 个边缘能够固定补片并保持一定的张力。

5.关胸 另做两个小切口，从肋间放置两根胸腔引流管。使余肺充气，小心不要扭转。先用 1 号 Vicryl 线缝合骨膜，再分别对端缝合各肌层。缝完皮下组织后，皮肤采用皮内缝合。

## 五、术后监测与处理

1.监护 近年来心肺监测技术持续得到改善。开胸术后心肺并发症最常见于术后第 2 ~ 4 天，多数患者术后加强监护的时间应与此一致。监护的内容应包括患者心肺功能的变化及正确评价各种治疗的效果。必须持续监护的内容包括呼吸频率、心率、血压、动脉血氧饱和度。氧饱和度可通过监测手指末端等易用的无创性方法获得，或者动脉血气分析以便通过 $PaO_2$、$PaCO_2$ 等指标估计术后通气及组织氧合度等情况。

2.连续的心律监测 连续的心律监测对患者术后的监测也极为重要。开胸术后患者出现心律失常的情况较为常见。如室上性心动过速有可能导致心肌缺血、充血性心功能不全或者更为严重的恶性心律失常。若早期明确诊断，纠正诱因或病因（如低氧血症、高碳酸血症、贫血、水电解质失衡及液体容量负荷较大等），大多数心律失常较为容易处理。

3.有创性监测 通常应用于需要借助机械通气的患者。这些患者的肺泡 – 动脉氧含量($P_{A-a}O_2$）差加大、血流动力学状态不稳定都需要动态监测动脉血气，以及测定心排血量。因此需要通过插入 Swan-Ganz 管等办法达到监测目的。

4.机械通气 部分患者术后可能需要借助机械辅助通气作为预防措施来平稳度过围手术期。对于术中大量失血、需要大量输注液体或血液的，手术中及手术后血流动力学状态不稳定，心肌缺血、手术或麻醉时间过长者，术后选择性的应用一段时间的机械通气可能更为安全。对于那些肺组织顺应性降低的患者，术后短期机械通气可以促使肺复张更为完全。

5.疼痛控制 开胸术后患者常由于伤口剧烈疼痛而出现呼吸模式的改变，可出现潮气量降低，呼吸频率加快，使得功能残气量降低，引起气道关闭产生肺不张。疼痛可能抑制呼吸及排痰运动，同时术后可能由于手术残端血凝块、坏死物质的引流及分泌物的增加，更能加重气道的阻塞。由此通气 / 血流比出现失衡，引起血流氧合状态的下降。

## 六、术后常见并发症的预防与处理

肺尖部肿瘤术后的可能并发症和其他大部分肺叶切除术的并发症相似，当然也有该手术独有的并发症。若在术中发现有脑脊液漏，可能需要神经外科会诊行封闭手术，或椎间孔切开及直接性硬脑膜修补。若术后从胸腔引流管引流出比较清澈明亮的引流液而诊断，应采用包括再次开胸探查手术在内的积极处理方法。应积极处理持续脑脊液漏所引起的蛛网膜下隙或脑室气体栓塞及少见的脑脊膜炎。

术后大量血胸可出现于切除胸壁困难时及椎间孔处固定小静脉时。还可发生乳糜胸或淋巴漏，可通过整块结扎胸导管及其分支来预防。若通过胸腔积液行乳糜试验证实有持续性乳糜胸，应立即行包括胸导管结扎在内的积极处理。若整块切除锁骨下静脉，术后应持续抬高同侧前臂，促进静脉回流，减少严重水肿的发生。术后还应持续监测桡动脉搏动以评估置换的锁骨下动脉的通畅状态。

术前应向患者及其家属告知神经根切除的 Horner 综合征和神经缺陷的可能性。切除臂丛下干 ($C_8$ 及 $T_1$) 引起的前臂和手固有肌萎缩性瘫痪，对患者来说可能是一种致残的并发症。

## 七、临床效果评价

因肺上沟瘤与周围结构紧密相关，并经常侵及周围重要组织及结构，如臂丛、锁骨下血管或脊椎，所以是肺癌治疗的重要挑战之一。术前行新辅助放化疗联合手术切除是现在较为推荐的，被认为是可切除性病变患者的标准治疗方案。同其他所有肺癌手术一样，切缘阴性可提高患者术后生存率，所以完整的肿瘤切除即 R0 切除是极为重要的。手术入路及切口的选择也很重要。良好的暴露能有效提高手术的安全性、缩短手术时间、提高手术完整切除率，从而使患者获益。

# 第三节 小细胞肺癌

## 一、手术适应证

1.除 T1 ～ 2N0 小细胞肺癌 ( 绝大部分属 I 期肺癌 ) 外，小细胞肺癌患者并不能从外科切除中获益。

2.临床确诊的小细胞肺癌中 I 期 (T1a，bN0，T2aN0) 患者不足 5%。

3.T1~2N0 小细胞肺癌临床分期需建立在包括胸部和上腹部 CT 扫描、骨扫描、PET 检查的基础上，方可考虑手术切除。

## 二、手术禁忌证

1.分期较晚 ( Ⅱ - Ⅳ期 ) 的患者。

2.恶病质或主要脏器功能不全不能耐受手术者。

## 三、术前准备

术前诊断为小细胞癌者，宜先进行 1 个疗程的化学治疗，稍作休息后行术前放射治疗。在此结束后 4 ~ 6 周，手术切除肿瘤所在的肺叶。在术前化学治疗、放射治疗后，即使 CT 检查发现原有病灶已显示不清，亦应予以手术切除。亦可在第 1 个疗程的化疗结束后经适当休息，即直接进行手术治疗。

同其他肺部手术一样，术前应积极戒烟，行心肺功能锻炼。手术前积极纠正营养不良及水电解质代谢紊乱。术前一天及手术前可预防性给予抗生素预防感染。

手术需全麻及行双腔气管插管。标准术中监测和检测包括对侧桡动脉压的监测。通常应放置两根有助于进行快速扩容治疗的静脉输液通道。

## 四、手术要点、难点及对策

小细胞肺癌的手术入路、手术目的及难点与其他肺非小细胞肺癌手术相似，因此在本节不再赘述。手术的目的还包括为综合治疗提供有利机会。手术治疗主要步骤仍然是彻底、完整地切除肿瘤，系统性淋巴结清扫。

## 五、术后常见并发症的预防与处理

小细胞肺癌术后的监测及并发症处理同非小细胞肺癌术后相似。

213

## 六、临床效果评价

对局限期的患者，通过放化疗大多数就可以达到控制疾病进展的目的。放化疗临床疗效不亚于手术治疗，而且可有效避免手术所带来的创伤及并发症。从患者的生活质量和临床疗效方面综合考虑，内科化疗联合放疗是最佳的治疗手段，而手术目前往往不作为常规治疗手段。对于广泛期小细胞癌患者，化疗是最主要的治疗手段，放疗可以作为辅助手段，手术仍不作为常规推荐。在决定行手术治疗前，所有患者需接受纵隔镜或外科手段的纵隔分期检查以除外隐匿的纵隔淋巴结转移。

接受完整切除的患者，无论接受的是纵隔淋巴结清扫还是纵隔淋巴结采样，应该接受术后化疗；如果纵隔淋巴结无转移，仅化疗；纵隔淋巴结有转移，应该接受术后同期放化疗(纵隔区放疗)。因为预防性颅脑照射可以提高完全缓解的小细胞肺癌患者的无病生存期和总体生存期，完整切除的小细胞肺癌患者接受复杂化疗后，因考虑接受预防性全脑照射有效的化疗只消除了纯小细胞肺癌的成分，对非小细胞肺癌成分效果有限，化疗后遗留下的非小细胞肺癌成分对化疗不敏感，手术切除可以提高 5 年生存率。

小细胞肺癌对化疗的确有效，但还是会有部分小细胞肺癌患者对化疗不敏感，经常会产生耐药性，因此手术可以切除这些对化疗药物耐药的成分。化疗对转移的纵隔淋巴结的渗透不高，特别是混合型小细胞肺癌，疗效欠佳。如果明确是局限型小细胞肺癌，一般术前进行 2 ~ 3 个周期的化疗，由于小细胞肺癌有全身性侵犯扩散的趋势，一定要做好全身控制的各项准备，如通过有效的化疗，癌性淋巴管可以闭塞控制，此时再做手术，患者长期生存的受益就会明显提高。

手术应严格按照无瘤切除的原则，除了肺叶切除和清除纵隔淋巴清结，手术后继续做 4 ~ 6 个周期的化疗，甚至有些小细胞肺癌高度扩散转移性很强，称作维持治疗或者巩固治疗。尽管组织学活检和细胞学分析有时可以诊断小细胞肺癌，但可能不准确，或可能混合其他细胞类型。有些化疗无效的局限期患者，实际上可能是非小细胞癌，并且可以从手术切除中获益，甚至有可能得到治愈。还有个重要问题必须指出，即局限期小细胞肺癌患者，治疗 18 个月到 2 年后，出现孤立性复发时，同样也可能是第二个原发癌，应该彻底检查并考虑根治性手术的可能性。我们通常认为早期的小细胞肺癌即临床诊断为 T1~2N0M0 的患者及反复放化疗后仍然残留可能含有非小细胞肺癌成分的，可考虑行手术治疗。

# 第四节　肺 转 移 瘤

人体任何部位的恶性肿瘤均可能发生肺部转移。随着人体各个部位恶性肿瘤治疗后生存期的延长和定期复查，肺部转移性肿瘤的发生率和发现率都逐渐升高。死于恶性肿瘤的患者中，约 1/3 有肺部转移。肺部转移性肿瘤的形成机制主要为：①从原发癌或肉瘤释放出恶性细胞；②释放的恶性细胞通过血流播散；③经受住迁移的部分存活的恶性细胞在肺中停留；④停留的恶性细胞在肺部生长形成明显的临床转移灶；⑤从肺转移灶可能再转移。

对于肺部转移瘤的治疗应包括：广泛性的肺部转移性肿瘤，应根据其细胞特征，分别采用以化学治疗或放射治疗为主的综合治疗；孤立性的肺部转移性肿瘤或较局限的肺转移瘤应选择外科手术切除病变，其切除术后的 5 年生存率并不低于原发性肺癌。

## 一、手术适应证

1.转移瘤出现的时间　一般认为，肺部的亚临床转移灶在原发瘤治疗时可能已经形成，因此临床肺转移出现的时间可反映癌细胞的分化程度。原发瘤经过治疗后有较长的无瘤间隔时间，而且肿瘤倍增时间较长者可考虑手术治疗。

2.原发瘤的组织类型　分化好的非小细胞癌、软骨肉瘤、纤维肉瘤、成骨肉瘤等恶性程度低者，只要彻底控制原发癌，则适宜手术治疗。

3.远处转移　这是考虑肺部转移性肿瘤手术时必须明确的问题。通过详细周密的体格检查及医学实验技术检查如 X 线片，CT，放射性核素扫描，血液、尿液、脑脊液检查能够排除远处转移时，才能考虑手术。

4.转移瘤分布范围　一侧单个肺转移性肿瘤最适合手术；同侧 2 ~ 3 个转移瘤，CT 探查未发现其他瘤灶，亦可考虑手术；双侧但很局限的转移，在其他情况均允的条件下才能手术。

5. 全身情况　患者一般情况良好，术前评估可以耐受手术治疗者。

## 二、手术禁忌证

1. 不能控制的原发肿瘤，而原发瘤治疗后一年内出现肺部转移瘤，且肿瘤倍增时间小于 3 个月者预后不良，不宜手术。

2. 特殊类型肿瘤的肺部转移瘤，如黑色素瘤、Ewing 肉瘤等预后极差，容易出现早期全身广泛转移，不宜行肺切除。

3. 出现纵隔淋巴结转移，一侧或双侧多个肺转移瘤，从而不能达到根治目的或不能保证手术切除后残端显微镜下切缘阴性的不宜手术。

4. 全身情况明显衰弱或恶病质，多提示有潜在的亚临床远处转移，应进行细致的检查，经短时期支持治疗后无好转者或不能耐受手术者，一般不宜手术。

## 三、术前准备

同所有肺部手术一样，术前患者应充分戒烟，术前充分锻炼心肺功能。

## 四、手术要点、难点及对策

肺转移性肿瘤的手术切除，原则上倾向于局部、肺段或肺叶切除，以最大限度地保留健康的肺组织和维持较好的肺功能，也可为再次出现肺部转移瘤时留有再切除的条件，对双侧肺有为数不多的转移瘤患者，一般采取分期手术切除的方法，尤其是每侧肺只有一个转移瘤的病例。也可考虑胸骨正中劈开切口，暴露双侧肺，但有时暴露左叶的后面较困难。肺部转移性肿瘤除肯定已有淋巴结转移外，一般不常规行胸内淋巴结清扫。

## 五、临床效果评价

肺转移瘤切除是胸外科的常规手术，它作为晚期癌症患者个体化治疗一部分的趋势正逐渐递增。笔者认为非精原细胞瘤对化疗高度敏感，切除残存的肺部转移灶对后续治疗具有指导意义，尤其是对进一步化疗有着明确意义。肉瘤转移的靶器官主要是肺、骨和软组织肉瘤。肺转移灶的切除是常规治疗选择，但并无随机临床试验数据支持。结直肠癌肺和肝转移最常见，反复切除和消融虽然司空见惯，但亦无可靠治疗依据。黑色素瘤预后极差，近几年来免疫治疗给黑色素瘤的治疗带来了革命性的突破，只在无其他治疗方案可选时可行肺转移灶切除。有报道称，死于肺转移瘤的患者中无并发胸腔外转移，因此肺切除手术可以去除威胁这些患者生存时间及预后的恶性病变。此外，肺部转移瘤切除术进一步减少了转移的可能来源。多种来源的数据均表明，肺部转移瘤切除术对多种恶性肿瘤的治疗都是有效的。肺部转移瘤的生物学特征与原发肿瘤的组织学类型有密切关系，可能是影响患者生存的最重要因素。虽然许多预后因素都与患者的生存密切相关，但是若能达到根治切除的目的，就不应该限制患者接受手术治疗。

# 第五节　其他肺部恶性肿瘤

## 一、肺乳头状瘤

肺乳头状瘤多发生于喉、气管和支气管壁，可为多发。有人认为肺乳头状瘤系原发于喉或气管向下蔓延而形成的肺内继发性肿瘤。上述支气管和肺部良性肿瘤在临床上很罕见，多数无临床症状，一般在肺部检查或行支气管镜检时偶然发现。但若瘤体较大，则可部分或完全阻塞支气管，造成呼吸困难、肺不张或肺部感染。患者可出现咳嗽、咳痰、咯血等。

### （一）手术适应证

一旦发现应均应行手术切除。

### （二）手术禁忌证

1.患者主要脏器功能严重不全，不能耐受全麻手术者。
2.患者精神障碍，不能配合者。

### （三）术前准备

同所有肺切除手术术前准备相似，患者术前应充分戒烟，锻炼心肺功能，合理运用抗生素。

### （四）手术要点、难点及对策

手术方式同非小细胞肺癌手术式式，根据肿瘤数量、不同部位、患者心肺功能，可行楔形切除、解剖学肺段切除、肺叶切除或者全肺切除，力求将肿瘤完整切除同时尽可能保护患者肺功能。

### （五）术后监测与处理

同所有肺切除手术监护及处理相似，注意心肺功能的监测，以及相应手术特点可能引起的并发症。

### （六）临床效果评价

肺乳头状瘤一般预后良好。部分良性肿瘤可有恶变，并有浸润性增长，故手术时应切除彻底，力求根治。

## 二、肺畸胎瘤

肺畸胎瘤多发生于前上纵隔 , 原发于肺者罕见。肺内畸胎瘤可能系迷走神经的胚胎沿组织支气管下行为肺胚基包绕而形成的肿瘤，与错构瘤同属发育性肿瘤。肿瘤可位于肺实质或支气管腔内，多为圆形实质性或囊性肿物，大小不等；位于支气管内的则形状小，似息肉状，表面光滑。

患者可能因咳嗽、胸闷、胸痛或者咳痰咳血等不典型症状而就诊，因此需与肺部感染性疾病及肿瘤性疾病相鉴别。肺畸胎瘤多数呈良性生物学特性，部分肿瘤可有低度恶性肿瘤的特点。最佳治疗方案仍然是外科手术治疗。

### （一）手术适应证

一旦发现均应行手术切除。

### （二）手术禁忌证

1. 患者主要脏器功能严重不全，不能耐受全麻手术。
2. 患者精神障碍，不能配合。

### （三）术前准备

同所有肺切除手术术前准备相似，患者术前应充分戒烟，锻炼心肺功能，合理运用抗生素。

### （四）手术要点、难点及对策

手术方式同非小细胞肺癌手术术式，根据肿瘤数量、不同部位、患者心肺功能，可行楔形切除、解剖学肺段切除、肺叶切除或者全肺切除，力求将肿瘤完整切除，同时尽可能保护患者肺功能。若畸胎瘤内容物破溃溢出至胸腔内，需反复冲洗胸腔避免种植。

### （五）术后监测与处理

同所有肺切除手术监护及处理相似，注意心肺功能的监测，以及相应手术特点可能引起的并发症。

### （六）临床效果评价

肺畸胎瘤一般预后良好。部分良性肿瘤可有恶变倾向，并有浸润性增长，故同其他肺部手术一样时应切除彻底，力求根治。

（范　凯　江科）

# 参 考 文 献

郭兰敏，范全心，邹承伟 . 2010. 实用胸心外科手术学 . 3 版 . 北京：科学出版社

戈烽，Ming Lui，李琦 . 2003. 基础胸外科学 . 北京：中国协和医科大学出版社 , 548-554

胡盛寿 . 2014. 胸心外科学 . 北京：人民卫生出版社 , 283-285

李辉 . 2010. 胸外科学 . 北京：北京大学医学出版社 , 309-313

皮尔逊 . 1999. 普通胸部外科学 . 沈阳：辽宁教育出版社 , 755-774

王化生 . 2004. 当代胸部外科实用手术学 . 济南：山东科学技术出版社 , 220-224

吴在德，吴肇汉 . 2013. 外科学 . 7 版 . 北京：人民卫生出版社 , 338-348

张志庸 . 2010. 协和胸外科学 . 2 版 . 北京：科学出版社 , 554-562

Alex G, Littlo MD, Watter H, et al. Complications in cardiothoracic surgery: avoidance and treatment, 2nd Ed. New Jersey: Wiley-Blackwell

Alex G. MD. 2013. Complications in cardiothoracic surgery. New Jersey: Wiley-Blackwell

Audisio RA. 2009. Atlas of procedures in surgical oncology. Republic of Singapore: World Scientific Publishing Co

Baumgartner FJ. 2003. Cardiothoracic surgery. 3rd ed. Texas: Landes Bioscience

Charles Heim. 2015. Thoracic surgery: advanced concepts. Foster Academics

David DY, Luca AV. 2014. John hopkins textbook of caridiothracici surgery, 2 ed. New York: McGraw Hill Professional Publishing

Douglas J, Mathisen MD, Christopher Morse. 2015. Master techniques in surgery-thoracic surgery lung resections, Bronchoplasty. Amsterdam: Wolters Kluwer

Federico V. 2012. The lymphatic System in thoracic oncology:thoracic surgery clinics. New York: W B Saunders Company

Ferguson MK. 2007. Thoracic surgery atlas. Amsterdom: Elsevier

Franco KL，Putnam MD. 2015. Advanced therapy in thoracic surgery. 2nd ed. Pmph Bc Decker

Fritz J. Baumgartner. 2003. Cardiothoracic surgery. 3rd ed. Texas: Landes Bioscience

Grunewald Dh, Mazel C, Girard P, et al. 2002. Radical en bloc resection for lung cancer invading the spine. J Thorac Cardiovasc Surg, 123(2):271-279

James D, Luketich. 2014. Master techniques in surgery-esophageal surgery. Amsterdam: Wolters Kluwer

Kaiser LR. 2013. Surgical foundations: essentials of thoracic surgery. Mosby

Kaiser, Larry R & Kron. 2013. Mastery of cardiothoracic surgery, 3rd ed. Baltimore: Lippincott Williams & Wilkins

Katlic, Mark R. 2011. Cardiothoracic surgery in the elderly. Berlin: Springer

Larry R. Kaiser, Sunil Singhal. 2013. Surgical foundations: essentials of thoracic surgery. Saint Louis: Mosby

Lorenzo Ferri, Amin Madani, Andrew Seely. 2015. Pocket manual of general thoracic surgery. Berlin: Springer

Madani A, Ferri L, Seely A. 2015. Pocket manual of general thoracic surgery. Berlin: Springer

Mark K, Ferguson MD. 2007. Difficult decisions in thoracic surgery: an evidence-based approach. 2nd ed. Berlin: Springer

Mathisen DJ. 2015. Master techniques in surgery-thoracic surgery lung resections, bronchoplasty. Amsterdam: Wolters Kluwer

Pearson F G, Patterson G A. 2008. Pearson's thoracic & esophageal surgery. 3rd ed. Amsterdam: Elsevier

Riccardo A Audisio. 2009. Atlas of procedures in surgical oncology. Republic of Singapore: World Scientific Publishing Co

Rusch VW, Giroux DJ, Kraut MJ, et al. 2001. Induction chemoradiation and surgical resection for non-small cell lung carcinomas of superior sulcus: Initial results of Southwest Oncology Group Trial 9416 (Intergroup Trial

1060). J Thorac Cardiovasc Surg, 121(3):472-483

Stephen. 2007. Thoracic trauma: thoracicsurgeryclinics, volume 17. New York: W.B. Saunders Company

Suntharalingam M, Sonett JR, Hass ML, et al. 2000. The use of concurrent chemotherapy with high dose radiation before surgical resection in patients presenting with apical sulcus tumors. Cancer Jclin, 6(6):365-371

Tatsmaura T, Sato H, Mori A, et al. 1994. A new surgical approach to apical segment lung diseases, including Carcinomas and inflammatory diseases. J Thorac Cardiovasc Surg, 107(1):32-36

Thrasher J B. 2002. Sabiston textbook of surgery: the biological basis of modern surgical practice. 19th ed. Amsterdam: Elsevier

Tomas Shields. 2009. General thoracic surgery volume one, 7th ed. Baltimore: Lippincott Williams & Wilkins

Venuta, Federico. 2012. The lymphatic system in thoracic oncology:thoracic surgery clinics. New York: W B Saunders Company

Yuh DD, Vricella L A, Yang SC, et al. 2014. Johns hopkins textbook of cardiothoracic surgery, 2nd ed. New York: McGraw Hill Professional Publishing

# 第九章　食管贲门疾病手术

食管及贲门是上消化道重要器官，由于其独特的解剖特点、我国不同地区特殊饮食习惯及流行病特点等因素，导致我国食管及贲门疾病高发。常见的疾病包括肿瘤性病变、功能性疾病、消化道异物等。

近年来，随着腔镜器械的持续改进及微创技术的不断提高，食管、胃贲门病变的微创手术逐渐在我国各大医院广泛开展。各种食管恶性肿瘤的手术适应证逐渐扩大，手术方式不断推陈出新，且大量数据提示其较常规开胸手术有明显优势。本书后述章节将详细介绍，本章不做过多描述。但各种微创手术必须建立在熟练掌握常规开胸手术基础之上，如何选择对患者最为有利的术式是术者需要谨慎思考和选择的。

## 第一节　食管及贲门恶性肿瘤

食管癌与贲门癌是我国常见的恶性肿瘤，根据近年来卫生部死亡病因调查，在农村地区其居恶性肿瘤的第2位，在城市居恶性肿瘤的第3位，因此食管癌、贲门癌的防治仍是胸外科医师面临的重要任务。发生食管癌、贲门癌的确切原因尚不十分清楚，但与下列因素有关：①亚硝胺类化合物；②真菌；③微量元素钼、锌等缺乏；④饮食习惯：有相当一部分食管癌患者喜食过热、过硬食物或进食较快，这些因素可造成食管物理性损伤，久之可诱发癌变；⑤家族倾向性：部分患者中有明显家族史，这可能与遗传易感性有关，也可能与家族中相似的生活环境、生活习性有关；⑥食管的慢性炎症；⑦环境与食品污染。

绝大多数食管癌为鳞状上皮癌（鳞癌），贲门癌则绝大多数为腺癌，此外尚有癌肉瘤、鳞腺癌、小细胞未分化癌、腺样囊性癌、胃贲门和食管的淋巴肉瘤、平滑肌肉瘤、神经内分泌癌、不典型类癌等少见类型。食管癌的发生部位以中段为多，其次为下段、上段（包括颈段）。但还有双原发、三原发癌，甚至有沿黏膜浸润整个胸段食管的低分化癌。

食管癌、贲门癌早期常出现一些非特异的轻微症状，对这些早期症状的重视有助于发现早期病例。早期症状有：平时胸骨后轻微隐痛或不适感；吞咽时胸骨后不适感或哽咽感；咽部异物感；吞咽时疼痛感。出现上述症状的原因可能是由于局部病灶刺激食管出现痉挛或者蠕动异常，也可能因食管局部炎症水肿、糜烂、浅表溃疡及肿瘤局部浸润所引起的。

中晚期的典型及非典型症状包括：进行性吞咽困难，被视为食管癌特异性的症状；呕吐，常吐出黏液，这是因为唾液不能下咽或食管近端分泌物增多所致；胸骨后疼痛；体重下降；贲门癌患者可能以急性上消化道出血或黑便为主诉而就诊；食管癌常被长时间误诊为食管炎。

由于贲门的特殊解剖位置，通常贲门癌患者是由胸外科还是普通外科治疗常有争议。按照一般习惯和经验，食管鳞癌累及贲门的病例通常由胸外科治疗，而胃底、胃体腺癌多需行近端胃切除或胃大切的患者多由普通外科进行治疗。若患者病变侵犯范围广、病变较长，可由胸外科及普通外科术中协同手术。本章涉及贲门癌，以食管鳞癌累及贲门的情况为例，特殊情况不再赘述。

## 一、手术适应证

对肿瘤的大小、部位、病理类型、淋巴结转移情况及患者全身情况进行全面检查后，方可判断是否可行手术治疗。以下情况可以行手术治疗：

1. 早期食管癌 (0 期及 I 期 ) 患者一般情况允许，应积极行手术治疗。
2. 中期内的 II 期病理。

## 二、手术禁忌证

1. 肿瘤广泛播散或侵及相邻重要器官 ( 如气管、肺、纵隔或心脏等 ) 而无法切除者。
2. 肿瘤远处转移，如锁骨上淋巴结增大，胸腹腔血性胸腔积液、骨骼、肝脏等其他部位转移者。
3. 严重心肺等重要脏器功能不全，不能耐受手术者。
4. 高度恶病质患者。对于食管及贲门癌患者来说，能否通过肿瘤切除或通过手术治疗改善他们的生活质量，减轻痛苦及延长生命是权衡手术适应证和禁忌证的核心指标。通过不断提高术前诊断和手术技巧能够提高肿瘤的切除率，从而达到手术治疗的目的。

## 三、术前准备

食管癌的明确诊断主要依据食管钡餐造影 ( 如能确诊已非早期 ) 及食管镜检查，另外颈、胸部及上腹部 CT 检查对于发现颈部、胸腔纵隔及腹腔淋巴转移有重要意义。食管癌及贲门癌患者就诊时多出现进食梗阻，因此患者多营养状况不良，出现低蛋白血症、水电解质紊乱，术前应积极纠正之。麻醉采用双腔气管插管，根据病情固定患者呈右侧卧位、平卧位等体位。

## 四、手术要点、难点及对策

### (一) 手术要点

1. 手术入路及切口的选择　食管及贲门癌的手术入路主要是经胸入路，或胸腹联合入路。对于食管恶性肿瘤患者而言，术中探查的主要目的在于进一步确定、证实肿瘤的部位、大小、外侵的范围，食管床周围纵隔内重要脏器结构的受侵犯程度，以及食管旁、纵隔内有无转移或增大融合异常的淋巴结组织，进而判定手术切除肿瘤的可能性。

2. 手术步骤　食管恶性肿瘤和其他的消化道恶性肿瘤手术过程相似，手术步骤大致包括肿瘤的充分切除、淋巴结及周围附着组织的清扫及消化道的重建。但是由于三野清扫涉及颈部、胸部及腹部，手术涉及范围广泛，手术创伤大，是最为复杂的手术之一。手术过程中不仅要求术者有熟练的技术，同时更要求对解剖知识有深刻的理解和掌握。

食管重建术主要包括：①胃代食管术；②结肠代食管术；③空肠代食管术。近年来，胃代食管术的主要进展集中于食管 – 胃吻合术的改进和创新。目前，我国胸外科在进行食管 – 胃吻合术时，采取的方法主要是两种：手工食管 – 胃吻合术及机械食管 – 胃吻合术，根据术者个人操作习惯、当地治疗中心条件及患者自身状况而定。但总体来说，食管 – 胃机械吻合术逐渐成为主流术式。由于手术吻合器械的不断完善，食管 – 胃胸内或颈部吻合术安全、可靠，技术稳定简便，术中操作时间短，可以较好地预防术后吻合口瘘的发生，因此笔者更倾向于食管 – 胃机械吻合术 ( 图 9-1)。

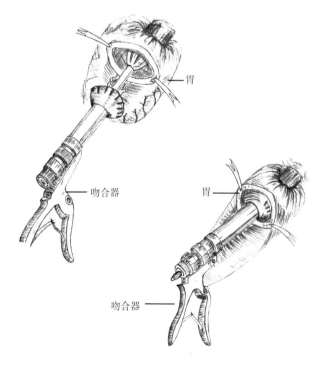

胃

吻合器

胃

吻合器

**图 9-1　食管 – 胃机械吻合术**

以左侧开胸探查为例，应注意的技术要点为：患者右侧卧稍向前倾斜固定，左侧后外侧切口逐层进胸后，用肺叶钳牵引左肺向前内方，充分显露食管所在的纵隔胸膜，仔细观察食管肿瘤部位的纵隔胸膜表面有无充血水肿、凹陷或隆起，有无重大或转移的肿块，若纵隔表面有转移性结节等晚期食管癌外侵表现，多提示肿瘤完整外科切除的难度极大。探查肿瘤的活动度，以及肿瘤与主动脉弓、降主动脉、胸主动脉、左主支气管、左下肺静脉、心包、对侧纵隔胸膜、右肺及奇静脉之间浸润粘连的严重程度（图9-2）。探查时若发现肿瘤活动度较差，与上述重要脏器及结构严重粘连，同样提示肿瘤完整切除的难度较大。

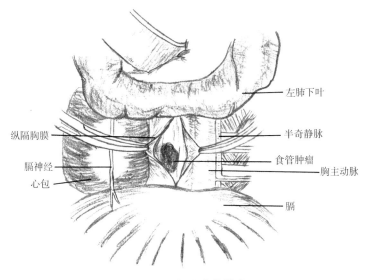

图9-2 探查食管肿瘤

下段食管癌，如肿瘤范围较小，可行主动脉弓下吻合术，但有的术前诊断食管下段食管癌，但肿瘤自贲门直达弓下，这时应改为弓上吻合，如肿瘤太大不能从弓下提到弓上，只好自肿瘤上缘切断食管，先行切除肿瘤，如弓上吻合有困难可提至左颈部行吻合。

中段食管癌，肿瘤上端在主动脉弓下，卧位后上端可到弓后，但经游离后可拖至弓下，此种情况可做弓上吻合。个别病例经游离后切除段过长，亦可用吻合器行弓下吻合，吻合后吻合口即缩至弓后。若肿瘤平主动脉弓水平，则需经颈、胸、腹做三切口术式行颈部吻合。

中上段食管癌，可经右胸、上腹、颈部（多用左颈）三切口术式在右胸内经膈肌裂孔尽量将胃底胃体上部游离，使腹部操作简单易行（如合并原发性右侧周围型肺癌，可同时行右肺叶切除术）。胃经食管床提至颈部。

颈段食管癌是指肿瘤局限于颈段食管范围之内或肿瘤下端平胸骨切迹下2cm以内，这种病变可经左颈游离食管，上腹切口游离胃。经食管拔脱将胃提至颈部在颈部吻合。食管拔脱有两种方法：一是经颈部切口向下，经膈肌裂孔向上分别紧贴食管行钝性分离；二是用探条自颈段食管腔内插入食管下端，并与食管牢固固定，切断迷走神经，将探条向上牵拉，使食管被内翻拔出，但牵拉不可用暴力，遇有阻力，可上下结合用手协助钝性分离，以防损伤食管旁重要结构（主要是气管膜部和主动脉弓）。如颈段食管病变较高，在咽下3cm之内，为防反流和术后窒息，术中同时行气管切开。这种患者术后因所剩食管太短，短期内不会自行吞咽，应保持鼻饲和不断训练吞咽动作，直到正常进食拔除胃管，待从口进食而无呛咳时再拔掉气管插管。

### （二）手术难点及对策

1. 与肺下静脉的关系及处理方法　这种情况多见于开左胸时肿瘤与左肺下静脉的关系密切，较严重者是肿瘤与左肺下静脉鞘之间形成致密纤维结缔组织粘连，这时可先游离左肺下静脉及肿瘤的上下两端和右侧面及后面，使之单纯剩下与肺下静脉之间的粘连，逐渐切断与肺下静脉较远的纤维结缔组织粘连，使肿瘤与肺下静脉间的粘连带逐渐变细并与肺下静脉呈现出一定距离，这时可钳夹（注意不要夹住肺下静脉壁）、切断、结扎或用电凝刀烧断。另一种办法是将肿瘤尽量游离，同时剪开肺下静脉鞘膜，这样即可把肿瘤剥离下来。最安全的办法是切开心包，游离出肺下静脉，同时游离出肺下动脉基底干，上止血带或夹无创伤血管钳，以控制出血。如肺下静脉被局限性分破，可行修补，必要时行下肺叶切除，遇到这种情况的概率不到千分之一。

2. 肿瘤与主动脉的关系及处理　食管与主动脉都是圆腔型脏器，食管肿瘤一般都是纵形向上下和向外浸润生长，如恰在靠主动脉一侧生长，那么肿瘤向外最突出部位只和主动脉（包括中段食管癌与主动脉弓的关系）弧形切缘紧密相贴，而主动脉本身有外膜层，通过对食管肿瘤的适当游离，可以只剩下肿瘤与主动脉（或主动脉弓）壁之间的局限性粘连。如果肿瘤已浸透主动脉壁，患者在术前就已大出血死亡，所以绝大部分所谓向主动脉浸润者，一般只是浸透主动脉外膜，可用手指顺肿瘤和主动脉之间隙，紧贴食管适当用力剥离，肿瘤便可自主动脉上剥下，且一般无出血点，如剥到食管与主动脉间有条索状物出现，则用血管钳钳夹、剪断，主动脉一侧结扎，如有小穿支动脉缩回到主动脉壁，则用一个手指压迫止血，用 3-0 的无创伤缝线缝合一针即可。如食管与主动脉之间确实有局限性肿瘤用手指剥离困难，将其周边尽量游离，距主动脉 0.5cm 用电刀切断行姑息切除，因断端距主动脉尚有 0.5cm 的距离，残端可用低电流量的电凝刀烧灼，以尽量杀灭残存肿瘤。如有小的出血点，电灼无效，可缝合一针。临床行如此处理者亦极少见。绝大部分肿瘤都可以用手顺肿瘤和主动脉间隙轻轻剥掉，重点指出的是用力点一定指向食管，更不可硬推硬撕。如上下间隙打通，适于上血管钳时，尽量用血管钳将主动脉侧索带夹住，但要注意不能钳夹到主动脉壁。

3. 肿瘤与支气管的关系及处理　多发生于中段食管癌，与上叶支气管膜部紧密相连，在游离食管时可将膜部损伤，或者肿瘤向膜部浸润必予损伤。遇这种情况，将破裂膜部用 4 号丝线修补 3 针即可。如周围有残存组织，也可适当包埋，一般不用做支气管袖式切除。

4. 肿瘤与气管膜部关系的处理　中上段食管癌常和气管膜部紧密相连，但术前若无刺激性咳嗽、咯血等症状，说明癌肿并未浸透膜部，大量病例（包括长达 10cm 以上的上段食管癌）证明肿瘤与膜部并非不可分离，只要按前述分离肿瘤与主动脉的操作方法进行游离，肿瘤与气管间的粘连 2～3min 即可分开，且无出血点，但有时肿瘤破裂，手术有所姑息。如残存肿瘤较厚，还可顺其与膜部的间隙将其剥离下来，确有困难，电刀烧灼残面。

5. **肿瘤浸润胰腺上缘或胰尾或部分胰体**　可切除部分胰尾及部分胰体，胰腺上缘处先将周围游离，避开腹腔动脉干和脾动脉，用电刀将肿瘤从胰腺上切除，不管胃左动脉有无癌栓，胰腺断面应再次电灼以进一步破坏可能残存的肿瘤，牢固结扎及缝扎胃左动脉，并修补胰腺残面。

6. **肿瘤侵犯脾门**　无法处理胃短血管，将脾一并切除。

7. **肿瘤侵犯肝左叶或肝左叶发现孤立转移瘤**　用电凝刀将肿瘤自肝左叶切下，并彻底烧灼转移病灶，一般肝脏不会有明显出血，如有出血，予以缝合止血。

8. **肿瘤侵犯全胃**　有的属临床所说的皮革样胃，可行全胃及食管下端适当切除，行食管空肠端侧吻合，在吻合口远端 5 ~ 6cm 处加做空肠 – 空肠的侧侧吻合。如有必要可同胃肠外科一同协作，保证肿瘤完整切除及进行多术野淋巴结清扫。

9. **如肿瘤侵犯范围接近幽门**　游离完后，要仔细判断残胃血运，如血运好，可行食管胃端端吻合，此种吻合发生瘘的机会较多，一是残胃太短，吻合口张力高；二是残胃血运不好，术中要仔细判断，无把握时则全胃切除行食管 – 空肠端侧吻合。

10. 手术中如遇胃左动静脉打结滑脱出血，不要惊慌，如能看到出血血管，则立即钳夹；如出血较多，看不到出血点，则立即用纱布垫压迫止血，暂停手术，并准备血源，调整血压，待一切准备好和血压平稳后，一面抽纱布垫，一面用吸引器吸除积血，要达到在抽撤最后一块纱布垫时手术野暴露良好，周围无积血，这时快速撤掉最后一块纱布，如周围小静脉出血，经压迫半小时后可自行止住，如动脉出血，这时可清楚看到出血动脉，迅速准确地将其钳夹，然后稳妥地将其缝扎，出血便可止住。

## 五、术后监测与处理

同所有胸外科手术术后监测相似，应密切监测患者心肺功能状况、胸腔内引流状况。由于食管癌术后短时间内患者无法进食，因此必须根据情况通过肠内或肠外方式供给患者足够的水、电解质、热量、维生素及核酸等营养物质。

## 六、术后常见并发症的预防与处理

### （一）乳糜胸

中段食管癌术中有时可见乳白样物（或呈牛奶样或淡黄清水外观）在主动脉弓上缘溢出，这证明胸导管已经损伤，应立即缝扎。未见乳糜者，术中亦应在主动脉附近仔细检查，及时处理，以避免术后乳糜胸的发生。如估计胸导管损伤的可能性较大，术中可预防性将胸导管结扎。经左胸行主动脉弓上吻合者，亦可在左膈上主动脉右缘结扎胸导管。

### （二）肺部感染

术后常规给予抗生素治疗，嘱咐患者加强咳嗽排痰。若出现呼吸功能不全需要机械辅助通气时，注意呼吸机通气压力并注意持续胃肠道减压。

### （三）吻合口或胃瘘

影响术后瘘发生的主要原因无外乎吻合口周围血供、吻合口张力、吻合方式、缝合方式及全身营养状况。术中应：①充分解剖游离食管和胃；②保证食管和胃有良好血供，可间断或连续缝合切缘予以浆膜化；③在胃壁血供良好的部位行吻合，若有必要可行减张缝合。若出现吻合口瘘应保持胸腔或颈部充分引流，给予患者足够的营养。术后 24h 内若能明确瘘口部位，可考虑再次行手术治疗修补瘘口。

## 七、临床效果评价

同其他胸部恶性肿瘤一样，为保证患者术后生存率，应严格按照无瘤原则进行手术操作，力争完整切除肿瘤并行淋巴结清扫。术后可根据肿瘤病理结果及患者自身状况，行辅助放化疗治疗。通常认为，只要有手术机会应积极对患者行手术治疗，改善患者营养状况，提高无瘤生存时间。

# 第二节　食管良性肿瘤

食管良性肿瘤为临床少见疾病，约占所有食管肿瘤的 0.8%，而其中平滑肌瘤约占所有良性肿瘤的 70%。按食管解剖结构食管中下段是平滑肌，中上段是骨骼肌，平滑肌瘤应以中下段常见，但也有发生于食管上段者。按肿瘤的组织起源，食管良性肿瘤分为黏膜型肿瘤与黏膜外型肿瘤。黏膜型肿瘤包括：黏膜息肉、乳头状瘤、黏液腺瘤、囊肿等。黏膜外型肿瘤包括：平滑肌瘤、纤维瘤、脂肪瘤、血管瘤、淋巴管瘤等。

黏膜型肿瘤由于其向腔内生长，肿物可被食物反复推送形成长蒂，高位者有时可被呕吐至口腔中，但不能吐出，另有少数病例可有轻度吞咽不适感。肿瘤表面出现溃疡时可引起胸骨后疼痛、吐血。黏膜外型肿瘤早期无症状，肿物较大时可引起吞咽梗阻感及胸骨后隐痛和不适等。吞咽困难症状轻，可长期存在但无进行性加重或呈间隙性，不影响正常饮食。

X 线食管钡餐造影是诊断良性肿瘤的重要手段。黏膜型肿瘤造影可见腔内光滑的充盈缺损，轮廓清楚，肿瘤所在部位食管腔扩张并不明显。黏膜外型肿瘤的造影表现为食管腔处光滑的充盈缺损与正常食管间界限清楚，呈锐角，钡剂通过时呈瀑布征或涂抹征，肿物对侧食管壁扩度良好。但食管平滑肌瘤（有在一侧壁纵形生长者，亦有马蹄形或环行生长者，不规则者）时管腔可能有相应改变。食管镜检查可进一步明确诊断，但黏膜外型肿瘤禁忌活检，因为活检时不易抓取肿瘤组织，又可造成黏膜损伤，既无助于诊断又为日后的手术带来不便。因食管下段为平滑肌，上段为骨骼肌，故平滑肌瘤应多见于食管中下段，但临床发生于上段者亦不少见。

## 一、手术适应证

食管良性肿瘤一经诊断，只要患者身体条件可耐受手术，均应采取手术切除。黏膜外型不论肿瘤大小和形态，均应局部摘除。如术中局限性黏膜破裂，修补 1~2 针即可。黏膜型肿瘤基底较大无蒂者，原则上也应局部切除加食管修补，如怀疑恶性或切除后食管缺损太大实在无法修补者，才能行食管切除术，术式同相应部位的食管癌。

## 二、手术禁忌证

1.患者全身主要脏器功能不全，全身恶病质，不能耐受全麻手术。
2.患者精神状况异常，不能配合。

## 三、术前准备

同其他胸外科手术一样，患者术前应充分戒烟，锻炼心肺功能。进行胃肠道准备，术前可行食管冲洗。

## 四、手术要点、难点及对策

### （一）**手术方式的选择**

多采用平滑肌瘤黏膜外摘除术，切口位于上段的肿瘤可经右第 4 肋间进胸。

### （二）**手术要点**

食管肿瘤位于中下段者，多经左胸第 6 或第 7 肋间进胸。开胸后剪开肿瘤部位纵隔胸膜提出食管。用一只手将肿瘤固定，如肿瘤位于手术野对侧壁，用手翻转食管使肿瘤所在管壁朝向手术野。于肿瘤表面纵行切开食管肌层暴露肿瘤（图 9-3），并以钝性、锐性稍将肿瘤分离，然后用固定肿瘤的手指稍向外推压，肿瘤即可自行脱出（图 9-4）。检查食管黏膜有无损伤，方法是于手术野置少许生理盐水，于远端阻断食管腔，嘱麻醉师经胃管注气，看剥离处有无气泡溢出。若黏膜破损，则细丝线间断缝合修补，纵行缝合食管肌层。如肿瘤为马蹄形或环形，摘除可能较为困难，切忌向两侧延长肌层切口，可向上下纵行延长食管切口至肌层，然后沿肿瘤表面向两侧轻轻剥离，直达肿瘤两端或整个周边，肿瘤与食管黏膜一般呈疏松粘连或没有粘连，必要时可将部分肿瘤与食管黏膜分离，然后用手指轻轻将肿瘤与黏膜分开，个别情况可将肿瘤先行离断再继续分离，再大再不规则的肿瘤一般也不难摘除。原则是尽量保持黏膜的完整性和食管肌层呈规则的纵向切口。肿瘤在主动脉食管上三角内不必游离全食管，可将肿瘤表面纵隔胸膜纵行剪一上下超越肿瘤的小切口，在肿瘤表面切开肌层直达其包膜，经适当游离后肿瘤表面部分显露于手术野，这时在肿瘤上缝合一针将肿瘤提起继续剥离，将其切除，然后在食管下段适当压迫，将胃管拔到压迫处以上，反复向胃内打气，证实黏膜无损伤再缝合食管肌层及纵隔胸膜。值得提出的是，距主动脉上缘2cm的纵隔胸膜切口下端有胸导管横越胸壁易将其损伤，需在两端缝扎以防形成乳糜胸。

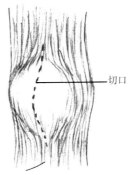

图 9-3　纵行切开食管肌层

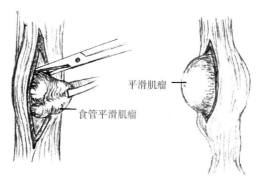

图 9-4　游离剥处肿物

黏膜型肿瘤切除术腔内型远较腔外型少见，如是较小的带蒂肿瘤，包括食管息肉也可由内科在胃镜下切除或胸外科在食管镜下切除，如用此法，一定将蒂切掉。笔者曾遇到残存之蒂复发并恶变的病例。对基部较大或无蒂的黏膜型肿瘤则需开胸手术。黏膜型肿瘤切除术切口选择同前，进胸后，如是带蒂肿瘤，先上下推移肿瘤，确定蒂的部位，于距肿瘤蒂部0.5cm处纵行切开食管，切断瘤蒂，取出肿物，将黏膜及肌层分别仔细纵行缝合(图9-5)。

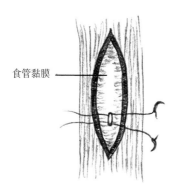

图 9-5　缝合食管肌层

有时平滑肌肉瘤术前可误以为食管平滑肌瘤，要在平滑肌瘤的手术中注意鉴别。平滑肌肉瘤的特点是 X 线造影可有光滑充盈缺损，但在术中瘤体与黏膜甚至肌层有浸润性粘连，不能用摘除平滑肌瘤的办法将其摘除。遇此情况，应按食管癌术式切除。

## 五、术后监测与处理

平滑肌瘤摘除术后，若黏膜未损伤，术后第 2 天即可拔除胃管进食。若食管黏膜损伤或食管切开后，应禁食至第 5 天，5 天后可拔除胃管进食，或先经胃管鼻饲流质至第 8 天拔除胃管，经口进食。

## 六、术后常见并发症的预防与处理

1. 食管瘘　主要原因是食管切除较深，术中未发现黏膜破损。术中应将胃管向外拖动至手术部位之上，胸腔灌水后向胃管中注入空气，检验食管黏膜的完整性。若术后 24h 内明确发生瘘，可行手术治疗。24h 后明确的病例，应保证胸腔内充分引流，给予抗生素治疗，以及足够营养，待瘘口自然愈合。

2. 食管狭窄　缝合修补食管针距过窄过密都可能引起术后出现食管管腔狭窄。术后可行内镜下扩张治疗，严重者可视情况再次行手术治疗。

# 第三节　贲门失弛缓症

贲门失弛缓症是一种食管动力学功能障碍性疾病，特点是食管下括约肌不能松弛，食管体缺乏正常的蠕动波，食管排空受阻而造成食管腔内食物淤滞并引起扩张。本病常见于青年，尤其女性更多见，其确切病因尚不十分清楚，但研究表明其发生可能与以下因素有关：①贲门部肌层内的 Huerbach 神经丛缺失，使吞咽时贲门不能开放；②病毒、寄生虫及外毒素等后天因素引起 Huerbach 神经丛变性；③迷走神经功能紊乱使食管肌层收缩不协调，最终导致食管蠕动收缩无力；④精神因素等。

贲门失弛缓症患者的常见症状包括：①吞咽困难，其特点是间歇性发作，常与情绪波动、外界刺激或饮食习惯改变有关，有的患者吞咽困难时有伸颈、原地跳动的动作，进食时间明显延长，不经任何治疗亦能缓解。②胸骨后疼痛，呈胸骨后闷痛或绞痛，向颈、肩背部放射。③呕吐，早期常呕出未消化食物，晚期可呕出腐败的食物，因黏膜溃疡出血而使呕吐物带血。④因疾病反复发作导致消瘦、贫血、营养不良。

根据发病年龄和吞咽困难之特点，诊断不难。本病确诊依靠 X 线检查，但应注意并发症的诊断，胸部 X 线平片或透视下缺乏正常胃泡。钡餐食管造影可见典型的征象：贲门呈萝卜根样。病变以上食管明显扩张，但黏膜光滑。

## 一、手术适应证

1. 重症失弛缓伴食管扩张和大量食管滞留。
2. 既往规范内科治疗等无效。
3. 扩张治疗有困难的患者。
4. 有顽固性或威胁性吸入性肺炎患者。
5. 合并膈疝或隔上食管憩室。
6. 既往有手术肌层切口史。
7. 疑有癌变者。

## 二、手术禁忌证

1. 患者全身主要脏器功能不全，全身恶病质，不能耐受全麻手术。
2. 患者精神状况异常，不能配合。

## 三、术前准备

由于本病引起食物长期滞留于食管内，因此食管病变附近可有不同程度的炎症或溃疡形成，术前要清洗食管 2~3 天，每天冲洗 1~2 次，清洗后可根据经验给予口服抗生素，术前两天流质饮食。加强支持疗法，纠正水电解质平衡紊乱。

## 四、手术要点、难点及对策

### （一）手术方式的选择

手术治疗的方法繁多，手术的主要目的在于：
1. 切断食管环形肌纤维。
2. 解除食管痉挛。
3. 重建食管 – 胃通道。
目前较常用的手术方式为 Heller 手术，诊断一经确定，只要患者能耐受手术创伤，都应考虑手术治疗。

### （二）手术步骤

1. 进胸后游离并用食管提带提起食管病变之上端，探查痉挛段食管长度及贲门部情况。于黏膜外沿食管前壁纵行切开肌层直至黏膜，近端至痉挛段上方 4cm，远端至贲门以远 3cm 的胃底部，将黏膜外所有环状条索彻底切断，使食管黏膜的 2/3 完全膨出（图 9-6）。仔细操作，一般不会损伤黏膜，万一破一小洞，修补一针即可，但要延迟进食，如开始切肌层就损伤黏膜，可修补黏膜后同时缝合已切开的肌层，再换个部位重新手术。具体操作是先于痉挛段上方扩张处切开肌层，找到环形肌与黏膜下间隙，再以胆管钳沿间隙向远端轻柔分离，边分离边剪开。每次剪开时不超过钳尖，因钳尖可能将黏膜顶起。食管肌层切开后黏膜即向外膨出，此时应再检查是否有环形肌纤维残留，肌纤维残留处黏膜膨出受限，呈一明显"勒痕"，应彻底切断，否则术后效果差。

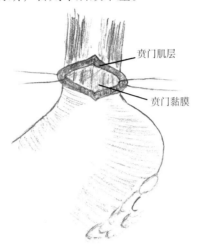

**图 9-6** 沿食管前壁纵行切开肌层至黏膜

2. 检查黏膜有无破损　切开段的上下段暂时夹闭，经胃管向食管内注气，使黏膜充分膨起，如此即可发现破损处，又可进一步发现有无残留的环形肌纤维。若有破损则以细丝线间断纵行缝合修补 ( 图 9-7)。术中提胃时切忌将食管裂孔切开，肌层切开满意后即结束手术。

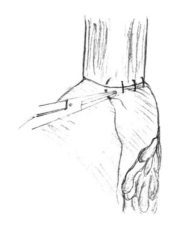

**图 9-7** 食管修补

## 五、术后监测与处理

术后第一天可常规进行血液检查。术后持续胃肠减压 48h 后，可拔除胃管进流质饮食，

1周后进半流质，并逐渐过渡至普通饮食。

术后吞咽困难且难以得到明显改善者，甚至哽咽感明显加重，则需进行食管造影检查。另一方面，虽然术后短时间内症状明显好转，但随之出现进食梗阻感时，需注意食管裂孔疝或手术部位血肿的风险，必要时行胸腹部 CT 检查及食管造影检查。若通过检查能完全排除食管裂孔疝及血肿，但患者仍然出现严重的吞咽障碍时，可能是食管肌层切开不良或覆盖组织缝合过紧，可以考虑行内镜下食管扩张治疗。

术后早期虽然容易出现腹部饱胀感，但多会随时间逐渐减轻。即使患者术后未出现任何症状，在术后半年及一年内需要随访行食管造影检查，并确认造影剂在食管中的通过状态及有无食管裂孔疝，同时还需行食管内镜检查，确认有无食管炎等情况出现。

## 六、术后常见并发症的预防与处理

### （一）食管黏膜穿孔

术中不慎划伤黏膜，或术后强烈呕吐等都可引起穿孔。术后持续胃肠减压可以预防食管黏膜穿孔。术中应仔细探查，可胸腔内注水充气检查，可较容易发现瘘口。术后若能及时确诊，24h 内可行开胸或开腹修补，否则只能保持胸腔或腹腔充分引流，等待自行愈合。

### （二）吞咽困难症状的复发

1. 术中肌层切开失败　其中包括肌层切开不完全，尤以在食管胃交界处环形肌纤维未完全离断；肌层切开后黏膜的松解不足围径的 1/2，黏膜没有充分膨出致切开的两侧肌层又靠拢愈合粘连；胃底悬吊固定方法错误，使得切开的肌层又愈合。术中应避免上述情况出现。

2. 巨食管　严重食管扩张病例即使术后食管下段无梗阻，但因食管病变近端扩张呈口袋状，加上食管体因动力学功能障碍，足够的能力使食管排空而出现症状。应及时行扩张治疗或再次手术治疗。

3. 肿瘤　有较多文献报道患有长期贲门失弛缓症的患者中食管癌的发病率较高。并发贲门失弛缓症的食管癌患者，在明确诊断时多已晚期，故这些患者预后较差。因此病史超过 20 年的贲门失弛缓症的患者应每年行食管内镜检查。

4. 梗阻症状　肌层切开后行抗反流手术致使管腔太紧而出现，因此术中行肌层切开时最好不要超过食管胃交界处以下 1cm，这样就不必附加抗反流手术。如必须行抗反流手术，宜选择 Nissen 手术。

5. 反流性疾病　术中肌层不要过度切开，附加的抗反流手术严格根据手术操作要点，防止抗反流手术失败。

## 七、临床效果评价

贲门失弛缓症术后效果一般良好，术中应予以充分解剖，解除食管痉挛及合理的消化道重建后患者多能得到良好的获益。

# 第四节　其他食管疾病

## 一、反流性食管炎

内科治疗的目的是减轻反流及减少胃分泌物的刺激及腐蚀。一般无主诉症状的滑动疝不需治疗。有轻度反流性食管炎症状或因年龄、合并其他疾病及不愿手术者可行内科治疗。对肥胖患者应减轻体重以减少腹内压及反流。避免持重、弯腰等动作，勿穿过紧衣裤。睡眠时抬高床头 15cm，睡前 6h 勿进食，忌烟酒，均可减轻食管反流的发作。药物治疗方面可用制酸剂中和胃酸，降低胃蛋白酶的活性。对胃排空延长可用胃动力药物如多潘立酮（吗丁啉）等，$H_2$ 受体拮抗剂或质子泵抑制剂可减少胃酸及蛋白酶分泌。藻酸盐可漂浮在胃液表面，防止胃液反流。手术治疗的主要目的包括修补疝裂孔、抗反流纠正食管狭窄。

### （一）手术适应证

1. 食管裂孔疝。

2. 食管裂孔疝合并有反流性食管炎，症状反复发作经内科治疗无效。

3. 反流性食管炎已出现严重并发症如反复呼吸道炎症、Barrett 食管、食管溃疡、出血、瘢痕性狭窄。

4. 巨大裂孔疝出现压迫或梗阻症状者。食管旁裂孔疝可行疝的修补，同时应行抗反流手术，以免术后发生反流。解除食管狭窄应先经扩张治疗，如无效者需手术治疗。

5. 有哮喘、声音嘶哑、咳嗽、胸痛、误吸等非典型症状，24h pH 检测证实有高度反流的患者。

### （二）手术要点、难点及对策

1. 手术方法的选择　抗反流手术以全周性贲门成形术 (360°) 的 Nissen 手术和非全周性贲门成形术 (270°) 的 Toupet 手术为代表，其中后者覆盖食管背侧 270°，食管的腹侧约有 1/4 没有覆盖，所以可以减轻术后容易产生的下咽困难和腹部饱胀感，有文献报道可能效果优于前者。因此，在选择手术方法时，对于食管运动功能正常而食管下段括约肌功能不全导致的食管反流患者，更推荐 Nissen 手术；而对于食管运动功能低下的病例，则推荐 Toupet 手术。

2. 手术基本步骤　①游离食管下段、贲门；②游离胃底部；③固定胃底部于膈脚；

233

④缝合固定胃底部和食管。

**3.手术并发症及对策**

(1) 术中出血：术中应注意胃短动静脉的处理。要点是从患者脚侧开始操作，将胃脾韧带充分伸展，边确认血管，边进行充分的凝固切断。当止血不充分时，要立即追加凝固止血或结扎止血。

(2) 通过障碍：用于贲门成型的胃底部要保持足够的宽松度。从脾脏下极开始向上方切断胃短动静脉，充分游离胃底部大弯侧及后侧。

# 二、食管异物

食管异物是胸外科和耳鼻喉科常见的急诊病种，可发生在任何年龄段的患者，尤以老年人居多，婴幼儿次之。若处理不及时，常可引起严重并发症，甚至可能危及患者生命。患者入院后应积极处理，早期明确诊断，明确异物的大小、形状及个数，同时需与气管异物等相鉴别。通常情况下，颈部及胸部 CT 或者多轴位 CT 有助于明确食管异物的准确位置。应考虑到食管异物穿孔的可能性，禁止行食管或上消化道钡餐检查。大多数食管异物患者若治疗及时，通常仅需在耳鼻喉头颈外科行局麻下喉镜或全麻下硬质食管镜下食管异物取出术，根据不同的深度也可能由消化内科经胃镜下取出。若影像学检查考虑食管穿孔或食管可能扎入周围如血管气管等重要组织或器官，需同时处理时可考虑行手术治疗。术前应充分诊断，明确食管异物所在部位、异物的物理学特性如有无腐蚀性，考虑到食管异物穿孔后手术的复杂性和风险性，及时同患者家属充分交流。术者术前还应充分考虑到食管异物可能在食管中游走，还有可能穿出食管后在颈部或胸腔内游走。

## （一）手术适应证

1.经消化内镜或硬质食管镜等非侵入性手段无法取出者。
2.食管异物穿孔，出现气胸或血胸者。

## （二）手术要点、难点及对策

1.颈段食管异物的手术要点

(1) 全麻生效后，患者肩垫高头偏右仰卧位，常规碘伏消毒术野，铺单。

(2) 取左颈胸锁乳突肌前缘切口，逐层切开，在气管后方游离食管3~5cm。

(3) 横斜形切开食管前壁，探查异物所在位置，以及有无明显穿破食管。

(4) 小心取出时对周围气管及血管软组织等的损伤。

(5) 取出异物后，小心消毒切口处。间断缝合食管黏膜，肌层间断缝合包埋。严格止血，检查切口有无活动性出血。

(6) 再次消毒及生理盐水冲洗切口，食管缝合处置橡皮片或引流管一根保持通畅引流。

(7) 逐层封闭切口，加压包扎，术毕。

2.胸上段食管异物手术要点

(1) 患者全麻生效后，左侧卧位固定，常规消毒铺单。

(2) 以右侧第 4 或第 5 肋间后外侧切口逐层进胸。

(3) 奇静脉上下方充分打开纵隔胸膜，游离食管，纵行切开食管右侧壁，探查异物所在位置，以及有无明显穿破食管。

(4) 小心取出食管异物，避免对周围气管及血管等软组织的损伤。

(5) 取出异物后，小心消毒切口处。间断缝合食管黏膜，肌层间断缝合包埋。严格止血，检查切口有无活动性出血。

(6) 再次消毒及盐水冲洗切口，充分止血后置胸腔引流管一根。

(7) 逐层封闭切口。

3.胸中下段食管异物手术要点

(1) 患者全麻生效后，左侧卧位固定，常规消毒铺单。

(2) 以左侧第五肋间后外侧切口逐层进胸。

(3) 主动脉弓下方充分打开纵隔胸膜，游离食管，纵行切开食管左侧壁，探查异物所在位置，以及有无明显穿破食管。

(4) 小心取出食管异物，避免对周围气管及血管等软组织的损伤。

(5) 取出异物后，小心消毒切口处。间断缝合食管黏膜，肌层间断缝合包埋。严格止血，检查切口无活动性出血。

(6) 再次消毒及盐水冲洗切口，充分止血后置胸腔引流管一根。

(7) 逐层封闭切口。

患者术后禁食，5~7 天后可口服 1% 亚甲蓝或行碘水造影证实无瘘后方可进食。

### （三）术后常见并发症的预防与处理

1.食管瘘　黏膜层缝合不良及浆肌层缝合封闭切口不良易出现食管瘘。术后 24h 内确诊病例可积极手术修补瘘口。晚期发现病例需保持充分引流，给予抗生素及对症处理，待瘘口自然愈合。

2.食管狭窄及梗阻症状　切口缝合过紧导致管腔狭窄而出现，术后可行内镜下扩张治疗。

## 三、食管裂孔疝

食管裂孔疝，是指腹腔内脏器（主要是胃）通过膈食管裂孔进入胸腔所致的疾病，是膈疝中最常见者，达 90% 以上。近年来多认为后天性因素是影响该病的主要的原因，与肥胖及慢性腹内压力升高有关，主要包括：①食管发育不全的先天因素。②食管裂孔部位结构，如肌肉有萎缩或肌肉张力减弱。③长期腹腔压力增高的后天因素，如妊娠、腹水、慢性咳嗽、习惯性便秘等可使胃体疝入膈肌之上而形成食管裂孔疝。④手术后裂孔疝，如胃上部或贲门部手术，破坏了正常的结构亦可引起疝。⑤创伤性裂孔疝。

食管裂孔疝不一定出现症状，如有症状主要为：①疼痛。餐后感胸骨后或剑突下不适，或伴有疼痛，程度轻重不等，可放射至心前区、上胸部、左肩及左臂，酷似心绞痛。暴饮暴食与餐后过度用力，可使疼痛加剧，情绪波动也可诱发。疼痛常因患者的体位而变化，最常发生于患者就寝前，餐后平卧、弯腰或右侧卧位均可使之加重。②嗳气、反酸。常在平卧或弯腰时发生，食物反流比较少见。发生反流性食管炎时有胃灼热感。夜间反流可致呛咳或肺部并发症。有些患者可有咽下困难，可为呕吐所缓解。咽下困难乃由于"疝胃"的排空延缓、食管末端痉挛、弥漫性食管痉挛或食管末端扭结所致。患者如有呕吐，应考虑有食管炎、食管溃疡或食管狭窄的可能性。

本病可发生于任何年龄，但症状的出现随年龄增长而增多。发病率：本病在一般人群普查中发病率为0.52%，而在有可疑食管裂孔疝症状者的常规胃肠X线钡餐检查中，食管裂孔滑疝的检出率为11.8%。近年来在X线检查时采用特殊体位加压法，其检出率可达80%。可以无症状或症状轻微，其症状轻重与疝囊大小、食管炎症的严重程度无关。由于本病相对少见，且无特异性症状和体征，诊断较困难，对于有胃食管反流症状、年龄较大、肥胖，且症状与体位明显相关的可疑患者应予以重视，确诊需要借助一些器械检查。本病多以内科治疗为主，经严格内科治疗无效者可行手术治疗。内科治疗原则主要是：消除疝形成的因素，控制胃食管反流，促进食管排空及缓和（或）减少胃酸的分泌。

## （一）手术适应证

1. 食管裂孔疝合并反流性食管炎，内科治疗效果不佳。

2. 食管裂孔疝同时存在幽门梗阻、十二指肠淤滞。

3. 食管裂孔旁疝和巨大裂孔疝。

4. 食管裂孔疝怀疑有癌变。

## （二）术前准备

纠正脱水和电解质平衡失调。纠正贫血及低血浆蛋白，术前血红蛋白以不低于10g/L为宜。反酸、嗳气、胸骨后灼痛严重者，术前应用制酸类药物，以减轻症状。有便秘者，应给予缓泻药物。

## （三）手术方法

1. 手术方式的选择　治疗食管裂孔疝的手术方法很多，主要是疝修补术及抗反流手术。常用的术式有：①贲门前固定术；②后方胃固定术(Hill修复法)；③经腹胃底折叠术(Nissen手术)；④Belsey四点手术(或可称 Mark Ⅳ)。同时近年来由于内镜手术的迅速发展，上述部分手术可通过胸腔镜或腹腔镜完成。

2.手术基本步骤

(1) 患者右侧卧位，左后外侧切口，经第 7 肋间进胸。

(2) 显露食管下端：切断左下肺韧带，纵行切开纵隔胸膜，分离出食管下端并绕过一条纱布带，仔细探查胃贲门部疝入的情况及食管裂孔的大小。

(3) 还纳：切开食管周围的腹膜及膈食管韧带，留其残边 2cm 左右连于贲门四周，将贲门及胃体还纳入腹腔。在紧邻食管后缘处，加缝一针于右膈肌脚上，为以后缝缩裂孔定下标点。

(4) 固定：将留于贲门的腹膜韧带残边，用褥式丝线缝合固定于膈肌食管裂孔的周围。

(5) 重建食管裂孔：固定褥式缝线结扎后，在食管下端的后方缝缩膈肌脚，一般 2 ~ 3 针即可。

(6) 关胸：缝合切开的纵隔胸膜，放置胸腔闭式引流，逐层关胸。

## （四）术中特殊情况的处理

1.切断膈食管韧带时，注意勿伤及疝入的胃体，如有损伤应仔细修补。

2.重建食管裂孔时，缝缩膈肌脚要适宜，使新建的裂孔能容纳一指大小，过大容易复发，过小可引起食管梗阻。

3.胸主动脉在食管下端的左前方，分离食管及缝缩膈肌脚时，注意勿损伤胸主动脉，以避免引起大出血。

## （五）术后常见并发症的预防与处理

1.手术治疗效果 多数文献报道术后早期症状完全缓解率可高达 80% ~ 90%，少数为 47%，仅 5% 完全失败，约 10% 复发反流。

2.预防肺部并发症。

3.胃减压管应放置 24h 左右，待肛门排气后拔除并进食。

4.便秘者给予缓泻剂，并养成定时排便的习惯，避免便秘引起腹腔压力增高，造成术后疝复发。

5.术后早期仍有反酸、嗳气、胸骨后灼痛者，可继续服用制酸类药物，直至症状消失为止。

（范 凯 江 科）

## 参 考 文 献

戈烽，Ming Lui，李琦 .2003.基础胸外科学 .北京：中国协和医科大学出版社 ,235-238

郭兰敏，范全心，邹承伟 .2010.实用胸心外科手术学 .3 版 .北京：科学出版社 ,83-85,115-130

郭兰敏 .2010.实用胸心外科手术学 .3 版 .北京：科学出版社 ,83-85,115-130

胡盛寿 .2014.胸心外科学 .北京：人民卫生出版社 ,320-330,331-342

李辉 .2010.胸外科学 .北京：北京大学医学出版社 ,348-350

皮尔逊 .1999.普通胸部外科学 .沈阳：辽宁教育出版社 ,1462-1465

上西纪大 . 2011. 消化外科手术图解 2- 食管胃外科常规手术操作要领与技巧 . 北京：人民卫生出版社 , 2-59

王化生 . 2004. 当代胸部外科实用手术学 . 济南：山东科学技术出版社 , 106-118

吴在德 . 2013. 外科学 . 7 版 . 北京：人民卫生出版社 , 354-357

吴在德，吴肇汉 . 2013. 外科学 . 7 版 . 北京：人民卫生出版社 , 353-355

张效功 . 2005. 食管贲门外科学 . 北京：中国协和医科大学出版社 , 79-138, 292-655

张志庸 . 2010. 协和胸外科学 . 2 版 . 北京：科学出版社 , 774-783

Alex G, Little MD, Watter H, et al. 2010. Complications in cardiothoracic surgery: avoidance and treatment. 2nd Edition. New Jersey: Wiley-Blackwell

Alex G. MD. 2013. Complications in cardiothoracic surgery. New Jersey: Wiley-Blackwell

Audisio R A. 2009. Atlas of procedures in surgical oncology. Republic of Singapore:World Scientific Publishing Co

Douglas J, Mathisen MD, Christopher R Morse. 2015. Master techniques in surgery-thoracic surgery lung resections, bronchoplasty. Amsterdam: Wolters Kluwer

Eckardt VF, Hoischen T, Bernhard G. 2008. Life expectancy, complications and causes of death in patients with achalasia: results of a 33-year follow-up investigation. Eur J Gastoenterol Hepatol, 20(10):956-960

Ferguson M K, MD. 2007. Thoracic surgery atlas. Amsterdam: Elsevier

Fritz J. Baumgartner. 2003. Cardiothoracic surgery. 3rd Edition. Texas: Landes Bioscience

Facco M, Brun P, Bacsso L, et al. 2008. T cells in the myenteric plexus of achalasia patients show a skewed TCR repertoire and react to HSV-1 antigens. Am J Gastroenterol, 103(7):1598-1609

James D, Luketich. 2014. Master techniques in surgery: esophageal surgery. Amsterdam: Wolters Kluwer

Kaiser, Larry R & Kron. 2013. Mastery of cardiothoracic surgery. 3rd Edition. Baltimore: Lippincott Williams & Wilkins

Katlic, Mark R. 2011. Cardiothoracic surgery in the elderly. Berlin: Springer

Kaiser L R. 2013. Surgical foundations: essentials of thoracic surgery. Saint Louis: Mosby

Larry R Kaiser, Sunil Singhal. 2013. Surgical foundations: essentials of thoracic surgery. Saint Louis: Mosby

Little A G, Merrill WH. Complications in cardiothoracic surgery: avoidance and treatment. 2nd Edition. New Jersey: Wiley-Blackwell

Madani A, Ferri L, Seely A. 2015. Pocket manual of general thoracic surgery. Berlin: Springer

Mark K. Ferguson, MD. 2007. Difficult decisions in thoracic surgery-an evidence-based approach. 2nd Edition. Berlin: Springer

Nissen R. 1956. Eine einfache operation zur beeinflussung der refluxoesophagitis. Wochenschrift, 86:590-592

Mark K. Ferguson, MD. 2007. Difficult decisions in thoracic surgery: an evidence-based approach. 2nd Edition. Berlin: Springer

Mark K. Ferguson, MD. 2007. Thoracic surgery atlas, Amsterdam: Elsevier

Pearson FG, Patterson GA. 2008. Pearson's thoracic & esophageal surgery. 3rd Edition. Amsterdam: Elsevier

Riccardo A Audisio. 2009. Atlas of procedures in surgical oncology. Republic of Singapore: World Scientific Publishing Co

Stephen. 2007. Thoracic trauma: thoracicsurgeryclinics, volume 17. New York: W.B. Saunders Company

Thrasher JB. 2002. Sabiston textbook of surgery: the biological basis of modern surgical practice. 19th Edition. Amsterdam: Elsevier

Torquati A, Lutfi R, Khaitan L, et al. 2006. Heller myotomy vs Heller myotomy plus Dor fundoplication: cost-utility analysis of a randomized trail. Surg Endosc, 20(3):389-393

Venuta, Federico. 2012. The lymphatic system in thoracic oncology:thoracic surgery clinics. New York: W B Saunders Company

Venuta F, Rendina E. 2012. The lymphatic system in thoracic oncology, an issue of thoracic surgery clinics. New York: W B Saunders Company

Yuh D D, Vricella L A, Yang SC, et al. 2014. Johns hopkins textbook of caridiothracici surgery, 2nd Edition. New York: McGraw Hill Professional Publishing

# 第十章　纵隔疾病手术

## 第一节　前纵隔肿瘤

前纵隔为位于胸骨体与气管、心包前壁之间的间隙，常见的前纵隔肿瘤有胸腺瘤和畸胎瘤等。

胸腺瘤起源于胸腺上皮细胞或淋巴细胞，是最常见的胸腺肿瘤。美国国家癌症研究所的调查显示，胸腺瘤在人群中的发病率是 0.15/10 万，男女比例相当，主要发病年龄在 40~50 岁。大约 50% 的胸腺瘤患者没有临床自觉症状，于常规胸部 X 线片检查时偶然发现，有临床症状的主要表现为咳嗽、气促、胸痛或发热等非特异性症状，以及与胸腺瘤有关的自身免疫性或内分泌性症状，可有助于胸腺瘤的诊断，其中最常见的重症肌无力，在胸腺瘤中的伴发率为 15%~59%。胸腺瘤的诊断主要依靠影像学诊断(胸部 X 射线片及胸部 CT)，外科活检有确诊意义。

畸胎瘤是胚胎性肿瘤，是一种常见的前纵隔肿瘤，发病率为 (0.1~0.2)/10 万，多见于成年人，好发于 30 岁以下的青壮年，占成人纵隔肿瘤的 15%~18%，儿童为 24%。大部分畸胎瘤为良性，病程较长，10% 左右的畸胎瘤为恶性。男女发病率无明显差异，但恶性者男性占绝大多数。畸胎瘤早期因瘤体较小，可无任何临床症状。随着体积增大出现压迫症状、继发感染和恶变，产生相应受累器官和组织的症状、体征。纵隔畸胎瘤早期多无症状，诊断较困难，胸部 X 线及 CT 检查是诊断畸胎瘤的有效方法。

## 一、胸腺瘤手术

外科手术切除为治疗胸腺瘤的首选，手术切除的原则是完整地切除胸腺瘤及周围胸腺组织，并常规清扫前纵隔脂肪组织，以免异位胸腺组织的残留，防止术后复发。体积较大或外侵明显的胸腺瘤，可先行放疗，使瘤体缩小后再手术治疗。Ⅱ期胸腺瘤及行完整或姑息性切除的Ⅲ期胸腺瘤，应行术后辅助放疗。不能切除的Ⅲ期或有远处转移的Ⅳ期肿瘤应行化疗。包膜完整的Ⅰ期肿瘤，目前大多数学者不推荐术后放疗。

### (一)胸腺瘤的病理分型和临床分期

1.病理分型　传统分型以占 80% 以上的细胞成分命名，分为上皮细胞型、淋巴细胞型和上皮淋巴细胞混合型。也有将胸腺瘤分为皮质型、髓质型和混合型，皮质型又分为皮质为主型和"单纯"皮质型两个亚型。目前采用的多是 1999 年 WHO 对胸腺瘤的组织学分型：

A 型胸腺瘤：即髓质型或梭型细胞胸腺瘤。

AB 型胸腺瘤：即混合型胸腺瘤。

B 型胸腺瘤：被分为 3 个亚型。

B1 型胸腺瘤：即富含淋巴细胞的胸腺瘤、淋巴细胞型胸腺瘤、皮质为主型胸腺瘤或类器官胸腺瘤。

B2 型胸腺瘤：即皮质型胸腺瘤。

B3 型胸腺瘤：即上皮型、非典型、类鳞状上皮胸腺瘤或分化好的胸腺癌。

C 型胸腺瘤：即胸腺癌，组织学上此型较其他类型的胸腺瘤更具有恶性特征。

2.临床分期　Masaoka 于 1981 年根据临床和病理上肿瘤是否浸润包膜和周围组织器官制订了胸腺瘤临床分期，于 1994 年经 Koga 等修订，目前被大多数临床医生接受，分期如下：

Ⅰ期：肉眼见完整包膜，无镜下包膜外侵犯。

Ⅱ期：镜下侵出包膜或肉眼见侵犯纵隔脂肪组织或纵隔胸膜。

Ⅲ期：肉眼见侵犯邻近结构（如心包、大血管或肺）。

Ⅳ A 期：胸膜腔播散（胸膜或心包转移）。

Ⅳ B 期：淋巴或血源转移，胸腔外播散（以骨转移最为常见）。

## （二）适应证

Ⅰ期、Ⅱ期病变；部分Ⅲ期病变，有条件做扩大切除；可行减容术，术后加行放疗、化疗；合并重症肌无力；少数完全切除后有局部复发可行再切除；全身情况及心肺功能可耐受胸部大手术者。

## （三）禁忌证

肿瘤估计不能切除；患者不能耐受手术；已有双侧膈神经麻痹；Ⅳ期病变者。

## （四）术前准备

术前仔细评估患者的心肺功能，详细了解患者病史并结合辅助检查，评估患者耐受手术的能力；结合影像学检查正确判断肿瘤的可切除性，制订完备的手术方案；伴重症肌无力的患者，术前应请相关科室会诊评估手术风险，掌握抗胆碱酯酶药物的应用规律，待病情稳定后再决定手术，术前应注意留置胃管，以便术后按时给药。

## （五）手术要点、难点及对策

1.术式选择　胸腔镜手术可适用于明确为Ⅰ、Ⅱ期的胸腺瘤，Ⅲ期肿瘤侵犯大血管的患者一般不考虑胸腔镜手术，但对于那些仅仅侵犯纵隔胸膜、肺或心包的患者是否可行腔镜切除仍有待进一步的病例和经验的积累。剖胸手术仍为常规术式。

(1) 剖胸手术

1) 手术切口及路径选择：突向一侧的体积较小的胸腺瘤多采用前外肋间剖胸切口；突向双侧且瘤体较大者，可采用前胸正中切口；一侧胸内巨大肿瘤时可采用后外侧切口；少见的有横断胸骨双侧胸部横切口、颈部切口摘除胸腺瘤。

2) 手术操作要点

A.经颈径路：在显露胸腺后，可从胸腺左上极开始，结扎甲状腺下静脉，胸腺侧牵引向下钝性游离；然后游离右上极胸腺，向下游离至胸骨切迹后，手指插入纵隔，将胸腺与胸骨后、两侧胸膜及后壁无名静脉细心分开，遇有条索应结扎切断，将整个胸腺完整切除。

B.胸骨劈开径路：是手术治疗胸腺瘤的标准切口 ( 图 10-1A)，其优点在于对前纵隔、大血管和双侧前肺门的良好暴露，便于施行扩大胸腺切除术，术中一旦出现血管意外损伤，也便于迅速控制处理，使手术安全可靠。撑开器撑开胸骨后，将胸膜往两侧分离，剪开胸腺前的包膜，先分离胸腺的两下极，分离后用粗线贯穿缝合做牵引，再游离胸腺后壁及两侧；分离中遇到胸腺静脉予以结扎切断；最后游离胸腺的两上极，遇有甲状腺下动脉的分支，予以结扎切断，即可将胸腺完整切除 ( 图 10-1B ~ E)。切除后应将膈神经前方的脂肪组织尽可能切除，包括颈部上极周围、大血管及心包前方。

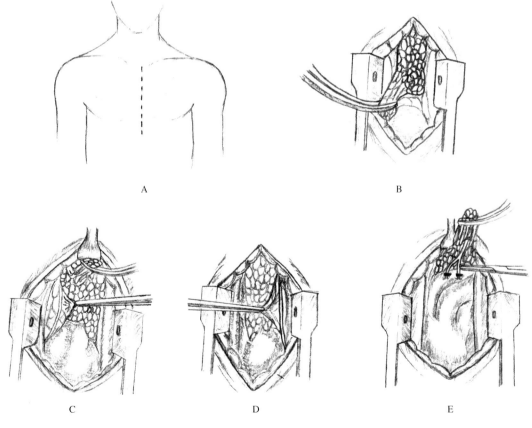

A

B

C

D

E

**图 10-1  胸腺瘤的切除过程**

A.胸腺瘤的标准切口；B.完整暴露胸腺；C.分离胸腺周围组织；D.分离胸腺周围组织；E.离断血管并完整切除

(2) 胸腔镜手术 (VATS)：于右腋前线及腋中线之间第 6 肋间做观察孔，进镜探查，分别于腋前线第 3 或 4 肋间及锁骨中线第 5 肋间做操作孔。于膈神经前缘纵行切开前纵隔胸膜，钝性推开胸骨后间隙，显露胸腺右叶，用卵圆钳提起胸腺下极，沿包膜钝性和锐性解剖胸腺后方，近无名静脉处仔细分离出胸腺静脉，钛夹钳闭后切断；再向上解剖胸腺上极，予以切除；以相同方法分离解剖切除左叶胸腺，并行纵隔脂肪切除。

(3) 术中注意事项

1) 肿瘤浸润到周围器官时，应将肿瘤、受侵的邻近器官及残余胸腺组织一同切除。

2) 膈神经受累时，若为一侧受累，在患者能耐受一侧膈神经切除对其呼吸影响的前提下应切除受累膈神经；对伴有重症肌无力患者应慎重考虑是否切除；双侧受累时行肿瘤姑息性切除。

3) 肿瘤侵及上腔静脉壁且无上腔静脉阻塞综合征时，手术应尽量行上腔静脉壁侧壁切除，或者通过大隐静脉及人造血管移植行整段上腔静脉切除。

4) 肿瘤侵及主动脉壁、肺大血管、喉返神经、气管等重要脏器时，行肿瘤姑息性切除，残余病灶用银夹标记，以便术后放疗。

5) 肺内出现转移灶时，应考虑同时行肺叶切除或局部楔形切除。

6) 瘤体巨大者麻醉诱导时应慎用肌肉松弛剂，以免肿瘤压迫气管或心脏而发生意外，必要时可采用清醒气管插管以确保气道通畅。

7) 分离胸腺时，避免损伤胸膜。如胸膜受损，损伤较小时行缝合或结扎封闭；损伤较大时，可放置胸腔闭式引流管。

## （六）术后监测与处理

1. 术后常规进行心电图、血氧等生命体征监测，详细记录引流液的量和性质。

2. 及时应用抗生素，预防肺部感染，但对于合并重症肌无力者应避免使用氨基糖苷类的抗生素。

3. 对伴有重症肌无力者，症状较重者术后肌力恢复不佳时可延迟拔出气管插管，必要时呼吸机辅助呼吸；同时应延续术前对于肌无力的治疗方案，谨防肌无力危象的发生。

## （七）术后常见并发症的预防与处理

1. 重症肌无力　胸腺切除不完全，手术诱发肌无力出现。严重者可出现肌无力危象，尤其是术前合并重症肌无力者。出现肌无力危象时的抢救处理原则是：保持呼吸功能、抗胆碱酯酶药物的应用，其次是预防感染，维持营养，纠正水电解质、酸碱平衡失调等。

2. 切除范围不够　胸腺切除不完全，微结节型胸腺瘤未被切除而复发，或者肿瘤恶性程度高，伴有胸膜腔转移而出现胸腔积液、心包受侵产生心包积液。术前应认真评估病情，术中精细操作有助于避免此种并发症的出现。

## （八）临床效果评价

手术根治切除是治疗胸腺瘤的主要方法，是关系患者术后生存及复发的独立影响因素。Fang 等回顾分析了 204 例胸腺肿瘤患者的外科治疗情况，结果发现患者术后生存率与 Masaoka-Koga 分期及手术切除情况显著相关，Ⅰ/Ⅱ期患者的 5 年、10 年生存率显著优于不能手术或未能完全切除的Ⅲ/Ⅳ期患者 (78.2%、64.9% 和 55.5%、30.1%，$P<0.001$)；外科整体切除后 5 年、10 年生存率显著高于部分切除或单纯活检(66.2%、55.5% 和 30.5%、7.6%，$P=0.003$)。术前新辅助治疗有助于根治切除术的实施，术后辅助治疗并不能显著改善Ⅲ/Ⅳ期根治术后患者的生存质量。Huang 等对 18 例Ⅳa 期患者术前辅助化疗后进行了手术，4 例伴有胸膜播散的患者同期进行胸膜外肺切除术及术后放疗，结果：根治性切除率 67%，无围术期死亡病例，5 年生存率为 78%，10 年生存率为 65%。不能手术和未能根治切除的患者，辅助治疗有助于改善患者生存质量。而标准的治疗方案还有待于大规模、多中心的临床研究来确定。

## 二、畸胎瘤手术

手术切除是治疗畸胎瘤唯一有效的治疗手段。因巨大畸胎瘤会侵犯邻近器官，部分畸胎瘤还可能发生恶变，因此，一经诊断应尽快手术切除；肿瘤发展还会增加手术难度和手术风险，有的患者还可能丧失手术时机。

### （一）适应证

畸胎瘤一旦确诊，只要患者一般情况许可，必须争取早期手术切除。当畸胎瘤内存在不成熟的组织成分，有可能恶变，需及时手术切除。即使良性畸胎瘤，为减少对纵隔内脏器压迫，预防肿瘤感染、破裂、出血及并发症的发生，亦需尽早手术切除。

### （二）禁忌证

患者有严重心、肺功能损害，不能耐受手术；恶病质；病变弥漫或巨大无法切除等。

### （三）术前准备

外科手术首先要有精确定位与缜密的手术预案，体积不大又无并发症的纵隔畸胎瘤，手术切除难度一般较小；对较复杂的巨大纵隔畸胎瘤有反复感染史及肺部并发症患者，术前应充分估计手术难度，做好肺叶切除、支气管瘘修补、大血管修补或成形等附加手术准备。此外，还应准备足够的血液，以防止术中大出血。

### （四）手术要点、难点及对策

1. 麻醉管理　麻醉诱导后体位摆放时，患者可能出现血压突然下降，原因在于侧卧位时巨大肿物坠向一侧胸腔，压迫和牵拉上腔静脉，影响回心血量；因而全身麻醉后改变体位前可对巨大囊性肿瘤行穿刺或引流，尽可能引流出肿瘤内容物，然后再改侧卧位，摆放体位的过程中动作尽可能轻柔。另外的方法是在麻醉诱导时，先不给予肌肉松弛剂，在清醒状态下直接插管，等插管成功或开胸后，再加深麻醉和使用肌肉松弛剂。

2.手术切口的选择 根据患者的全身情况，肿瘤的大小、位置，感染粘连程度，以及有无心、肺、血管系统并发症等，选择适当的开胸手术切口，是手术成功的关键。胸外科医师可根据自己的习惯和经验选择适宜的手术切口，任何切口的选择都应使术野显露满意，方便手术操作，而且一旦出现意外情况，不致因切口而影响紧急处理。

一般情况下，对偏向一侧的前纵隔畸胎瘤，多采用该侧前肋间切口，暴露好且损伤小；胸骨正中切口用于肿瘤突向双侧或位于前上正中与颈部组织、心包关系密切者，或怀疑为恶性畸胎瘤严重侵犯纵隔组织者，必要时可行颈部领状切开呈"T"形切口，可达良好暴露。对位于后纵隔的肿瘤，或位于一侧胸腔的巨大肿瘤，或准备加行肺叶切除或支气管瘘修补术时，首选后外侧剖胸切口。

3.手术操作要点及对策 畸胎瘤多有粘连浸润，且可破入胸膜腔、心包腔、支气管或肺内，常使正常解剖关系变得难以辨认，故在行肿瘤摘除时需细心、耐心地解剖游离肿瘤，特别注意要辨清肿瘤与周围大血管的关系，如无名静脉、上腔静脉、主动脉等。

手术中不要过分牵拉瘤体，仔细解剖，辨认周围组织结构及位置变异，以免误伤血管引起大出血。手术切除肿瘤时，尽可能在肿瘤包膜内进行游离，以减少出血并避免误伤大血管造成难以控制的大出血。若意外损伤大血管时，勿惊慌失措，可暂时用手或纱布压迫出血处，加快输血输液速度，洗净手术野的积血，辨清损伤的部位、范围及程度，迅速做出判断，或血管破口直接缝合，或涤纶片修补血管裂伤，或人工血管搭桥。当遇有囊肿过大、手术野不易暴露及与大血管严重粘连的畸胎瘤，可先行囊壁切开减压，从囊内清除所有囊内容物，再切除大部分囊壁，遗留小部分与大血管黏着的囊壁，用苯酚、碘酒或电灼处理，以破坏囊壁上皮并止血，并可防止肿瘤复发。如肿瘤侵及周围器官或组织可一并切除；若上腔静脉受侵可考虑行局部扩大切除或加行人工血管置换术。对于部分恶性肿瘤与重要血管粘连严重不宜强行分离，可行姑息性切除，保留部分瘤壁，后期行肿瘤综合治疗。

电视辅助胸腔镜(VATS)在处理纵隔畸胎瘤方面受到一定的限制，主要是操作时肿瘤的显露不佳，解剖分离肿瘤与重要脏器的粘连浸润有困难，常常是VATS难以完成，需中转开胸手术。因此VATS切除纵隔畸胎瘤的报告较少，在Roviaro报告的一组20例纵隔肿瘤中，仅2例畸胎瘤，1例出现术后出血的并发症，需再次手术止血。

## （五）术后监测与处理

1.术后常规进行心电图、血氧等生命体征监测，严密监测生命体征及意识、表情、皮肤的色泽及引流液的量和性质等。

2.术后体位：术后待患者麻醉清醒后，若生命征平稳，应协助患者采用半卧位，以利于呼吸和血液循环。

3.加强呼吸道管理：鼓励患者咳嗽、咳痰，给予雾化吸入和及时应用抗生素，保持良好的呼吸道功能，预防患者肺不张和肺部感染。

## （六）术后常见并发症的预防与处理

1.肺不张和胸腔积液 肿瘤长期压迫致肺发育不良、通气受阻，术后容易发生肺不张和胸腔积液，故胸管留置时间应适当延长，并鼓励患者加强咳嗽排痰、早日下床活动，以利于肺膨胀，减少术后并发症。

2. 肺部感染　加强呼吸道管理，鼓励患者早期下床活动，给予雾化吸入和有效抗生素的应用。

### （七）临床疗效评价

畸胎瘤的预后与初诊年龄、肿瘤部位、恶变发生率、治疗结果等因素密切相关。良性畸胎瘤切除彻底，一般无复发，长期随诊预后良好。完整切除肿瘤、减少术后复发和恶变是畸胎瘤的另一主要预后因素，即使是恶性畸胎瘤，完成手术切除仍是长期生存的基本保证。目前恶性畸胎瘤的治疗效果均不满意，大部分患者在就诊时已有远处转移无法切除，而行部分切除的患者，术中应做好标记以便术后放疗。恶性畸胎瘤目前的治疗原则为综合治疗，手术切除后常规化学治疗，常用顺铂、长春新碱、博来霉素等。目前多采用术后放疗 + 化疗，但疗效不佳。

# 第二节　重症肌无力

重症肌无力 (MG) 是一种由神经 – 肌肉接头处传递功能障碍所引起的自身免疫性疾病，临床主要表现为部分或全身骨骼肌无力和易疲劳，活动后症状加重，经休息后症状减轻。患病率为 (77 ~ 150)/100 万，年发病率为 (4 ~ 11)/100 万。女性患病率大于男性，约 3：2，各年龄段均有发病，儿童 1 ~ 5 岁居多。发病原因分两大类，一类是先天遗传性；第二类是自身免疫性疾病，最常见。发病原因尚不明确，目前普遍认为与感染、药物、环境因素有关。重症肌无力中有 30% 左右的患者合并胸腺瘤，40%~60% 的患者伴有胸腺肥大，75%以上的患者伴有胸腺组织发生中心增生。开始的典型症状是阵发性无力并随时间的推移进行性加剧，临床上表现为上睑下垂、复视、咀嚼无力、咽下困难、哽噎和鼻部反流。临床症状是诊断重症肌无力的基础，还需要根据电生理学检查，对乙酰胆碱酯酶的药理反应及抗体水平的免疫学进行测定。

重症肌无力的临床分型：Osserman 根据发病年龄、肌无力受累程度、范围和病情严重性，将成年重症肌无力分为五型。

Ⅰ 型：单纯眼肌型，局限于单纯的眼肌麻痹。

Ⅱa 型：轻度全身肌无力，有脑神经（眼外肌）、肢体和躯干肌无力，但不影响呼吸肌，无明显延髓肌症状，这组患者抗胆碱酯酶药物反应良好，死亡率低。

Ⅱb 型：有明显眼睑下垂、复视、构音和吞咽困难及颈肌、四肢肌无力，部分患者的躯干肌和四肢肌力尚好，这组患者抗胆碱酯酶药物常不敏感，易发生肌无力危象，死亡率亦相对较高，应予以重视。

Ⅲ 型：急性进展型，常为突然发病，并在 6 个月内迅速进展，早期出现呼吸肌受累，伴严重的延髓肌、四肢肌和躯干肌受累，抗胆碱酯酶药物反应差，极易发生肌无力危象和很高的死亡率。常伴发胸腺瘤，为临床重点处理对象。

Ⅳ型：晚发型全身无力。常为Ⅰ、Ⅱa型数年之后加重症状，出现较明显的全身肌无力，多伴发胸腺瘤。

## 一、手术适应证

近年来，重症肌无力的手术适应证在不断扩大，一般认为应在全身症状出现早期进行手术，行胸腺切除。重症肌无力的手术适应证可概括为：所有胸腺瘤的患者，无论重症肌无力严重程度如何均应早期手术；所有不伴胸腺瘤的重症肌无力患者，采用胆碱酯酶抑制剂治疗效果不佳或剂量不断增加者；反复发作肺部感染导致一次以上肌无力危象或胆碱能危象者；育龄期MG妇女要求妊娠者；6岁以下儿童，重症肌无力症状持续进展，药物不能控制者；各类重症肌无力均应在症状缓解期或症状被药物良好控制后实施手术。

## 二、手术禁忌证

一般认为，以下情况不宜行手术治疗：全身情况差，严重心肺功能不良者，不能耐受手术；已明确无胸腺瘤的单纯眼型患者；年龄超过60岁，对药物治疗反应良好，至少一年内不手术；伴有严重延髓性麻痹（流涎、吞咽困难和构音障碍等）及呼吸功能不全的重症肌无力患者，应采用皮质类固醇、免疫抑制剂或血浆交换等治疗，待危象消除后再行手术。

## 三、术前准备

1. 掌握好患者应用胆碱酯酶抑制剂（溴吡斯的明）的用药规律，及时调整用药剂量，以能稳定控制患者症状的剂量为宜。

2. 控制感染，特别是肺部感染，常是导致病情波动和危象发生的重要原因，应及早应用抗生素控制，避免使用对呼吸有抑制作用的药物。

3. 有吞咽困难或症状严重的患者应于术前放置胃管。

4. 对预计有危象发生的患者可预先准备气管切开包，随时准备气管切开。

## 四、手术要点、难点及对策

1. 术式的选择

(1) 正中胸骨劈开：为一般常规路径，视野清楚，扩大胸腺切除彻底，但创伤大，术后疼痛不利于排痰，增加肌无力危象的机会，另外切口较长，瘢痕明显。

(2) 胸骨横断小切口：该切口治疗重症肌无力，具有视野清楚、暴露良好，有利于保护膈神经，可充分切除胸腺和清扫前纵隔脂肪组织，缝合后胸廓稳定性和连续性较好等优点。

(3) 经颈部切口：经颈部入路切除胸腺切口创伤小，并发症少，但由于显露较差，可能存在胸腺切除不完全，目前较少采用。

(4) 胸腔镜手术：胸腔无广泛粘连及胸膜增厚，符合开胸指征的部分患者可采用。

2. 手术操作的要点、难点

(1) 胸骨劈开径路：过程大致如前述劈胸骨行胸腺肿瘤切除，先以电锯正中劈开胸骨，仔细止血后，显露出胸腺，剪开胸腺前包膜，先分离胸腺两下极，再游离后壁及两侧，左后游离胸腺两上级，切除胸腺后清扫前纵隔脂肪。

(2) 胸骨横断小切口：一般选前胸第 2 肋间水平做横切口，逐层切开至肋间肌并于胸骨柄外缘约 1cm 处游离，结扎胸廓内动静脉，线锯横断胸骨柄，仔细止血后撑开胸骨，先自胸腺两下极开始游离，并将两下极向头侧翻转，由下至上分离胸腺，分离其上段时需注意避免损伤左无名静脉；解剖胸腺、甲状腺韧带，将胸腺颈内部分连同胸腺体一起切除，最后清扫纵隔脂肪组织。

(3) 经颈部切口：于胸骨切迹上方 2cm，沿皮纹做弧形长 5 ~ 6cm 切口，两侧达胸锁乳突肌，在颈阔肌深面游离皮瓣，上方至甲状腺平面，下方至胸骨平面，正中向两侧分开胸骨甲状肌，即可见到胸腺。胸腺位于胸骨甲状肌深面，甲状腺下静脉的前面，向上常达甲状腺下极。手术方法 ( 图 10-2 )：经颈径路在显露胸腺后，可从胸腺左上极开始，左上极靠近甲状腺下静脉，结扎切断后，以胸腺上的结扎线做牵引，向下钝性游离，然后游离右上极胸腺。向下游离至胸骨切迹后，手指插入纵隔，将胸腺与胸骨后、两侧胸膜及后壁无名静脉细心分开，遇有条索应结扎切断，将整个胸腺完整切除。

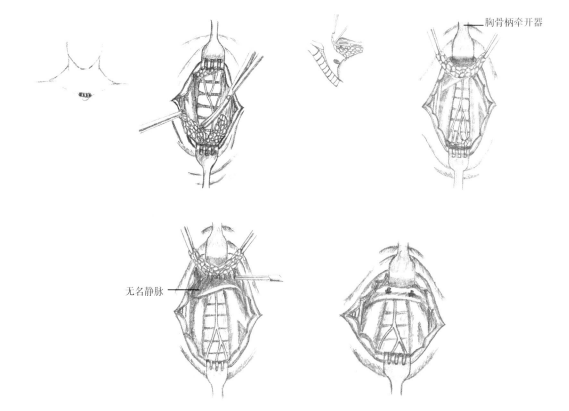

图 10-2　胸腺切除

（4）胸腔镜手术：选取腋中线第 6 或 7 肋间做观察孔，两操作孔分别为腋前线第 3 或 4 肋间及锁骨中线第 5 肋间。手术方法：于膈神经前缘纵行切开纵隔胸膜，钝性推开胸骨后间隙；游离右叶，上提腺叶，于胸骨后钝性、锐性游离至对侧胸膜反折，并从对侧下极开始游离上极腺叶，对于胸腺静脉则以钛夹夹闭；同法处理左叶，清扫前纵隔脂肪。可按照上腔静脉旁→右膈神经旁→心包前→对侧膈神经的顺序切除。

3. 术中注意要点

（1）分离胸腺两侧时，避免损伤胸膜。如胸膜损伤较小，可直接缝合或结扎封闭；损伤较大者，可放置胸腔闭式引流。

（2）仔细清除颈部及前纵隔脂肪组织，防止异位胸腺存留。

（3）清除脂肪组织时，避免损伤膈神经，否则，可加重术后的呼吸功能障碍。

## 五、术后监测与处理

1. 症状较轻的患者可在手术室术后苏醒后拔出气管插管，而症状较重的或术后肌力下降的患者可延迟拔管，必要时呼吸机辅助呼吸。

2. 严密观察术后患者的呼吸、心跳、血压、氧饱和度及胸管波动情况。

3. 鼓励患者早期咳嗽、咳痰，术后第 3、4 天一般为术后加重期，在此前一定注意患者咳嗽、咳痰。

4. 术后给予患者正常胆碱酯酶抑制剂用量，用法同手术前。

5. 避免使用呼吸抑制药物，慎用肾上腺皮质类固醇和甲状腺素。

6. 密切注意肌无力危象的发生，同时也需注意胆碱能危象的发生。

7. 早期拔出胸管，24 ～ 48h 后。

## 六、术后常见并发症的预防与处理

1. 肌无力危象　　常因抗胆碱酯酶药量不足引起，表现为急骤发生的延髓支配肌肉和呼吸肌严重无力，以致患者呼吸困难，不能维持换气功能。其特征可表现为分泌物增多、点头样呼吸、氧饱和度持续下降。对于肌无力危象应有清醒的认识，做到及时发现、及时联系麻醉科插管，呼吸肌辅助呼吸。

2. 胸腔内出血　　如果为进行性出血，则需再次开胸手术止血。

3. 肺部感染　　肌无力患者咳痰无力易引起肺部感染，予以抗感染对症支持治疗一般可取得疗效，但应避免使用链霉素、新霉素、卡那霉素、庆大霉素等。

## 七、临床效果评价

大部分重症肌无力患者合并有胸腺异常，胸腺切除是重症肌无力有效治疗手段之一，无手术禁忌证的重症肌无力患者大多数在胸腺切除术后可获显著改善。重症肌无力患者预后较好，小部分患者经治疗后可完全缓解，大部分患者可药物维持改善症状，绝大多数疗效良好的患者能进行正常的学习、工作和生活。

# 第三节　胸骨后甲状腺肿

　　胸骨后甲状腺为全部或部分甲状腺位于纵隔内，常被误认为是原发于纵隔的肿瘤。实质上是来源于颈部向下延伸入纵隔的甲状腺，多为单侧，少数为双侧，通常是由结节性甲状腺肿所致，少数为甲状腺瘤，甲状腺癌很少见。国外文献统计胸骨后甲状腺约占纵隔肿瘤的 5.2%，而据国内不完全资料统计，胸骨后甲状腺占的比例约 6.6%，多数胸骨后甲状腺患者为 60 岁以上的老年人，女性是男性的 2~4 倍。

　　胸骨后甲状腺的定义存有争议。1940 年国外将胸骨后甲状腺肿大致分为三类：①小部分位于胸骨后，大部分位于颈部；②大部分位于胸骨后；③完全位于胸骨后。后来的文献报道约 80% 的甲状腺只是一小部分位于胸骨后，属于①型，15% 属于②型；只有 2%~4% 位于胸骨后。胸骨后甲状腺肿多数为非毒性结节性甲状腺肿，毒性甲状腺肿少见，其次为甲状腺瘤，少数为恶性甲状腺瘤。

　　胸骨后甲状腺肿如果体积不大可无症状，因良性肿瘤居多，一旦瘤体较大表现出来的多为压迫症状，如颈部饱胀感、咳嗽、进食梗阻感等。

## 一、手术适应证

　　有压迫症状者；部分有继发性甲状腺功能亢进症状者；其恶变的倾向较大者。

## 二、手术相对禁忌证

　　临床无症状，肿瘤较小无明显压迫表现且明显良性者可暂时不予手术，并行随访。

## 三、术前准备

　　对有继发性甲亢者，术前应充分给予抗甲状腺药物治疗，待准备充分后方可行手术。术前外科医师应明确正常部位的甲状腺是否存在，异位甲状腺是否具有正常甲状腺功能，需要慎重考虑处理方案，否则切除后会产生甲状腺功能低下，需要终身服用外源性甲状腺素。术前需行气管软化试验，防止术后气管塌陷或发生狭窄。

## 四、手术要点、难点及对策

　　1.手术方式　最重要的是手术切口的选定。

(1) 颈部低位领状切口：适用于多数位于胸骨后、前上纵隔的坠入性胸内甲状腺肿，该切口便于术中处理来自甲状腺下动脉的营养血管，控制胸内甲状腺肿的血供，减少损伤喉返神经的机会，易于辨认甲状旁腺，同时可切除颈部甲状腺组织。

(2) 颈部低领状加胸骨正中切口：适用于坠入性胸内甲状腺肿，以及部分血供来自于胸内者；巨大坠入性胸内甲状腺肿，不能从胸骨入口牵出者；疑有恶变者；颈部有手术史，瘢痕粘连手术困难者；伴有上腔静脉综合征或气管显著受压变形有喘鸣者。

(3) 开胸切口：对于不伴有颈部肿物的迷走性胸内甲状腺肿或诊断不明确者，一般用胸部前外切口；对于术前已明确甲状腺肿块位于后纵隔者，可选用后外侧切口。

(4) 颈胸联合切口：颈部与胸部切口同时施行，大部分采用前外侧切口，仅少数采用后外侧切口。

2. 手术操作要点、难点及对策

(1) 经颈部切除胸骨后甲状腺肿可做领式切口，但位置可略低，切口要比较宽大。有时为清楚显露巨大的甲状腺瘤，将两侧胸锁乳突肌前缘部分切开，便于操作 ( 图 10-3)。

(2) 按甲状腺切除术的步骤，切开皮肤、皮下组织、颈阔肌层，分离皮瓣，游离颈前肌群与胸锁乳突肌间的界面，切开颈中线向两侧分离舌下肌群，横断该肌后即可显露甲状腺。切断胸锁乳突肌有利于扩大手术野 ( 图 10-4)。

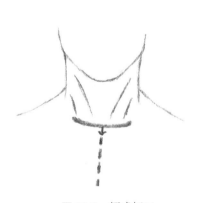

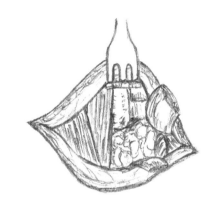

图 10-3 领式切口　　　　图 10-4 横断该肌后即可显露甲状腺

(3) 显露甲状腺后，必须决定是否要劈开胸骨。在少数情况下，因甲状腺下极位置低达第 3、4 肋软骨平面，并与周围组织有粘连，不宜游离，需在领式切口中点将皮肤由中线切开，直达第 2、3 肋软骨水平。显露整个胸骨柄及其与胸骨体间的关节。以手指或钝性器械进入前纵隔分离胸骨柄后方 ( 图 10-5)。

(4) 用骨凿及胸骨剪将胸骨柄沿中线垂直劈开 ( 图 10-6)。

(5) 然后向两侧做短臂横向切口进入胸骨后间隙，将骨瓣掀开，骨断面出血可用骨蜡封闭止血 ( 图 10-7)。

(6) 用自动牵开器将胸骨的两瓣撑开 ( 图 10-8)。

(7) 将胸廓的上口扩开，显露前纵隔。分离胸廓内动脉、静脉并钳夹后切断、结扎。因腺体囊肿内大量液体积聚形成较大囊肿时，可穿刺吸出，缩小其体积后以便由颈部取出。

用手指插入胸骨后间隙，绕甲状腺将其分离提出颈部（图 10-9）。

(8) 甲状腺肿瘤完全显露后，切除有肿瘤的一叶甲状腺，显示由右向左行的无名静脉（图 10-10）。

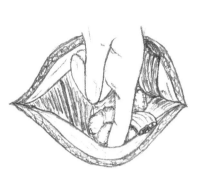

图 10-5　手指分离胸骨柄后方

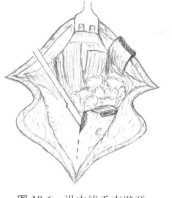

图 10-6　沿中线垂直劈开

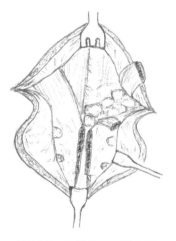

图 10-7　两侧做短臂横向切口

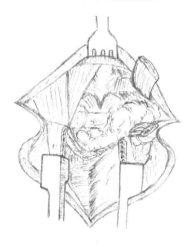

图 10-8　撑开胸骨

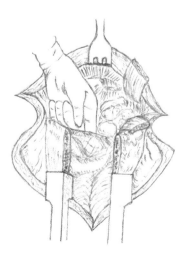

图 10-9　提出颈部

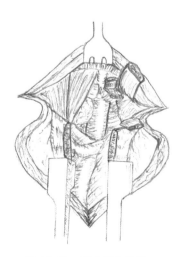

图 10-10　显示无名静脉

(9) 检查创口内无活动性出血后，先缝合切断的颈部肌肉，然后在胸骨上钻孔，用金属线将胸骨对合 ( 图 10-11)。

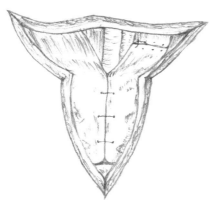

图 10-11　金属线将胸骨对合

3. 手术操作注意要点　纵隔异位甲状腺属于内分泌腺体，血流丰富，血供来自纵隔，供应血管可能完全来自异位血管，如心包膈血管、胸廓内动脉或者直接来自胸主动脉，偶尔来自颈部血管。开胸手术中不一定能确切辨认清楚异位甲状腺的血供来源，术中解剖出血较多，手术切除时应慎重考虑这些特点，术中应仔细解剖，彻底止血以免出现意外。

## 五、术后监测与处理

1. 术后常严密监测生命体征及意识、表情、皮肤的色泽及引流液的量和性质等。

2. 术后体位　术后待患者麻醉清醒后若生命体征平稳，应协助患者采用半卧位，以利于呼吸和血液循环。

3. 加强呼吸道管理　鼓励患者咳嗽、咳痰，给予雾化吸入和及时应用抗生素，预防患者肺部感染的发生。

## 六、术后常见并发症的预防与处理

1. 术后再出血　术后因血管结扎线滑脱或甲状腺血运丰富，组织脆弱，术后剧烈咳嗽、咽下动作诱发腺体切断面渗血，或结扎线与血凝块脱落可致术后出血。一般在术后 24 ~ 48h 内发生，主要表现为局部迅速肿大、紧张、呼吸困难、甚至发生窒息。

甲状腺切除术后如在颈深筋膜深面空间留有很小的残腔，少量 (<100ml) 出血，即可压迫气管造成严重呼吸困难，甚至窒息死亡。因此在抢救时首先应解除气管压迫，恢复呼吸道通畅，其次是止血措施。

甲状腺切除术后出血，起初为单纯出血，尚无明显的气管受压或呼吸困难表现，此时应根据引流的变化采取急救措施。一般甲状腺大部切除术后引流的血液来自毛细血管渗血，术后 2h 的引流血量不应超过 20 ~ 30ml，以后每经过 2h 引流血量依次减半，术后 12 ~

24h 仅有少量血清渗出时，即可拔除引流条，若术后 4 ~ 6h，引流血量多于 100ml，或术后短期内突然急剧增多，并有颈部肿胀，则应立即在床边拆除各层缝线，查明出血原因，并酌情敞开包腺，清创止血，更换引流条，重新缝合切口，继续严密观察。

出血量大，颈部肿胀加重，气管逐渐受压，出现典型的"三凹征"，因窒息而危及生命时的急救处理：解除压迫，给氧以缓解缺氧状态，呼吸稳定后清创止血。必要时行气管插管或气管切开术。

2.气管内痰液阻塞　喉头水肿，气管软化或萎陷，喉、气管痉挛，病情危重者，吸痰效果不佳时，应施行紧急床边气管切开术。因甲状腺已大部切除，气管即在视野中，手术操作不困难。切开 1 ~ 2 个气管软骨环，用止血钳撑开切口，痰液自然喷出，可很快解除呼吸困难。

彻底清除呼吸道分泌物，气管套管要定时滴入抗生素或雾化吸入，以防感染，若合并脑缺氧，应按常规治疗，留置的气管切开导管在病情稳定后 1 ~ 2 周拔除。

3.甲状腺危象　甲状腺功能亢进患者，大多于术后 12 ~ 36h 内发生甲状腺危象。临床症状为高热、脉搏快速而弱、不安、谵妄以至昏迷，常伴有呕吐、水泻。如不积极治疗，可导致迅速死亡。

首先给予镇静剂。静脉连续滴注大量 10% 葡萄糖液，氧气吸入，以减轻组织的缺氧情况。可用冰帽、冰袋、乙醇擦浴退热。口服大量复方碘溶液，首次量 60 滴，以后每 4 ~ 6h 30 ~ 40 滴。紧急时，可将碘溶液（静脉滴注用）2ml，加入 10% 葡萄糖溶液 500ml 中静脉滴注，在没有静脉滴注用的碘溶液时，亦可用碘化钠 1g 做静脉滴注。给予大剂量肾上腺皮质激素（氢化可的松或地塞米松），疗效良好，肌内注射利血平每日 2 ~ 4mg（分次）亦有疗效。

4.术后手足搐搦　多因甲状腺大部切除术时甲状旁腺误被切除或受挫伤，或甲状旁腺的血液供给受累所致术后手足搐搦。严重持久的手足搐搦症的发生率在 1% 以下。

临床症状多在术后 2 ~ 3 天出现。轻者有面部或手足的强直感或麻木感，常伴有心前区重压感。重者发生面肌及手足搐搦。严重病例还伴有喉和膈肌痉挛，甚至窒息致死。在搐搦间歇期间，周围神经和肌肉的刺激感应性增高，血中钙含量多降低至 1.996mmol/L 以下，严重病例至 1.497mmol/L，血中磷含量则升高至 1.937mmol/L 或更高。同时，尿中钙和磷的排出量都减少。

搐搦发作时，可静脉注射 10% 葡萄糖酸钙溶液。甲状旁腺组织移植和甲状旁腺素无明确的疗效。双氢速甾醇对手足搐搦有治疗作用。

轻度的甲状旁腺损伤，手术后发生轻微的手足搐搦易于恢复，残留的正常甲状旁腺可逐渐肥大，起代偿作用。

手术中为防止甲状旁腺被切除，应注意：①切除甲状腺腺体时，应保留腺体背面部分的完整性；②结扎甲状腺下动脉的主干，使其供给甲状旁腺的血液的分支与喉部、气管、咽部、食管的动脉分支保持良好的侧支循环；③切除的甲状腺体应随即做详细检查，如发现有甲状旁腺在内，应即将腺体取出移植至肌层中。

5.切口感染　手术后 3 ~ 4 天，患者体温升高，切口周围红肿、压痛，是切口感染的征象。广泛、深在的感染蔓延至咽喉可引起呼吸困难，甚至延伸到纵隔。按感染的范围和深浅，早期拆开切口的各层，并置入橡皮片做引流，同时应用大量抗生素，控制感染。

切口处有窦道形成，大多由于深处存留的线结合并有轻度感染所致，或残留腺体的部分组织发生坏死。如窦道较深，需切开以彻底清除线结和不健康的肉芽组织。

严格执行无菌操作，尽量应用较细的不吸收线，是防止切口感染和窦道形成的有效措施。

## 七、临床效果评价

胸内甲状腺肿若为良性病变，手术切除效果良好，术后复发的机会小；若为恶性者，影响预后的主要因素为：能否彻底切除，肿瘤病理性质、类型。手术能彻底切除者，预后良好，5年生存率64.7%，10年生存率46.7%。乳头状腺癌预后较好，5年、10年生存率无明显差别；手术切除不彻底者，术后复发转移机会大，行补充放疗后，预后仍良好，少数患者可长期生存。

# 第四节 后纵隔神经源性肿瘤

源于胸部周围神经的神经鞘细胞、交感神经节或副交感神经节细胞的肿瘤统称为胸部神经源性肿瘤。神经源性肿瘤是纵隔肿瘤中较为常见的肿瘤，占纵隔肿瘤的12%~21%，其主要发生于后纵隔，占后纵隔肿瘤的75%~90%。

神经源性肿瘤可来源于胸腔内任何神经结构，一般按其细胞来源可分为三类：来源于外周神经的神经鞘细胞、交感神经节细胞或副交感系统的脊神经节的节细胞。纵隔神经源性肿瘤常无症状，缺乏特异性临床表现，相当一部分患者于体检时偶然发现。主要表现为压迫症状，起源于交感或副交感神经节的肿瘤，因分泌儿茶酚胺，可有类激素样作用，多有出汗、皮肤潮红、腹泻、高血压、心悸等症状。

各种纵隔神经源性肿瘤，无论是良性或恶性肿瘤，肿瘤逐渐增大终将对周围胸内脏器产生压迫，或向椎间孔内生长，为以后的治疗带来困难，或因其特殊的内分泌作用产生临床症状，因此需要早期诊断和治疗，外科手术切除是最主要的处理方法。

## 一、手术适应证

各种纵隔神经源性肿瘤，无论良性或恶性，肿瘤逐渐增大可能会对周围胸内脏器产生压迫，或因其特殊的内分泌作用产生临床症状，因此需早期诊断和外科手术治疗。

## 二、手术禁忌证

全身情况差，严重心肺功能不良者等。

## 三、术前准备

术前 1 天进行术区备皮、配血型备血、相关科室会诊评估手术风险；术前要明确肿瘤的定位，神经源性肿瘤大多来自肋间神经，可参照影像学所见选择手术径路，制订详细的手术方案。

## 四、手术要点、难点及对策

各种纵隔神经源性肿瘤，无论是良性或恶性肿瘤，肿瘤逐渐增大终将对周围胸内脏器产生压迫，或向椎间孔内生长，为以后的治疗带来困难，或因其特殊的内分泌作用产生临床症状，因此需要早期诊断和治疗，外科手术切除是最主要的处理方法。

1.手术径路的选择 切口的选择是肿瘤完整切除的关键，应按肿瘤可能的性质、大小、部位，以及是否侵入椎管等情况选择。神经源性肿瘤大多来自肋间神经，可参照影像学所见选择手术径路。神经源性肿瘤多位于后纵隔脊柱旁沟，手术主要有以下几种切口：

(1) 胸后外侧切口：适用于后纵隔第 4 肋平面以下的肿瘤 ( 包括哑铃状肿瘤的胸内部分二期切除 )，具体切口入路以肿瘤发源的肋间为准。

(2) 胸前外侧切口：适用于胸顶部肿瘤。

(3) 后背部纵行、横行或弧形切口：适用于纵隔哑铃状肿瘤一期胸膜外切除。

(4) 胸后外侧切口 + 后背正中弧形或横切口：适用于后纵隔 + 椎管内哑铃状肿瘤全切除。

(5) 后胸壁胸膜外小切口：适用于后纵隔定位准确的小肿瘤。

(6) 胸腔镜小切口：采用电视胸腔镜切除纵隔内肿瘤，适用于纵隔中小肿瘤，目前适用范围在逐步扩大。

(7) 颈、胸部横向半蛤壳状切口：适用于颈、胸部哑铃状恶性肿瘤的切除。

2.手术操作的要点、难点及对策

(1) 开胸方法：大多数纵隔神经源性肿瘤位于后纵隔，当确定肿瘤无椎管内侵犯，可经后外侧剖胸切口摘除肿瘤 ( 图 10-12 )。典型的经肋间切口在肿瘤上或下 1、2 肋间进入胸腔，可以避免开胸时损伤肿瘤。细心分离结扎邻近肋间血管，避免发生血管断端回缩到椎管，

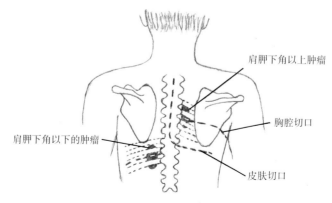

图 **10-12** 后外侧切口

造成出血和脊髓损伤。肿瘤起源于主要运动神经或肿瘤邻近主要神经 (喉返神经、臂丛神经)，术中可能需借助手术显微镜以保护运动纤维。术前需向家属交代清楚手术操作可能出现的术后感觉或运动障碍。后纵隔位于脊柱旁的神经源性肿瘤切除后最常见的并发症是Horner(霍纳)综合征，表现为星状神经节损伤引起的单侧眼球下陷、眼睑下垂、瞳孔缩小及面部无汗症。有的患者术前可合并此征，应向家属及患者解释清楚并有足够的思想准备。术中应尽量避免损伤星状神经节和交感神经链。此外，对于来源于迷走神经的神经源性肿瘤，应尽力游离出迷走神经，避免过度牵拉损伤喉返神经。

(2) 胸膜外肿瘤切除：后纵隔神经源性小肿瘤，有人采用脊柱旁胸膜外切口手术，关键是术前准确定位，纵向切口就在肿瘤表面，若损伤胸膜较大无法修补时可置胸腔闭式引流管。

(3) 胸腔镜肿瘤切除：对于后纵隔小肿瘤及胸膜顶后纵隔神经源性肿瘤，电视胸腔镜手术创口较小并可充分显露，完成大部分良性肿瘤的切除，但有时需要切除 1 个或多个交感或肋间神经干。

(4) 哑铃状肿瘤的切除：术前充分检查，辨识哑铃状肿瘤的存在，设计最佳手术方案，最好选择胸外科和神经外科合作的一期手术，术中最好先采用椎板内切开，取出椎管内肿瘤，然后再开胸切除后纵隔肿瘤，同时切除胸内肿瘤和椎管内的侵入病灶，并避免椎管内出血、血肿，脊髓损伤及部分肿瘤组织残留，术后会发生截瘫及脑脊液漏等。如手术困难，可先完成椎体开窗术取出椎管内的肿瘤，再分期开胸摘除后纵隔肿瘤。以节细胞神经瘤为例，胸腔内肿瘤切除过程见图 10-13。

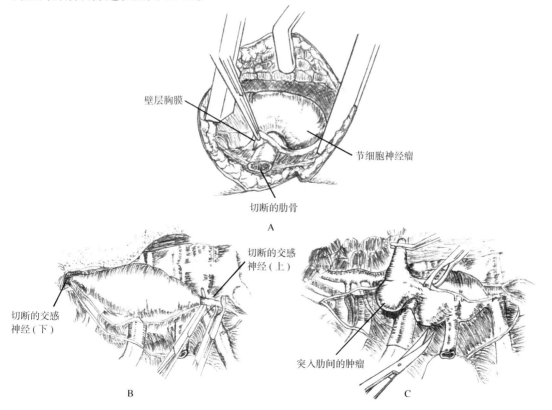

**图 10-13 胸腔内肿瘤切除过程**

3. 术中注意要点

(1) 起源于膈神经和迷走神经的肿瘤，应尽量保护这两条神经，以免术后出现膈肌瘫痪和声音嘶哑。

(2) 副神经节细胞瘤（化学感受器瘤）的血运有时非常丰富，应有充分的思想、物质准备。

(3) 切除纵隔嗜铬细胞瘤，具有切除身体其他部位嗜铬细胞瘤相同的危险，应准备好一切药物，以控制剧烈的血压波动。

## 五、术后监测与处理

(1) 术后常规进行心电图、血氧等生命体征监测，详细记录引流液的量和性质，特别注意观察患者四肢肌力及感觉变化。

(2) 加强呼吸道管理，嘱患者加强咳嗽排痰，及时应用抗生素，预防肺部感染的发生。

## 六、术后常见并发症的预防与处理

纵隔神经源性肿瘤的术后主要并发症是霍纳综合征，特别是后上纵隔肿瘤；哑铃型肿瘤术后可能出现脊髓压迫和脑脊液漏；此外常见并发症还有部分交感神经切除、喉返神经损伤、肺不张、脑膜炎、截瘫、切口感染等。对以上并发症应注意观察和及时处理。

## 七、临床效果评价

良性纵隔神经源性肿瘤完全切除后预后良好，肿瘤局部复发率极低，若切除不完全，无法再行切除时，辅助放疗有一定的效果，放疗剂量为 20~40Gy。恶性肿瘤完全切除也可有较好的预后，但大多情况下不能完全切除，未能完全切除的神经节母细胞瘤可行辅助放疗；不完全切除的神经节母细胞瘤术后合并放疗和化疗的长期存活率可达到 30%~40%；不完全切除的副神经节瘤对各种辅助治疗反应均不好，长期存活率低。

# 第五节　纵隔感染

## 一、原发性纵隔感染

原发性纵隔感染是指原因不明的非特异性、弥漫致密性结缔组织纤维化的过程，又称特发纤维性纵隔感染，可侵犯整个或部分纵隔，在临床上这是一种不十分确切的诊断。少数患者由急性纵隔感染治疗后转变而来，包括特异性纵隔炎和非特异性纵隔炎。原发性纵隔感染常因真菌、组织浆细胞病、放线菌病、结核等病因造成。该病可分为三型：肉芽肿型、局限性纤维性变型和慢性纵隔脓肿。

典型症状表现为寒战、高热、烦躁不安，常取俯卧位，有濒死感。X 线早期不能发现异常，病情进展可显示：①颈后间隙增宽，可有液气平面；②气管向前移位；③纵隔气肿，上纵隔增宽；④正常颈椎前凸消失；⑤胸膜腔或心包腔受压可有胸腔或心包积液。CT 检查可更清晰地显示以上这些异常。如肿块中心坏死或干酪样变、钙化，钙化灶之轮廓多不规则。

## （一）手术适应证

纵隔感染可引起纵隔纤维化，严重的纵隔纤维化可使上腔静脉受累，产生上腔静脉梗阻。纵隔有脂肪丰富的淋巴和疏松的结缔组织，感染后易扩散。食管穿孔引起的纵隔感染常并发胸腔积液，以左侧为多见，并发展成脓胸。若同时有空气进入纵隔可并发纵隔气肿或脓气胸。纵隔脓肿也能破入食管、支气管或胸膜腔。由于纵隔脓肿和组织纤维挛缩引起的纵隔内器官受压、破坏则需要手术治疗，手术适应于：

(1) 有严重压迫症状如呼吸困难、吞咽困难或有上腔静脉综合征表现者。

(2) 慢性纵隔炎出现气管食管瘘、气管或食管胸膜瘘者。

(3) 纵隔内块影与纵隔肿瘤难以鉴别时。

## （二）手术禁忌证

患者心肺功能较差，不能耐受开胸手术者等。

## （三）术前准备

术前有效抗感染、支持治疗，增强患者的自身抵抗力；术前详细评估患者病情，制订详细的手术方案。

## （四）手术要点、难点及对策

1. 治疗原则 支持疗法，加强营养，提高自身抵抗力，抗感染。原发性纵隔脓肿以根除病因为主，静脉梗阻、受压引起的上腔静脉综合征、心包炎则需要手术治疗。

2. 病因治疗 在明确患者存在纵隔感染时，应积极寻找病因，查找引起纵隔感染的病原菌，再根据不同的病菌给予相应的抗生素。

3. 手术治疗 手术主要是解除对气管、食管的压迫，如清除淋巴肉芽肿病灶或松解纤维素带等。由于肉芽肿或纤维组织块与肺血管、气管、食管等关系密切，手术分离时应格外小心。有时上腔静脉综合征患者还需行血管旁路术。气管食管瘘或其他胸膜瘘的患者应清除病灶，修补瘘口。如术后病理证实为结核杆菌者，应给予抗结核治疗。

(1) 上腔静脉综合征的外科治疗

1) 上腔静脉松解术：对感染引起的组织纤维化牵拉、挛缩所造成的上腔静脉综合征，松解上腔静脉周围的纤维组织，解除对上腔静脉的压迫。

2) 上腔静脉壁部分切除术：当炎性肿块侵蚀部分上腔静脉壁，将肿块连同静脉壁做部分切除，然后补片。对小的肿块侵及上腔静脉内，前端超过炎性肿块部位，导管下段要做许多侧孔, 使与右心房相通, 用阻断带放在上腔静脉受侵位置的上下端, 手术时予以阻断, 使血液从已阻断的上腔静脉, 通过导管直接回流至右心房内。使受累的部分上腔静脉壁可以从容切除及重建, 用静脉片或心包片做缝合修补。

3) 侧支旁路手术: 利用扩张的侧支循环间吻合, 建立新的通路重建上腔静脉的回流。其方式有直接吻合、侧支静脉架桥、异体材料架桥等。上腔静脉旁路手术的途径较多: 自上腔静脉或无名静脉移植到右心耳; 自上腔或无名静脉移植到心包内上腔静脉; 奇静脉直接与右心耳或心包内上腔静脉吻合; 自颈内静脉到右心房; 自上腔静脉到右心房; 奇静脉远心端直接吻合到下腔静脉; 大隐静脉颈内静脉吻合术。

4) 上腔静脉移植术: 目前上腔静脉移植还不是一个很成功的术式, 主要因为其术后栓塞率高, 术中存在如何选择移植材料和移植技术的问题。以上腔静脉完全闭塞为例, 手术在常温 ( 头部降温 ) 或低温麻醉下进行。从胸骨正中锯开, 颈部可遇到丰富的侧支血管。曲张静脉如蚯状, 必须小心地一一结扎止血。游离上腔静脉和左右无名静脉, 探查上腔静脉的阻塞程度及其范围。用无损伤血管钳阻断上腔静脉的近心端及左右无名静脉, 切除闭塞段。在右无名静脉和上腔静脉间置入人造血管。用 3-0 号无损伤缝线先缝合远心端血管口。右无名静脉和人造血管各放两根对角牵引线, 结扎后, 后壁做间断外翻缝合, 于血管外打结, 然后再缝前壁。用同样方法做近心端吻合。吻合完成后, 先开放远端阻断钳, 在人造血管壁上插入针头排气, 再开放近端阻断钳, 如有漏血, 可补缝 1 ~ 2 针。

5) 大隐静脉颈外静脉吻合术: 大隐静脉颈外静脉吻合术是解除上腔静脉梗阻的旁路手术之一, 亦是唯一的胸腔外静脉分流术。手术目的是: 游离大隐静脉全长, 倒转过来与颈部静脉吻合, 使上腔血液流经大隐静脉、股静脉途径回流到下腔静脉。

(2) 缩窄性心包炎的外科治疗

1) 胸骨正中劈开切口: 此种手术入路能够充分显示心脏前面及右侧面, 易行剥离腔静脉及右心缘部位的增厚心包, 术后对呼吸功能影响小。对合并有肺内病变及呼吸功能较差的病例, 多采用此切口。其缺点是, 左心室膈神经后的心包部分及心尖部分显露较差。有学者认为膈神经后的心包不必切除。

2) 左胸前外侧切口: 经第 5 肋间隙进胸, 右侧需切断结扎胸廓内动脉并横断胸骨, 左侧达腋中线。此种切口的优点是单侧开胸, 对呼吸功能的影响小, 状态较差者可以采用。左心显露好, 左心室及上下腔静脉显露较差。

3) 双侧胸前横切口: 此切口优点是手术野暴露良好, 可兼顾心脏左右两侧, 能彻底切除心包, 术中有意外发生也便于处理。其缺点是切口较长, 创伤较大, 术后肺功能影响大。

4) 经左胸前外侧切口心包剥脱术: 患者麻醉后取仰卧位, 左肩胛下置一枕垫, 左手放在壁下。沿左侧第 5 肋间隙, 左乳腺下方, 做一弧形切口, 切开肌肉进胸。胸廓内动脉结扎切断, 于第 5 肋软骨靠近胸骨处断开。撑开胸廓显露胸腔。将左膈神经从心包内锐性分离, 尽量多带些脂肪及软组织, 以免伤及膈神经。在左心室部位切开心包, 尽量偏后外侧, 选择无钙化区。切口下面有时可见到分层, 或有心包积液。但大部分情况下, 切开心包即达心肌表面。在心外膜之外找到分层, 沿分层进行钝性或锐性剥离并逐渐扩大范围。如增厚的壁层与脏层心包间尚有腔隙, 可先切除壁层使心脏搏动初步得到改善, 再处理纤维增厚的脏层心包。若心包粘连致密或分层不清，应使用剪刀或刀片进行锐性分离，细致精确地进行解剖。避免强用钝器剥离，以防心肌创伤及心肌破裂。

心包剥离的顺序应沿纵行切口的两侧，向右前方及左后方分离。应尽量成片切除，如发生心肌破裂，可利用已剥脱的心包修补止血。右侧的心包片应分离至左侧的房室沟，上界至胸腺的下方。左侧的心包片上界应分离至主肺动脉干，并将其缩窄环切断，以免引起严重的术后右心室压力过高；下界应将膈腱以外的增厚心包完全游离或切除；后界尽可能将左心室表现的心包完全游离。在分离室间沟部位时，格外注意勿损伤冠状动脉分支，此处如有钙化应给予留置，在其他部位继续剥离。左心房表面的增厚心包对血流动力学影响不大，剥离时较易撕破，止血困难，不需要强行剥离。尽可能切开松解左心房与下腔静脉附近的环形缩窄，房室沟处如存在环形缩窄应予以切断。术中应注意先完全剥脱左心室部位的心包，然后剥离右心室流出道，以防发生急性肺水肿。待心包完全剥离之后，再将心包片切除。重症患者心肌萎缩明显。在剥离心包后，心肌表面颜色较淡，剥离范围应适可而止，心室表面及主要缩窄环解除即可。剥离完毕即可应用洋地黄制剂。手术结束时要彻底止血，心包切除边缘用电凝止血。如有必要可在左心耳或肺静脉置放测压管，有利于术后病情观察。安放两根闭式胸腔引流管。

5) 经胸骨正中切口心包剥脱术：采用气管内插管全身麻醉。患者取仰卧位，背部肩胛骨区垫高使胸部挺出，胸骨正中劈开。如有胸骨后粘连，应边分离粘连，边用开胸器撑开两侧胸骨。先自心尖部位开始剥离心包。此外心包粘连轻，心包增厚不明显，易于剥离。用刀片逐次划开增厚的心包。增厚的心包与外膜之间常常有一层疏松结缔组织，为正确剥离心包的分界面，切开增厚心包后，可见跳动的心脏向外突出。分离一部分心包后，助手轻轻用钳子提起心包片，术者以左手轻压在心脏表面，可充分显露增厚心包与心肌粘连的程度。如粘连较疏松时，可用手指套纱布或花生米钳予以钝性分离，分离时的用力部位应在心包面上。遇到条索或条带状粘连时，需用剪刀或手术刀片锐性分离。如粘连愈着十分紧密，应放弃原来的分离部位，而在其他部位重新切开、分离心包，即先易后难。根据术中患者心功能状态及心包粘连程度决定剥离范围。一般剥离的基本范围应是：心尖部位需完全剥脱；左侧面接近左侧膈神经处；房室沟及下腔静脉入口处的纤维性缩窄环必须松解。剥离的顺序应该是左心室→右心室流出道→房室沟缩窄环→下腔静脉环形束带。

心包机化良好且非常易于剥离者，心包完全剥离最佳。如术中出现心律失常，循环不稳定或心肌颜色发白，心脏扩大，心肌收缩无力，剥离操作需适可而止，主要部位(左、右心室面及下腔静脉缩窄环)剥脱即可。同时应用地高辛及利尿制剂，尽早完成手术，以提高手术安全性。术后必要时给予多巴胺等正性肌力药物。

## （五）临床效果评价

本病的预后总体较好，只有累及气道、肺动脉、肺静脉的患者预后差，患者往往死于肺源性心脏病及严重的呼吸衰竭，患者从发病到死亡一般间隔6年。

261

## 二、继发性纵隔感染

解剖上颈深部、上纵隔、下纵隔和后腹膜区域的诸多结构之间，存在的疏松组织连接的间隙。其中一个区域间隙的感染，能直接通过这些解剖间隙进入到另一解剖区域。特别是起源于颈部的感染，在重力和胸腔负压的作用下容易向下扩散到纵隔内。继发性纵隔感染常见的致病菌有葡萄球菌，如金黄色葡萄球菌或表皮葡萄球菌、白色葡萄球菌、革兰阴性肠杆菌（如肠产气杆菌、产碱杆菌和变形杆菌、荚膜杆菌、铜绿假单胞菌）。慢性感染病例中常找到真菌，如白色念珠菌。

继发性纵隔感染的主要临床表现为全身内毒素中毒症状和局部感染体征。

根据病史，如食管镜检术后或纵隔穿透伤后，高热、寒战、虚脱与休克，胸骨后剧痛，呼吸困难，心率增快，颈部皮下气肿，白细胞数增高。前胸正中切口术后可出现胸骨摩擦感、胸骨旁触痛和（或）胸骨移动感，或引流管有脓性分泌物或气泡引出。胸部 X 线照片示胸骨后增深阴影或积气。纵隔穿刺或术后引流管可抽出脓性分泌物。

继发性纵隔感染可因颈部感染向下蔓延，不同原因造成的食管支气管破裂、穿透性胸外伤、颈部外科手术后感染、邻近器官感染直接蔓延或纵隔内手术后感染等引起。目前，纵隔感染最常见于心脏直视手术的胸骨正中切开术后。心脏手术后约4%的患者发生表浅切开感染，1%~2% 患者的感染累及纵隔。常见致病菌为葡萄球菌（金黄色葡萄球菌、白色葡萄球菌、表皮葡萄球菌等）和革兰氏阴性菌（肠产气杆菌、产碱杆菌、变形杆菌、荚膜杆菌、铜绿假单胞菌等）。继发于食管穿孔及食管外科手术后者，占非心脏直视手术后急性纵隔感染的90%；膈下感染向上蔓延，则多累及纵隔下半部分。

### （一）手术适应证

纵隔感染时细菌或毒素通过纵隔丰富的淋巴网吸收，可产生菌血症、毒血症和败血症、中毒性休克。局部感染病灶可以导致心包炎、脓胸、食管穿孔、感染性大血管穿孔等。其手术适应于：

1. 急性、坠入性及坏死性纵隔炎。
2. 大的食管穿孔或复合穿孔。
3. 前胸正中切口或心脏直视手术后纵隔感染等。

### （二）手术要点、难点及对策

纵隔急性感染需要密切观察和有效全身治疗。加强全身支持治疗、维持内环境稳定和有效抗生素使用。

1. 急性、坠入性及坏死性纵隔炎的治疗　主要包括抗生素的应用、外科引流及气管切开。应根据需氧菌和厌氧菌的种类及药物敏感试验选择和调整抗生素。当纵隔感染局限于气管隆嵴平面以上时，可行颈前纵隔切开引流术，切口内插入质地柔软的橡皮管和橡皮片，以免磨损纵隔内的大血管（图 10-14，图 10-15)。感染若蔓延至隆突平面以下时，则应行开胸手术。前纵隔的感染，若颈前纵隔内切口引流效果不佳时，可进一步行剑突下引流术。

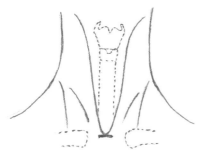

图 10-14　颈前纵隔切开

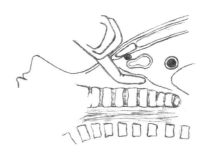

图 10-15　分离

气管切开适用于有大出血可能的患者，但也有学者认为所有急性、坠入性及坏死性纵隔炎患者均应行气管切开术，以保证呼吸道通畅。近来有学者认为采用胸腔镜下行胸部引流，效果较颈部引流好，创伤较胸部切开引流小，可被采用。

2. 食管穿孔的治疗　食管穿孔多为一些小的穿孔时可采用保守疗法，常发生于食管狭窄后扩张，因周围有粘连和慢性纤维组织，污染仅局限在食管周围，但应严密观察。在复合穿孔、大的裂口时常需紧急外科处理，能否直接修补食管穿孔主要取决于局部病理改变和污染情况，一般在 12~24h 内修补易成功，可采用肋骨间肌片、胸膜片和心包脂肪包裹修补。24~36h 后修补常不易成功，在这种感染严重的情况下，可采用充分纵隔引流、食管改道和切除，在裂口部放置支架，减少纵隔内污染，严重的患者可切除食管，二期重建。

3. 前正中切口或心脏直视手术后并发纵隔感染的治疗

(1) 开放引流法：这是传统的方法，敞开切口，冲洗创面，去除脓液、坏死的软组织和骨质，以及松脱的钢丝和感染的肉芽组织，然后创口和纵隔用湿纱布引流并经常换药，使用抗生素控制感染，待出现清洁的肉芽面后，再二期缝合切口或二期愈合。这种疗法的优点是没有引流不畅所造成的无效腔，随时可处理各处的感染灶。其缺点是：①患者的痛苦较大，病程较长；②胸骨移动、胸廓不稳定，影响衰竭或肺部并发症；③胸骨、纵隔组织和心脏长期显露，易使心脏缝线和代用品遭受继发性感染的威胁，常可导致心脏、大动脉切口大出血或心内膜炎等。因此开放引流法的治疗失败率较高，目前仅适用于纵隔炎出现于手术后 2~3 个星期且胸廓较稳定的病例，以及病情严重合并有骨髓炎而不能耐受麻醉再行手术的病例。

(2) 密闭引流法：这是近年来主要采用的方法，打开切口，彻底清创，移除纵隔感染组织和纤维沉积物，并一期关闭切口。术后用抗生素溶液或 povidond- 碘溶液连同敏感的抗生素。此法能迅速控制感染，在感染未扩散引起胸骨骨髓炎前早期施行效果甚佳，已被公认为较合宜的处理措施，其效果较好，具体操作方法如下：

在静脉注射氯氨酮和静脉综合麻醉下再次手术。气管插管行辅助呼吸。拆除胸骨正中劈开切口的缝线，沿原切口切开，去除所有缝线结头，拔除松脱、断裂或切割的不锈钢丝，刮除胸骨边缘上所涂的骨蜡。出血点用电灼止血，尽量不用丝线结扎。撑开胸骨，吸尽纵隔内脓液。如心包已封闭，无感染者宜探入心包，以免扩散感染。若心包内有脓液积聚，需拆除心包缝线，敞开心包腔，用大量生理盐水或碘伏、甲硝唑、抗生素冲洗，同时清除纵隔、心脏和大动脉表面的脓性纤维块。彻底清创后，敞开的心包不予缝合，然后在颈部胸骨上凹旁做一小切口，引入一有多个侧孔、直径0.3cm的硅胶管，放置于上纵隔，尾端连接灌注吊瓶管道。另在膈面心包腔和右心房旁各放置一乳胶引流管，尾端从切口下方引出，连接负压吸收[-1.57 ~ -1.18kPa(-15 ~ -12cmH$_2$O)]。再用不锈钢丝稳固地对拢缝合胸骨；钢丝不宜放置在原肋间部位。最后皮肤和皮下组织全层缝合。

手术结束前即开始连续灌注抗生素溶液，一般可先用庆大霉素，每500ml生理盐水加8万U，或用甲硝唑，以后可改用其他敏感的抗生素稀释液，如卡那霉素、先锋霉素、氨苄西林或肽霉素等。抗生素溶液滴注量为1500 ~ 2000ml/d。灌注过程必须保持引流管通畅，防止被纤维堵塞。同时全身再使用敏感的抗生素和支持疗法。一般病例在冲灌3 ~ 5天后，引流液即由混浊逐渐转为清晰，引流时引流量与灌注量趋于平衡，体温逐步下降，全身情况改善，多在7 ~ 10天内停止灌注。先拔除滴注硅橡胶管，过1 ~ 2天再拔除乳胶引流管，创口大多一期拆线愈合。此种方法的优点是：①没有胸骨的移动，胸骨稳定性好，有良好的呼吸功能。②患者痛苦小，没有因撑开胸骨对患者有精神刺激，愈合时间短。③减少因多次换药造成的再次感染和造成心脏及大血管的出血。缺点是可能有引流不畅所造成的无效腔。

(3)肌肉充填法：对于纵隔感染侵及胸骨的患者，如胸骨严重感染，甚至坏死，可部分或全部切除胸骨，同时将胸大肌、腹直肌行部分离断，将肌肉填充到因胸骨切除留下的间隙之中，然后一期缝合。其优点是愈合时间短、胸廓稳定性好，良好的呼吸功能，避免换敷料的并发症，减少精神创伤。该法特别适用于慢性、反复性发作的患者。

### (三)临床效果评价

急性、坠入性及坏死性纵隔炎的死亡率仍然很高，多数文献报道达40%，引起死亡的主要原因是严重的败血症、大血管破裂及出血、呼吸衰竭和颅内感染。脓胸、化脓性心包炎及心包填塞也是致死的原因。

# 第六节　上腔静脉阻塞综合征

上腔静脉阻塞综合征，又称上腔静脉综合征(SVCS)，是一组由于通过上腔静脉回流到右心房的血流部分或完全受阻相互影响所致的症候群，为肿瘤常见的急症。患者可出现急性或亚急性呼吸困难和面颈肿胀。检查可见面颈、上肢和胸部淤血、水肿，进而发展为缺氧和颅内压增高，需要紧急处理。

发病原因有恶性肿瘤侵犯或压迫上腔静脉；非恶性疾病的压迫，如胸骨后甲状腺肿瘤、胸腺瘤、支气管囊肿等，或慢性纤维性颈部组织炎症导致上腔静脉周围组织压迫，如特发性硬化性纵隔炎、纵隔纤维化等；上腔静脉血栓形成，如先天性心脏疾病及手术后、中心静脉插管或起搏器置入可引起血栓形成。

临床表现有静脉回流障碍，如头颈部及上肢出现水肿，指压无明显压痕，伴皮肤及口唇发绀，平卧时加重，上半身直立后可缓解，常伴头晕、头胀、睑结膜充血。根据患者的症状、体征及相关影像学检查，多可确诊，同时明确病因十分重要。

## （一）手术适应证

外科治疗的指征在某种程度上取决于病因及梗阻的程度和速度，有如下情况者我们认为可考虑手术治疗：

1. 因良性疾病引起上腔静脉阻塞综合征者。
2. 因恶性病变导致急性上腔静脉梗阻伴有脑或喉水肿者。
3. 因恶性肿瘤瘤体压迫上腔静脉产生上腔静脉梗阻者，并且肿瘤能被完整切除的。
4. 有无法切除的恶性肿瘤且能存活半年以上者可行姑息性手术治疗。
5. 非手术治疗减轻上腔静脉综合征失败者。

## （二）手术禁忌证

1. 患者一般情况差，心、肺等重要脏器功能不能耐受麻醉和手术。
2. 有明确肿瘤远处转移，包括骨转移、脑转移、肝转移等。
3. 病变范围广泛，梗阻累及锁骨下静脉及颈总静脉分支以上的血管，或累及主动脉、食管、气管及隆突，以及大面积胸骨、锁骨、肋骨受侵致术后无法闭合胸壁者。
4. 某些特殊类型的肿瘤如淋巴瘤、纵隔非精原细胞性生殖细胞肿瘤，这些肿瘤对于联合化疗和放疗极为敏感，若术前诊断明确，包括经皮穿刺细胞学病理诊断，可以避免单纯开胸手术。

## （三）术前准备

1. 术前认真评估，明确原发病的性质，制订合理的治疗方案。
2. 头部抬高半卧位，给予利尿剂以减轻全身水肿，胃肠道内或胃肠道外营养支持，纠正水、电解质紊乱等。
3. 改善患者一般状况，将患者的体质提高到最理想的水平，再行开胸手术。

## （四）手术要点、难点及对策

外科治疗的主要目的是使上半身的血液回流到右心房，消除上腔静脉梗阻引起的症状。凡良性病因者，手术后效果很好；恶性病因引起者术后远期效果较差。但只要外科手术成功，就可以减少患者痛苦，延长生存期。上腔静脉阻塞综合征的外科治疗根据手术形式可以分为以下几种：上腔静脉减压术、上腔静脉内血栓切除术、肿瘤切除＋上腔静脉重建术、上腔静脉短路术。

1. 上腔静脉减压术　主要适用于良性病变引起的上腔静脉阻塞综合征者，如慢性纤维性纵隔炎引起上腔静脉狭窄的患者，上腔静脉内无血栓形成，可经外科手术切除或松解纵隔肉芽组织，减轻其对上腔静脉的压迫。对于能切除的恶性肿瘤压迫上腔静脉而上腔静脉未受侵犯者，可通过切除上腔静脉外肿瘤病变而恢复上腔静脉血流。

2. 上腔静脉内血栓切除术　适用于由心血管导管插管所形成的陈旧性血栓，或新鲜血栓经溶栓治疗无效，且血栓仅限于上腔静脉内的患者。血栓切除术的最佳时机为血栓与上腔静脉内膜未形成粘连之前。术中需首先阻断上腔静脉的近心端，以防血栓脱落而造成严重后果，危及患者生命。

3. 肿瘤切除 + 上腔静脉重建术 ( 图 10-16 )　适用于良性肿瘤或恶性肿瘤较小，累及上腔静脉或与上腔静脉粘连紧密者。而对恶性肿瘤较大的晚期患者，或体质差者一般不采用此术式。术中应注意：

(1) 麻醉方式采用气管内插管全身麻醉，静脉和吸入复合。注意输液通路应采用下肢输液、给药，避免上肢静脉输液，从而加重上腔静脉梗阻。

(2) 切口选择建议采用前正中切口，较之右前外侧切口能更好获得手术野显露，而且可顾及无名静脉，同时可以保留胸壁侧支静脉，减少术中出血。

(3) 该术式必须考虑两个问题，第一是重建方式的选择，第二是血管移植物的选择。重建方式的选择取决于上腔静脉管壁受侵的程度和范围。一般来讲当上腔静脉管壁受侵未超过整个周径的 1/3，或者上腔静脉切除后管壁缺损能用自体心包片或者人工补片修补的，可以选择行上腔静脉壁部分切除 + 重建术。当受侵范围小于 1/3 周径时，可切除后直接缝合；当受侵范围大于 1/3，但小于 1/2 周径时，切除后应给予补片以扩大管腔防止狭窄，补片可采用大隐静脉、左头臂静脉、心包等；当受侵范围大于 1/2 周径时，应将上腔静脉切除后置换，置换材料有人工血管及自身血管。目前临床上应用较多的人工血管是内径 10~20mm 的带环

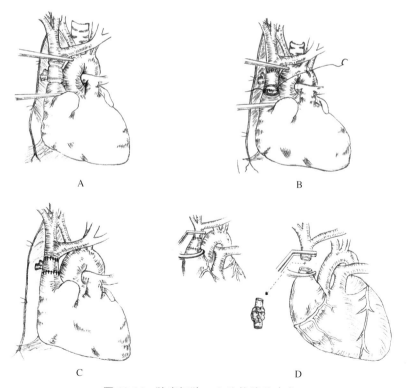

A

B

C

D

**图 10-16**　肿瘤切除 + 上腔静脉重建术

人工血管，因为其内壁光滑不容易形成血栓，并且具有一定程度的抗压迫能力，可以维持管腔的形态，保障血管内通畅。

(4) 手术过程中为防止脑水肿的发生，应尽量减少上腔静脉阻断的时间。长时间完全钳闭不全阻塞的上腔静脉，有可能产生脑水肿和脑损伤、颅内出血、心排血量下降等并发症。我们发现上腔静脉梗阻时间较长，或上腔静脉大部分或完全闭塞者，此时侧支循环已建立，完全阻断上腔静脉不会对脑组织造成大的损害。而对于一些急性上腔静脉阻塞综合征或侧支代偿不充分的患者，阻断时间单次以 30min 为限，同时密切监测颈内静脉压力在 50mmHg 以内，要求麻醉师将收缩压控制在 100mmHg 左右，对于手术时间较长者，可分次阻断以完成手术，同时需给予适当的脑保护。

4.上腔静脉短路术　主要适用于肿瘤广泛浸润转移不能切除者。该手术是提供一条能替代上腔静脉的通路，使头颈部、上肢的血液回流到心脏，以缓解上腔静脉阻塞综合征症状。该手术是一种姑息性治疗，可分为两大类，即胸内短路手术和胸外短路手术，临床上常用人工血管、大隐静脉、股浅静脉、大网膜静脉等作为短路桥。

## (五) 术后监测与处理

1.早期呼吸支持，监测生命体征，注意头臂静脉回流改善情况，有针对性地预防和控制术后感染。对手术创伤大、术中出血多的患者应及时输血纠正。

2.因术中阻断上腔静脉，术后应注意观察神经系统体征，记录患者清醒时间、问答反应，应特别注意有无神经系统并发症。

3.术后应严格限制液体入量，给予强心、利尿治疗，减轻心脏负荷。

4.如术中使用人工血管，术后需行抗凝治疗，但对于如何抗凝和抗凝时间的长短目前尚有争议，我们倾向于术中肝素化，术后口服华法林 6 个月后终生口服阿司匹林，维持凝血酶原时间延长 1.2~1.5 倍。

5.恢复期患者根据手术情况和术后病理类型，术后给予相应的放化疗等综合治疗，以提高远期生存率。

## (六) 术后常见并发症的预防与处理

1.肿瘤无法彻底切除，或术后复发，避免此种并发症需要术前认真评估和术后早期辅助治疗。

2.术后人工血管桥不通畅。有文献报道，上腔静脉和无名静脉人工血管置换术后，右侧通畅率高，左侧低，术中应注意左无名血管置换时，将近端人工血管直接缝合于右心房，确切测量人工血管长度，关胸时避免造成人工血管扭曲、受压，从而闭塞，同时术后有效抗凝。

3.其他损伤，包括膈神经、喉返神经损伤等。强调手术应尽量保护喉返神经，避免损伤，若双侧喉返神经损伤，将造成双侧声带麻痹和呼吸困难，术后需行永久性气管造口。

## (七) 临床效果评价

上腔静脉阻塞综合征患者手术治疗的效果取决于原发肿瘤的性质、病变的程度，以及

267

肿瘤是否获得根治性切除。对于恶性肿瘤所致的上腔静脉综合征患者的总生存率较低，大部分在 6~8 个月内死亡。该综合征患者的预后和生存时间取决于原发病的肿瘤类型及恶性肿瘤对治疗的反应、化疗、放疗可明显改善患者生存质量，但根据报道只有 10%~20% 的患者的存活时间超过 2 年。手术治疗可改善患者生存质量，还可延长患者寿命，国内外均有长期生存的报道。

# 第七节　其他纵隔疾病

## 一、纵隔囊肿手术

### （一）概述

纵隔囊肿 (cyst of mediastinum) 属纵隔肿物中的一类，发病率占全部纵隔肿物的 20% 左右。

1. 气管支气管囊肿　是纵隔先天性发育异常性囊肿中最常见的一种，占 40% ~ 50%。大多数气管支气管囊肿发生于受孕后第 26 ~ 40 天，发生较早者多形成纵隔内肿物，而发生较晚者多形成肺内肿物，个别病例亦有见于横膈内或横膈下者。纵隔气管支气管囊肿依其所在部位可分为气管旁、隆突周围、肺门旁、食管旁和其他部位等五组，其中大多数位于隆突周围，多有蒂与大气道相连。位于隆突周围的囊肿易因压迫邻近组织而引起临床症状。

纵隔内气管支气管囊肿的临床表现主要与其部位有关，位于隆突周围的囊肿可以在体积尚不大时即引起明显的临床症状，而其他部位的囊肿可以长到很大而仍无明显的临床表现。常见的临床症状包括呼吸困难（活动时尤为明显）、持续性咳嗽及喘鸣，儿童患者易误诊为哮喘、喘息性细支气管炎、气管支气管狭窄或气道异物等。囊肿与气道相通者易并发感染而出现相应的临床表现。个别病例囊肿可致气管阻塞或右心室流出道阻塞。

胸部 X 线检查常见隆突附近边界清楚、质地均匀的纵隔内肿物，多为圆形或卵圆形，随呼吸运动其形状可发生变化，亦可见于纵隔内其他部位。一般无分叶，无钙化。隆突下的囊肿可使隆突角度增大。食管旁的囊肿钡餐检查可见食管有明显受压。与气道相通而继发感染者可见囊肿在短期内扩大，可出现气液平面。胸部 CT 扫描可以明确囊肿的位置及其与周围结构的关系，典型的囊肿呈圆形或卵圆形，CT 值为 0 ~ 20HU，囊壁十分菲薄；囊腔内液体含蛋白量高时 CT 值升高，反复慢性感染者囊壁可以增厚。

2. 食管囊肿　来源于胚胎期前肠，为食管发育过程中未能形成正常管腔的结果。囊壁内衬非角化鳞状上皮，有双层平滑肌，食管腺体有时可见小范围的纤毛柱状上皮，可能与覆盖纤毛上皮的胎儿食管结构相似，不可误认为起源于支气管的结构，壁内无软骨有助于鉴别。

食管囊肿多位于食管旁。多数患者无症状，少数因压迫食管而出现吞咽困难。部分患者可因慢性咳嗽而误诊为哮喘或慢性支气管炎。

胸部 X 线检查见病变位于后纵隔前部食管旁，圆形或卵圆形，边界清楚。食管吞钡检查可见食管明显受压，但黏膜皱襞完整。如囊肿发生溃疡而与食管相通，囊肿内可见气体，吞钡检查时可见钡剂进入囊肿内。食管囊肿与位于食管旁的支气管囊肿的 X 线表现完全相同，不易鉴别，往往需待手术后病理学检查才能确诊。

3.肠源性囊肿　较罕见，关于其起源有数种学说解释，多认为系因胚胎早期内胚层与脊索未完全分离所致。胃肠囊肿的内衬细胞包括胃黏膜上皮细胞、小肠上皮细胞和纤毛柱状上皮细胞等，其中胃黏膜上皮细胞可具有分泌功能，导致消化性溃疡。

本病男性较常见。临床症状出现较早，多于儿童期或更早即有临床表现，包括疼痛、呼吸困难、咳嗽、呕吐、消瘦、咯血等。囊内的胃黏膜上皮细胞分泌酸性物质和某些蛋白酶，使囊壁发生溃疡，并可累及邻近组织，在气管支气管和食管等部位形成瘘管，引起相应的临床症状。

胸部 X 线检查见囊肿位于纵隔脊柱旁，圆形或椭圆形，轮廓清楚光滑，密度均匀。食管造影囊肿多通过蒂与脊膜及胃肠道相连接。若连接处位于胸内食管则多无交通；相反，若连接处位于腹腔内胃肠道，则大多数其间有交通，空气可进入囊腔内，造影检查时钡剂亦可进入囊腔内。常可见胸椎、颈椎畸形，如半脊柱畸形、后位脊椎裂、脊柱侧弯等。

4.心包囊肿　大多数为先天性疾病，个别病例可于患急性心包炎多年后发生心包囊肿。心包囊肿一般呈梭形或卵圆形，壁菲薄，内含清亮的或草黄色的液体，囊壁由单层扁平或柱状细胞覆盖，细胞形态极似间皮细胞。

大多数心包囊肿不引起临床症状，个别患者因囊肿过大压迫邻近结构而产生胸骨后压迫感、呼吸困难或咳嗽等症状；极个别报道心包囊肿继发感染者。

胸部 X 线检查见心包囊肿通常位于前纵隔心膈角区，但也有位置较高者，少数患者可延伸至上纵隔区，右侧明显较左侧多见。囊肿轮廓清楚光滑，密度均匀，一般无钙化影。有时在侧位胸部 X 线片可见囊肿呈水滴状上尖下圆的阴影，可能为囊肿嵌入叶间裂所形成，具有一定的特征性。大多数囊肿直径为 3 ~ 8cm，但也有小至 1cm 和大至 28cm 的报道。CT 检查有助于明确阴影的囊性结构，对位于不典型部位者诊断价值更高。透视下囊肿的形态可随体位变动和呼吸动作而有变化。

5.胸腺囊肿　较为罕见，仅占全部纵隔肿物的 1% ~ 2%。大多数为来自胸腺咽管上皮的先天性囊肿，可发生于从颈部到前纵隔的胸腺下降线的任何地方；也有个别报道与手术创伤、炎症等有关者。病理学上胸腺囊肿应与胸腺瘤、霍奇金病等形成的假性囊肿相鉴别，假性囊肿壁一般较厚，在其纤维性壁内可找到残余的瘤组织。

患者多为儿童和年轻人，大多无临床症状，仅于因其他原因行胸部 X 线检查时被发现。少数囊肿过大者可出现胸部疼痛或胀闷感、咳嗽、呼吸困难、吞咽困难、声嘶等症状。

胸部 X 线检查无特异性表现，囊肿边缘光滑，圆形或卵圆形，位于前纵隔。CT 和磁共振检查有助于明确囊性特征。

## （二）手术要点、难点及对策

1.气管支气管囊肿　较大的气管支气管囊肿一般应行手术切除治疗。对于无临床症状而耐受性较好的患者可行择期手术；呼吸道压迫症状明显者（多见于小儿患者）有时需行急诊手术；囊肿继发感染者可先给予抗生素和局部引流治疗，感染控制后再行手术治疗。

气管支气管囊肿主要治疗方法是手术切除，可选择开胸切除囊肿、胸膜外切除囊肿或胸腔镜下摘除囊肿。手术切除不仅可明确诊断，减轻症状，而且可防止相关并发症的发生。由于反复感染或其他原因，不能完整切除时，可将囊肿开放，内囊壁尽量切除，残留者可用碘酒或苯酚措灭，亦可达到良好的效果。另外，曾有在囊肿内查到支气管腺癌的报道，也是手术切除的重要原因。手术方法可分为胸腔镜手术和开胸手术两种。胸腔镜下囊肿切除手术适用于大部分患者；对于部分囊肿巨大或合并感染者开胸手术较安全。根据囊肿的所在部位选择左或右后外侧切口第 5 或 6 肋间进胸，但对于囊肿位于奇静脉水平者建议经右胸手术较为合适。以胸腔镜下手术切除为例 ( 图 10-17)，暴露囊肿后逐层解剖，避免损伤气管、支气管膜部或食管，但连同囊壁完整切除。

手术治疗效果良好，但个别患者术后囊肿可复发。

2. 食管囊肿　均发生在后纵隔内，沿食管走行分布，食管超声内镜能准确区分食管内占位病变及壁外受压，区别出黏膜下肿物的来源，准确测定肿物大小，能显示黏膜下肿物的回声强弱，对食管囊肿具有确诊价值。

手术切除是本病的唯一治疗方法。食管囊肿一经诊断即可行外科手术摘除。因为多数食管囊肿的外壁光滑，粘连不重，均容易摘除。当囊肿与气管、支气管、食管或主动脉紧密粘连，且囊壁血运丰富时切除就有一定困难。手术关键是切除囊壁内衬的上皮，因为它

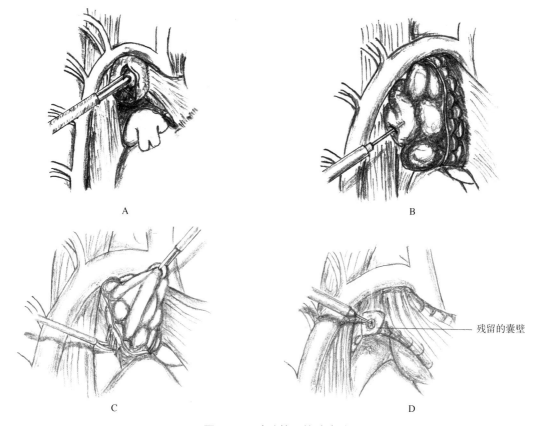

图 **10-17**　胸腔镜下摘除囊肿

270

有分泌功能，至于囊壁，以后可萎缩粘连和纤维化。如小儿因纵隔内巨大食管囊肿压迫而致呼吸窘迫时，可以先行急诊穿刺减压，二期再行手术摘除囊肿。有时囊肿巨大或有某些并发症，行食管囊肿摘除手术时可能有一定困难，此时无论采取何种方法处理，均要注意避免损伤食管。食管囊肿切除后效果良好，未见有复发，但是有个别纵隔食管囊肿发生恶性变的报告。

3.心包囊肿 容易误诊，而且肿瘤增大可出现压迫症状或继发感染，一般主张手术治疗。如心包囊肿又无明显症状，并且术前诊断明确者，可保守治疗观察。位于前纵隔较小病变可采用前外侧切口肋间进胸，减轻手术创伤；较大病变或位于后纵隔的囊肿，以采用后外侧切口为宜。术中尽量防止囊肿剥破，尤其对继发感染的心包囊肿，应仔细保护术野，以防污染；对囊肿游离较困难者，应先减压再行切除；对囊肿钙化增厚与心肌粘连紧密者，不必勉强追求整个剥离，以免损伤心脏引起大出血。

一般囊壁与胸膜轻度粘连，容易剥离，手术安全性高，预后极佳。

4.肠源性囊肿 可发生在脊髓的腹侧、背侧或脊髓内，首现症状多为囊肿所在部位的脊神经根性疼痛，以双侧颈痛者多，颈部活动受到限制和颈部抵抗等。男性较常见，多见于婴幼儿时期，常有程度不同的呼吸困难；有的囊肿壁发生溃疡，如破入食管则可引起呕血、肺炎等并发症。

手术切除是本病唯一的有效治疗方法，为避免发生气管支气管瘘、食管瘘、胸椎破坏等并发症，应争取早期明确诊断、早期手术治疗，因此一旦确诊后，即应及时手术。术式宜用显微外科技术，仔细分离粘连，并保护好脊神经和脊髓。如将囊肿完全切除，手术前后辅以神经营养治疗，常可取得满意的疗效。对本病的手术治疗比较安全，彻底摘除后很少复发，多数能完全治愈，预后良好。

5.胸腺囊肿 目前胸腺囊肿的治疗尚有争议。一些专家认为，因为术前不易确诊，所有的胸腺囊肿均应手术切除，以明确诊断，且胸腺囊肿与胸腺有蒂相连，界限清楚，易于剥离。另一些专家则认为，如果能从囊肿的位置和 CT 等影像学特征上明确为胸腺囊肿，则可经皮细针穿刺治愈囊肿。对于不能确诊为胸腺囊肿的患者，特别是不能完全除外胸腺瘤合并囊性变及包虫囊肿时，外科手术是必要的，可以达到确诊和治疗双重目的。胸腺囊肿切除的手术路径有胸骨正中切口、前外侧切口和后外侧切口，亦可通过电视胸腔镜完成手术。我们认为胸腺囊肿应手术切除，手术治疗既可切除囊肿，也有助于明确组织学诊断。胸腺囊肿切除后不复发，预后好。

## 二、结节病手术

### (一)概述

结节病(sarcoidosis)又称肉样瘤病，还有 Boeck 肉样瘤、Schaumann 良性淋巴肉芽肿病和 Besnier 冻疮样狼疮等名称，是一种病因未明、以非干酪样肉芽肿为病理特征的慢性多系统疾病。结节病由英国医生 Hutchison 于 1877 年首先报道，直至 1940 年，"结节病"(sarcoidosis)这一病名方被广泛采用，我国于 1958 年开始有报道。

结节病多见于中青年，儿童及老人亦可罹患。据统计，20 ~ 40 岁的患者占总人数的 55.4%，19 岁以下占 12.9%，60 岁以上占 8.3%。我国平均发病年龄为 38.5 岁，30 ~ 49 岁占 55.6%。男女发病率大致相同，女略多于男 ( 女 : 男为 7 : 5)，黑人女性为男性的 2 倍。结节病可侵及多个脏器,90% 以上的病例累及肺及胸内淋巴结,其次为皮肤、眼睛、神经系统、心脏及外周淋巴结等。

结节病的病因至今未明，过去认为本病是结核病之一，但证据不足。还有提出不典型分枝杆菌是病因的报道。其他如病毒感染及遗传因素的影响，但未能得到证实。目前认为，结节病可能是一种与感染因素、免疫因素及遗传因素相关联的自身免疫系统疾病。

结节病是一种全身性肉芽肿病，急性起病者较少见，病情经过缓慢，缓解和复发相交替，累及皮肤和许多内部器官。受累的部位除皮肤外，有肺、纵隔及周围淋巴结、指趾骨、心肌、中枢神经系统、肝、脾、肾、眼及腮腺。结节病可以只侵犯一种器官或组织，也可多种器官或组织同时受到侵犯。常表现为发热、结节性红斑和多关节肿痛、双侧肺门淋巴结肿大等，大多数患者起病隐袭，早期全身表现轻微。常见的症状有发热、乏力、盗汗、食欲减退、体重下降等。其中 15% ~ 50% 的患者可无任何症状，仅在常规 X 线检查时偶然发现。慢性起病并有胸外重要器官受损者通常预后不佳。结节病的临床表现及预后因起病方式及受累器官的不同而有明显差异，缺乏特异性。

影像学分期：依据胸部 X 线片表现，结节病分为 5 期。

0 期：肺部 X 线检查正常，常表现为肺外结节病，见于 5% ~ 10% 的病例。

Ⅰ期：双侧肺门和 ( 或 ) 纵隔淋巴结肿大，而无肺浸润，约见于 40% 的病例。

Ⅱ期：双侧肺门淋巴结肿大同时有肺野病变，见于 30% ~ 50% 的患者。

Ⅲ期：肺部弥漫性病变，不伴淋巴结肿大，见于 15% 的患者。

Ⅳ期：广泛的肺纤维化、肺大疱、肺囊肿，预后很差。

结节病的诊断主要依据临床表现、病理学证据并排除其他肉芽肿疾病后方可诊断。1993 年中华医学会呼吸病学会结节病学组对结节病的临床及病理诊断进行了第 3 次修订，诊断标准如下。

临床诊断标准：①胸部 X 线片显示双侧肺门及纵隔对称性淋巴结肿大 ( 偶见单侧肺门淋巴结肿大 )，伴或不伴有肺内网状、结节状、片状阴影。必要时参考胸部 CT 进行分期。②组织活检证实或符合结节病 ( 注：取材部位可为肿大的浅表淋巴结、肿大的纵隔淋巴结、支气管内膜的结节、前斜角肌脂肪垫淋巴结及肝脏穿刺或肺活检等 )。③ Kveim 试验阳性反应。④血清血管紧张素转换酶 (SACE) 活性升高 ( 接受激素治疗或无活动性的结节病患者可在正常范围 )。⑤ 5TU PPD-S 试验或 5TU 结核菌素试验为阴性或弱阳性反应。⑥高血钙、高尿钙症，碱性磷酸酶增高，血浆免疫球蛋白增高，支气管肺泡灌洗液中 T 淋巴细胞及其亚群的检查结果等可作为诊断结节病活动性的参考，有条件时可做。67Ga 核素注射后，应用 SPECT 显像或照相，以了解病变侵犯的程度和范围。

具有①、②或①、③条者可诊断为结节病。第④、⑤、⑥条为重要的参考指标。注意综合判断、动态观察。

病理诊断标准：结节病的病理变化缺乏特异性，因而病理诊断必须结合临床。以下特点支持结节病病理诊断。

1.病变主要为上皮样细胞组成的肉芽肿性结节，结节体积较小，大小形态比较一致，边缘清楚。

2.结节内无干酪样坏死，偶见结节中央有小灶性纤维素样坏死。

3.结节内常有多核巨细胞及少量散在的淋巴细胞，周围有较多淋巴细胞浸润，后期为纤维组织包绕，结节多时可彼此融合，但通常仍保留原有结节轮廓。

4.巨细胞内出现包涵物舒曼 (Schaumann) 小体、双折光结晶星状体的概率较结核结节为多，尤其是较多舒曼小体，或偏光显微镜下见较多双折光结节时，提示结节病。

5.镀银染色可见结节内及结节周围有大量网状纤维增生。

6.特殊染色未见结核菌 ( 油镜多视野检查 ) 或真菌等病原微生物。

7.结节内可偶见薄壁小血管。

## （二）手术要点、难点及对策

确诊结节病最重要的手段是组织病理学检查，活检证实有非干酪样肉芽肿是诊断结节病的基本条件，因此取得病理学证据很重要，目前外科手术主要用于结节病的活检，常用的方法有：浅表淋巴结及受累皮肤活检；支气管镜活检；纵隔镜、电视辅助胸腔镜手术及开胸活检。

1.浅表淋巴结及受累皮肤活检　以颈部、腋窝等部位最常用，如无浅表淋巴结肿大，也可取前斜角肌脂肪垫活检。该手术方法用于结节病的诊断较为安全、简便，但是由于结节病累及外周淋巴结及皮肤的比例较低，因此应用受到一定限制。

2.支气管镜活检　通过支气管镜检查获得病理组织是诊断结节病的重要手段，因具有较高的阳性率和特异性，因而得到广泛应用。支气管镜下改变有：隆突或气管嵴变宽或变钝；支气管黏膜充血水肿、血管纹理模糊；气管支气管轻度狭窄或局限性隆起；黏膜下小结节改变。方法包括有支气管黏膜活检 (EBB)、经支气管镜肺活检 (TBLB)、经支气管针吸活检术 (TBNA) 及支气管内超声引导下支气管针吸术 (EBUS-TBNA)。

3.纵隔镜、电视辅助胸腔镜手术 (VATS) 及开胸活检　尽管目前支气管镜技术发展很快，但限于自身缺点 ( 获取病理组织较少 ) 和各地技术水平发展不平衡，仍不能取代外科技术在结节病诊断中的应用。当以上方法不能诊断结节病时，应考虑外科介入活检。颈部纵隔镜技术主要用于气管周围、隆突下及双侧主支气管旁淋巴结及肿物的活检；胸骨旁纵隔镜技术主要用于第 5、6 组淋巴结的活检。对于Ⅰ、Ⅱ期结节病患者，纵隔镜检查的阳性率可达95%~100%，且相对于胸腔镜，纵隔镜无需单肺通气，可检查双侧纵隔淋巴结。VATS 不仅可以对胸内淋巴结进行活检，也可对周围型肺结节、胸膜及纵隔肿物、淋巴结等进行诊断，适合于纵隔镜难以达到或同时需要胸膜腔内多处活检的患者。开胸手术活检因其创伤大，并发症相对较多，近年来已逐渐被 VATS 所取代。

## （三）治疗

结节病尚无特异性疗法。糖皮质激素是结节病首选的治疗药物，能抑制炎性反应，促

273

进病变吸收，防止病变的播散和慢性化，从而达到控制症状的目的，但目前对于其疗效仍存在争议。对一些轻度病例，如皮肤损害、前葡萄膜炎或咳嗽等，仅需要局部皮质激素治疗，可在皮肤损害内注射皮质类固醇激素治疗，或外用皮质类固醇激素乳膏封包治疗，全身性结节病则通常需要口服皮质激素。心脏及神经系统病变、高血钙及对局部治疗无效的眼部病变是口服皮质激素治疗的适应证。肺及其他肺外结节病的全身皮质激素治疗仍有争议，但多数学者认为有症状并且进行性发展时应考虑全身皮质激素治疗。无症状但有持续性肺部浸润或进行性肺功能丧失时也应考虑全身性皮质激素治疗。对需要长期皮质激素治疗的患者，应考虑抗疟药和细胞毒药物的使用，极少难治性病例可考虑施行肺移植术。

关于皮质激素治疗的合适剂量和疗程尚缺乏统一标准，但应个体化。对肺结节病，初始剂量通常是隔天给予 20 ~ 40mg 泼尼松（强的松）或等效的其他皮质激素，心脏或神经系统病变应适当增加剂量，1 ~ 3 个月后应评估疗效，激素治疗有效时应逐渐减量至每天 5 ~ 10mg，治疗应持续至少 12 个月，皮质激素减量或停止后应注意防止复发，部分患者由于反复复发需要长期小剂量维持治疗。

### （四）临床效果评价

结节病的病程一般呈良性经过，约 75% 的患者病情可自行缓解，20% ~ 25% 的患者出现不同程度的肺功能永久性损害，5% ~ 10% 的患者最终死亡。一般情况下，胸内结节病在诊断后 1 年内进行治疗者预后较好，病程超过 2 年者治疗效果差，因此应尽量早期治疗。死亡原因多为肺纤维化导致的呼吸衰竭和肺源性心脏病。因长期使用激素治疗未用抗结核药物，并发结核病，也为死因之一。

（乔新伟　江　科）

## 参 考 文 献

陈灏珠 . 2009. 实用内科学 . 北京：人民卫生出版社 , 1850-1854

蒋良双、李轶川、陈晖，等 . 2007. 纵隔畸胎瘤的临床特点与外科治疗 . 中国胸心血管外科临床杂志，14(4):314-315

缪乾兵、石维平、束余声，等 . 2010. 重症肌无力的外科治疗和围术期处理 . 中国医师杂志，12(11):1504-1505

林强 . 2013. 临床胸部外科学 . 北京：人民卫生出版社 . 576-582, 583-588, 589-591, 592-597, 616-619, 704-712

李泽坚 . 2007. 实用临床胸外科学 . 北京：科学技术文献出版社 , 445-448

刘宝东、支修益 . 2009. 重症肌无力的外科治疗进展 . 中华临床医师杂志，3(11):1805-1810

刘宏斌、王爱丽、郝建中，等 . 2006. 原发性后纵隔哑铃型神经源性肿瘤的诊断与治疗 . 中华神经医学杂志，5(2):203-204

皮尔逊 . 1999. 普通胸部外科学 . 赵凤瑞，译 . 沈阳：辽宁教育出版社 , 1321-1340, 1355-1364, 1375-1380, 1409-1419

石岚、程波、刘春萍，等 . 2006. 胸骨后甲状腺疾病的诊断外科治疗 . 中华普通外科杂志，21(9):644-646

汪忠镐 . 2010. 汪忠镐血管外科学 . 杭州：浙江科学技术出版社 , 696-707

郑家豪、曹子昂、梁而慷，等 . 2006. 原发性纵隔肿瘤的外科治疗 . 中国胸心血管外科临床杂志，13(1):49-51

赵松、苑星、王建军，等 . 2013. 胸外科围术期管理 . 郑州：郑州大学出版社 , 172-176, 176-180, 180-182,

183-186, 194-196

赵兰 , 李慧萍 . 2006. 结节病病因及发病机制研究现状 . 国际呼吸杂志 , 26(7):525-528

张志庸 . 2008. 现代实用纵隔外科学 . 北京 : 中国协和医科大学出版社 , 120-129, 138-147, 202-293, 301-320, 346-354

张志庸 . 2010. 协和胸外科学 . 2 版 . 北京 : 科学出版社 , 903-913, 994-999

张志庸 , 崔玉尚 , 周易东 , 等 . 2001. 胸骨后甲状腺肿的诊断和治疗 . 中华外科杂志 , 39(04):58-59

张波 , 王志农 , 徐志云 , 等 . 2005. 心脏直视术后纵隔感染的防治体会 . 中国急救医学 , 25(2):156

Agha A, Glockzin G, Ghali N, et al. 2008. Surgical treatment of substernal goiter: an analysis of 59 patients. Surgery today, 38(6):505-511

Arai K, Ohta S, Suzuki M, et al. 1997. Primary immature mediastinal teratoma in adulthood. European Journal of surgical oncology : the journal of the european society of surgical oncology and the british association of surgical oncology, 23(1):64-67

Boons P, Hee R V, Hendrickx L. 2003. Videothoracoscopic resection of intrathoracic neurogenic tumors: report of two cases. Surgical Endoscopy, 17(12):2028-2031

Burjonrappa SC, Taddeucci R, Arcidi J. 2005. Mediastinoscopy in the treatment of mediastinal cysts. JSLS : journal of the society of laparoendoscopic surgeons / society of laparoendoscopic surgeons, 9(2):142-148

Cavicchi O, Piccin O, Caliceti U, et al. 2007. Transient hypoparathyroidism following thyroidectomy: a prospective study and multivariate analysis of 604 consecutive patients. Otolaryngology-head and neck surgery : official journal of american academy of otolaryngology-head and neck surgery, 137(4):654-658

Chevalet P, Clement R, Rodat O, et al. 2004. Sarcoidosis diagnosed in elderly subjects: retrospective study of 30 cases. Chest, 126(5):1423-1430

Chiu CJ, Terzis J, MacRae ML. 1974. Replacement of superior vena cava with the spiral composite vein graft: a versatile technique. The Annals of thoracic surgery, 17(6):555-560

Cohen JP. 2009. Substernal goiters and sternotomy. The laryngoscope, 119(4):683-688

Doty DB, Baker WH. 1976. Bypass of superior vena cava with spiral vein graft. The Annals of thoracic surgery, 22(5):490-493

Duwe BV, Sterman DH, Musani AI. 2005. Tumors of the mediastinum. Chest, 128(4):2893-2909

Fang W, Chen W, Chen G, et al. 2005. Surgical management of thymic epithelial tumors: A retrospective review of 204 cases. The Annals of thoracic surgery, 80(6):2002-2007

Frist WH, Thirumalai S, Doehring CB, et al. 1994. Thymectomy for the myasthenia gravis patient: factors influencing outcome. The Annals of thoracic surgery, 57(2):334-338

Gunluoglu MZ, Kara HV, Demir A, et al. 2007. Results of multimodal treatment of two patients with thoracic primitive neuroectodermal tumor. Is surgery really helpful for survival? The Thoracic and cardiovascular surgeon, 55(7):460-461

Gursel E, Pummill K, Hakimi M, et al. 2002. Pectoralis major muscle flap for the treatment of mediastinal wound infection in the pediatric population. Plastic and reconstructive surgery, 110(3):844-848

Gürsoy S, Ozturk A, Ucvet A, et al. 2009. Benign primary cystic lesions of mediastinum in adult: the clinical spectrum and surgical treatment. Archivos de bronconeumología, 45(8):371-375

Ha C, Regan J, Cetindag IB, et al. 2015. Benign esophageal tumors. The Surgical clinics of North America, 95(3):491-514

Hedayati N, McHenry CR. 2002. The clinical presentation and operative management of nodular and diffuse substernal thyroid disease. The American surgeon, 68(3):245-251; discussion 251-242

Hernández-Solís A, Cruz-Ortiz H, Gutierrez-Díaz Ceballos ME, et al. 2015. Bronchogenic cysts. Importance of infection in adults. Study of 12 cases. Cirugia y cirujanos, 83(2):112-116

Huang J, Rizk NP, Travis WD, et al. 2007. Feasibility of multimodality therapy including extended resections in stage iva thymoma. The journal of thoracic and cardiovascular surgery, 134(6):1477-1483; discussion 1483-1474

Judson MA. 2008. The diagnosis of sarcoidosis. Clinics in chest medicine, 29(3):415-427

Kacprzak G, Karas J, Rzechonek A, et al. 2012. Retrosternal goiter located in the mediastinum: surgical approach and operative difficulties. Interactive cardiovascular and thoracic surgery, 15(5):935-937

Khairy GA, Al-Saif AA, Alnassar SA, et al. 2012. Surgical management of retrosternal goiter: local experience at a university hospital. Annals of thoracic medicine, 7(2):57-60

Koga K, Matsuno Y, Noguchi M, et al. 1994. A review of 79 thymomas: modification of staging system and reappraisal of conventional division into invasive and non-invasive thymoma. Pathology international, 44(5):359-367

Kornstein MJ. 1995. Pathology of the thymus and mediastinum. Philadelphia: WB Saunders, 210-216

Kouskov OS, Almeida FA, Eapen GA, et al. 2010. Mediastinal infection after ultrasound-guided needle aspiration. Journal of bronchology & interventional pulmonology, 17(4):338-341

Lee SM, Rao VM, Franklin WA, et al. 1982. Iga nephropathy: morphologic predictors of progressive renal disease. Human pathology, 13(4):314-322

Liu HP, Yim AP, Wan J, et al. 2000. Thoracoscopic removal of intrathoracic neurogenic tumors: a combined chinese experience. Annals of surgery, 232(2):187-190

Liu W, Tong T, Ji Z, et al. 2002. Long-term prognostic analysis of thymectomized patients with myasthenia gravis. Chinese medical journal, 115(2):235-237

Lochowski MP, Brzeziński D, Kozak J. 2014. Videothoracoscopy in the treatment of benign neurogenic tumours of the posterior mediastinum. Wideochirurgia i inne techniki maloinwazyjne = Videosurgery and other miniinvasive techniques / kwartalnik pod patronatem Sekcji Wideochirurgii TChP oraz Sekcji Chirurgii Bariatrycznej TChP, 9(3):315-318

Masaoka A, Monden Y, Nakahara K, et al. 1981. Follow-up study of thymomas with special reference to their clinical stages. Cancer, 48(11):2485-2492

Mega S. 2015. [Anterior mediastinal bronchogenic cyst associated with paroxysmal supraventricular tachycardia;report of a case]. Kyobu geka. the Japanese journal of thoracic surgery, 68(10):871-873

Nichols CR. 1991. Mediastinal germ cell tumors. Clinical features and biologic correlates. Chest, 99(2):472-479

Niclauss L, Delay D, Stumpe F. 2010. Right ventricular rupture due to recurrent mediastinal infection with a closed chest. Interactive cardiovascular and thoracic surgery, 10(3):470-472

Ogawa K, Uno T, Toita T, et al. 2002. Postoperative radiotherapy for patients with completely resected thymoma: A multi-institutional, retrospective review of 103 patients. Cancer, 94(5):1405-1413

Osserman KE, Genkins G. 1971. Studies in myasthenia gravis: review of a twenty-year experience in over 1200 patients. Mount Sinai Journal of Medicine A Journal of Translational & Personalized Medicine, 38(6):497-537

Osserman KE. 1968. Thymectomy for myasthenia gravis. Annals of internal medicine, 69(2):398-399

Ostler PJ, Clarke DP, Watkinson AF, et al. 1997. Superior vena cava obstruction: a modern management strategy. Clin Oncol (R Coll Radiol), 9(2):83-89

Parker KL, Bizekis CS, Zervos MD. 2010. Severe mediastinal infection with abscess formation after endobronchial ultrasound-guided transbrochial needle aspiration. The Annals of thoracic surgery, 89(4):1271-1272

Patel VS, St Louis JD, Oduntan O, et al. 2006. Intrathoracic peripheral nerve sheath tumors in patients with neurofibromatosis type 1 (von recklinghausen disease). The Journal of thoracic and cardiovascular surgery, 131(3):736-737

Pennathur A, Qureshi I, Schuchert MJ, et al. 2011. Comparison of surgical techniques for early-stage thymoma:

276

Feasibility of minimally invasive thymectomy and comparison with open resection. The Journal of thoracic and cardiovascular surgery, 141(3):694-701

Ratbi MB, El Oueriachi F, Arsalane A, et al. 2014. Surgery of benign neurogenic tumors in adults: single institution experience. The pan african medical journal, 19:288

Reeder LB. 2000. Neurogenic tumors of the mediastinum. Seminars in thoracic and cardiovascular surgery, 12(4):261-267

Remes-Troche JM, Tellez-Zenteno JF, Estanol B, et al. 2002. Thymectomy in myasthenia gravis: Response, complications, and associated conditions. Archives of medical research, 33(6):545-551

Roviaro G, Rebuffat C, Varoli F, et al. 1994. Videothoracoscopic excision of mediastinal masses: indications and technique. The Annals of thoracic surgery, 58(6):1679-1683; discussion 1683-1684

Rowell NP, Gleeson FV. 2002. Steroids, radiotherapy, chemotherapy and stents for superior vena caval obstruction in carcinoma of the bronchus: a systematic review. Clin Oncol (R Coll Radiol), 14(5):338-351

Ruffini E, Mancuso M, Oliaro A, et al. 1997. Recurrence of thymoma: analysis of clinicopathologic features, treatment, and outcome. The Journal of thoracic and cardiovascular surgery, 113(1):55-63

Sakkary MA, Abdelrahman AM, Mostafa AM, et al. 2012. Retrosternal goiter: the need for thoracic approach based on ct findings: surgeon's view. Journal of the egyptian national cancer institute, 24(2):85-90

Shargall Y, de Perrot M, Keshavjee S, et al. 2004. 15 years single center experience with surgical resection of the superior vena cava for non-small cell lung cancer. Lung Cancer, 45(3):357-363

Spaggiari L, Magdeleinat P, Kondo H, et al. 2004. Results of superior vena cava resection for lung cancer. Analysis of prognostic factors. Lung Cancer, 44(3):339-346

Stanford W, Jolles H, Ell S, et al. 1987. Superior vena cava obstruction: a venographic classification. American journal of roentgenology, 148(2):259-262

Suzuki S, Tanaka K, Yasuoka H, et al. 2003. Autoreactive T cells to the p3a+ isoform of achr alpha subunit in myasthenia gravis. Journal of neuroimmunology, 137(1-2):177-118

Takayasu H, Kitano Y, Kuroda T, et al. 2010. Successful management of a large fetal mediastinal teratoma complicated by hydrops fetalis. Journal of pediatric surgery, 45(12):21-24

Vallieres E, Findlay JM, Fraser RE. 1995. Combined microneurosurgical and thoracoscopic removal of neurogenic dumbbell tumors. The annals of thoracic surgery, 59(2):469-472

Whooley BP, Urschel JD, Antkowiak JG, et al. 2000. A 25-year thymoma treatment review. Journal of experimental & clinical cancer research : CR, 19(1):3-5

Wilson LD, Detterbeck FC, Yahalom J. 2007. Clinical practice. superior vena cava syndrome with malignant causes. The new england journal of medicine, 356(18):1862-1869

Yamaguchi M, Yoshino I, Fukuyama S, et al. 2004. Surgical treatment of neurogenic tumors of the chest. Annals of thoracic and cardiovascular surgery : official journal of the association of thoracic and cardiovascular surgeons of asia, 10(3):148-151

# 第十一章 膈肌疾病手术

## 第一节 Bochdalek 疝

Bochdalek 疝，又称先天性胸腹膜疝或膈肌后外侧疝，指腹腔内脏器通过膈后外侧部的胸腹膜孔疝入胸腔。该病好发于婴幼儿，其发病率约占活婴的 1/4000，成人罕见。其中发生于左侧的约占 80%，常合并其他先天畸形。新生儿最常见的表现为急性呼吸困难和呼吸衰竭，大多数在出生后数小时内出现发绀，吸奶或啼哭时加重。婴儿、儿童和青少年患者多有轻度慢性呼吸系统和胃肠道症状，表现为反复呼吸系统感染，剧烈活动时气促明显，间歇腹痛、呕吐，消化不良等，但很少有急性呼吸困难。

根据病史，新生儿常在出生后数小时内立即出现急性呼吸困难和发绀，吸奶或啼哭时加重。MRI 和 CT 检查如能够清晰显示疝的部位即可确诊。

### 一、手术适应证

诊断明确，且疝入胸腔内容物多，体积较大者；已有疝出的腹内容物钳闭、绞窄或有绞窄可能者；由于巨大疝内容物挤压脏器，尽管无症状也可尽早手术；有反流性食管炎的滑动型裂孔疝，发展到溃疡性食管炎、食管狭窄或出血，或由于反流引起肺部反复感染者。

### 二、手术禁忌证

有急性感染，严重心肺功能衰竭和肝肾功能损害者；晚期癌症患者已有恶病质；高龄、全身衰竭已无法耐受手术。

### 三、术前准备

插胃管行胃肠减压，以免麻醉诱导及气管插管时大量气体进入消化道，使疝入胸腔的脏器体积增大，加重呼吸功能障碍；新生儿行脐动脉和桡动脉插管，以利于血气检测、输液和用药；病情危重的新生儿应尽快行气管插管并行机械呼吸；长时间的低氧血症、酸中毒会导致肺血管痉挛及持续胎儿循环状态，若心脏功能较差，可用多巴酚丁胺支持。

## 四、手术要点、难点及对策

1. 手术方式及步骤

(1) 经腹途径手术

1) 切口：多采用病侧旁正中切口。亦有人主张做肋弓下斜切口。

2) 还纳疝内容物：打开腹腔后，沿胃探查找到膈肌疝口，用手指伸入将其撑大，使空气进入胸内，或用橡皮导尿管经疝口置入胸内并注气，消除胸内负压以利于疝内容物还纳。以上操作如有困难，则需剪开扩大疝口。按顺序依次将胃、小肠、盲肠、升结肠及横结肠拉出，最后将脾纳入腹腔，以上动作要轻柔，避免内脏损伤。仔细检查腹内各器官有无异常，尤应注意是否并存其他畸形或绞窄，并做相应处理。

3) 修补疝口：将橡皮导尿管经疝口放入胸腔内，用不吸收缝线缝合疝口。第 1 层用间断褥式缝合，第 2 层间断缝合重叠加强。在第 1 层缝合最后一针结扎前，经插入胸腔的导尿管抽尽胸内气体，拔出导尿管同时打结。亦有人主张将导尿管留置胸内，经腹壁戳创引出接闭式引流瓶。

4) 缝合腹壁切口：有时腹腔小，不能容纳复位的脏器，可先缝合皮下及皮肤，待二期手术修补腹壁。

5) 右侧疝内容物复位顺序应是小肠、结肠，然后术者左手指伸入疝口，轻柔地将肝推入腹腔并将其推向左侧以显露疝口，同法缝合修补。

(2) 经胸途径手术

1) 切口：侧卧位，经第 6 ~ 7 肋间的后外侧切口。

2) 开胸后，将肺推向上方即可见到横膈后外侧的疝内容物，将其依次送入腹腔。一般粘连较少，应无困难。当疝颈紧时，可稍稍剪开，如仍不能还纳腹腔的脏器时，可在腹部另做直切口或斜切口，胸腹联合操作，可顺利还纳脏器以减少损伤的机会。

3) 修补横膈的裂孔：具体方法同经腹途径手术。为防止复发，可行双层重叠修补疝口 (图 11-1) 或采用补片修补 (图 11-2)。

4) 放置胸腔闭式引流管，缝合胸腹部切口各层。

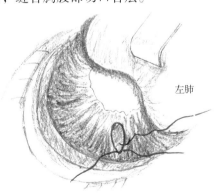

图 **11-1** 双层重叠修补疝口

279

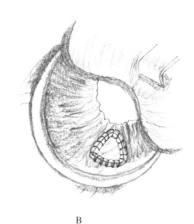

**图 11-2　补片修补**

2.术中注意要点　回纳疝入胸腔的腹腔脏器时,动作要轻柔;如发现缺损的后缘缺如,应将风险缝在缺损后缘相邻的肋骨上,以保证修补牢靠;缺损过大而不能直接缝合对拢时,可用人工材料或带蒂腹壁肌肉瓣修补;若腹腔体积小,容纳不下还纳的腹腔脏器或勉强缝合缺口后影响呼吸时,需用硅橡胶片建造临时腹壁疝。

## 五、术后监测与处理

继续机械通气,过度通气,使成为呼吸碱中毒状态;保持胃肠减压通畅;血气检测如显示术前酸中毒仍未纠正,可持续输入碳酸氢钠溶液。

## 六、临床效果评价

新生儿患者如不做手术治疗,约75%的病婴在一个月内死亡。然而,产后2天内行手术,病死率较高(50%～75%),产后2天以上手术,其病死率明显降低。手术疗效和预后还与患侧肺发育不良的程度,是否有胃肠道扭转、梗阻、绞窄或合并其他畸形等因素有关。

# 第二节　Morgagni 疝

Morgagni 疝又称先天性胸骨旁疝,构成膈肌的肋骨部分的两束肌肉,在胚胎发育时形成的薄弱区是一潜在的孔隙,称为胸骨旁裂孔。腹腔脏器由此裂孔入胸腔形成的膈疝称为胸骨旁疝。胸骨旁疝发病者多为成年女性、肥胖者,可位于左侧或右侧,疝入的器官多为胃、大网膜或结肠,右侧多见。胸骨旁疝大多数有疝囊。常无症状或轻度上腹部不适或疼痛,少见肠梗阻表现。胸部 X 线片可显示心膈角圆形阴影或含液气平面的囊肿阴影。上消化道钡剂造影、钡剂灌肠等有助于诊断。CT 扫描对确诊更有帮助。

## 一、手术适应证

Morgagni 裂孔较小，疝入的内脏较容易嵌顿或绞窄，因此，通常推荐手术治疗。部分无症状的病例，不愿意接受手术治疗或有手术的相对禁忌证时，应该严密观察，一旦出现症状，应争取手术治疗。不能排除肿瘤时，亦是手术指征。

## 二、术前准备

术前留置胃管行胃肠减压，以免麻醉和手术过程中消化道含气量增多使得疝入的腹腔脏器体积增大或发生气胸，进一步加重呼吸循环功能障碍。

## 三、手术要点、难点及对策

修补胸骨旁裂孔疝可经上腹旁正中切口或右肋缘下斜切口，由于疝内容物与周围组织无粘连，还纳疝入的腹腔脏器并无困难，修剪疝囊，间断缝合膈肌缺损 ( 图 11-3A)。极少数疝孔大不能直接缝合对拢者，可用人工材料片修补 ( 图 11-3B、图 11-3C)。经腹手术最佳入路是上腹正中切口直至剑下，疝内容物容易还纳，腹内脏器如有损伤处理方便，并可进行满意的修补；经胸手术可充分显露术野，容易修补疝囊，并发症较少，还可处理心包粘连，避免开腹手术因心包粘连造成严重性的后果。不论是经腹或是经胸途径进行膈疝修补，各家报道其疗效均为满意。近年来，国内外文献报道在胸腔镜或腹腔镜下行胸骨旁疝修补术也取得了满意的效果。

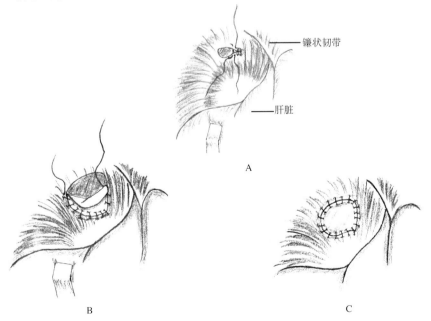

镰状韧带

肝脏

A

B

C

图 11-3 胸骨旁疝的修补过程

A. 间断缝合膈肌；B、C. 人工材料片修补

## 四、术后监测与处理

术后常规进行生命体征监测等，如果腹腔脏器被切开，应适当使用抗生素治疗；经胸入路疝修补术后，应放置胸腔引流管以保持肺的膨胀；待胃肠道功能恢复及排气后，停止胃肠减压，开始进食。

## 五、临床效果评价

本病多数有疝囊，疝入胸腔的脏器不多，对心、肺功能影响不大，如无伴发其他畸形，绝大多数患者手术经过后恢复平稳，手术效果良好。

# 第三节 食管裂孔疝

食管裂孔疝是胃的一部分或其他腹腔脏器通过膈肌的食管裂孔疝入胸腔内。食管裂孔疝是膈疝中最为常见的类型，达 90% 以上，多发于女性，且 50 岁以后发病率升高。

食管裂孔疝的分型有滑动型食管裂孔疝、食管旁疝、混合型食管裂孔疝。食管裂孔疝的临床症状取决于疝的大小和胃液反流的程度，轻重不等。食管裂孔疝的诊断：常常需要结合辅助检查，如 X 线检查、胃镜及 CT 和食管测压等，影像学检查发现可提供明确的诊断依据，也有部分病例在胃镜检查后得以诊断。

## 一、手术适应证

内科保守治疗未能收效，反复发作吸入性肺炎，严重的反流性食管炎或食管黏膜形成溃疡，有呕血、便血等并发症，以及下段食管可能形成瘢痕性狭窄和重度 Barret 食管或疑似癌变者，则需考虑手术治疗。

## 二、手术相对禁忌证

对小型滑疝和反流症状轻者，可采用内科保守治疗。

## 三、术前准备

贫血者积极纠正，吸入性肺炎者应防止反流液吸入呼吸道并给予抗生素治疗；反流引起食管狭窄者局部存在肌肉痉挛、组织水肿及炎症等因素，经积极消炎、抗酸等可显著降低狭窄程度。

## 四、手术要点、难点及对策

1. 手术目的　缩小食管裂孔、切除疝囊并恢复腹段食管的正常位置，尚需防止胃液反流入食管。手术途径有经胸和经腹的不同术式。

(1) 经胸途径手术

1) 切口：右侧卧位，左侧第 7 或第 8 肋间切口进胸。

2) 显露疝囊；切断下肺韧带，将肺往上推，即可见位于后下纵隔的裂孔疝。在心脏、胸主动脉与横膈构成的三角区纵行切开纵隔胸膜，必要时还可在此切口下端向前后方横行扩大切开，以充分显露其深面的疝囊。暂不切开疝囊。

3) 游离食管及胸内胃泡：游离食管下端正常部分，绕以橡皮片或纱布条牵起之，向下分离贲门及突入胸内的胃泡。食管上端一般只需在主动脉弓下游离，但如果食管过短，贲门难以还纳腹内，则食管需游离至主动脉弓以上。前述操作中要注意避免损伤对侧胸膜、迷走神经、喉返神经及胸导管等。

4) 还纳疝内容物及处理疝囊：对轻度短食管只需从裂孔向后外侧切开膈肌，游离裂孔，将胃还纳腹内，食管下端与裂孔边缘间断缝合固定。

A. 食管较短、贲门不易复位时，需将裂孔移位抬高，即将原裂孔向中心腱最高处切开，使贲门能还纳腹内，在食管后方修复膈肌。食管下端与新裂孔缘固定。

B. 食管旁裂孔疝疝囊较小者，可不切开疝囊，仅做环行折叠缝合，注意勿损伤疝囊下的胃壁及迷走神经。

C. 食管旁裂孔疝疝囊较大者，需切开疝囊，将胃还纳后，剪除多余疝囊，间断缝合疝囊边缘。当食管旁裂孔疝疝囊内胃还纳困难时，可在膈肌后外侧另做一切口，经此切口轻轻将胃还纳，便于缝闭疝囊。然后缝合膈肌及纵隔胸膜。

D. 滑动型食管裂孔疝，其膈食管韧带已被拉长，需将其缩短并将该韧带的食管附着缘固定在横膈下面。具体方法是：在膈肌外侧肌肉与中心腱交界部做切口，术者左手示指及中指经此切口进腹腔，沿胃壁伸达疝囊顶部，即疝囊在食管下端的附着点。在距此点 2cm 水平环行切开疝囊，使食管下端周围附着 2cm 宽的疝囊边缘。从横膈切口牵拉食管下端的提吊纱条，使贲门经裂孔纳入腹内。将食管下端预留的疝囊缘环行间断缝合于膈肌下面，如此已消灭了疝囊，已恢复了膈食管韧带的正常位置。

5) 缝合疝口：短食管者，应将裂孔周缘与食管下端间断缝合固定。对食管旁疝及滑动型疝，要在食管后方缝合松弛的膈肌脚，使其松紧适度，一般以缝合后食管内留置胃管外还能通过一指为宜。

6) 横膈切口以丝线间断缝合，如张力过大时，可做膈神经封闭，然后做胸腔闭式引流。逐层缝合胸壁各层。

(2) 经腹途径手术：Nissen 手术 ( 胃底折叠术 )。

1) 切口：上腹正中切口或左旁正中切口。

2) 开腹后将胃向下牵引，为充分显露手术野，可将肝左三角韧带剪开，向右牵引肝左叶，显露贲门 ( 图 11-4A)。分离裂孔，在疝囊与纵隔和壁层胸膜之间行钝性分离，将疝入胸腔

283

内的胃底还纳腹腔 ( 图 11-4B)。环行游离食管下端，并向下方牵引。在食管后方缝合膈肌脚，以修补疝口 ( 图 11-4C)。

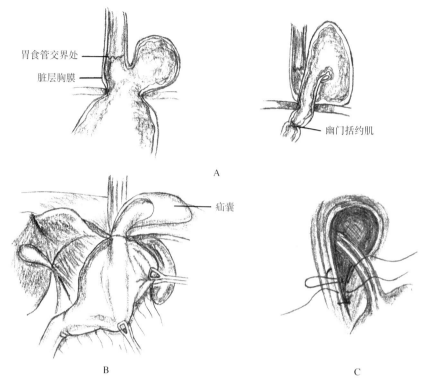

胃食管交界处

脏层胸膜

幽门括约肌

A

疝囊

B

C

**图 11-4** 经腹径路行食管裂孔疝修补过程

A.显露贲门；B.还纳腹腔；C.修补疝口

3) 将胃底翻转，包绕食管下端 3 ~ 4cm 长，在食管前方将胃底与胃前壁间折缝合 3 ~ 4 针。缝合时应注意松紧适度，防止过于狭窄，即完成胃底折叠。为有效固定胃不使其向胸腔移位，有人主张将胃前壁小弯侧近贲门部与前腹壁相应部位的腹膜及腹直肌后鞘间断缝合，并将胃底与膈肌下面间断缝合固定。

2.术中注意要点　切断膈食管韧带时，注意勿伤及疝入的胃体，如有损伤应仔细修补；重建食管裂孔时，缝缩膈脚要适宜，使新建的裂孔能容纳一指大小，过大容易复发，过小可引起食管梗阻；胸主动脉在食管下端的左前方，分离食管及缝缩膈脚时，注意勿损伤胸主动脉，以免引起大出血。

## 五、术后监测与处理

预防肺部并发症；胃肠减压管应放置 24h 左右，待肛门排气后拔除并进食；便秘者给予缓泻剂，并养成定时排便的习惯，避免便秘引起腹腔压力增高，造成术后疝复发；术后早期仍有反酸、嗳气、胸骨后灼痛，可继续服用制酸类药物，直至症状消失为止。

## 六、临床效果评价

传统开胸途径手术效果良好，长期随访效果较好。近年来许多学者报道采用电视腹腔镜进行裂孔疝修补术及抗反流手术，结果显示较为安全、有效，此外，电视胸腔镜治疗裂孔旁疝及混合型疝也有一定优点，但其远期效果仍有待观察，具体哪种效果更佳仍需进一步研究。

# 第四节　创伤性膈疝

创伤性膈疝是指直接或间接暴力，使膈肌破裂，腹腔脏器疝入胸腔的疾病。胸部非穿透性的严重闭合性创伤致膈肌破裂，或下胸部和上腹部的锐器或枪弹的穿透性创伤致膈肌破裂，均可导致创伤性膈疝。

创伤性膈疝主要症状是呼吸循环障碍，病情轻重程度与疝入胸腔内的脏器多少、有无肠襻及有无合并伤有关，如呼吸困难、发绀、低氧血症和低血压，严重者可危及患者生命。创伤性膈疝的诊断：典型急性期患者可呈现剧烈疼痛、呼吸困难、心悸、发绀及休克等症状。体检可发现气管及心音向健侧偏移，胸部叩诊有鼓音或浊音，呼吸音减弱或消失，有时可听到肠鸣音，腹部反而有空虚感。胸腹部联合 X 线平片、钡餐检查和 CT 检查具有诊断价值。

## 一、手术适应证

创伤性膈疝一经明确诊断，无论是钝性伤还是锐器伤，都应施行手术治疗。

## 二、术前准备

急性期患者应详细了解伤情，以确定有无合并伤及其范围、程度；积极抗休克治疗、供氧、改善呼吸、循环功能障碍；术前放置胃管行胃肠减压；应用抗生素预防感染。

## 三、手术要点、难点及对策

1. 急性期的治疗原则　由于创伤性膈肌破裂、膈疝形成一般均不能自愈，随时有大量腹部脏器疝入胸腔并危及生命的危险。故一旦诊断明确，无论破裂口大小，均应手术修补。但急性期患者多数伴有其他器官的损伤，膈肌破裂、膈疝形成仅是严重胸腹部损伤的一个方面。需从整体出发，依据全身病情和轻重缓急，制订出合理、有效的治疗方案。

2. 手术时机的选择　在创伤性膈疝急性期，病情复杂、变化急剧，如有以下情况需急症手术：①腹腔脏器疝入胸腔较多，尤其是疝内容物为胃、小肠及结肠等空腔脏器，由于胃肠内容物通过障碍、血循环发生障碍及渗出增加，使其容积迅速增大，同侧肺受压迫而萎陷，且同时将纵隔推向健侧，健侧肺的膨胀也受到不同程度的影响；以及心脏和大血管的移位，致使回心血量减少，导致发生急性呼吸和循环衰竭，严重者可能发生心搏骤停，甚至来不及抢救而死亡。因此，如有肺被压缩、纵隔移位、严重影响呼吸循环时应急症手术。②疝入胸腔的脏器有发生绞窄的可能，或已发生嵌顿、绞窄，如处理不及时，应行急症手术。否则将导致严重的胸腹腔感染，甚至中毒性休克。③伴有胃肠道损伤、穿孔的创伤性膈疝。④合并心脏大血管损伤和肝脾等实质脏器破裂伴休克的创伤性膈疝，应在抗休克的同时行急症手术。

3. 创伤性膈疝慢性期和梗阻期的处理原则

(1) 在间歇或慢性期，病情稳定、症状不重者可继续严密观察，应做好充分的术前准备，争取做择期手术。

(2) 梗阻或绞窄应尽早手术，充分游离疝内容物与胸腔器官的粘连，切除无活力的组织器官，恢复胃肠道的连续性，还纳有活力的腹腔脏器。

4. 手术路径和手术方式的选择　　对已明确为单纯创伤性膈疝者，可按右侧经胸、左侧经腹手术的原则修补之，或选择经胸腔镜探查、手术修补。但创伤性膈疝患者多有合并伤，手术路径和手术方式应视胸部、腹部伤情而定，按先重后轻、先处理致命伤后处理非致命伤、术式简单有效的原则，或选择经胸或选择经腹入路，但不主张胸腹联合切口。

(1) 经胸入路手术：大量临床资料显示，经胸入路手术具有以下优点。①手术中膈肌、疝环、疝内容物显露最佳，尤其右侧膈疝 ( 图 11-5A )，经胸修补显露良好，操作方便。②可处理并存的左上腹部脏器损伤，如胃损伤或脾破裂。③可以切开膈肌、扩大疝环，有利于还纳嵌顿的疝内容物。④如疝内容物中的空腔脏器过度膨胀，还纳困难时，经胸手术利于排出其中的内容物，使得还纳容易。⑤如疝内容物已发生绞窄、坏死，经胸腔切除，可避免污染扩大到腹腔。⑥还纳疝内容物时，牵拉还纳易导致疝内容物的损伤，而推挤还纳疝内容物则不易发生损伤。经胸手术则能以推挤方式还纳疝内容物，因而可以减少脏器的损伤 ( 图 11-5B )。⑦有利于症状出现较晚的"陈旧性膈疝"疝内容物与周围粘连的分离。因为此时疝入胸腔的腹腔脏器已与肺、心包、大血管和胸膜产生广泛粘连，如选择经腹手术，显露不佳，不能在直视下操作，剥离粘连、完全游离疝内容物有困难。⑧长期肺不张、血胸，需行肺的纤维板切除以取得肺完全再膨胀，完成此操作，必须经胸手术。⑨创伤后数月发病者，需广泛游离破口边缘上下面，以期取得膈肌新鲜创缘、无张力的对合修补膈肌。膈肌萎缩难以对合者，需要植入人工补片修复膈肌 ( 图 11-5C、图 11-5D )，只有经胸才能完成修补操作。

但经胸入路修补膈疝，对患者呼吸、循环影响相对较大，且不能同时对两侧膈肌进行探查。一般认为，经胸手术适用于：①右侧膈疝；②合并胸内大出血、心包填塞、气管破裂、心包内膈疝；③慢性期的创伤性膈疝。

(2) 经腹入路手术：经腹手术具有以下 3 个优点。①较经胸入路手术对患者的侵袭小，对患者呼吸、循环影响小，利于患者手术后恢复。②创伤性膈疝合并腹内脏器伤发生率高，经腹手术既能同时探测两侧膈肌，又能较好地处理腹腔脏器合并伤。据统计，创伤性膈疝中，合并膀胱破裂、结肠和 ( 或 ) 小肠穿孔、胰腺损伤者为数不少，其发生率为 5% ~ 8%，若经胸探查，则被遗漏的可能性极大。因此，对疑有或确诊并腹内脏器伤者，应早行剖腹探查，

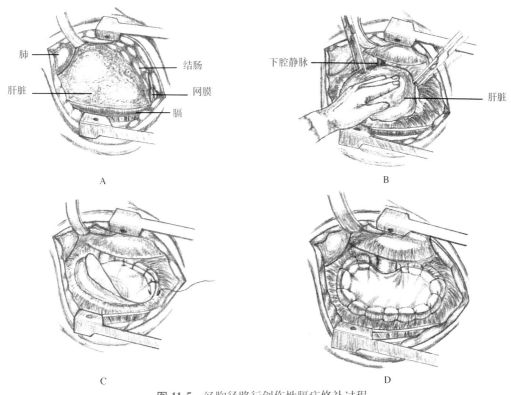

肺
肝脏
结肠
网膜
膈

A

下腔静脉
肝脏

B

C

D

**图 11-5  经胸径路行创伤性膈疝修补过程**

A、B.推挤还纳疝内容物；C、D.人工补片修复膈肌

尽快还纳疝入胸腔内的腹腔脏器，以解除或防止呼吸循环障碍。③腹部脏器损伤较重需要开腹手术，而且急性期脏器间无粘连，经腹还纳疝内容物也不困难，可以经腹进行膈疝修补手术。

其指征为：①无胸腔脏器合并伤的左侧膈疝；②合并腹内脏器伤的创伤性膈疝。

(3)胸腹联合切口：适用于胸腹联合伤，并有膈肌裂开的重危患者。首先是封闭胸部伤口，若有血气胸、张力性气胸应及时行胸腔闭合引流，改善呼吸功能。腹部损伤应在输血、补液、抗休克的同时，采用胸腹联合切口，处理胸腔和腹腔损伤的脏器及止血，然后再将腹腔脏器正确复位后缝合膈肌。

应当特别注意的是，胸部外伤在开胸处理肺损伤或胸腔内出血时，一定要探查膈肌是否完整，若有膈肌裂开，即使是小裂口，也应扩大切口，探查腹腔脏器是否损伤，以免漏诊。中国医科大学第二临床学院曾遇到 1 例 14 岁外伤者，左胸腋后线第 8 肋间被刀刺伤，造成肺破裂、血气胸。手术沿肋间开胸将损伤的肺予以缝合，检查膈肌只在膈肌角处有一小口予以缝合，未扩大切口探查膈下脏器，结果脾被刺伤裂口遗漏，造成术后第 2 天再次开腹行脾修补术的后果。

(4)经胸腔镜手术：对疑有膈肌损伤的膈疝患者，胸腔镜即可以明确诊断，又能进行治疗，近年来应用日趋广泛。

5.手术要点

(1)还纳疝内容物：①充分游离疝内容物与周围组织的粘连。②切除无活力组织：疝内容物已经发生绞窄、坏死者，须将坏死脏器部分或全部切除，并恢复胃肠道的连续性，再将有活力、色泽正常的腹腔脏器还纳腹腔。如需切除无肠道准备的坏死结肠时，应先经腹部切口做近端结肠造口术，再经胸切除坏死的结肠，3 个月后关闭结肠造口。经胸切除全胃者，需依据患者全身状况，分 1 期或 2 期完成小肠或结肠代胃的手术。③还纳疝内容物：应用推挤或用轻力牵拉的方法还纳，切忌使用暴力拉拽。疝环较小、还纳有困难者，需切开膈肌，以扩大疝环。疝内容物为胃肠道或过度膨胀、还纳有困难者，可切开或穿刺抽吸排除其内容物后再还纳。疝环超过 10cm 者，疝内容物还纳至腹腔后，随着呼吸运动、患者憋气或腹压增加，疝内容物多再疝回胸腔。还纳困难时，可以采用边还纳边缝合膈肌的方法处理。

(2) 修补膈肌

1) 膈肌直接缝合：早期创伤性膈疝，膈肌破裂边缘新鲜、膈肌无缺损者可直接缝合修补，愈合满意。裂口较大者，采用从周边向中间的缝合方法。应用 7 号或 10 号不吸收粗丝线，两缘对应，边距不得小于 0.5cm，针距 1.0cm 或不得通过示指尖为宜，以免膈疝复发。膈肌裂口紧靠胸壁，裂口外侧无膈肌组织，缝合修补困难者，可将膈肌裂口的内侧缘间断褥式缝合在比原位高 1 ~ 2 肋间的肋间肌上。难以直接缝合者，可采用跨肋缝合法。

经腹膈疝修补时，位置过深，显露和操作比较困难。如有必要，可将剑突切除并劈开胸骨下段，向上牵拉肋弓，膈肌显露比较满意。

2) 应用修补材料加强修补膈肌：创伤后数月才被确诊的创伤性膈疝，膈肌撕裂的边缘明显萎缩变薄，难以对合。需要植入自体材料或人工编织补片加强修补膈肌。①自体材料：心包、阔筋膜、背阔肌、腹横肌等做自体游离移植片；②人工材料：尼龙编织物、Dacron涤纶补片、Marlex 网、膨体聚四氟乙烯补片等。

## 四、术后监测与处理

继续抗休克，补充血容量，纠正酸中毒及电解质紊乱；吸氧，必要时呼吸机辅助呼吸；连续心电监护；保持胸腔及其他引流通畅。

## 五、临床效果评价

患者的预后与损伤原因、伴随伤的部位和性质或严重程度、患者全身状况、手术时机等诸多因素有关。膈肌直接穿透性损伤所导致的膈疝病死率较低，预后较好。间接暴力 ( 交通事故或严重挤压伤等 ) 所致膈肌闭合性损伤引起的膈疝病死率较高，确诊前或手术前病死率可达 10%。由于后者 50% 以上同时伴有其他脏器的多发性损伤，迅速出现的创伤性休克或低血容量性休克、严重的呼吸循环障碍、心力衰竭或心搏骤停、绞窄性肠坏死或胃坏死导致的严重感染和中毒性休克、多器官功能衰竭等，是急性期死亡的原因。度过急性期生存下来而未被确诊的慢性期患者，疝内容物梗阻、绞窄坏死，进而导致严重胸腔感染及中毒性休克是该类患者死亡的重要原因。瞬间用力过猛，如用力挑重担、装卸重物、过度举重等引起胸、腹腔内压力差急剧变化而使膈肌"自发性"破裂所导致的膈疝，常因无严重的胸腹部创伤史而误诊、漏诊并延误手术时机，腹腔脏器疝入胸腔发生绞窄坏死是影响预后的主要原因。

# 第五节　膈　膨　升

膈膨升，也被称为膈肌膨出症，属于膈肌无力类疾病，膈肌无力指膈肌活动强度的减弱，包括膈肌麻痹和膈肌膨出症。膈肌膨出症由 Petit 于 1774 年首次描述，Beclard 于 1829 年定名。膈膨升的定义通常有狭义和广义两个范畴：狭义的膈膨升是指由于胚胎横中隔内肌肉组织发育异常，导致膈肌先天性缺陷引起的膈肌膨出，称为先天性（或原发性）膈肌膨出症。广义的概念通常被用来指膈肌纤维因发育不良、萎缩而异常抬高，包括膈神经的不明病因、不明部位的损伤造成的膈肌抬高，称为获得性（或继发性）膈肌膨出症。膈膨升的病因有先天性、遗传性、创伤、医源性等，多种病因可引起膈肌膨出症和膈肌麻痹，最常见的原因是膈神经损伤膈肌疾病。膈膨升也可是全身疾病的一部分。

膈膨升可发生于任何年龄，最常见于左侧。单侧膈肌膨出的婴儿由于膈肌的反常运动和纵隔摆动常表现为严重呼吸困难和发绀。如果双侧受累，除非给予快速的机械呼吸支持，否则很快致命。靠胸部 X 线片及透视确定诊断，气腹和上消化道造影检查选择性应用。

## 一、手术适应证

1. 膈膨升伴有明显青紫、气急者。
3. 活动后气促、乏力，反复的肺部感染，内科治疗无效者。
3. 新生儿期呼吸窘迫，需呼吸机机械通气支持，应急诊手术治疗。
4. 横膈上抬超过正常水平 3～4 个肋间，即使不妨碍患儿呼吸，也会影响肺的发育。
5. 部分膈膨升出现消化道绞窄症状者。
6. 膈膨升不能与其他需手术治疗的疾病相鉴别者（如肿物或膈疝等）。

## 二、手术禁忌证

严重的肺部感染及重症营养不良者。

## 三、术前准备

1. 有呼吸系统症状且伴有发绀者，应给予吸氧，同时给予抗生素控制肺部感染。
2. 有肠道症状者，应给予胃肠减压，同时纠正水、电解质及酸碱平衡紊乱。

3. 术前 3 天进流质饮食。

## 四、手术要点、难点及对策

手术目的在于通过恢复膈肌的正常位置，解除肺组织受压，维持纵隔活动的稳定性，达到稳定纵隔摆动、消除呼吸矛盾运动、改善心肺功能的目的。

1. 手术径路　有经腹或经胸两种；经腹切口常采用肋缘下切口或上腹旁正中切口，经胸切口采用第 6 肋或第 7 肋间后外侧切口或腋下直切口。右侧膈膨升手术经胸操作便利，膈肌拉起下压时，膈肌下肝脏膈面整体下移，缝合时较少损伤腹腔器官。左侧进胸折叠膈肌时，应将膈肌切开折叠缝合为妥，这样可以避免在直接折叠膈肌时缝针损伤到膈下肠管；因此左侧膈膨升以经腹手术为宜，同时膈肌折叠完毕后可探查腹腔内有无其他合伴畸形。电视胸腔镜辅助膈肌折叠也是一种有效的微创手术疗法。

2. 术式选择

(1) 膈叠瓦式缝合术：经胸或经腹，沿膈前后径经膈顶切开或切除部分纤维化变薄的膈，再叠瓦式折叠缝合 ( 图 11-6，图 11-7)。

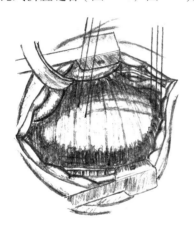

图 11-6　经膈顶切开

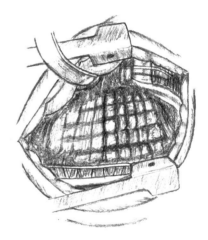

图 11-7　叠瓦式折叠缝合

(2) 膈折叠缝合术：①反复、间断、全层折叠缝合松弛的膈，直到膈缩减至正常高度；②先缝几针牵引线，收紧牵引线，检查膈的张力，确认其足以消除反常呼吸，并可产生膨胀后，再间断缝合 ( 图 11-8，图 11-9)。

(3) "三层"膈折叠术：经胸前外侧标准切口进胸，用卵圆钳提起前外侧 1/3 的膈，做一个水平于膈神经分支的膈瓣，基底部用不可吸收线间断缝合。

3. 术中操作的要点

(1) 膈叠瓦式缝合术：该术式的优点是可防止腹腔脏器损伤，但对防止复发等无效；缺点是不易掌握切除的范围，导致薄弱的膈肌再次受伤。

(2) 膈折叠缝合术：经第 6 或 7 肋间进胸，用不可吸收线带垫片，在膈神经分支间间断折叠缝合；优点为无需切除膈，可最小限度损伤膈本身及神经及其分支，其优于经典的叠

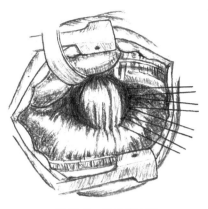

图 11-8　缝针牵引线

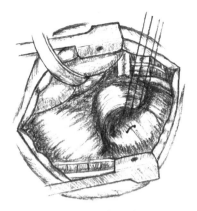

图 11-9　间断缝合

瓦式缝合。

(3) "三层"膈折叠术：注意做膈瓣时要拉紧膈肌并保护膈神经及其分支；该术式的优点是创伤小，患者恢复快。

## 五、术后监测与处理

1.胸腔闭式引流　所有术式均应放置胸腔引流管，利于术后肺的复张，并可充分引流以减少胸腔粘连和感染。

2.胃肠减压　经腹途径患儿术后保留鼻胃管减压 2~3 天，禁食期间给予补充液体、能量，纠正水、电解质紊乱及酸碱失衡。

## 六、术后常见并发症的预防与处理

1.肺部感染　术后加强翻身、雾化排痰、合理使用抗生素可预防肺部感染。

2.肺不张　肺部感染时痰液过多或黏稠干结使支气管阻塞导致顽固性肺不张，除加强呼吸道护理外，可行纤支镜下吸痰促肺复张。

3.气胸　由于病侧肺常有先天性膨胀不全，术后不应强求患侧肺立即复张，因为过早或过度膨肺可能使患侧出现气胸，应加以注意。

## 七、临床效果评价

膈膨升手术预后良好。文献报道膈膨升症的长期术后随访结果：反常呼吸均消失，75% 的患儿有满意的膈肌运动；膈肌厚度与健侧比较，100% 维持在正常生长范围。83.3% 的患儿肺功能恢复正常。

（乔新伟　江科）

# 参 考 文 献

柴国祥，谢博雄，谢冬，等 .2013.胸腔镜下膈肌折叠缝合术治疗膈肌膨出症 .中华胸心血管外科杂志，29(2):114

顾恺时 .2003.顾恺时胸心外科学 .上海：上海科学技术出版社，1001-1009

林强 .2013.临床胸部外科学 .北京：人民卫生出版社，684-690

皮尔逊 .1999.普通胸部外科学 .赵凤瑞，译 .沈阳：辽宁教育出版社，1223-1231

孙玉鹗 .2003.胸外科手术学 .2 版 .北京：人民军医出版社，386-392,462-470

余祖滨，闵家新，向明章，等 .2003.钝性外伤致膈肌破裂及膈疝的诊治体会 .中国综合临床，19(6):525-526

赵松，苑星，王建军，等 .2013.胸外科围术期管理 .郑州：郑州大学出版社，286-290

张志庸 .2008.现代实用纵隔外科学 .北京：中国协和医科大学出版社，589-593,597-602

Chang TH. 2004. Laparoscopic treatment of morgagni-larrey hernia. The west virginia medical journal, 100(1):14-17

Commare MC, Kurstjens SP, Barois A. 1994. Diaphragmatic paralysis in children: A review of 11 cases. Pediatric pulmonology, 18(3):187-193.

Dahlberg PS, Deschamps C, Miller DL, et al. 2001. Laparoscopic repair of large paraesophageal hiatal hernia. The annals of thoracic surgery, 72(4):1125-1129

De Vries TS, Koens BL, Vos A. 1998. Surgical treatment of diaphragmatic eventration caused by phrenic nerve injury in the newborn. Journal of pediatric surgery, 33(4):602-605

Ihde GM, Besancon K, Deljkich E. 2011. Short-term safety and symptomatic outcomes of transoral incisionless fundoplication with or without hiatal hernia repair in patients with chronic gastroesophageal reflux disease. American journal of surgery, 202(6):740-746; discussion 746-747

Ikeya T, Sugiyama S, Koyama S, et al. 2003. Traumatic diaphragmatic hernia repaired by video-assisted thoracic surgery; report of two cases. Kyobu geka. The Japanese journal of thoracic surgery, 56(5):415-418

Jr K LL, Potenza BM, Coimbra R, et al. 2004. Traumatic diaphragmatic hernia. Journal of the American College of Surgeons, 198(4):668-669

Kao CL. 2002. Bochdalek hernia in adult. The journal of emergency medicine, 23(3):283-284

Kilic D, Nadir A, Doner E, et al. 2001. Transthoracic approach in surgical management of morgagni hernia. European journal of cardio-thoracic surgery : official journal of the european association for cardio-thoracic surgery, 20(5):1016-1019

Laituri CA, Garey CL, Ostlie DJ, et al. 2011. Morgagni hernia repair in children: comparison of laparoscopic and open results. Journal of laparoendoscopic & advanced surgical techniques. Journal of Laparoendoscopic & Advanced Surgical Techniques, 21(1):89-91

Minneci PC, Deans KJ, Kim P, et al. 2004. Foramen of morgagni hernia: changes in diagnosis and treatment. The annals of thoracic surgery, 77(6):1956-1959

Mouroux J, Padovani B, Poirier NC, et al. 1996. Technique for the repair of diaphragmatic eventration. The annals of thoracic surgery, 62(3):905-907

Pavlunin AV, Chernova RI, Furzikov DL. 2000. [Surgical treatment in parasternal diaphragmatic hernias]. Vestnik khirurgii imeni I. I. Grekova, 159(3):76-78

Ribet M, Linder JL. 1992. Plication of the diaphragm for unilateral eventration or paralysis. European journal of cardio-thoracic surgery : official journal of the european association for cardio-thoracic surgery, 6(7):357-360

Rice GD, O'Boyle CJ, Watson DI, et al. 2001. Laparoscopic repair of bochdalek hernia in an adult. ANZ journal of surgery, 71(7):443-445

Riehle KJ, Magnuson DK, Waldhausen JH. 2007. Low recurrence rate after gore-tex/marlex composite patch repair for posterolateral congenital diaphragmatic hernia. Journal of pediatric surgery, 42(11):1841-1844

Rogers ML, Duffy JP, Beggs FD, et al. 2001. Surgical treatment of para-oesophageal hiatal hernia. Annals of the royal college of surgeons of england, 83(6):394-398

Sabate JM, Jouet P, Coffin B. 2006. Gastroesophageal reflux in adults. Hiatal hernia. La Revue du praticien, 56(14):1591-1596

Salacin S, Alper B, Cekin N, et al. 1994. Bochdalek hernia in adulthood: a review and an autopsy case report. Journal of forensic sciences, 39(4):1112-1116

Tiryaki T, Livanelioglu Z, Atayurt H. 2006. Eventration of the diaphragm. Asian journal of surgery / Asian surgical association, 29(1):8-10

Todor V, Pop T, Turdeanu N, et al. 2000. Traumatic diaphragmatic hernia. 2 case reports and review of the literature. Chirurgia (Bucur), 95(2):197-202

Yellin A, Lieberman Y, Barzilay Z. 1991. Postoperative unilateral diaphragmatic paralysis in children, a plea for early plication. The thoracic and cardiovascular surgeon, 39(4):221-223

# 第十二章 胸部创伤手术

## 第一节 肋骨骨折

胸部损伤时，无论是闭合性损伤或开放性损伤，肋骨骨折最为常见，约占85%。第1~3肋骨粗短，且有锁骨、肩胛骨和肌肉保护，较少发生骨折；第4~7肋骨较长而薄，最常发生骨折；第8~10肋骨虽然较长，但前端肋软骨与胸骨连成肋弓，弹性较大，不易折断；第11、12肋骨前端游离不固定，因此不易折断。仅有一根肋骨骨折称为单根肋骨骨折；两根或两根以上肋骨骨折称为多发性肋骨骨折；肋骨骨折可以同时发生在双侧胸部。每肋仅一处骨折称为单处骨折，有两处以上折断者称为双处或多处骨折。序列性多根多处肋骨骨折造成胸壁软化，称为胸壁浮动伤，又称为连枷胸。

肋骨骨折时，肋骨断端发生移位，可刺破壁层胸膜和肺组织，产生气胸、血胸、皮下气肿或引起血痰、咯血等。如刺破动脉如肋间动脉并发胸腔内大量出血，伤情往往迅速恶化。骨折处疼痛使患者不敢咳嗽、咳痰，致使呼吸道分泌物滞留，易引起肺不张和肺炎，使呼吸功能进一步恶化。发生连枷胸时，吸气时胸腔负压增加，软化部分胸壁向内凹陷；呼气时胸腔压力增高，损伤的胸壁浮动凸出，这与其他胸壁的运动相反，称为"反常呼吸运动"，反常呼吸运动可使两侧胸腔压力不平衡，纵隔随呼吸而向左右来回移动，称为"纵隔摆动"，影响血液回流，造成循环功能紊乱，是导致和加重休克的重要因素之一，连枷胸时胸廓稳定性破坏更为严重，胸痛及反常呼吸运动更使呼吸运动受限，咳嗽无力，肺活量及功能残气量减少，肺顺应性和潮气量降低，常伴有严重的呼吸困难及低氧血症。

局部痛是肋骨骨折最明显的症状，且随咳嗽、深呼吸或变换体位时加重。疼痛及胸廓稳定性受破坏，可使呼吸动度受限，呼吸浅快和肺泡通气减少，患者不敢咳嗽，痰潴留，从而引起下呼吸道分泌物梗阻，肺实变或肺不张，合并肺挫伤时常有呼吸困难、咯血等表现。体格检查时可发现骨折处肿胀、胸壁畸形、压痛，甚至能触到骨摩擦感。

依据受伤史、临床表现及必要的辅助检查，肋骨骨折的诊断并不困难。临床上常用胸部X线片来显示是否存在肋骨骨折及类型，同时可发现是否存在合并伤。肋骨CT三维重建能客观、立体、清晰、多角度地显示全肋骨的解剖结构和细微损伤，弥补了X射线片和常规CT的不足。

## 一、手术适应证

开放性肋骨骨折：无论是一根或多根骨折，均应行清创术。脱离骨膜的骨折碎片要予以清除，同时要切除尖锐的骨折断端。如有肋间血管出血应在出血点前后方分别结扎。多根肋骨骨折的患者，可采用金属线结扎、固定肋骨断端。连枷胸骨折范围较大和双侧肋骨骨折，可造成胸壁浮动，引起反常呼吸时患者严重缺氧，危及生命，应采用肋骨牵引术、钢丝固定术，严重者需行呼吸机内固定术。

## 二、手术禁忌证

心肺功能不全不能耐受剖胸探查者；出血性素质，血小板计数少于 $4 \times 10^9$/L，凝血酶原时间在 40% 以下者；全身衰竭不能耐受开胸手术者。

## 三、术前准备

应全面了解患者伤情，以确定有无合并伤及其范围、程度，对于 1~4 肋肋骨骨折患者，应着重了解有无锁骨及周围神经血管损伤，而对应 8~12 肋骨骨折患者应着重了解有无肝脾损伤；对于急诊损伤病情危重患者应积极抗休克治疗，恢复呼吸、循环功能；并注意应用抗生素预防感染。

## 四、手术要点、难点及对策

1.肋骨骨折的治疗原则　镇痛、清理呼吸道分泌物、固定胸廓、恢复胸壁功能和防治并发症。固定胸廓方法因肋骨骨折损伤程度与范围不同而异。

(1) 单处闭合性肋骨骨折的治疗：骨折两端因有上下肋骨和肋间肌支撑，发生错位、活动很少，多能自动愈合。固定胸廓主要是为了减少骨折断端活动和减轻疼痛，方法有：宽胶条固定、多带条胸布固定或弹力胸带固定。单纯性肋骨骨折的治疗原则是止痛、固定和预防肺部感染。可口服或必要时肌内注射止痛剂。

(2) 连枷胸的治疗：纠正反常呼吸运动，抗休克、防治感染和处理合并损伤。当胸壁软化范围小或位于背部时，反常呼吸运动可不明显或不严重，可采用局部夹垫加压包扎。但是，当浮动幅度达 3cm 以上时可引起严重的呼吸与循环功能紊乱，当超过 5cm 或为双侧连枷胸软胸综合征时，可迅速导致死亡，必须进行紧急处理。

(3) 开放性骨折的治疗：应及早彻底清创治疗。清除碎骨片及无生机的组织，咬平骨折断端，以免刺伤周围组织。如有肋间血管破损者，应分别缝扎破裂血管远近端。剪除一段肋间神经，有利于减轻术后疼痛。胸膜破损者按开放性气胸处理。术后常规注射破伤风抗毒血清和给予抗生素防治感染。

2. 术式选择的要点

(1) 固定胸廓：闭合性单处肋骨骨折两端因有上下肋骨和肋间肌支撑，较少发生错位、活动和重叠，多能自行愈合。固定胸廓可稳定骨折和缓解疼痛，方法是采用多带条胸布或弹性胸带固定胸廓。

(2) 外牵引固定术：闭合性多根多处肋骨骨折胸壁软化范围大、反常呼吸运动明显的连枷胸患者，需在伤侧胸壁放置牵引支架，在体表用毛巾钳或导入不锈钢丝，抓持住游离段肋骨，并固定在牵引支架上，消除胸壁反常呼吸运动，此法因限制患者活动，并且增加患者护理的困难度，临床应用较少，多已淘汰。

(3) 可吸收髓内钉肋骨骨折内固定术 ( 图 12-1) 和记忆合金环抱器 ( 图 12-2) 治疗多发性肋骨骨折：适用于胸廓塌陷畸形明显、胸壁软化、发生反常呼吸者；骨折端移位特别明显且有多段骨折；合并有胸内脏器损伤需行开胸探查，止血时附带行肋骨固定；骨折类型适合行手术固定，且能达到满意效果；固定部位无局部感染等。手术依据患者实际情况，在直视下固定肋骨，简单、有效。但是临床上以稳定患者胸壁、维护患者呼吸功能为主要目的，并不是固定所有骨折部位强求外观效果，而且对于一些危重患者，在损伤控制的理念下，仍应以挽救患者生命为前提。

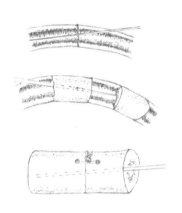

图 12-1 髓内钉肋骨骨折内固定

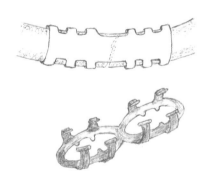

图 12-2 记忆合金环抱器

## 五、术后监测与处理

1. 术后肺功能锻炼，包括早日下床，主动咳嗽、吹气球等，如术后出现较长时间、大量漏气，则尽量避免咳嗽等，待肺组织愈合后再行膨肺。

2. 术后定期行胸部 X 线片或胸部 CT 检查了解肺复张情况，及时处理并发症。

## 六、术后常见并发症的预防与处理

1. 出血 是术后常见的并发症，有时极为严重，常为肋骨骨折合并血胸或胸腹联合伤，应积极对症处理并查找原因予以相应处理。

2.感染 术中肺组织或支气管分泌物可以污染胸腔，开放性骨折长时间暴露于空气中也可导致感染的发生，术后应予以抗感染及积极对症支持治疗。

3.胸腔积液 术后包裹性胸腔积液、余肺膨胀不全术后，应积极鼓励患者咳嗽、积极锻炼肺功能促肺复张，必要时需穿刺引流甚至再次开胸手术。

4.急性呼吸窘迫综合征 原因不明，多与严重的创伤有关，出现呼吸衰竭时应及时给予呼吸机辅助呼吸，积极对症支持治疗。

# 第二节 胸骨骨折

胸骨骨折较为少见，为 1%~3%，原因是暴力直接作用于胸骨导致骨折。最常见的部位为胸骨柄与体部交界处，也可以发生于胸骨体部，通常为横断骨折。常合并有多根多处肋骨骨折、连枷胸。胸骨骨折容易合并心脏、气管、支气管和胸内大血管及其分支的损伤。

胸骨骨折患者胸骨区有明显压痛，咳嗽、呼吸和体位改变时疼痛加重，呼吸浅快。胸骨部位可见畸形，可触及骨摩擦感，有时可见浮动胸壁。

根据胸前区撞击后出现局部疼痛及压痛可做出初步诊断。如骨折移位，可见局部变形；合并数条肋骨或肋软骨骨折时，可出现反常呼吸运动，可有呼吸、循环功能障碍。斜位及侧位 X 线片可明确胸骨骨折的诊断。

## 一、手术适应证

当骨折移位明显，闭合复位方法有困难，或胸骨骨折伴多发性骨折，胸壁浮动及反常呼吸明显，合并有胸内和其他脏器损伤，采用胸骨悬吊牵引法或其他保守治疗不能使胸骨骨折稳定时，需行手术固定。目前大多数学者主张对胸骨骨折伤员在全身情况稳定后，尽早手术复位固定，以避免假关节形成及由此引起的疼痛，且可缩短住院时间，减少费用。早期手术较为简单，效果亦甚满意。若待数周后手术，需要重新离断已纤维连接的骨折线，清除纤维组织及瘢痕，使手术复杂化，愈合时间更长。

## 二、手术禁忌证

心肺功能不全不能耐受剖胸探查者；出血性素质，血小板计数少于 $4 \times 10^9$/L，凝血酶原时间在 40% 以下者；全身衰竭不能耐受开胸手术者。

## 三、术前准备

应详细了解患者伤情，结合影像学检查结果，以确定有无合并伤及其范围、程度；对

297

于病情严重者，积极抗休克治疗，恢复呼吸、循环功能。

## 四、手术要点、难点及对策

胸骨骨折在胸部创伤中较少见，可合并心脏大血管、胸壁血管及气管胸膜损伤而引起胸腔积血、气胸和胸廓反常呼吸等严重并发症，伤情复杂，易导致严重后果。对于胸骨骨折合并有胸腹脏器损伤者，由于所遭受外力较强大，通常有多处肋骨骨折，形成连枷胸的比例较高，胸廓的稳定性差，易出现反常呼吸，短时间内引起呼吸、循环衰竭；同时合并有胸腹脏器损伤，更造成病情的复杂、凶险，甚至造成患者的死亡。因此，对于此类患者应该积极进行手术治疗。

1.轻度的胸骨骨折的治疗　主要是局部固定、卧床休息和防止并发症。止痛多采用局部封闭镇痛和口服镇痛剂，局部固定可使用沙袋压迫或小夹板胸带固定。

2.重度的胸骨骨折断端移位较明显，应尽早复位　一般采用闭式手法复位，方法是患者仰卧位，脊柱过伸、挺胸、双臂上举的体位，借助手法，即可使骨折复位。复位困难者或合并胸骨浮动的患者，需在全麻下行手术切开复位，在骨折断端附近钻孔，钢丝固定。胸骨固定一般 4~8 周愈合。

3.对于有合并伤的患者，可有如下的治疗方法

(1) 胸骨骨折死亡率可达 30%，主要是因其严重的合并伤，而非胸骨骨折本身，所以必须重视合并伤的诊断和处理。任何胸骨骨折一旦诊断明确，原则上都应住院观察和治疗，对受伤时间短 (<20h)、生命体征不稳定者，应考虑胸腔、腹腔内有出血或心脏压塞，结合心包穿刺、胸腔或腹腔穿刺可迅速明确诊断。反之，可结合心电图、床旁超声心动图或心肌酶谱等检查了解有无心肌钝挫伤等。胸骨骨折的处理应分清轻重缓急，首先处理危害生命的损伤，如失血性休克、心脏压塞、张力性气胸、活动性血胸及颅脑损伤等。

(2) 无明显移位的单纯胸骨骨折遭受的外力多较轻，合并脏器损伤的机会少，一般不需手术，但应密切观察病情变化，并监测心肌酶谱和心电图。如出现心肌酶异常升高及延迟出现的心电图异常，如 S-T 段改变、各种心律失常，应考虑存在心脏损伤，并及时给予心肌营养药和吸氧等治疗。

(3) 对有明显移位的胸骨骨折患者，应积极采取手术治疗，采用手术固定较非手术方法更可靠，且有利于患者恢复。胸骨骨折有移位者胸内器官损伤的发生率高，如心脏钝挫伤、裂伤、心包破裂、支气管损伤等，若延误治疗将带来严重的后果，而积极手术能尽快发现并处理合并伤。手术以选横切口 ( 图 12-3) 为宜，有利于探查和处理胸内合并伤，同时探查大血管、气管、肺部等损伤，有心包积血时应打开心包处理心脏损伤。目前，记忆合金胸骨固定器 ( 图 12-4) 的应用使手术更为简化、方便。若胸骨后分离较少，可不必放置引流；若分离范围较广，则需放置纵隔引流管。术后注意观察呼吸和心律，加强呼吸道管理，防止肺炎、肺不张、呼吸功能不全等并发症的发生。

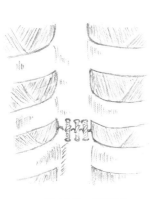

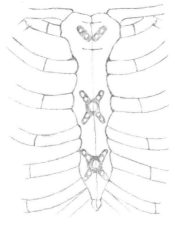

图 12-3　横切口　　　图 12-4　记忆合金胸骨固定器

## 五、术后监测与处理

1. 术后卧床 2 周左右，待骨折纤维连接，疼痛有所减轻，即可下床活动。
2. 疼痛明显者，酌情给予止痛剂。
3. 应用抗生素防治感染。
4. 放置纵隔引流者，于 48 ～ 72h 后拔出。

## 六、术后常见并发症的预防与处理

1. 出血　手法复位后注意监测生命体征，定期复查胸骨及心包 B 超，监测有无出血引起的血肿，若血肿逐渐增大应行手术治疗。
2. 心脏损伤　胸骨骨折大多会引起心脏的损伤，术后要特别注意监测心肌酶谱和心电图，一旦出现心肌酶谱的变化或心律失常，要及时予以心肌营养及对症治疗，并同时处理影响血流动力学的心律失常。
3. 其他并发症的处理　胸骨骨折易合并有多根多处肋骨骨折、肺挫伤等，需及早诊断，制订及时有效的治疗方案。

# 第三节　创伤性气胸

因胸外伤造成胸膜破损，空气进入胸膜腔，使胸腔内积气，称为创伤性气胸。多因胸部挤压伤、肋骨骨折、胸部锐器伤所致。创伤性气胸的发生率在胸部外伤中仅次于肋骨骨折，约占 60%。根据创伤的特点、胸膜腔压力的改变及对呼吸功能的影响，一般将气胸分为闭合性、开放性及张力性气胸三类。本病多由以下原因所致：交通事故、医源性损伤、坠落伤、刀刺伤、枪伤。

1. 闭合性气胸　根据胸膜腔积气量及肺萎陷程度可分为小量、中量和大量气胸。小量气胸指肺萎陷在 30% 以下，患者可无明显呼吸与循环功能紊乱。中量气胸肺萎陷在 30% ~ 50%，而大量气胸肺萎陷在 50% 以上，均可出现胸闷、气急等低氧血症的表现。查体可见气管向健侧偏移，伤侧胸部叩诊呈鼓音，呼吸音明显减弱或消失，少部分伤员可出现皮下气肿且常在肋骨骨折部位。

2. 张力性气胸　患者常表现有严重呼吸困难、发绀，伤侧胸部叩诊为高度鼓音，听诊呼吸音消失。若用注射器在第 2 或第 3 肋间穿刺，针栓可被空气顶出。这些均具有确诊价值。另外，检查时可发现脉搏细弱，血压下降，气管显著向健侧偏移，伤侧胸壁饱满，肋间隙变平，呼吸强度明显减弱，并可发现胸部、颈部和上腹部有皮下气肿，扪之有捻发音，严重时皮下气肿可扩展至面部、腹部、阴囊及四肢。

3. 开放性气胸　患者常在伤后迅速出现严重呼吸困难、惶恐不安、脉搏细弱频数、发绀及休克。检查时可见胸壁有明显创口通入胸腔，并可听到空气随呼吸进出的"嘶—嘶"声音。伤侧叩诊鼓音，呼吸音消失，有时可听到纵隔摆动声。

根据患者的病史、临床表现及体征，结合 X 线，必要时辅助 CT 及 B 超检查不难明确诊断。

## 一、手术适应证

肺压缩在 20% 以上，伴有呼吸困难者，胸部 X 线片表明积气在逐渐增多是外科治疗适应证。

## 二、手术禁忌证

心肺功能不全不能耐受剖胸探查者；出血性素质，血小板计数少于 $4 \times 10^9$/L，凝血酶原时间在 40% 以下者；全身衰竭不能耐受开胸手术者。

## 三、术前准备

一般心肺功能准备；胸腔穿刺或闭式引流促肺复张后行胸部 CT 检查，了解有无肺大疱及其部位、大小及数量，选择手术方法。

## 四、手术要点、难点及对策

1. 术式选择

(1) 胸腔穿刺术：少量气胸、放射线检查积气无进行性增多者；张力性气胸发生时，可行锁骨中线第 2 肋间急诊针刺减压，为闭式引流争取时间。

(2) 胸腔闭式引流术：中等或大量气胸患者；凡是有症状者，放射线检查积气进行性增多者；张力性气胸；对侧有病变，或肺未能复张者。

(3) 开胸手术：首次发作时，气胸经胸腔闭式引流术如果伴有持续 3 天以上的漏气、血胸、脓胸、肺膨胀不良、双侧或张力性气胸，有职业危险者如飞行员、潜水员等可能再次发生气胸，或者胸部 CT 发现有单个较大的肺大疱；气胸复发是常见的手术适应证，如果二次发作时出现在对侧，则有明确的手术指征，至少应对一侧施行手术。

(4) 胸腔镜手术：符合开胸手术指征，胸腔无广泛粘连及无胸膜增厚者均可应用胸腔镜手术。

2. 手术操作要点

(1) 开胸手术：手术原则是修补漏气部位肺脏，消灭胸膜腔。手术进胸后应全面探查胸腔，了解胸腔内损伤情况，了解气胸发生原因并给予对应的治疗。手术也可通过听诊三角小切口开胸。进胸后必须彻底检查胸腔内情况，部分患者因有肺大疱疾病基础，多在术中一并处理；常用术式有裂口缝合术、肺大疱结扎术或肺大疱切除术等。

(2) 胸腔镜手术：手术径路常选择第 7 肋间腋中线小切口置胸腔镜，取第 4 或 5 肋间腋前线及第 6 或 7 腋后线做两个小切口为操作孔。肺损伤裂口或漏气处可以在腔镜下缝合处理；单发直径 20mm 以上的巨型肺大疱可用胸腔直线切割器切除；位于肺尖或肺边缘处的肺大疱，可行结扎或行楔形肺切除；对于多个直径超过 20mm 肺大疱的患者或复发性气胸患者，可行部分胸膜切除术，或经胸腔镜喷洒药物，诱发胸膜固定。

(3) 无论采用任何方式，手术结束前必须试水鼓肺了解有无漏气部位，特别是一些创伤导致多部位损伤的患者，不能满足于发现一个部位而遗漏其他病情。

## 五、术后监测与处理

1. 注意维持胸腔引流管的通畅。

2. 术后肺功能锻炼，包括早日下床、主动咳嗽、吹气球等，如术后出现较长时间、大量漏气，则尽量避免咳嗽等，待肺组织愈合后再行膨肺。

3. 术后定期行胸部 X 线片检查了解肺复张情况，及时处理并发症。

## 六、术后常见并发症的预防与处理

1. 肺漏气　多为漏气部位处理不当，处理方法为保持引流通畅，待肺膨胀良好后行化学性胸膜固定术，必要时再行开胸手术。

2. 气胸复发　原因多为胸膜粘连不充分或未做胸膜固定术。处理方法为持引流通畅，待肺膨胀良好后行化学性胸膜固定术，必要时再行开胸手术。

3. 术后包裹性胸腔积液、余肺膨胀不全　多为患者术后不能主动咳嗽、吹气球膨肺有关。处理：定位后穿刺或闭式引流，必要时行早期开胸手术，避免胸膜增厚纤维化。

4. 血胸或肺内血肿　多见于术后血管结痂脱落或肺复张后组织撕裂。处理：密切观察，对症处理，必要时再行开胸手术。

# 第四节　创伤性血胸

　　胸部创伤引起胸膜腔积血，称为血胸，常与气胸同时存在。血胸可有以下来源：①肺组织裂伤出血。因肺动脉压力较低（为主动脉的 1/6~1/4），出血量小，多可自行停止。②胸壁血管破裂出血（肋间血管或胸廓内血管）。出血来自体循环，压力较高，出血量多，且不易自止，常需手术止血。③心脏或大血管出血（主动脉、肺动脉、肺静脉、腔静脉等）。多为急性大出血，出现失血性休克，若不及时抢救常可致死。

　　创伤性血胸的病理生理变化取决于出血量和速度，以及伴发损伤的严重程度。急性出血可引起循环血容量减少，心排血量降低，导致失血性休克。多量积血可压迫伤侧肺和纵隔，引起呼吸和循环功能障碍。由于肺、心脏和膈肌的活动引起去纤维蛋白作用，胸膜腔内的积血一般不凝固。但如果出血量较快且量多，去纤维蛋白作用不完全，积血就会发生凝固而形成凝固性血胸。5~6 周以后逐渐发生机化，形成机化性血胸，限制肺的胀缩及胸廓和膈肌的呼吸运动，严重影响呼吸功能。

　　小量血胸指胸腔积血量在 500ml 以下，患者无明显症状和体征。中量血胸积血量 500 ~ 1500ml，患者可有内出血的症状，如面色苍白、呼吸困难、脉细而弱、血压下降等。查体发现伤侧呼吸运动减弱，下胸部叩诊浊音，呼吸音明显减弱。大量血胸积血量在 1500ml 以上，患者表现有较严重的呼吸与循环功能障碍和休克症状、躁动不安、面色苍白、口渴、出冷汗、呼吸困难、脉搏细数和血压下降等。查体可见伤侧呼吸运动明显减弱，肋间隙变平，胸壁饱满，气管移向对侧，叩诊为浊实音，呼吸音明显减弱以至消失。

　　根据胸部受伤史、内出血的症状、胸腔积液的体征，并结合胸部 X 线片的表现，创伤性血胸的临床诊断一般不困难。

## 一、手术适应证

　　1.开胸止血的适应证

　　(1) 胸腔闭式引流后，每小时引流出来的血液量 >200ml，或最初 24h 内引流出的血液量 >1000ml。

　　(2) 经过适当的补液、输血之后，患者的低血容量及失血性休克不见改善。

　　(3) 伤侧胸腔内有多量的血凝块、纵隔向健侧移位者。

　　(4) 根据患者的临床表现，考虑有心脏压塞、胸内大血管损伤甚至有心脏穿透伤，应尽早进行剖胸探查和止血。

　　2.电视胸腔镜手术适应证

　　(1) 少量进行性创伤性血胸。

　　(2) 创伤后胸腔内血液潴留。

　　(3) 创伤后肺或细支气管持续漏气。

　　(4) 胸内异物存留、创伤性乳糜胸及脓胸。

## 二、手术禁忌证

心肺功能不全不能耐受剖胸探查者；出血性素质，血小板计数少于 $4 \times 10^9/L$，凝血酶原时间在 40% 以下者；全身衰竭不能耐受开胸手术者。

## 三、术前准备

术前应根据患者病情，积极补充血容量，纠正休克；严密观察胸腔闭式引流血量的颜色、量和速度，监测生命体征及血红蛋白、血细胞比容的变化；术前积极备血，或准备术中胸腔内血液自体回输，但如胸腔内积血有明显污染时则不宜采用。

## 四、手术要点、难点及对策

创伤性血胸的治疗旨在防治休克，及早清除胸膜腔积血以解除肺与纵隔受压和防治感染。小量血胸多能自行吸收，但要连续观察积血是否有增多的趋势。中量血胸可行胸腔穿刺抽出积血。对于积血量较大的中量血胸和大量血胸，均应进行胸腔闭式引流术。严重者需手术治疗，对于中、大量血胸患者及开胸手术患者，需要常规应用抗生素。

1. 非进行性的血胸

(1) 小量血胸可观察，后期可用物理疗法促进吸收。

(2) 中量血胸可胸腔穿刺或闭式引流，若行胸腔穿刺抽液，穿刺后可在胸腔内注入抗生素防治感染。

(3) 大量血胸应及时行胸腔闭式引流，尽快使血及气排出，肺及时复张。

2. 进行性血胸　胸腔内进行性出血的诊断：脉搏持续增快，血压持续下降；经输血、补液等措施治疗休克不见好转；血红蛋白、红细胞计数和血细胞比容重复测定，呈持续下降；胸腔穿刺因血液凝固抽不出血液，但 X 线显示胸腔阴影继续增大；胸腔闭式引流后，引流量持续 3h，每小时超过 200ml，引流出的血液颜色鲜红，温度较高。

应在积极输血、输液等抗休克处理的同时，立即行剖胸手术止血。根据术中所见对肋间血管或胸廓内血管破裂予以缝扎止血；对肺破裂出血做缝合止血，肺组织损伤严重时可行部分切除或肺叶切除术；对破裂的心脏、大血管进行修复。

3. 凝固性血胸　用链激酶或尿激酶溶于生理盐水，5 ~ 10min 缓慢注入胸内，8 ~ 24h 后将积血抽出。亦可待病情稳定，2 周左右行剖胸手术或在电视胸腔镜下施行手术，清除血凝块及附着在肺表面之纤维蛋白膜或纤维板，术后鼓励患者进行呼吸锻炼，使肺及早膨胀。

4. 感染性血胸　应及时放置胸腔闭式引流，排除积脓，并保持引流通畅，必要时可进行双管对引并冲洗引流胸膜腔 ( 后肋膈角处一根，胸前肺尖部一根 )。加强全身抗感染治疗，选用大剂量对细菌敏感的抗生素，避免慢性脓胸的形成。若为多房性脓胸或保守治疗效果不佳者，应及早行廓清手术。

5. 手术操作的要点　进行性血胸应及时行开胸探查手术，清除胸腔内血凝块、止血，而查找胸腔内出血部位是手术的重点，要考虑到多处损伤同时出血的可能。对凝固性血胸最好在出血停止后 2~3 天内开胸，清除积血和血凝块，防止感染和机化。感染性血胸应及时改善胸腔引流，排尽感染性积血积液，若无明显效果或复张不良，应尽早手术清除感染性积血，剥除脓性纤维膜。如发现有膈破裂、食管破裂、气管支气管断裂、胸内较大异物存留则要尽早手术。

## 五、术后监测与处理

1. 注意维持胸腔引流管的通畅，记录每日引流液的量及性质。
2. 术后鼓励并协助患者咳嗽排痰，加强肺功能锻炼，预防肺部并发症的发生。
3. 预防性应用抗生素，减小肺部感染的机会。
4. 术后及时行胸部 X 线检查，了解肺复张情况。

## 六、术后常见并发症的预防与处理

1. 出血　是术后常见的并发症，有时极为严重，出血原因多为术中止血不彻底、结扎线脱落所致。术后若有持续性出血征象时均应探查止血。
2. 感染　原因很多，如术中肺组织或支气管分泌物可以污染胸腔等，术后除了应用抗生素外，还应警惕急性脓胸或继发肺部感染的发生，一旦发生，治疗原则为加强抗生素应用、排除脓液和全身营养支持治疗。
3. 术后包裹性胸腔积液、余肺膨胀不全　多与患者术后不能主动咳嗽、吹气球膨肺有关。处理：术后应鼓励和协助患者主动咳嗽、吹气球膨肺，必要时支气管镜吸痰；包裹性胸腔积液诊断确定后，B 超或者 CT 定位后穿刺或闭式引流，必要时早期开胸手术，避免胸膜增厚。

# 第五节　气管、支气管断裂

气管、支气管损伤多见于交通事故、胸部撞击伤，如枪伤、锐器伤、自刎割断气管等，外力直接作用于颈部或气管，造成气管、支气管破裂。胸内气管损伤多发生在距隆突以上 2.5cm 之内的部位，而支气管破裂多发生在隆突远端 2.5cm 以内，此类患者病情较重，往往因救治不及时而死亡。气管、支气管损伤还可见于医源性损伤，如不恰当的气管切开、气管食管瘘等。

穿透性气管、支气管损伤，常合并有血管及食管损伤，患者出现气短、呼吸困难、张力性气胸、纵隔气肿和皮下气肿。胸部闭合性损伤导致气管破裂，临床上常表现为呼吸困难、颈部皮下气肿、轻度咯血、喘鸣、发音困难等。病情严重者，可因张力性气胸出现极度呼吸困难、颜面发绀，可因重度缺氧而昏迷，也可因大咯血、呼吸道阻塞而死亡。

胸部创伤后的支气管断裂在临床上的症状取决于支气管断裂的部位和断裂支气管近端闭合的早晚，主要表现为呼吸困难、发绀、纵隔气肿、咯血、气胸或张力性气胸、血胸。损伤的支气管近端开放于胸膜腔内易出现血胸、气胸等，若损伤支气管近端不与胸膜腔相连，则以纵隔气肿为主要表现。临床上常出现较多症状不典型病例，其支气管断端均为血凝块或组织块所阻塞。

明确的胸部外伤病史，结合患者的症状体征如有严重呼吸困难和发绀，查体发现张力性气胸、气胸纵隔气肿和下颈部气肿等，胸部 X 线、CT 及支气管镜检查结果可明确诊断。

## 一、手术适应证

1.胸部外伤后，经充分胸腔闭式引流，肺未能复张者，可疑有气管或支气管破裂，应开胸手术探查。

2.经 CT 及纤维支气管镜明确诊断有气管或支气管破裂，且裂口 >1cm 者。对于支气管镜检查明确支气管裂口 <1cm，经胸腔闭式引流后肺及时复张，并可持久保持者，可暂不手术，继续严密观察。

## 二、手术禁忌证

心肺功能不全不能耐受剖胸探查者；出血性素质，血小板计数少于 $4 \times 10^9/L$，凝血酶原时间在 40% 以下者；全身衰竭不能耐受开胸手术者。

## 三、术前准备

1.立即行胸腔闭式引流，降低胸腔内压力，改善呼吸困难。

2.保持呼吸道通畅，必要时可先行气管切开，不仅有助于呼吸道内积血和分泌物清除，亦减少了呼吸道阻力，有利于充分供氧。若需行纤维支气管镜检查也比较容易。

3.输血、输液，纠正血容量不足及休克。

4.应用有效抗生素防治感染。

## 四、手术要点、难点及对策

1.气管完全断裂者应当立即处理，维持呼吸道通畅，必要时行急诊手术治疗。而其他气管、支气管创伤一经确诊，首先置放胸腔闭式引流管，以后根据患者具体情况，全面权衡，行急诊手术或延期手术修补裂伤。

2.因一般情况差而不能立即手术修补者，可行气管造口，以便清除呼吸道分泌物，减少感染和呼吸道阻塞，待一般状况稳定，全身情况好转后再行手术修补。气管或支气管裂伤修补术后，应将气管造口关闭。术后气管造口不利于有效排痰，容易影响吻合口愈合。

3. 术前注意保持胸腔引流通畅，特别是在麻醉诱导过程中保证胸腔引流管通畅，可以避免发生张力性气胸。体外选择依据损伤部位而定。气管损伤采用仰卧位、胸骨正中切口；支气管损伤者可取健侧卧位。麻醉采用气管内插管、静脉复合麻醉；若为支气管破裂则行气管内双腔插管静脉复合麻醉。

4. 进入胸腔后，仔细探查，寻找破裂部位，确定范围及程度，相对简单的修补术能满足大多数患者的需要。涉及隆嵴或双侧主支气管的复杂损伤，应在体外循环下才能安全地进行修复。

5. 若裂口在气管膜部或支气管的破口不大，边缘修齐后，间断缝合修复。

6. 若支气管破口大而边缘不整齐或完全断裂者，应修剪断端，重新对端吻合（图 12-5）。

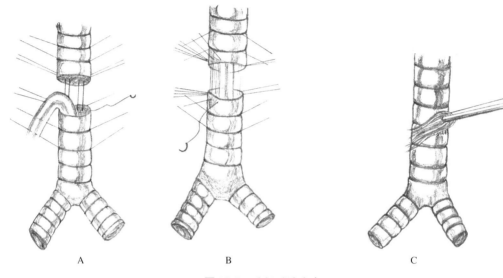

A          B          C

**图 12-5** 重新对端吻合

7. 吻合应避免管腔旋转扭曲，膜部对齐。可先缝合 4 个定点，缝合针间距不应小于 0.15cm，缝合线应结扎于管壁外。可用不可吸收的丝线、细尼龙线或可吸收缝线。使用可吸收线有助于减少术后肉芽组织形成和继发的吻合口狭窄。

8. 吻合完毕，嘱麻醉师鼓肺检查吻合口无明显漏气后，用附近胸膜、肋间肌瓣或其他组织覆盖吻合口。冲洗胸膜腔，放置上下两根引流管。

9. 破裂部周围组织应适当游离。有胸膜肺粘连者应充分游离，并切断下肺韧带，以减少吻合部张力。缝合气管软骨部时可用小三角针缝合，以免圆针不易穿过而导致气管软骨断裂。术中若发现支气管裂口无法修补或伴有广泛而严重的肺挫裂伤，则应行肺叶或全肺切除术。

## 五、术后监测与处理

1. 保持胸腔闭式引流通畅。术后早期可能有少量漏气，必要时加负压吸引，待漏气及胸腔渗液停止，肺完全膨胀后才可拔出胸腔闭式引流。

2.加强呼吸道管理，鼓励伤员咳嗽排痰，给予雾化吸入。既往有人主张术后行气管切开，有助于清除呼吸道分泌物，减少声门关闭造成的气管内压力增高，有利于吻合口愈合。现在认为，如呼吸道分泌物多且难以咳出者，可采用纤维支气管镜吸引，亦能收到较好的效果，不一定要做气管切开。对已行气管切开的病例，应加强气管切开护理，选用刺激小的抗生素加入 α- 糜蛋白酶，定时气管滴注或雾化吸入。

3.继续应用大剂量有效抗生素防治感染。

4.2 ～ 3 周后行气管镜检查，如发现肉芽增生，可予以烧灼；若发生狭窄可行扩张，每周 1 ～ 2 次，直至吻合口通畅为止。

5.对支气管断裂第一次行端端吻合，而吻合口不通、萎陷的肺不能复张的患者，可先保守治疗，6 个月后重新考虑支气管重建，尽量避免肺切除术。

6.气管断裂行端端吻合者颈前屈 10 ～ 15 天。

## 六、术后常见并发症的预防与处理

气管和支气管修补术后最常见的并发症是气管、支气管狭窄。吻合时应注意两残端的显露和游离，使其口径大小一致，以及吻合技术的合理应用。吻合失败后容易形成支气管胸膜瘘。

# 第六节　肺　损　伤

肺对穿透性损伤 ( 除高速投射物外 ) 相对容易耐受，肺实质有很好的修复能力，除非肺门结构受损，一般肺组织的漏气和出血很快会停止，周围部分的实质损伤很少需要切除；另一方面，钝性肺损伤虽然造成较小程度的局部损伤，但由于多发性损伤的总面积加大和继发反应性改变，能导致较严重、甚至危及生命的并发症。

肺的损伤主要表现在两个方面：①外界刺激对肺的各种创伤及自身组织对创伤的应激反应对肺呼吸功能的影响，如肺挫伤、创伤性湿肺等。②外界刺激下对肺组织的创伤体现在呼吸道的破坏和肺血液循环的损伤，如肺出血、肺组织裂伤等。肺损伤有各种表现，临床分型是人为的。此外，除肺爆震伤外，非穿透性损伤引起的肺实质损伤，经常合并有胸内脏器的损伤。

1.局部肺挫伤　这是肺损伤最常见的类型，由于从破裂血管流出的血液充满肺泡及其周围的肺间质，临床表现为咯血。它只是一个孤立的损伤，并无重要的临床意义。即使血液流入支气管内导致远段肺组织实变，如无重大的肺实质破裂，血块很快被吸收，肺复张。

2.肺实质撕裂　使血管和支气管破裂，如与胸膜腔相通，可引起血胸、气胸或血气胸。血气胸在穿透性损伤时最常见，而钝性损伤所造成的肺实质撕裂多位于深部，所产生的淤血和气体分别积聚在某处，形成血肿或气腔。

3.肺血肿 与肺挫伤后因支气管被血液堵塞后并发的肺实变不同,肺血肿是由于肺实质撕裂所产生的淤血积聚形成。临床表现为胸痛、中度咯血、低热和呼吸困难,通常持续1周后逐渐缓解,肺血肿初期的胸部X线片上,其阴影的轮廓模糊,由于其周围积血被吸收,轮廓逐渐分明,直径2～5cm。肺血肿所处的特殊地位,使人认为钝性损伤引起的肺血肿,是由于反作用力机制在肺实质深部产生剪切力造成。如无伤前胸部X线片对比,小的肺血肿难以与肺原有的球形病灶相鉴别,此问题有待此病灶阴影是否很快消失。假如3周内阴影还不吸收,应考虑切除活检,以明确诊断。

4.创伤性肺气腔 肺气腔较罕见。胸部损伤如只撕破1根小的细支气管,而无细血管损伤,则空气积存在实质深部,形成1个气腔,一般无继发感染,1周内自行消退。偶尔,如有一较粗的支气管破裂,形成1个大气腔,则难以消退,需手术缝扎支气管的残端,控制气体的来源,使气腔萎陷,解除对周围肺组织的挤压。

## 一、手术适应证

胸腔闭式引流若发现有重度漏气,且引流后呼吸困难无明显改善,肺仍不能复张者,应急诊剖胸探查。如果发现肺裂伤,可予以修补,尽可能多地保留肺组织。如裂伤极为严重而无法修补或合并有严重肺挫伤,可行肺段、肺叶或全肺切除。肺损伤后活动性出血也是明确的手术适应证。

## 二、手术禁忌证

心肺功能不全不能耐受剖胸探查者;出血性素质,血小板计数少于 $4 \times 10^9$/L,凝血酶原时间在40%以下者;全身衰竭不能耐受开胸手术者。

## 三、术前准备

应全面了解患者伤情,以确定有无合并伤及其范围、程度;对于因肺裂伤造成的张力性气胸,应行紧急胸腔闭式引流排气治疗;对于急诊损伤病情危重患者应积极抗休克治疗,恢复呼吸、循环功能;并注意应用抗生素预防感染。

## 四、手术要点、难点及对策

肺损伤手术的治疗原则为止血,清除坏死肺组织,修复需外科手术干预的肺损伤,最大限度保护呼吸功能。手术的方式根据肺损伤程度与范围不同而异。

1.局限性肺挫伤、肺血肿和创伤性气胸的患者,如有呼吸困难,在急诊检查时,应用鼻导管或面罩给予100%浓度的氧吸入,同时给予镇痛药以减轻胸痛,有利于呼吸。经胸部X线片证实诊断后,收住院进一步诊治,为预防肺挫伤后并发炎症,应给予抗生素治疗

1周左右。严密观察病情变化，重复胸部X线片，观察肺部阴影的变化，血肿和气腔阴影是否吸收或是否出现弥漫性绒毛状阴影，预示有发展为呼吸窘迫综合征的可能。

2.对确定手术治疗的患者，应快速开胸探查，以免盲目观察错失手术时机。

3.进入胸腔后，若胸腔内积血较多，且无污染者，可行胸腔血液自体回输。吸尽胸腔内血液，找到肺之破裂口。若裂口较浅，用丝线缝扎出血及漏气部位后，将裂口间断或褥式缝合。裂口不大但较深者，应扩大裂口，仔细缝扎出血及漏气部位。又大又深的裂口，有较粗支气管或血管的损伤，应仔细找出漏气的支气管和出血的血管予以缝扎或缝合，为避免发生气栓，裂口可敞开一部分不予缝合。

4.冲洗胸腔，并嘱麻醉师鼓肺，检查修补处有无漏气及有无遗漏之肺裂伤。未放置胸腔闭式引流者于低位放置闭式引流。已放置引流者，若部位不适当应予调整。

## 五、术后监测与处理

1.氧气吸入。

2.镇静及止痛。

3.继续纠正血容量不足，防治休克。

4.保持胸腔闭式引流通畅，注意观察有无漏气及漏气程度。观察胸腔引流量，注意血胸并发症。

5.鼓励伤员咳嗽排痰，尽可能将小气管内积血排出，预防肺部感染等并发症。

6.应用抗生素预防感染。

7.重症患者的呼吸治疗 对于术后呼吸状况差的患者，在排除外科因素的前提下，为预防低氧血症，提高血的氧合，推荐呼吸治疗。正压机械通气是严重肺损伤病例首选的治疗方法。其适应证：①住院时胸部X线片已显示多处大片浸润阴影；②肺挫伤合并5根以上肋骨骨折或严重的连枷胸；③肺挫伤合并其他器官的损伤需在全麻下手术；④肺挫伤合并低氧血症，血气分析$PaO_2<8.0kPa$，$PaCO_2>7.33kPa$，$pH<7.25$时；⑤为治疗其他损伤，需大量静脉输液；⑥肺损伤前已有肺气肿或支气管哮喘的病例；⑦系列胸部X线片示肺部浸润性阴影进行性加重；⑧肺损伤后，无其他原因，很快就发生呼吸衰竭。

## 六、术后常见并发症的预防与处理

肺组织对其各种损伤的反应都相同，其结果是吸收康复，并发感染或是实变，最终造成肺间质纤维性变。肺损伤如治疗不当，引起呼吸衰竭，导致低氧血症及呼吸性碱中毒，继而发展为组织缺氧和代谢性酸中毒，严重者致死。

肺损伤患者病后不久，数天或数周后病情未得缓解时，可由于氧供不足引起其他器官的并发症。缺氧时间过长可引起严重的并发症如肾衰竭，如未获及时治疗，可因严重缺氧而死亡。由于急性呼吸窘迫综合征患者防御肺部感染的能力低下，在其患病过程中常常出现细菌性肺炎，其他胸部并发症，如脓肿、纵隔气肿和气胸。

# 第七节 食管损伤

食管损伤是一种常由于器械或异物引起的以食管破裂、穿孔为主要病变的疾病，如不及时处理，可发生急性纵隔炎、食管胸膜瘘，并可能致死。根据食管损伤的部位分为颈部食管损伤、胸部食管损伤和腹部食管损伤。

颈部食管穿孔常发生在较薄的食管后壁，由于食管附着的椎前筋膜可以限制污染向侧方扩散。穿孔的最初几小时颈部可没有炎症表现，几小时后由于口腔或胃内的液体经过穿孔进入食管后间隙和沿着食管平面进入纵隔，引起纵隔炎症，患者述颈部疼痛、僵直，呕吐带血的胃内容物和呼吸困难。体格检查发现患者危弱，伴各种不同程度的呼吸困难。通常可听到经鼻腔呼吸发出的粗糙的呼吸声。颈部触诊发现颈部硬和由于皮下气肿产生的捻发音。全身感染中毒症状常在 24h 后发生。

胸段食管穿孔直接引起纵隔污染，迅速发生纵隔气肿和纵隔炎。食管穿孔后引起的这种炎症过程和体液的大量蓄积在临床上表现为一侧胸腔剧烈疼痛，同时伴有呼吸时加重，并向肩胛区放射。在穿孔部位有明确的吞咽困难、低血容量、体温升高、心率增快，并且心率增快与体温升高不成比例。全身感染中毒症状、呼吸困难。体格检查发现患者有不同程度的中毒症状，不敢用力呼吸，肺底可听到啰音，当屏住呼吸时，可听到随着每次心跳发出的纵隔摩擦音或捻发音。颈根部或前胸壁触及皮下气体，当穿孔破入一侧胸膜腔时，出现不同程度的液气胸的体征。受累侧胸腔上部叩诊呈鼓音，下部叩诊浊音，病侧呼吸音消失。少数病例可发展为伴有气管移位、纵隔受压的张力性气胸，纵隔及胸腔的炎症产生对膈肌的刺激，可表现为腹痛、上腹部肌紧张、腹部压痛。

食管腹腔段的损伤较少见，一旦损伤，由于胃内液体进入游离腹腔，主要引起腹腔的污染，临床表现为急性腹膜炎的症状和体征。有时这种污染可能不在腹腔而在后腹膜，这将使诊断更加困难。由于腹腔段食管与膈肌邻近，常有上腹部疼痛和胸骨后钝痛并放射到肩部的较典型特征。

对所有行食管内器械操作后出现颈部、胸部或腹部疼痛的患者，应想到发生食管穿孔的可能性。有 Mackler 三联症即呕吐、下胸痛、下颈部皮下气肿时更应迅速怀疑有食管穿孔的可能，并应做进一步检查。胸部创伤，特别是食管附近有创伤患者，应常规检查是否有食管损伤。结合有关病史、症状、体征及必要的辅助检查多可做出及时、正确诊断。

## 一、手术适应证

1. 发生食管穿孔或破裂 12h 以内，原则上应采取手术治疗。
2. 有异物残留不能去除而影响愈合者。
3. 采取积极保守治疗包括高营养饮食、胃肠道灌洗、全静脉营养、瘘口经久不愈者。
4. 食管原有狭窄或癌肿，必须采取手术治疗才能缓解者。

## 二、手术禁忌证

食管恶性肿瘤伴发穿孔且肿瘤无法切除者；食管远端有需要手术矫正的狭窄；食管壁损坏严重，纵隔有严重的感染坏死，组织水肿变脆，受伤时间超过24h，一期修补后不能愈合；术前或术中患者生命体征不稳定；心肺功能不全不能耐受剖胸探查者；出血性素质，血小板计数少于 $4 \times 10^9/L$，凝血酶原时间在 40% 以下者；全身衰竭不能耐受开胸手术者。

## 三、术前准备

1. 应全面了解患者伤情，以确定有无合并伤及其范围、程度，确定手术治疗方式。

2. 禁食　在怀疑或一时诊断有食管损伤时，应立即停止经口进食、进水，并嘱患者尽可能减少吞咽动作。事实上要求患者绝对不做吞咽动作是可能的。

3. 胃肠减压　尽管有人提出选择性地应用胃肠减压，认为放入胃肠减压管使食管下段括约肌不能完全关闭，有可能加重胃反流，但多数认为应常规使用胃肠减压，以减少胃液的潴留，采用多孔的鼻胃管置于食管穿孔的上下缘，以达到有效吸引、防止外渗的作用。除胃肠减压外有时还需经鼻腔间断吸引口咽部分泌物。

4. 广谱抗生素　食管穿孔后引起的主要病理是食管周围组织的炎症感染，如纵隔炎、胸膜炎或腹膜炎，因此一旦怀疑有食管损伤应早期选用广谱有效抗生素。广谱抗生素需使用至少 7 ~ 14 天。

5. 对于胸腔内有大量液体、气体导致患者呼吸困难者，应在手术前留置胸腔闭式引流管，以利于肺膨胀。

## 四、手术要点、难点及对策

手术治疗的原则是清除所有炎症和坏死的组织。根据不同的部位，用适当的方法确切闭合穿孔；矫正并除去食管穿孔远侧梗阻。当损伤发生在食管梗阻的近段或在梗阻的部位，或当诊断过晚（一般 >24h），直接修补损伤的食管则是禁忌的。而防止继续污染纵隔及胸膜腔和维持营养则是非常重要的。

1. 依据食管穿孔的部位而选择不同的手术入路

(1) 颈部穿孔：小的颈部食管穿孔，处理上往往仅需要在穿孔的旁边放一引流，瘘口即可自己闭合，而不必做进一步手术处理。引流的方法是沿胸锁乳突肌的前缘做纵向切口，在颈内动静脉的前方直接显露食管，放入软橡皮片引流，并从切口下方另戳孔引出，在颈椎前水平应用钝性剥离，因为在这个部位的穿孔，如果处理不当，可使穿孔向纵隔方向扩展，并使感染进入纵隔。

(2) 胸部穿孔：食管中上段穿孔时可经第4、5肋间进胸腔，下段穿孔则经第6、7肋间进胸腔，如没有胸腔污染，中上段从右侧开胸，下段从左侧开胸，食管破入哪一侧胸腔，则应从哪一侧开胸，以便于手术处理。

(3) 腹部穿孔：如果胸腔没有污染，手术控查可直接经上腹部正中切口进行。不论穿孔在什么部位，显露食管后，可通过食管内的导管向食管腔内注入亚甲蓝或注入气体来确定穿孔的部位。

2. 手术治疗的方法

(1) 引流：不论采用哪种治疗方法，有效的引流是必不可少的，特别在广泛炎症和全身情况不佳时，必要时应在 CT 引导下置入引流管。这种方法对于颈部穿孔和胸部穿孔的患者都有效。另外，如果对一期修补有怀疑时，或用于加固的组织不可靠时，也可在局部加用引流。有效的引流使肺早期膨胀，也使修复成功的机会加大。

(2) 一期缝合：不论是否用周围的组织加固均是外科手术治疗食管常用的方法。早期诊断的患者，当有手术适应证时，应行急诊手术，缝合修补穿孔的食管，要达到一期严密缝合，术中应进一步切开肌层，充分暴露黏膜层的损伤，彻底清除无活力的组织，良性病变大多数病例黏膜正常，手术时应将穿孔缘修剪成新鲜创缘，大的穿孔应探查纵隔，仔细找到穿孔的边缘，用 2-0 的可吸收缝线或用不可吸收的细线，间断缝合修补穿孔的食管，同时局部引流。

(3) 加固缝合：由于一期缝合食管损伤有裂开和瘘的可能性，特别是当患者从穿孔到治疗已间隔了数小时，因此有必要采用加固缝合的方法闭合食管穿孔。在胸部有许多组织可用于这种加固缝合，特别是用食管周围有炎性反应增厚的胸膜。其他可利用的组织还有网膜、肺肌瓣等，不论用哪一种组织修复加固，这种组织最好是用在修复和食管壁之中，而不是简单覆盖于修复之上。

(4) 同时处理食管疾病：穿孔发生在狭窄或肿瘤的上段，穿孔远端有梗阻，这种穿孔几乎不能自行愈合。在患者能够接受手术、病变的食管又可以切除的情况下，最好的处理办法是手术切除病变的食管。食管切除后，采用一期还是二期消化道再建，需根据污染的状况和患者的情况决定。Matthews 等建议，一旦决定做食管切除，应做颈部吻合，因为颈部吻合易于操作。当病变或肿瘤不能切除时，食管穿孔将是大多数病例致死的并发症，如同时存在贲门失弛缓症，或严重的反流性食管炎时，应争取尽可能同时解决。

(5) 食管外置：食管外置或旷置的手术近年来已很少使用，只有在患者的营养状况极度不良时，或用前述种种方法均不适合或无效的病例，才用颈部食管外置造瘘术或胃造瘘减压术。这种手术包括：缝闭贲门，胸段食管自颈部拔出外置以减少胸内污染，后期再做空肠或结肠代食管术。

3. 手术治疗的要点

(1) 食管破裂一期缝合的要点：分层闭合黏膜和肌层是手术修复成功的关键。未适当暴露和严密缝合是术后发生瘘的主要原因：①一般食管黏膜的破口比食管肌层破口大，应向两端延长食管肌层切开，充分显露食管黏膜破口的两端，然后从食管黏膜破口两端开始，做严密缝合。无生机的、坏死不出血的肌肉组织应当切除。②食管黏膜缝合技术要求较高，针距不能太远，边距不能太宽 ( 均为 3 ~ 5mm)，线结不能太松，也不能太紧造成组织切割，缝合之后食管黏膜严密对合不漏水。③食管修补缝合之前，伸入手指探查食管远端，预防远端食管有瘢痕性狭窄。④用带有血管蒂的软组织瓣覆盖食管，并与破口四周的食管壁做一圈缝合，使软组织瓣与食管黏膜紧贴，迅速粘连愈合。外面可以再用人血纤维蛋白胶封堵加强。⑤胸腔彻底清创，肺表面纤维膜剥脱，反复用抗生素盐水冲洗胸腔，术后禁食水，行充分有效的持续胃肠减压，鼓励患者咳嗽，使肺尽快胀满胸腔也是成功的关键。

(2) 特殊情况的处理：在剖胸探查时发现纵隔污染严重，组织广泛水肿、液化、坏死，无法进行一期食管修补。患者一般情况差，也无法进行食管切除，建议采用大口径"T"形管引流。但要注意"T"形管需要放置的时间较长（一般是 21 天），如果"T"形管位置不当，可能压迫主动脉等器官造成腐蚀损伤，引发严重的并发症。所以"T"形管要远离主动脉。

术中发现：食管损伤严重，食管壁坏死超过内径的 1/2；食管恶性肿瘤伴食管破裂；食管基础病变严重不可逆，黏膜广泛糜烂、溃疡和瘢痕狭窄；中上段食管破裂或下段食管破裂波及上段；多发性食管破裂等。如果患者一般情况好，能够耐受手术，可考虑食管切除，食管切除后可根据患者的具体情况选用一期消化道重建，食－胃吻合，也可选用二期消化道重建。一期先做胃造瘘，食管颈部旷置。

## 五、术后监测与处理

1. 胃管及胃造瘘管持续减压治疗。

2. 禁饮食，加强营养治疗，对留置肠内营养管者在肠道功能恢复后可给予管饲肠内营养。10 天后行食管碘水造影，证实食管修补处愈合后渐进流质及半流质。

3. 常规应用抗生素防止感染。

4. 颈部切口引流条应在进食后，根据引流量逐步拔除。胸管多在食管碘水造影证实食管修补处愈合后拔除，也有提出术后检查肺膨胀良好后依据引流量拔除。

## 六、术后常见并发症的预防与处理

1. 食管胸膜瘘　食管裂口修补后愈合不良可发生食管胸膜瘘，有时极为严重，早期应放置胸腔闭式引流管引流，禁饮食，鼻胃管减压。待病情稳定后择期行手术修补或者食管部分切除食管胃吻合术，期间应加大营养治疗支持力度。

2. 脓胸　胸腔感染严重者可发生脓胸，应保持胃肠减压管及胸腔引流管通畅，积极鼓励患者咳嗽、积极锻炼肺功能促肺复张，常可治愈。

## 七、临床效果评价

食管破裂后早期及时诊断，正确治疗的大多数患者预后较好。食管破裂治疗后死于并发症的病例常有报道，其中包括感染中毒衰竭、术后吻合口大动脉瘘、大呕血，对于病史长的患者，更容易出现纵隔、胸腔严重感染，而后导致中毒衰竭死亡。因为并发症引起死亡的因素受穿孔的原因、部位、食管是否已存在病变，以及是否得到及时治疗和治疗方法等的影响。近年来胸外科取得了许多进展，采用广谱抗生素和较好的营养支持，使这类疾病的治疗效果有了很大改善。

# 第八节　胸腹联合伤

胸腹联合伤是指同时发生在胸腹腔脏器及膈肌的损伤，其伤情复杂，胸腹症状相互叠加，易导致严重的生理紊乱，死亡率高，可达25%~35%。正常用力呼气时，左侧膈肌可达第5前肋水平，右侧可达第4前肋水平。因此，在第4肋间以下的穿透伤均有可能造成胸腹联合伤，左侧较右侧为多见，这与斗殴时右手持锐器易刺伤对方左胸有关，亦可少数为左上腹刺入。

受伤的腹部器官，右侧大多是肝，左侧常是脾，其次是胃、结肠、小肠等。其所导致腹腔出血或腹膜炎的临床表现在受伤初期有时并不明显，容易漏诊，延误手术治疗时机。因此处理下胸部闭合损伤或穿刺伤时，要高度警惕有腹腔内器官损伤和（或）膈肌破裂的可能，尤其对出现腹痛、呕吐、脉搏增快、血压下降等征兆的患者，需密切观察病情，反复体格检查和X线检查。凡有腹壁压痛、腹肌紧张或腹部膨胀、肝浊音上界升高、腹部转移性浊音等体征，经腹腔穿刺抽出血液或混浊液者即可明确诊断。此外X线检查如示膈下积气，可做出腹腔内空腔脏器破裂的诊断；如胸膜腔内显示胃泡或肠腔，或肝阴影，则提示合并有膈肌破裂，引起创伤性膈疝。

胸腹联合伤临床表现为严重呼吸困难、发绀和休克，常兼有胸部和腹部的症状。因多并发肋骨骨折，肺、肝、脾、膈肌、胃肠等破裂，所以症状和体征各不相同，临床表现复杂，需认真询问受伤史，详细进行体检和伤道检查，必要时行辅助检查明确诊断。胸部损伤的主要表现为血、气胸，纵隔移位，咯血，皮下气肿等。腹部损伤的主要表现为内出血、呕血、便血、血尿、腹膜刺激症状，以及血压下降、脉速、血红蛋白持续降低。胃肠等空腔脏器破裂时，有腹痛、恶心、呕吐、腹肌紧张、压痛及反跳痛等。体征：伤侧胸下部叩诊呈鼓音，听诊呼吸音减弱，可闻及肠鸣音。

由于胸腹联合伤伤情严重，休克发生率高，往往不允许做过多的复杂检查。一般认为，若胸部损伤出现腹部症状或腹部损伤出现胸部症状，应考虑胸腹联合伤。

## 一、手术适应证

1.剖胸探查手术适应证

(1) 瞬时大量或进行性血胸（胸腔闭式引流后当即引流出1000ml以上血液或X线示大量血胸，或引出量>200ml/h，连续3h以上）。

(2) 大咯血。

(3) 张力性气胸引流无改善。

(4) 心脏压塞表现或可疑心脏大血管损伤。

(5) 高度怀疑或内镜证实气管、支气管损伤。

(6) 有膈损伤证据。

(7) 中量以上凝固性血胸。

(8) 连枷胸或胸骨骨折。

(9) 胸廓出口综合征。

2. 闭合性腹部损伤剖腹探查手术适应证

(1) 有明显腹膜炎体征，其他部位创伤不重，高度怀疑腹内脏器损伤。

(2) 腹部 X 线平片显示膈下游离气体或肾周围、腰大肌周围有积气，疑有腹膜后十二指肠损伤、升结肠或降结肠腹膜后破裂者。

(3) 腹部有移动性浊音，疑有腹内出血者。

(4) 腹腔穿刺抽出不凝血。

(5) 伤后便血、呕血或血尿伴血压下降者。

(6) 损伤后早期有休克征象，其他部位创伤轻，疑诊有腹内脏器损伤者。

(7) 有创诊疗操作后出现腹膜炎和内出血者。

3. 开放性腹部损伤剖腹探查手术适应证

(1) 有小肠或大网膜经腹壁伤口脱出者。

(2) 腹部火器穿透伤。

(3) 腹部非火器穿透伤或穿入腹膜的盲器伤。

(4) 有腹膜炎体征。

(5) 腹腔内有游离气体。

(6) 消化道出血或严重尿血。

(7) 单纯性腹部损伤，有失血性休克，经抗休克治疗血压升高后又下降者。

(8) 疑为腹壁伤，清创时发现伤口已通入腹腔者。

## 二、手术禁忌证

心肺功能不全不能耐受剖胸探查者；出血性素质，血小板计数少于 $4 \times 10^9/L$，凝血酶原时间在 40% 以下者；全身衰竭不能耐受手术者。

## 三、术前准备

除胸内或腹内大出血需紧急剖胸或剖腹外，多数患者要进行术前准备，以降低手术死亡率和减少并发症的发生，必要的术前准备包括：①将血压纠正到收缩压 >10.6kPa(80mmHg)，脉压 >2.7kPa(20mmHg) 再手术；少数血管损伤和实体脏器出血的患者，应在迅速纠正休克的同时手术止血。②放置鼻胃管和尿管。③术前静脉滴注广谱抗生素。④同时有胸腹内脏器损伤而无急诊剖胸指征时，在剖腹前宜先做患侧胸腔闭式引流，以防术中出现张力性气胸。

## 四、手术要点、难点及对策

一旦确诊或高度可疑为胸腹联合伤，无论是否有膈肌破裂，均应在积极抢救休克，迅速纠正呼吸循环障碍的情况下准备采取手术治疗。

1. 紧急处理　维持呼吸道通畅，纠正呼吸功能紊乱，迅速改善呼吸功能；输血、输液，尽快恢复有效血液循环，预防和控制感染。

2. 手术治疗的要点

(1) 手术治疗：主要根据胸腹部脏器的损伤情况而定。对严重影响患者呼吸循环稳定的疾病如张力性气胸，胸腔、腹腔内大出血，必须早期处理。

(2) 手术入路的选择：经腹入路是原则性的手术入路，因膈肌破裂伴腹内脏器损伤的发生率相当高，可同时处理；而伴发胸部损伤的患者，往往经胸腔闭式引流即可使一般血气胸得到合理的治疗。但经胸部伤口致膈肌损伤的锐器伤、高度怀疑有心脏大血管损伤可能时，应经胸入路。在胸腹伤情较重时，应优先考虑剖胸探查，再处理腹内脏器损伤。

(3) 术中注意事项：膈肌破裂均需手术修补，因其破裂不能自愈，并有可能扩大，导致慢性膈疝的潜在可能，因而无论是经胸还是经腹的手术，术中必须把对膈肌的探查列为常规，尤其是肝膈面的钝性挫伤常因位置隐蔽、暴露困难而遗漏，必要时可适当延长切口或胸腹联合切口进行探查；腹膜后脏器的损伤有时也会被忽视，要有一定的警惕性，必要时应切开后腹膜探查。目前采用胸腹腔镜治疗胸腹联合伤可取得较好的效果，特别是对膈下脏器损伤的诊断和处理更方便，具有创伤小、恢复快、术后并发症少等优点，对适宜患者，可采用胸腹腔镜诊断及治疗。

## 五、术后监测与处理

1. 保持胸腔、腹腔引流管通畅，记录每日引流量。
2. 妥善固定并保持胃管及营养管通畅，密切观察引流液的量、色及性质。
3. 选用有效抗生素防治感染。
4. 术后早日下床活动，促进胃肠功能恢复；加强咳嗽排痰及肺功能锻炼。
5. 胸腹联合伤多由于伤情重、手术复杂，术后患者多出现营养不良状态，术后注意选择正确的营养支持途径，促进患者早日康复。

## 六、术后常见并发症的预防与处理

胸腹联合伤伤势重，手术创伤大，易并发出血、感染、损伤性肾衰竭、成人呼吸窘迫综合征等，严重者可诱发多器官功能衰竭，死亡率高。

1. 成人呼吸窘迫综合征 (ARDS) 的治疗　严重胸腹联合伤时肺极易受损导致肺挫伤，使肺毛细血管通透性增加、间质水肿和肺泡群萎缩形成创伤性湿肺，出现以常规给氧方式难以纠正的低氧血症为特征的 ARDS。ARDS 一旦发生，治疗较为困难。治疗关键是早期气管插管及机械辅助呼吸，PEEP 是目前公认的治疗 ARDS 的最佳模式，同时早期限制晶体液摄入，适当补充胶体，短程应用大剂量激素和利尿剂，以减轻肺间质水肿。

2.多器官功能不全综合征 (MODS) 的预防　MODS 是胸腹联合伤患者术后死亡的主要原因，要尽量阻断全身炎症反应综合征 (SIRS) 向 MODS 发展，积极的抗休克治疗以及心、脑、肾等重要脏器的功能维护是预防 MODS 的关键措施，严重胸腹联合伤病情危重，诊治中既要控制致命伤，又要尽量简化手术，保存组织，缩短手术时间，按伤情不同积极有序地处理胸部伤和腹部伤。同时重视其他合并伤的处理，尽量避免漏诊、误诊，增加抢救成功机会，以降低死亡率。

# 第九节　其他胸部外伤

胸部外伤中，除以上列出的一些胸部损伤内容外，临床上还有一些比较少见的胸部外伤，这些创伤多与以上胸部创伤合并出现，以致治疗中特别是急诊救治中容易遗漏，但这些胸部创伤有其独特的临床表现，其手术治疗方式也有一定的独特性。

## 一、胸壁创伤

胸壁由软组织和骨性胸廓构成，位于胸部的最外层，具有保护胸内脏器、参与呼吸和上肢活动等功能。当外力打击胸壁时，胸壁的损伤首当其冲，其发生率约占胸部损伤的90%，胸壁表浅的软组织损伤如擦伤、挫伤等，一般在临床上无重要性，但是如果发生广泛挫裂伤或穿透伤，就可产生严重的影响。胸壁软组织损伤按其皮肤有无破裂分为开放和闭合性。开放性损伤中根据胸壁伤口与胸膜腔或与纵隔有无相通又分为穿透伤和非穿透伤。严重者可引起呼吸和循环功能障碍，如不及时有效处理，可导致患者迅速死亡。

如有胸部创伤史，胸壁有瘀斑、血肿或伤口，诊断可确定，但要仔细判断受伤范围，实际损伤常较胸壁表面所显示的更为严重。

治疗方法上依据损伤的程度各有不同。

1.闭合性胸壁损伤轻度挫伤可不必治疗，重者可采取对症治疗　①口服止痛剂；②中药或中成药活血化瘀如养生骨活力；③处理并发症，如胸壁血肿可行穿刺抽出积血或切开引流；④适量应用抗生素防治感染。

2.开放性胸壁损伤　①处理伤口：伤口周围以酒精消毒，创面用3% 过氧化氢溶液和无菌生理盐水棉球擦拭并冲洗，伤口内异物和无生机的组织应全部清除，伤口污染不重时可做一期缝合，否则延期缝合。胸壁擦伤则在创面清洗后涂以红汞或敷以凡士林纱布。②口服或肌内注射止痛剂。③除胸壁擦伤外均应注射破伤风抗毒血清。④适量应用抗生素。

3.穿透性胸壁损伤立即封闭伤口，可用凡士林纱布5 ～ 6层，在患者深呼气末时封闭伤口，再用棉垫覆盖，加压包扎，待病情稳定后，进行清创缝合和胸腔闭式引流。如胸壁伤口较大，应在全麻下行清创术，并修补胸壁缺损，术后放置胸腔闭式引流。

4.对于严重的胸壁缺损，在积极稳定患者呼吸循环状况的同时，手术修复胸壁缺损尤为重要，临床上修复方法较多如带蒂肌瓣填塞法、肺填塞法及人工代用品修补法等。

术后常用处理：①继续输血、输液、补充血容量、抗休克治疗；②充分供氧和止痛；③应用有效抗生素防治感染；④肌内注射破伤风抗毒素；⑤保持胸腔引流通畅；⑥鼓励伤员咳嗽排痰，预防肺部并发症；⑦未作一期缝合的伤口，伤后 4 ~ 7 天若无感染，可予以缝合。

## 二、创伤性乳糜胸

胸膜腔内积液来自胸导管渗漏的乳糜液或淋巴液即乳糜胸。在正常情况下，除右上肢和头颈部外，全身的淋巴液均输入胸导管，然后在左侧颈部注入左颈内静脉和左锁骨下静脉交接处，流入体静脉系统。外伤后，位于第 6 胸椎以下（或奇静脉水平以下）的胸导管损伤常引起右侧乳糜胸，而第 5 胸椎以上（主动脉弓以上）的胸导管损伤常引起左侧乳糜胸。临床上，较为多见的是胸内手术如食管、主动脉、纵隔或心脏手术可能引起胸导管或其分支的损伤使乳糜液外溢入胸膜腔形成乳糜胸。特殊情况下，脊柱过度伸展也可导致胸导管破损。

### （一）保守治疗

通过胸腔闭式肋间引流或反复胸腔穿刺抽尽胸腔积液，促使肺组织扩张，消灭胸内残腔，有利于胸膜脏层与壁层粘连，以促进胸导管或其分支的破口早日愈合；并通过高蛋白、高热量、低脂肪饮食，肠外营养和输血、补液以减少乳糜液的外溢，而促使治愈。保守疗法一般适用于患者情况尚好时，胸腔乳糜液每日在 300 ~ 500ml，连续治疗 1 周左右观察患者有无好转倾向，如果保守治疗失败则应采取手术治疗。

### （二）手术治疗

通过手术方法结扎破裂的胸导管及其分支，胸导管具有丰富的侧支循环，因而胸导管结扎后不致引起淋巴管道回流的梗阻。为了获得良好的手术效果，术前准备极其重要，首先要纠正患者的营养不良状态和水电解质紊乱，必要时可做淋巴管造影以了解胸导管破损的部位和范围，并采取相应的手术途径和方法。手术途径一般采取患侧切口进胸，如为双侧乳糜胸以采取右胸途径为宜，患者在当天手术前 2 ~ 3h 从留置胃管内注入高脂肪饮料内加入亚甲蓝，有利于术中寻找胸导管及其分支的破损部位，在胸导管裂口上下端予以双重结扎或缝扎，如果术中不能发现胸导管破口则可按胸导管解剖位置在奇静脉下方切开纵隔胸膜，在膈肌上方胸椎体前食管后方主动脉左侧显露胸导管，并予以双重结扎，术后 2 ~ 4 周内给予低脂饮食。

对于本病预防主要是尽量避免胸部外伤，胸内手术时做好预防措施尽量避免引起胸导管或其分支的损伤，对于胸部外伤而导致胸腔积液的患者必要时进行伊红苏丹实验以早期确诊。

## 三、胸部异物

胸部异物绝大多数由火器伤所致。战伤中约有半数病例伤道内存留异物。此类创口只有入口而无出口。绝大多数为弹片、子弹等金属异物。此外，碎骨、衣服布屑、棉花、羽毛、泥土等亦可随弹片带入而留存体内。

胸部异物可不产生任何症状，但亦可引起局部疼痛和血痰或创口感染、肋骨、胸骨骨髓炎，脓胸、肺脓肿等继发性感染病变。由于异物的存在，感染常经久不愈。异物的存在亦可给伤员造成严重的精神顾虑，甚至影响正常工作和生活。

胸部创伤病员发现肺和胸膜腔异物不必急于取出。创伤后早期需施行剖胸术，控制出血或缝合肺裂伤者，如伤员情况许可，应同期寻找并取出异物，而不宜因取出异物而做剖胸术或延长手术时间，扩大手术范围，致伤情加重。子弹体积小，表面光滑，如其位置不靠近肺门、纵隔，又未继发感染病变，临床上无明显症状，则仅需对伤员进行解释暂不取出，定期随诊观察。炮弹或手榴弹弹片体积大，边缘不规则，造成的组织创伤较重并常将衣着碎屑、泥土等带入体内，极易并发感染。弹片位置靠近肺门和纵隔者还可能通过不断地摩擦撞碰，逐渐损破支气管、较大的肺血管或食管。此类异物可待病员伤情稳定、全身情况恢复后再施行手术取出异物。由于支气管和肺内异物的位置可能移动，因此手术前必须再次进行X线检查确定异物位置和了解肺部情况。肺内异物位置表浅，周围肺组织又无炎变者，可切开肺组织，取出异物，缝合切口，引流胸膜腔。如肺组织已有显著纤维化病变、感染，并发支气管扩张或异物位置深者，则应做楔形、肺段或肺叶切除术。手术前后给予抗生素治疗，预防感染。

## 四、肺爆震伤

由于高压锅炉、化学药品或瓦斯爆炸，在战时，由于烈性炸药或核爆炸，瞬间可释放出巨大的能量，使爆心处的压力和温度急剧增高，迅速向四周传播，从而形成一种超声速的高压波，即冲击波。空气冲击波或水下冲击波的连续超压－负压，作用于人体，使胸腹部急剧压缩和扩张，发生一系列血流动力学变化，造成心、肺和血管损伤；体内气体在超压－负压作用下产生内爆效应，使含气组织（如肺泡）发生损伤；压力波透过不同密度组织时在界面上发生反射引起碎裂效应，造成损伤；以及密度不同组织受相同的压力波作用后，因惯性作用不同而迅速发生差异，在连接部位发生撕裂和出血。以上冲击波本身直接作用于人体所造成的损伤称为爆震伤。

有暴露于爆炸地点的病史，根据查体发现有上述各种症状和体征，应高度怀疑肺爆震伤。病情允许做卧位胸部X线片，即可发现全肺均有广泛的不透明的斑点状阴影；心电图检查可发现房性或室性心律失常和心肌缺血；实验室检查血红蛋白和红细胞因肺和胃肠道广泛出血而降低，血氧分析显示严重缺氧和酸中毒，心肌酶谱增高即可证实诊断。

治疗上应积极给氧。吸除呼吸道内分泌物，保持气道通畅，应用抗生素预防肺部感染。如有肺功能不全，行辅助呼吸。合并血胸、气胸者应给予引流等处理火罐网。对肺爆震伤患者应给予特别护理，进行呼吸、血压、脉搏及血气的监测，安置鼻导管或面罩给100%的氧气吸入，清洁并吸引口鼻腔及咽部的分泌物，以保持呼吸道通畅，插入鼻胃管以观察胃肠道出血情况，严格控制输液量以减轻肺水肿，尽可能安置中心静脉导管，持续进行中心静脉压监测以便调整输入液量及其速度。为预防肺部感染，在急诊室即开始静脉给予抗生素。肺爆震伤患者的小支气管和肺泡因破裂与肺小血管交通，禁忌做人工辅助呼吸，否则可能引起严重的全身性气栓。也有人认为：由于肺爆震伤后，肺泡内充满液体，肺阻力增大，为治疗呼吸衰竭和使萎陷的肺复张，即使给予正压辅助呼吸产生气栓的危险并不大（部分正压用于抵抗肺阻力）而疗效显著。患者应收住在加强治疗病房，在有条件时应送入高压氧舱进行治疗。

肺爆震伤患者多因合并其他紧急伤情而行急诊手术，但应注意术后由肺部爆震伤导致的相应并发症有：肺炎、急性呼吸窘迫症候群、多器官功能不全综合征。在肺爆震伤的患者中，常常是创伤、烧伤及肺部伤并存，休克和感染也非常常见，各种并发症明显增加患者死亡的危险性。

## 五、创伤性窒息

创伤性窒息是闭合性胸部伤中一种较为少见的综合病征，其发生率占胸部伤的2%~8%。其多见于胸廓弹性较好的青少年和儿童，多数不伴胸壁骨折。但当外力过强时，除可伴有胸骨和肋骨骨折以外，尚可伴有胸内或腹内脏器损伤，以及脊柱和四肢损伤。亦可发生呼吸困难或休克。常见的致伤原因有坑道塌方、房屋倒塌和车辆挤压等。胸部和上腹部遭受强力挤压的瞬间，伤者声门突然紧闭，气管及肺内空气不能外溢，两种因素同时作用，引起胸膜腔内压骤然升高，压迫心脏及大静脉。由于上腔静脉系统缺乏静脉瓣，这一突然高压使右心血液逆流而引起静脉过度充盈和血液淤滞，并发广泛的毛细血管破裂和点状出血，甚至小静脉破裂出血。

创伤性窒息的诊断要点为：

1.乱中踩踏、挤压及跌撞的外伤史，如高速车祸、迅猛钝器伤及高空坠落等致伤因素。

2.典型的临床表现　由于胸部受到严重突然挤压，呼吸道突然阻闭，气管及肺部空气不能排出，造成胸膜腔内压急剧升高，压迫心脏及大静脉，血液在高压下顺缺乏静脉瓣的颈静脉和无名静脉逆流而上，造成头颈部血管的破裂渗出，引起以上胸、颈、颜面部出现以瘀斑、青紫、红眼为特征的创伤性窒息的特殊表现。

3.合并伤的临床表现　创伤性窒息常合并肋骨骨折、血气胸等其他胸外伤。

对单纯创伤性窒息者仅需在严密观察下给予对症治疗、半卧位休息、保持呼吸道通畅、吸氧、适当止痛和镇静，以及应用抗生素预防感染等。一般应限制静脉输液量和速度。对皮肤黏膜的出血点或淤血斑，无需特殊处理，2~3周可自行吸收消退。对于合并损伤应采取相应的急救和治疗措施，包括防治休克、血气胸的处理、及时的开颅或剖腹手术等。

创伤性窒息本身并不引起严重后果，其预后取决于胸内、颅脑及其他脏器损伤的严重程度。

（乔新伟　江　科）

## 参 考 文 献

顾恺时 . 2003. 顾恺时胸心外科学 . 上海：上海科学技术出版社

韩哲男，韩昌范，李成学，等 . 2011. 胸部外伤 164 例诊治分析 . 中外医学研究，9(3):28-29

林强 . 2013. 临床胸部外科学 . 北京：人民卫生出版社，668-677

孙玉鹗 . 2003. 胸外科手术学 . 2 版 . 北京：人民军医出版社

赵松，苑星，王建军，等 . 2013. 胸外科围术期管理 . 郑州：郑州大学出版社，197-215

Athanassiadi K, Theakos N, Kalantzi N, et al. 2010. Prognostic factors in flailchest patients. European journal of cardio-thoracic surgery : official journal of the european association for cardio-thoracic surgery, 38(4):466-471

Bansal V, Conroy C, Chang D, et al. 2011. Rib and sternum fractures in the elderly and extreme elderly following motor vehicle crashes. Accident; analy and prevention, 43(3):661-665

Bastos R, Baisden CE, Harker L, et al. 2008. Penetrating thoracic trauma. Seminars in thoracic and cardiovascular surgery, 20(1):19-25

Enomoto Y, Watanabe H, Nakao S, et al. 2011. Complete thoracic tracheal transection caused by blunt trauma. The journal of trauma, 71(5):1478

Hamilton NA, Bucher BT, Keller MS. 2011. The significance of first rib fractures in children. Journal of pediatric surgery, 46(1):169-172

Lafferty PM, Anavian J, Will RE, et al. 2011. Operative treatment of chest wall injuries: Indications, technique, and outcomes. The journal of bone and joint surgery. American volume, 93(1):97-110

Lee KL, Graham CA, Yeung JH, et al. 2010. Occult pneumothorax in chinese patients with significant blunt chest trauma: Incidence and management. Injury, 41(5):492-494

# 第十三章 胸外科微创手术

## 胸外科微创手术编写的特殊说明

1.胸部微创外科包括胸腔镜手术、内镜介入手术、影像引导下介入手术、机器人手术等多种微创技术，但胸腔镜手术是胸部微创外科手术的典型代表，也是当前及未来胸外科发展的主流方向，因而本章重点阐述胸部疾病胸腔镜手术治疗的重点与难点，其他胸部微创外科手术技术在本章第一节中做简要介绍。

2.胸部微创外科包括诊断、治疗等各个方面，而按照本丛书的编写要求和编写目录，本章重点介绍胸部疾病微创外科治疗的重点与难点，因而涉及诊断方面的内容只简要提及。

3.因胸腔镜手术有其共有特性，而按照本丛书的编写要求和编写目录，需要按照某种疾病微创治疗各种手术方式的各个方面分别编写，考虑到丛书整体文字总数和篇幅的限制，将胸腔镜手术共性的方面在第一节概述中阐述，将每种疾病和每种手术方式的特殊性内容在各章节中阐述。

4.按照本丛书的编写要求和编写目录，在编写顺序上，笔者首先介绍胸部每一器官的常见病和多发病，然后是少见病。

5.对于同一种疾病不同的手术方式，把常见、多发病或重要的手术方式置前，其他相对置后。

6.对于同一器官不同疾病的微创外科治疗手术方式可能相同，在本书编写顺序靠后。疾病的某一种手术方式在前面其他疾病中已经阐述，后面只对特殊情况做简要说明。

7.因胸腔镜手术发展快，手术方式多样，可谓"百家争鸣"，限于笔者临床水平和经验，不可能涉及所有疾病及所有微创外科治疗方式，有些手术方式为借鉴目前主流的手术方式，并结合自己的体会编写而成，定有许多不足之处，欢迎批评指正。有些引用其他学者的观点，将在每一章后统一标注，有不足和遗漏之处，请大家指正。

8.对一些疾病适应证和禁忌证的把握，目前尚无定论和共识，各个中心有自己的不同把握，而且在不断进步和突破，有些相对禁忌证逐步变为适应证，笔者根据所在单位及自己的体会和经验，在适应证和禁忌证的把握上可能有些争议，欢迎批评和指正。

随着电视胸腔镜技术和手术器械的不断完善，以及上述优点，胸腔镜手术的临床应用越来越广泛，将会取代更多的标准开胸手术，而开胸手术逐步升级为胸腔镜微创手术的补充。但以胸腔镜手术为代表的胸壁微创手术也是胸部手术的一种，同样会对患者带来创伤和打击，因而术前进行严格客观的筛查和充分细致的准备，术中仔细操作、术后严密监测和处理是必不可少的。同时胸腔镜手术也有其局限性，目前尚不能完全代替开胸手术。但相信随着胸腔镜设备和技术的不断进步和完善，胸腔镜手术操作人员技能的不断提高，胸腔镜手术会逐步接近常规开胸手术的适用范围和临床效果。本部分仅将胸部常见疾病和多发的微创外科治疗重点和难点做相应阐述，而且着重阐述当前比较流行的一些手术方式，一些少见病的胸腔镜手术或一些目前不普及的一些手术方式未能覆盖，但因胸腔镜手术的共性，在其他类似疾病或类似手术方式中可能有所涉及，请广大读者自行比较和体会。另外，气管镜下微创手术及介入手术、机器人等胸部微创手术也在逐步开展和普及，其适应证也在逐步拓展，其技术培训人群也在逐步扩大，相信在不久未来之中国将迅速发展、成熟和普及。

# 第一节　胸外科微创手术概述及基本操作技能

微创胸外科是指应用传统的手术器械和新的手术设备在胸腔内切除或处理病灶时，达到传统开胸手术同样效果的情况下，依靠现代科技手段最大限度地减少在胸壁入路所发生的创伤，使患者机体各系统功能承受的创伤和损害相对轻微。电视胸腔镜手术(VATS)使用现代摄像技术和高科技手术器械装备，在胸壁套管或微小切口下完成胸内复杂手术的微创胸外科新技术，它改变了胸外科疾病的治疗理念，被誉为胸外科界的重大突破之一，是胸部微创外科手术的典型代表，也是当前及未来胸外科发展的方向。胸腔镜手术因其视野的清晰暴露、病变细微结构的清晰显现、手术切除范围的准确判断及安全性优于普通开胸手术，逐步为广大胸外科医生和患者所接受，特别是近10年，电视胸腔镜手术已经应用于普胸外科的各个领域，许多手术方式趋于成熟并推广普及，但电视胸腔镜手术对医生的要求更高更严格，必须经过严格的胸腔镜手术培训，才能真正掌握完全胸腔镜下复杂手术的操作。现就电视胸腔镜手术发展历史、设备、体位、切口选择、术前准备、基本操作技术、模拟训练、适应范围、术后检测与处理、术后常见并发症的预防与处理和优势及局限性做简要阐述。

## 一、胸腔镜手术发展的历史

1910年前，瑞典斯德哥尔摩医院的Jacobaeus教授将带有光源的内镜置入患者胸腔，拉开了胸腔镜外科的序幕。20世纪90年代，胸腔镜手术引入我国，经过近20年的发展，已经有了长足的进步。2006年北京大学人民医院举办了第一届"全胸腔镜肺叶切除高级研修班"，拉开了我国胸腔镜外科快速发展和推广普及的序幕。特别是近10年来，手术适应证不断扩大、手术技术不断提高和手术难度不断增加，基本涵盖胸外科各种疾病谱和胸外科各种手术方式；手术方式不断创新、手术流程不断优化和手术时间不断缩短，基本达到常规开胸手术的临床疗效；手术培训人员不断增多、手术器械不断改进和手术费用不断减少，使其基本普及到县级以上医院。

## 二、电视胸腔镜手术常用器械和设备

1. 手术室　开展电视胸腔镜手术的手术室条件：①标准手术间；②齐全的监护设备；③先进的全麻机器及设备；④常规的开胸手术全套器械；⑤胸腔镜手术特殊设备配套的必要设施，如仪器架、供电和稳压装置；⑥胸腔镜手术全套设备及手术器械。

2. 胸腔镜手术设备　①胸腔镜：电视胸腔镜手术多采用硬性光学胸腔镜。a. 按镜头斜面及视野方向：0°镜、30°镜和45°镜；b. 按外径可分为：2～2.7mm针装胸腔镜、5mm细镜胸腔镜、10mm标准胸腔镜。②光源系统。③摄像系统。④监视和录像系统。⑤$CO_2$气腹机。⑥电刀。⑦超声刀。⑧冲洗吸引器。⑨其他：氩气刀、激光刀等。

3. 胸腔镜手术器械　①胸壁切口套管(trocar)：5mm、12mm；②抓钳：内镜下抓钳形式多样，有肺叶钳、活检钳、锯齿形咬口抓钳、组织抓钳等；③分离钳；④剪刀；⑤电钩、电铲和电棒等；⑥钉夹和施夹器；⑦圈套器；⑧爪行拉钩(三爪或五爪)；⑨持针器；⑩标本袋；⑪内镜下直线切割缝合器；⑫内镜下血管阻断钳；⑬其他内镜下手术器械。

## 三、胸腔镜手术体位

胸腔镜手术体位随手术方式及术中操作习惯不同而有不同的选择，常见有侧卧位、侧仰卧位和侧俯卧位三种，也有其他手术体位可采用现代机械化手术床随时根据手术需要而做相应调整。

1. 侧卧位　是人体侧向冠状面与手术床垂直的体位，将患者健侧手臂伸直，与身体长轴呈90°，放在托板上固定，另一侧手臂以宽固定带悬吊在头架上，适当向头侧外展，留足空间以利于术者手术操作。侧卧位是胸腔镜手术最常见的体位，适合胸腔内多种器官的操作，如肺、食管、心包、膈肌及纵隔等。

2. 侧仰卧位　在侧卧位基础上，将身体沿冠状面向背侧倾斜30°左右，这种体位使纵隔和肺靠重力作用向背侧移位，适合前纵隔操作，如胸腺、畸胎瘤、心包的手术等。

3. 侧俯卧位　在侧卧位基础上，将身体沿冠状面向腹侧倾斜30°左右，这种体位使纵隔和肺靠重力作用向前侧移位，使后纵隔间隙增大，适合后纵隔操作，如食管、神经源性肿瘤、心包等的手术。

## 四、胸腔镜手术术前准备

患者的术前准备基本同传统的开胸手术。除一般手术的常规准备外，术前应戒烟，手术前3天停用血管扩张药及抗血小板凝聚药，以减少术中出血。控制高血压(<140/80mmHg)、心率(60～80次/分)、高胆固醇血症[LDL<2.6mmol/L(100mg/dl)]等。针对胸腔镜手术，需要准备：全套胸腔镜设备、显示录像设备、内镜、胸腔穿刺套管、电刀、超声刀、吸引器、

内镜下切割缝合器、内镜手术器械等。

麻醉：双腔气管插管复合静脉全身麻醉。有条件时最好用气管镜引导定位，以保证良好的健侧单肺通气，有利于手术的顺利进行。

监测：除心电监护外，有条件者可在术前经桡动脉置管，可在术中严格监测和控制动脉压、血氧饱和度。术前可经对侧颈外或颈内静脉或锁骨下静脉或肘静脉插管至上腔静脉，监测中心静脉压，使其维持在 8 ~ 10cmH$_2$O。

## 五、胸腔镜手术切口的选择

胸腔镜手术切口有单孔、两孔（单操作孔）、三孔和四孔。传统的三孔电视胸腔镜手术应用于胸部疾病的治疗效果已经达成共识，且已成为胸外科医师必备的技术。近 5 年来，因单孔胸腔镜手术在进一步降低胸壁切口疼痛和胸壁感觉异常方面有明显的优势，胸外科医师已经将单孔胸腔镜手术应用于普胸外科的各个领域，取得了不错的效果，发展迅速且呈逐步推广之势。胸腔镜手术切口随手术方式及术者操作习惯不同而有不同的选择，而且在手术过程中根据手术的需要及时予以调整或中转开胸手术。

单孔：观察孔和操作孔共用，通常位于第 5 肋间腋前线与腋中线之间，长 3 ~ 5cm，需要注意切口各层特别是肌肉层和肋间血管的止血，因胸腔镜或多种操作器械自该切口反复通过和摩擦，容易导致出血。还有近 2 年少数单位开展的经剑突下单孔胸腔镜手术，切口位于剑突下，长 3 ~ 5cm。

两孔：亦单操作孔。观察孔：位于第 7 肋间腋前线与腋中线之间偏腋中线处，长 1.2cm，置入 10mm 套管针；操作孔：位于第 3 或第 4 肋间腋前线与腋中线之间，长 1.2 ~ 4cm，如果选择最小 1.2cm 切口，一般置入 10mm 套管针，如果不置入套管针，则通常切口长度为 2 ~ 4cm，同时置入 1 ~ 3 种胸外科操作器械和取出标本。

三孔。观察孔：位于第 7 肋间腋前线与腋中线之间偏腋中线处，长 1.2cm，置入 10mm 套管针；主操作孔：位于第 3 或第 4 肋间腋前线与腋中线之间长 1.2 ~ 3cm，如果选择最小 1.2cm 切口，一般置入 10mm 套管针，如果不置入套管针，则通常切口长度为 2 ~ 3cm，以便同时置入 1 ~ 2 种胸外科操作器械和从该切口取出标本。辅助操作孔：位于第 8 或第 9 肋间腋后线长 1.2 ~ 2cm，如果选择最小 1.2cm 切口，一般置入 10mm 套管针，如果不置入套管针，则通常切口长度为 2cm，置入 1 ~ 2 种胸外科操作器械。

四孔：根据手术的需要和手术过程的变化，在三孔的基础上增加一个操作孔，多位于第 4 或第 5 肋间腋中线与腋后线之间，长约 0.6cm，置入一 5mm 套管针。

## 六、胸腔镜手术基本操作技术

1. 切口的制作　不同的手术方式对切口的设计和制作不一样，但胸腔镜手术切口的设计应遵循以下原则：①第一切口不可以过低，以免伤及腹腔内器官。②切口不可以太近，以免操作时器械互相干扰。③胸腔镜与操作器械尽量同向。④如果三个切口，一般切口与操作区呈倒三角锥状；如果是单孔，切口尽量靠近操作区。

根据手术需要，沿肋骨走行方向在肋间隙切长 0.6～1.2cm 的皮肤切口，达真皮深层，必要时以电凝止血，后普通血管分离钳钝性分离皮下组织和肌肉层，麻醉师配合单肺通气后，将带套心的胸壁套管旋转进入胸腔；一般第一个胸壁切口套管针置入胸腔镜，其他切口按上述方法制作，并在胸腔镜直视引导下进行。如果切口大于 2cm，一般不置入套管针而置入切口保护套，在切口制作时，按上述方法逐层电凝止血，尽量避开肋间血管，并注意肌肉层的止血。

2. 切口出血的处理　胸腔镜手术胸壁切口出血也比较常见，切口出血可来自于胸壁的各个层面：①皮肤、真皮层和皮下组织出血，一般可以通过电凝止血，但要注意保护皮肤，避免烫伤；②胸壁肌层出血，多可通过血管钳撑开暴露，吸引器吸引加电凝止血；③肋间血管或胸膜滋养血管出血，一般出血量大，且单从胸壁外实施止血措施难以达到止血效果，可在胸腔镜直视下，通过其他切口置入电刀、超声刀，甚至血管夹处理止血。

3. 扶镜　胸腔镜手术中，扶镜手虽然不直接参与手术的操作，但作用重要。扶镜手需要紧盯显示器，根据术中操作随时调整镜子，以获得最佳视觉效果。最佳扶镜手应该让整个手术组特别是术者获得满意的手术视野，甚至意识不到扶镜手的存在。当术者视线与胸腔镜同一方向时，显示器上所见如同人眼真实所见。扶镜者要将操作野保持在图像中心，且镜子和操作野保持适当距离。要保持图像清晰，如镜头被血污染，及时冲洗擦拭。要及时吸除电刀、超声刀产生的烟雾，及时调整镜头焦距。现在随着单孔胸腔镜的发展和普及，对扶镜手的要求进一步提高。

4. 胸腔内探查　胸腔镜直视下胸腔内全面探查是胸腔镜手术的第一步，也是最关键的一步；一般需要配合内镜下抓钳或卵圆钳完成，用抓钳或卵圆钳牵拉肺叶，显露胸壁、纵隔、肺门、肺裂、肺底膈面、心包及胸腔内血管等。通过仔细全面的胸腔内探查，确定病变部位、手术方式和范围，以及是否需要附加手术等。

5. 胸腔内粘连的处理　胸腔内粘连不仅影响胸腔镜下手术的视野和镜下的各种操作，而且术后胸腔积液引流不畅会导致感染等并发症。因而术中需要分离胸腔内粘连，创造良好的胸腔镜手术视野，以便于手术的顺利进行。①条索状粘连：特别是肺尖和胸膜顶的条索状粘连，一般粘连带内有血管，可根据粘连带大小酌情处理，对于小的条索状粘连带，可以用电刀或超声刀烧灼分离，对于较粗大的条索状粘连带，可用血管夹夹闭后离断。在处理条索状粘连时，尽量避免钝性分离和过度牵拉，以免造成肺或胸壁血管撕裂出血。②对于比较疏松的膜性粘连，因较少有血管，可用钝头吸引器或抓钳适当牵拉，并在适当张力下以电钩烧灼分离，一般比较容易分离，且较少渗血，少许渗血可用电钩烧灼出血点。③对于广泛的膜性粘连，可能连胸腔镜观察孔套管针置入都困难，可适当延长切口，将手指经胸壁切口伸入胸腔，沿该切口周围钝性分离出一定隧道和空间，然后自该孔置入胸腔镜和电钩及抓钳等器械，逐步向周围分离，达到合适空间位置后，在胸腔镜直视下制作出操作孔，自操作孔置入电钩和抓钳，进行余下胸膜粘连的分离。④对于广泛致密的胸膜腔粘连，胸腔镜下分离困难，需要根据具体情况决定是否中转开胸手术。

6. 镜下分离和电灼技术　电灼技术在胸腔镜下组织的分离过程中使用广泛，且是组织分离的重要手段，在组织分离的过程中同时止血，保证术野清晰。电灼可以通过连接电钩、电棒、电铲来实现，也可连接抓钳、剪刀等内镜下手术器械实现。

7.超声刀的应用　胸腔镜下超声刀应用广泛，超声刀通过刀头震动、切割、烧凝软组织，在切割的同时止血。尤其适合毛细血管网丰富的组织分离、切割，而且使用超声刀闭合离断小的血管也非常可靠。但超声刀头使用时温度较高，要注意周围组织的热损伤，在胸腔镜手术时尤其要注意超声刀导致气管膜部或喉返神经的热损伤。

8.腔内直线切割缝合器的应用　腔内直线切割缝合器是胸腔镜手术常用的手术器械，能在闭合组织的同时切口组织，且有较好的止血、封闭效果，使手术简单、安全，且效果好，而且肺组织、肺血管、支气管等组织闭合离断都可以使用。腔内直线切割缝合器钉仓长度有30mm、45mm和60mm等不同规格，其钉仓深度为1.0mm(白色)、1.5mm(蓝色)和2.0mm(绿色)，用来钉合不同厚度的组织。一般处理血管选用白色钉仓，处理肺组织选用蓝色钉仓，处理支气管选用绿色钉仓。腔内直线切割缝合器应用前要充分探查、明确定位，确定好方向，在切断血管和支气管时，要充分游离并有足够的置入空间，并注意避免夹闭其他组织。切割完后要仔细检查是否有出血或漏气等现象。

9.镜下的缝合、结扎技术　因腔内直线切割缝合器等器械的应用，缝合、结扎等基本操作在胸腔镜手术时的应用明显较开放手术减少，但仍然是胸腔镜手术必不可少且非常重要的技术。镜下缝合需要腔内的持针器，缝合后打结需要借助推结器，也有学者用腔内卵圆钳代替推结扎器取到了比较好的效果。镜下缝合一般用腔内持针器夹带线针自操作孔置入，多行连续缝合或"8"字缝合或褥式缝合，也有采用间断缝合，但腔内间断缝合容易绕线，可以考虑将线按顺序引出体外后逐一牵拉。

10.腔内血管夹的使用　腔内血管夹夹闭是胸腔镜手术中取代传统结扎技术的方法，与传统结扎技术相比，两者工作原理是一样的。从材料上分，可分为金属类和有机材料类；从使用方式分，可分为单发型和连发型；从结构上分，可分为普通血管夹和带扣血管夹(hemolock)，带扣血管夹多为塑料材料或生物有机材料，正在逐步代替传统的金属钛夹，使用专门的施夹器，操作方便。

## 七、胸腔镜手术术后监测与处理

1.术后一般监测与处理

(1)患者麻醉清晰后即可返回病房，平卧位，固定好各种管道，固定好床旁护栏，保证患者安全。

(2)监测生命体征(血压、脉搏、心率和呼吸)、血氧饱和度，做好记录，并及时做好判断，如术后胸腔活动性出血，首先表现为心率增快，当血压下降时，胸腔可能已经有大量出血，有可能耽搁抢救时机。

(3)根据患者血氧饱和度情况选择鼻导管吸氧还是面罩吸氧，并适时调整氧气流量。

(4)观察患者声音、眼睑运动及四肢活动情况并做出准确判断，让患者早点下床适当活动，避免下肢深静脉血栓；超过60岁的老人和肥胖者，尤其要注意早期四肢活动和下床活动，避免下肢深静脉血栓导致肺栓塞。

(5) 一般非消化道手术麻醉清醒后 6h 可少量饮水，第一天可正常进食，但以清淡为主。

(6) 每日松开胸带，观察切口敷料情况，如果伤口敷料干燥，可 2 ~ 3 日换药一次，如果切口敷料渗湿或有异味，及时切口换药并判断是否有切口感染。

(7) 指导患者加强上肢功能锻炼。

2. 胸腔闭式引流管的监测与处理　胸腔闭式引流管引流液量和性状的观察是胸腔镜肺叶切除术后管理的重点，需要结合胸管引流液情况和水封瓶水柱波动情况及时做出准确判断和相应处理。

(1) 胸管引流出淡红色液体或淡黄色液体，每日量在 300ml 以下，水封瓶的水柱波动在 4 ~ 8cm，为术后的正常现象；当每日量在 100ml 以下，结合胸部体格检查及胸部 X 线片、CT 等检查结果，可判断拔出胸管。

(2) 胸管引流出鲜红色液体或暗红色液体，需要结合引流量，如果连续 3h，每小时引流量超过 200ml，或短时间引流量超过 1000ml，并结合生命体征及血常规、胸部 X 线片等检查结果，考虑术后胸腔有活动性出血，需要再次进行胸腔镜探查或开胸探查止血术并同时采取输液、输血等措施纠正失血性休克。

(3) 胸管引流出鲜红色液体或暗红色液体，结合引流量、生命体征和血常规、胸部 X 线片等结果，排除胸腔活动性出血，可采取止血、输液、输血等措施，在此过程中仍需严密动态观察，进一步判断出血或渗血是否止住，是否仍有活动性出血表现，如果有，按胸腔活动性出血处理。

(4) 胸腔引流出乳白色液体，乳糜实验阳性，考虑乳糜胸，如果每日量 >1000ml，需要行胸腔镜下胸导管结扎术；如果 <1000ml，且量渐少，可通过应用支持等保守治疗措施，如果长时间仍不好转，再可考虑行胸腔镜下胸导管结扎术。

(5) 胸腔引流出黄绿色脓性液体，细菌培养阳性，考虑脓胸，需要及时通畅引流，必要时在超声或 CT 定位下通畅引流，并可考虑冲洗，根据药敏实验结果针对性使用抗生素；同时需要积极寻找脓胸原因，有无支气管胸膜瘘、支气管破裂或食管瘘，判断是否有再次手术的可能性并掌握手术时机，积极改善患者一般情况，创造手术时机，再次行脓胸清除、瘘口修补、带蒂肌瓣填埋或支架置入术等措施，封闭瘘口，解除脓胸原因。

(6) 胸管无引流液，要检查水柱是否有波动，如果无波动，考虑胸管可能有阻塞，或胸管是否已经脱出胸膜腔，因而每日除要观察胸腔情况外，还要定期多次挤压胸管，并嘱患者多咳嗽和早期下床活动，避免胸管阻塞。

(7) 水柱波动的观察和分析也非常重要：如果水柱与水平面静止不动，提示胸管漏气，或胸管打折、胸管阻塞、胸管脱出，根据实际情况处理；如果水柱在水平面以上静止不动，咳嗽时水柱仍有波动，提示肺已经复张，胸膜腔负压已经建立；水柱波动过大，提示有肺不张或残腔过大，及时行胸部 X 线片等检查，并及时行气管镜检查、吸痰和加强呼吸功能锻炼，促进肺早日复张；深呼吸或咳嗽时水封瓶内有气泡逸出，提示有气胸或残腔积气过多；

平静呼吸时不断有气泡逸出提示肺组织有活动性漏气或有支气管胸膜瘘，及时做好准确判断，长时间不愈合者可考虑再次行手术修补术。

3. 呼吸道的管理　是胸腔镜肺叶切除术围术期管理的重点，也是手术后预防并发症的主要措施之一。呼吸道管理是否到位，直接关系到患者恢复好坏和治疗效果。

(1) 氧气治疗：术后应常规给予氧气治疗，根据氧合情况及时调整氧流量，并保持氧气的湿化。

(2) 雾化治疗：超声雾化，每天 3 ~ 4 次，每次 20min，雾化液中可根据需要加入化痰平喘药、抗生素、激素等。

(3) 鼓励患者多咳嗽，一般扶患者坐起，一手轻压患者伤口，一手握成杯状，由下向上叩击患者背部，让患者能有效将肺部远端的分泌物咳出；当患者咳嗽无效时，可用手指按压患者胸骨上窝或环状软骨刺激其咳嗽。

(4) 如果患者不能有效咳嗽导致肺部分泌物积聚肺部，加重肺部感染，可在积极抗感染、化痰等治疗基础上，采用气管镜吸痰，能有效排空肺部感染分泌物和控制感染。

(5) 指导患者多做深呼吸运动，并可配合吹气球或呼吸功能锻炼仪器等。

(6) 如果有喉返神经麻痹等并发症出现，进食一定要注意，避免误吸加重肺部感染。

(7) 根据痰细菌培养结果，针对性地使用抗生素控制感染，并适当控制输液量，避免和减轻肺水肿。

4. 疼痛控制　胸腔镜肺叶切除术较常规开胸手术，因切口小，疼痛较之明显减轻，但毕竟胸壁有 1 ~ 4 个孔洞，患者在呼吸或咳嗽时胸廓的运动仍然会有疼痛感；另外，因术后患者都放置胸管，也会在不同程度上导致疼痛。因而根据患者疼痛程度和原因，予以准确判断和合理评估，按三阶梯镇痛法施以相应的镇痛措施，有利于患者的快速康复，并可提高患者对治疗的认同感。

(1) 患者自控镇痛泵：该装置连接于静脉输液管，镇痛药为吗啡或哌替啶类，多为术后 3 日内，根据需要使用；因胸腔镜肺叶切除术创伤较小，现很少使用。

(2) 留置硬膜外管推注镇痛药：由麻醉科负责管理和掌控，现在胸腔镜肺叶切除术创伤较小，很少使用。

(3) 肌内注射或口服镇痛药：根据病情和患者情况选择不同药品，是胸腔镜肺叶切除术后患者常用的止痛方法。

(4) 镇痛贴：现临床上常用的有经皮肤渗透的芬太尼贴剂，因使用方便，止痛效果不错，深受医生和患者欢迎，也是胸腔镜肺叶切除术后常用的止痛方法之一。

5. 心理干预和健康指导　因肺癌的总体治疗效果尚未达到患者预期，肺癌患者的心理担忧和焦虑情况是常有的，而且手术后因疼痛和其他不适，更加重患者心理负担，甚至忧虑悲观，不配合治疗，影响治疗效果。因此，及时的心理干预和合理的健康指导是非常必要的。

(1) 原则上，根据患者的性格特点和焦虑程度，合理选择时间，适度介绍患者的病情、手术方法和过程、手术情况及现在恢复的程度，缓解患者心理压力及恐惧感，积极鼓励和疏导，让患者有信心并积极配合治疗，达到健康的心理状态。

(2) 患者治疗的过程中，要进行合理的健康指导。根据患者自身情况，合理建议和安排患者的饮食；合理适度地指导患者的功能锻炼；合理安排患者治疗方案及随诊复查时间。

## 八、胸腔镜手术术后常见并发症的预防与处理

1.术后出血　胸腔镜手术过程中如果严格按照操作规程进行，术后出血发生率虽然低，但仍需要及时处理。其发生的原因主要是术中处理血管不妥当，术后结扎线脱落、血管夹脱落、电凝脱结痂脱落、胸腔粘连带撕裂出血、肋间血管止血不周、闭合器闭合血管或肺切缘止血不周等原因，术中未发现而术后出血。其预防措施主要是术中处理血管、肺裂和支气管时要确切、妥当，关胸前要仔细检查，发现可疑处要重新处理。发现术后出血时要积极处理，出血量少，可予以止血、输液等措施；出血量大，达到紧急开胸探查时，紧急开胸探查止血指征：①术后胸管引流液超过 200ml/h，持续 3h，或术后早期短时间内引流量达 800 ~ 1000ml，患者血压下降、心率增快；②患者出现失血性休克，经积极补液、输血、止血等措施处理后仍不能好转，需要立即胸腔镜探查或开胸探查止血。

2.持续肺漏气　胸腔镜手术术后漏气大于 7 天，为持续性漏气。可能原因有肺切缘漏气、支气管残端漏气或气管支气管破裂。术中操作要仔细，其预防措施主要是：术中在处理肺切缘时要确切、妥当，关胸腔前仔细检查，发现漏气处及时缝合处理；处理支气管时要选择合适的闭合器闭合离断，关胸前注水检查是否漏气，如果发现漏气，于支气管残段间断缝合加固。另外在气管支气管周围操作时，要避免误伤气管或支气管膜部等严重并发症。一旦出现持续性漏气，需要再次胸腔镜探查，找到漏气之处，并行肺修补或局部切除术，或气管支气管残段缝合加固术，如果出现气管支气管穿孔，则需行气管支气管膜部修补术，如果需要，可行开胸手术，气管支气管穿孔处修补后予以带蒂肌瓣包埋加固。

3.复张性肺水肿　胸腔镜手术后发生复张性肺水肿的原因主要是术前或术中长期萎陷的肺极速复张，如伴有心功能不全者更易发生。其防治方法：①做好充分的准备，术前充分的排痰引流；②如果手术时间长，术中必要时对患肺进行间断膨肺；③术毕膨肺时要渐进式进行，避免一开始将肺完全膨胀；④可适当应用糖皮质激素。

4.肺部感染、肺不张　肺部感染和肺不张也是胸腔镜手术后常见并发症。主要是术后呼吸道分泌物增多并发肺部感染、肺不张。其防治方法是：①术前加强抗感染、化痰等治疗，控制呼吸道炎症，做好充分的思想准备；②术中加强呼吸道管理，勤吸痰，手术操作轻柔，避免过度牵拉揉搓肺组织，术毕膨肺使肺充分复张；③术后继续加强抗感染、化痰、雾化等治疗，并加强物理排痰，鼓励患者主动咳嗽；④保持胸腔闭式引流通畅，对顽固的肺不张应行气管镜吸痰。

5.广泛皮下气肿　此并发症是由于肺大量漏气、胸腔引流不通畅所致，表现为头面部和胸壁大面积肿胀。其防治方法：①术中肺组织处理要可靠，如果发现直线切割缝合器局部钉仓对合松脱，需要缝合加固；②术后要保持胸管引流通畅，勤挤压，发现胸管引流不畅，及时调整；③对于大面积皮下气肿，可在气肿最明显的部位切深达皮肤深筋膜以下的切口，并定期挤压排出皮下气体。

6.喉返神经损伤　喉返神经损伤术后出现声音嘶哑、呛咳和吞咽困难。胸腔镜下食管癌根治术和清扫淋巴结时容易损伤。其防治措施主要是：熟悉喉返神经的走行和解剖位置，术中在胸腔镜下清晰显示，手术操作轻柔、细致，同时要避免电刀和超声刀的热损伤。

7.恶性肿瘤的种植　在行胸腔镜手术时，胸腔镜手术与传统的开胸手术比较，肿瘤在胸腔内和切口内种植概率增大。其防治措施：①对肺癌患者，胸腔镜手术严格掌握适应证，术中尽可能全面仔细探查；②肿瘤或淋巴结等组织取出胸腔时使用标本袋，避免与切口直接接触；③术毕反复冲洗胸腔。

## 九、胸腔镜手术术中基本素质和模拟训练

胸腔镜手术的难度要求术者在有限的操作空间，在监视器上显示成二维或三维(3D 胸腔镜)进行可靠的操作。因而要求术者熟悉解剖操作，并有传统开胸手术解剖和手术经验，经过一段时间的学习和培训，逐步掌握手术技巧，并成功实施胸腔镜手术。

1.胸腔镜外科医师的基本条件　①经过系统胸外科训练的胸外科专业医师，能够独立进行胸外科常规开胸手术，并主刀完成 200 例以上的胸外科手术；②经过胸腔镜技术的训练，能够熟练在胸腔镜模拟器和实验动物体内进行胸腔镜操作；③经过上级医师带教进行 50 例以上人体胸腔镜基本技术操作；④能够认识胸腔镜操作过程中出现的各种并发症，并进行恰当处理。

2.电视胸腔镜手术的技术培训基本要素　①建立微创胸外科手术理念；②建立精准胸外科手术理念；③建立电视胸腔镜手术特有的三维空间构象和立体思维感觉；④熟悉胸腔镜手术设备和胸腔镜外科常用的器械；⑤掌握胸腔镜手术仪器及器械的选配原则；⑥训练胸腔镜外科基本技术；⑦训练胸腔镜外科手术过程中可能遇到并发症及突发情况的处理技能；⑧积累胸腔镜外科手术经验。

3.胸腔镜模拟训练的三个阶段

(1)录像观摩：学习胸腔镜手术者一般应具备一定的开胸手术经验，通过观摩手术录像，熟悉解剖和二维、三维图像，熟悉胸腔镜操作技巧，还可体会手术中可能出现的一些问题：①如何使镜头保持更好的拍摄术野；②如何保持镜头清晰不被污染；③如何选择手术切口的位置和如何制作手术切口；④如何暴露不同情况下的手术区域；⑤如何进行镜下的各种基本操作；⑥如何掌握镜下各种器械的使用方法。

(2)模拟器训练：模拟器操作训练是胸腔镜手术学习者必不可少的一个阶段。模拟器训练内容包括：①手眼协调训练；②定向适应训练；③镜下基本操作训练：组织分离、缝合结扎等。

(3)动物模拟训练　在临床应用之前，动物模拟手术是学习训练如何使用微创胸外科手术器械及胸腔镜技术的基本操作技能，动物模拟训练同外科手术环境比较接近。胸腔镜手术动物模拟训练最好使用犬，因其肺裂发育好，且胸腔宽阔。

胸外科医师最终从模拟训练过渡到临床训练，经过一段时间学习曲线后，就可娴熟地进行胸腔镜手术操作了。

## 十、胸腔镜手术的适应证

随着胸腔镜技术的发展和胸腔镜手术的逐步普及，胸腔镜手术已经涉及胸部疾病诊断和治疗的各个方面，而且以往很多相对手术适应证逐步成为手术适应证。

1. 诊断方面　①胸膜疾病诊断性活检：胸腔积液、胸膜结核、胸膜间皮瘤；②肺间质性疾病活检；③肺内周围结节的病因诊断；④纵隔肿块及肿大淋巴结的诊断；⑤胸部外伤：血胸、气管支气管断裂、食管破裂；⑥肺癌的肿瘤分期；⑦心包疾病的诊断性活检。

2. 治疗方面　①肺部疾病：自发性气胸、肺大疱性疾病、肺良性肿瘤、早中期原发性肺癌、肺转移瘤、肺减容术；②食管疾病：食管良性肿瘤（食管平滑肌瘤等）、食管憩室、贲门失弛缓症、食管癌；③纵隔疾病：重症肌无力、胸腺增生、胸腺瘤、畸胎瘤、神经源性肿瘤等；④胸膜疾病：胸膜粘连松解、孤立性胸膜肿瘤、胸膜尖皮瘤、脓胸等；⑤胸外伤：外伤性血胸清除及止血、胸腔血肿清除、胸腔异物的清除等；⑥胸部其他疾病：乳糜胸（胸腔镜下胸导管结扎术）、手汗症（胸腔镜下胸交感神经切断术）、漏斗胸（微创漏斗胸 NUSS 矫形术）、鸡胸（微创胸骨沉降术）和膈疝等。

## 十一、胸腔镜手术的禁忌证

1. 一般禁忌证　与传统的胸外科手术相同。

(1) 一般情况的评估：营养状态差，肝肾功能不良，血压、血糖未得到有效控制等。

(2) 呼吸系统：肺功能 $FEV_1 < 2000ml$ 或 $MVV < 50\%$，不宜做全肺切除；$FEV_1 < 1500ml$ 或 $MVV < 35\%$，不宜做肺叶切除；健侧肺功能 $FEV_1 < 800ml$，不能做胸部微创手术。

(3) 循环系统：近 6 个月内发生急性心肌梗死者；近期有严重心绞痛者；全心衰竭伴心脏明显扩大，心功能 3 级者；有严重的室性心律失常者。

(4) 凝血功能障碍者：血友病或其他凝血功能障碍的血液系统疾病。

(5) 合并其他严重疾病：如艾滋病、活动期病毒性肝炎、活动期系统性红斑狼疮等。

(6) 严重感染未控制者。

(7) 休克患者经输液、输血未能缓解者。

(8) 合并严重传染性疾病，如活动性病毒性肝炎、AIDS。

(9) 各种原因所致气管、支气管畸形，无法行双侧气管插管或单侧气管插管者。

(10) 小儿病例，年龄 <6 个月，体重 <8kg，不宜行胸腔镜手术。

2. 特殊禁忌证

(1) 既往有胸部手术史或慢性脓胸，胸膜腔广泛致密粘连难以用胸腔镜显露剥离者。

(2) 弥漫性胸膜病变，手术无法彻底切除者或者局限性胸膜病变已经侵犯胸壁者。

(3) 中晚期性肿瘤，侵犯周围组织和脏器或与周围粘连紧密。

(4) 肿瘤巨大，难以在胸腔镜下完成手术。

## 十二、胸腔镜手术的优势

1.手术创伤小 普通开胸手术的创伤很大，切口在20cm以上，胸壁损伤严重，切断了胸壁各层肌肉，而且还要强行撑开肋间10～20cm，术后疼痛一直难以解决。而胸腔镜手术一般在胸壁上开13个1.5cm长小切口即可完成手术，且无需撑开肋间，大大减少了手术创伤，胸腔镜手术后当天患者即可下床活动，极大地减少了手术患者的创伤和痛苦，有利于术后的快速康复。

2.术后疼痛轻 普通开胸手术因胸壁创伤大，术中强行撑开肋间，术后疼痛明显，胸痛可持续数月至数年，大部分患者术后活动受限。胸腔镜手术因无需撑开肋间，术后患者疼痛明显减轻，手术当天即可下床活动，术后2～4周可恢复正常工作。

3.对肺功能影响小 胸腔镜手术由于不切断胸壁肌肉，不撑开肋骨，与常规开胸手术相比很大程度上保留了胸廓的完整性和患者的呼吸功能，因此患者术后肺功能情况和活动能力均优于常规开胸手术患者。

4.对免疫功能影响小 手术会不同程度降低机体的免疫功能，手术创伤越大对免疫功能的影响就越大，胸腔镜和传统开胸相比可明显减少手术创伤，对免疫功能的影响大大减少。

5.术后并发症少，更美观。

6.提高了生存质量。

## 十三、胸腔镜手术的局限性

①对腔镜设备和器械的依赖；②缺乏手的直接触感；③对胸膜腔致密粘连，解剖困难；④对出血特别是大出血控制较差；⑤对于重建手术难度较大；⑥对术者和助手要求更高。

## 十四、胸部微创手术的其他技术

1.纵隔镜手术 是纵隔淋巴结、纵隔肿瘤等疾病诊断尤其是肺癌淋巴结术前分期最重要的检查方法之一，20世纪90年代以来，随着电视纵隔镜的出现，其良好的手术视野和清晰的显示，使活检的准确性和手术的安全性得到提高，并使纵隔镜手术逐步介入治疗领域，包括纵隔囊肿的切除、纵隔引流、纵隔镜辅助食管切除等，已成为胸部微创手术的重要补充。

2.内镜技术

(1) 气管镜下支架置入术。

(2) 胃镜下支架置入术。

3.影像技术引导下的胸部微创治疗手段

(1) CT引导下肺部肿瘤穿刺活检术。

(2) CT引导下Hookwire肺结节定位术。

(3) CT引导下弹簧圈置入肺结节定位术。

4. 机器人手术  达芬奇机器人手术系统于 1999 年开始推出，2000 年 7 月美国食品药物管理局 (FDA) 批准该系统可以在腹腔镜手术中使用。达芬奇机器人手术系统成为美国第一个允许在临床环境中合法使用的商品化的完整机器人手术系统。其后，其应用范围逐渐扩展到妇产科、泌尿外科、普外科、心外科、胸外科等专科。而胸外科应用该手术系统于 2001 年 3 月 5 日被美国 FDA 批准使用，开展时间相对较晚。目前在国际上，只有美国、意大利、日本等少数几个国家允许应用达芬奇机器人手术系统实施普胸外科手术。在国内，2006 年首先由中国人民解放军总医院引入该手术系统，主要由高长青教授将其应用于心外科手术，主要应用于心外科、泌尿外科、普外科、肝胆外科手术及胸外科。自 2006 年至 2013 年 12 月底，国内普胸外科应用达芬奇机器人手术系统可以完成的手术术式包括：前后纵隔肿瘤切除术 ( 囊性及实性肿瘤 )、全胸腺切除及前纵隔脂肪清除术、膈肌裂孔修补术、贲门肌层切开术、食管壁内囊肿切除及食管黏膜缝合修补术、食管癌根治术、肺大疱切除术、肺段切除术、肺内病变行病灶楔形切除术或肺癌肺叶切除、淋巴结清除术等。完成的普胸外科疾病手术量占所有专业达芬奇手术量的 9%。国内先后有沈阳军区总医院、南京总医院、上海交通大学附属胸科医院、中国人民解放军火箭军总医院、中国人民解放军总医院、复旦大学附属中山医院、第三军医大学附属西南医院、济南军区总医院、复旦大学附属华东医院、上海长海医院开展该项技术。目前手术方式包括：肺癌肺叶切除，淋巴结清除术 ( 含各肺叶切除术及右肺中叶联合下叶切除术 )，解剖式左肺上叶舌段切除术，肺良性病变切除术，前纵隔肿瘤、囊肿切除术含全胸腺切除及前纵隔脂肪清除术，后纵隔肿瘤切除术，食管壁内肿物切除术。手术成功率接近 100%。但开展达芬奇机器人手术目前也有其局限性，分析原因考虑为：①由于机器人手术系统机械臂庞大，使得手术切口位置选择受限制，无法按手术方便、安全的原则选取手术切口；②由于该机器人手术系统缺乏触觉反馈，虽然缝合非常方便、容易，但出现打结困难，易致缝线断裂或打结不紧、松散而漏气等现象；③目前机器人手术费用较高。

# 第二节  肺部疾病微创手术

## 原发性肺癌

肺癌是常见的恶性肿瘤，占全世界恶性肿瘤死亡原因的第一位，我国已成为世界第一肺癌大国，且仍处于上升趋势，但令人遗憾的是大多数肺癌患者因缺乏早期症状就诊时已属于中晚期且失去手术机会，中晚期肺癌术后总体 5 年生存率只有 15%，而早期肺癌术后总体 5 年生存率能达到 80% 以上，而以毛玻璃样密度 (GGO) 为表现的早期肺癌患者术后 5 年生存率能够达到 100%，因此非小细胞肺癌早发现、早诊断、早治疗对于改善患者预后非常关键。胸腔镜下解剖性肺叶切除术 + 系统淋巴结清扫术是早期肺癌的主要微创外科治疗手段，也是目前临床治愈早期肺癌的重要方法。近年来胸腔镜下亚肺叶切除术 ( 肺楔形切除术 + 肺段切除术 )+ 选择性淋巴结清扫术在心肺功能差等高危患者中亦得到广泛应用，同时胸腔镜下一侧全肺切除术 + 系统淋巴结清扫术、胸腔镜下肺袖状除术 + 系统淋巴结清扫术已经成为局部晚期肺癌的微创手术选择。

## 一、胸腔镜下解剖性肺叶切除术

### （一）适应证

1. Ⅰ期原发性非小细胞肺癌（Ⅰa：T1aN0M0，T1bN0M0；Ⅰb：T2aN0M0）。

2. 部分Ⅱ期非小细胞肺癌（T2aN1M0）：直径为 3～5cm；纤维支气管镜提示中央支气管无侵犯，距隆突 ≥2cm；CT 提示肺门淋巴结肿大 (N1)<1.5cm。

3. 部分Ⅲa期非小细胞肺癌（T2aN2M0）：直径为 3～5cm；纤维支气管镜提示中央支气管无侵犯，距隆突 ≥2cm；CT 提示孤立单站纵隔淋巴结肿大 (N2)<1.5cm。

4. 部分Ⅰ期小细胞肺癌（Ⅰa: T1aN0M0，T1bN0M0；Ⅰb: T2aN0M0），无明显淋巴结和远处转移 ( 最好术前行纵隔镜检查排除纵隔淋巴结转移 )，术前已经行 2 个周期新辅助化疗者。

5. 随着胸腔镜手术技术的提高，以前的一些相对手术适应证逐渐成为手术适应证，但只有少数中心和少数学者能在胸腔镜下安全、顺利完成，故需要根据患者具体情况和术者技术水平加以选择。①直径 >5cm 的肿瘤，以往是手术禁忌，现在已证实可安全在胸腔镜下完成；②肿瘤侵犯叶支气管，需要进行袖式支气管成形者，部分可考虑在胸腔镜下完成，也有少数学者报道胸腔镜下可成功行肺叶支气管和肺动脉双袖式成形术；③部分侵犯心包、未侵犯心脏者，可考虑在胸腔镜下行心包部分切除；④N2 淋巴结转移，以往是手术禁忌证，但近几年已经证实，胸腔镜下完全可以达到安全、彻底地清扫 N2 淋巴结，因而对于单发或单站肿大的 $N_2$ 淋巴结，与周围血管和组织有间隙，且无明显融合，可考虑在胸腔镜下完成；⑤胸壁局部侵犯：胸壁侵犯一直被认为是胸腔镜手术的禁忌证，但有些学者认为肿瘤侵犯局部胸壁、未侵透肋间肌，切除后胸壁缺损不大，无需进行胸壁重建的患者，也可试行胸腔镜下肺叶切除合并部分胸壁切除术。

### （二）禁忌证

1. 一般禁忌证　与传统的胸外科手术相同。

(1) 一般情况的评估：营养状态差，肝肾功能不良，血压、血糖未得到有效控制等。

(2) 呼吸系统：肺功能 $FEV_1$<2000ml 或 MVV<50%，不宜做全肺切除；$FEV_1$<1500ml 或 MVV<35%，不宜做肺叶切除；健侧肺功能 $FEV_1$<800ml，不能做胸部微创手术。

(3) 循环系统：近 6 个月内发生急性心肌梗死者；近期有严重的心绞痛者；全心衰竭伴心脏明显扩大，心功能 3 级者；有严重的室性心律失常者。

(4) 凝血功能障碍者：血友病或其他凝血功能障碍的血液系统疾病。

(5) 合并其他严重疾病：如艾滋病、活动期病毒性肝炎、活动期系统性红斑狼疮等。

(6) 严重感染未控制者。

(7) 休克患者经输液、输血未能缓解。

(8) 合并严重传染性疾病，如活动性病毒性肝炎、AIDS。

(9) 各种原因所致气管、支气管畸形，无法行双侧气管插管或单侧气管插管者。

(10) 小儿病例，年龄 <6 个月，体重 <8kg，不宜行胸腔镜手术。

2. 绝对禁忌证

(1) 侵犯纵隔、心脏大血管，或重要的神经，如喉返神经等。

(2) 侵犯隆突或气管。

(3) 侵犯大范围胸壁，需要进行胸壁重建者。

3. 相对禁忌证

(1) 多站淋巴结转移。

(2) 纵隔淋巴结钙化，与周围血管或支气管界限不清。

(3) 既往有胸部手术史或慢性脓胸，胸膜腔广泛致密粘连难以用胸腔镜显露剥离者。

(4) 肿瘤直径 >5cm 原发性肺，VATS 移动病变不方便，容易造成肺实质和肿瘤组织的挤压及器械损伤，不宜行胸腔镜手术。

(5) 支气管腔内肿瘤或病变，合并肺不张，有可能做支气管成形术者。

(6) 肿瘤侵犯肺动脉，需要行肺动脉成形术者。

## （三）术前准备

患者的术前准备基本同传统的开胸手术。除一般手术的常规准备外，术前应戒烟，手术前 3 天停用血管扩张药及抗血小板凝聚药，以减少术中出血。控制高血压(<140/80 mmHg)、心率(60 ~ 80 次 / 分 )、高胆固醇血症 [LDL<2.6mmol/L(100mg/dl)] 等。针对胸腔镜手术，需要准备：全套胸腔镜设备、显示录像设备、内镜、胸腔穿刺套管、电刀、超声刀、吸引器、内镜下切割缝合器、内镜手术器械等。

麻醉：双腔气管插管复合静脉全身麻醉。有条件时最好用气管镜引导定位，以保证良好的健侧单肺通气，有利于手术的顺利进行。

监测：除心电监护外，有条件者可在术前经桡动脉置管，可在术中严格监测和控制动脉压、血氧饱和度。术前可经对侧颈外或颈内静脉或锁骨下静脉或肘静脉插管至上腔静脉，监测中心静脉压，使其维持在 8 ~ 10cmH$_2$O。

## （四）手术要点、难点及对策

1. 体位及切口

(1) 体位：通常采取健侧卧位，腋下用气垫或软枕垫高，头部和骨盆下降，使患者呈侧弯弓形，防止骨盆和肩部妨碍胸腔镜及手术器械的自由移动而影响手术操作。术中还可通过调节手术床来达到便于操作的位置。摆体位时将患者的身体尽可能靠近术者，使术者操作更舒适。将患者健侧手臂伸直，与身体长轴呈 90°，放在托板上固定。另一侧手臂以宽固定带悬吊在头架上，适当向头侧外展，留足空间以利于术者手术操作。电视监视器分置两边。

（2）切口：有单孔、两孔、三孔和四孔，目前通常采用三孔或单孔。但不同术者有不同的切口选择方式，而且根据手术的需要和手术过程的变化，及时调整。

1）单孔：观察孔和操作孔共用，通常位于第5肋间腋前线与腋中线之间，长3～4cm。

2）两孔：亦单操作孔。观察孔：位于第7肋间腋前线与腋中线之间偏腋中线处，长1.2cm；操作孔：位于第3或第4肋间腋前线与腋中线之间，长2～4cm，胸腔镜下肺上叶切除术多采用第3肋间操作孔，胸腔镜下肺中下叶切除术多采用第4肋间操作孔。

3）三孔。观察孔：位于第7肋间腋前线与腋中线之间偏腋中线处，长1.2cm；主操作孔：位于第3或第4肋间腋前线与腋中线之间，长2～3cm，胸腔镜下肺上叶切除术多采用第3肋间操作孔，胸腔镜下肺中下叶切除术多采用第4肋间操作孔。辅助操作孔：位于第8或第9肋间腋后线，长约2cm，胸腔镜下肺上叶切除术多采用第8肋间辅助操作孔，胸腔镜下肺中下叶切除术多采用第9肋间辅助操作孔。笔者目前多采用三孔法。

4）四孔：根据手术的需要和手术过程的变化，在三孔的基础上增加一个操作孔，多位于第3或第4肋间腋中线与腋后线之间，长约0.6cm。

2.肺叶间裂的分离解剖　分离解剖肺叶间裂的目的是为了清晰显示肺血管及其分支的走向，以及离断相邻肺叶之间融合的肺组织。

（1）对肺裂发育好的患者，可以以电刀、超声刀甚至剪刀钝性或锐性分离解剖。

（2）分化不全的叶间裂处理是胸腔镜下解剖性肺叶切除的难点之一。对于肺裂发育不完全融合者，则需要先游离暴露出肺门及肺裂内的血管，可以用电刀切开或用纱布球做成的"花生米"推开纵隔胸膜和血管鞘，电凝止血；再在肺实质内游离制造出人工肺裂通道，最后以内镜下切割缝合器Endo-GIA处理。

（3）肺叶间裂的分离解剖有时比肺门的解剖更困难，不但位置深，而且常有肺裂发育不全，炎性粘连和淋巴结肿大附着在血管周围。肺血管分支可以有变异，年轻人可以看到动脉的搏动，老年人却不易判定血管分支的位置。因此，在肺叶切除术时，肺叶间裂内游离动脉就成为关键性步骤，常因慢性炎性反应使肺叶间裂紧密粘连，淋巴结肿大伴钙化，肿瘤跨叶间裂生长，在叶间裂分离时出血不能控制而被迫中转开胸。首先用两把无创环钳将上、下叶肺组织轻轻提起向相反方向牵拉，胸腔镜移近叶间裂，看清间隙之后，再解剖叶间裂粘连。如果叶间裂完整，两肺叶之间只是粘连束带或膜状疏松粘连，可以用电刀切开或用于纱布球做成的"花生米"推开疏松粘连，电凝止血。发育不全和粘连紧密的叶间裂应当用Endo-GIA处理。

难点：分化不全的叶间裂处理是胸腔镜下解剖性肺叶切除的难点之一。遇到叶间裂分化不全时，可考虑建立人工隧道，具体办法是：血管钳利用正常的解剖标志，在肺动脉鞘外通过钝性分离建立人工隧道，并适当扩大该人工隧道，使用内镜直线切割缝合器穿过该人工隧道，切开分化不全的叶间裂。具体要求：①在叶间裂水平解剖出肺动脉；②在肺动脉表面以钝性分离；③人工隧道分离一定要将前后肺门对穿后才能放置直线切割缝合器处理。

3.肺门血管的游离及处理　肺血管的解剖分离方法与常规开胸手术相同，内镜下先以

337

电钩（或超声刀、剪刀）打开纵隔胸膜和血管外鞘，沿血管外膜内疏松结缔组织间隙，钳夹"花生米"大小的小干纱布球向肺方向稍用力，推开疏松结缔组织粘连，将血管分离一周，用直角钳抬起血管，适当重复3次，使血管解剖分离得更充分。

肺血管游离充分后，处理方法如下。①结扎后离断：近端以丝线双重结扎，远端以丝线结扎后用剪刀离断；②缝扎后离断：近端结扎并缝扎各一次，远端结扎后用剪刀离断；③血管夹闭后离断：近端以血管夹双重夹闭，远端以血管夹双重夹闭用剪刀离断，目前血管夹多采用hemolock或生物血管夹，使用血管夹后，尽量不要用超声刀离断血管，因超声刀的热量能导致血管夹熔化损坏、脱落而出血等意外；④内镜下切割缝合器处理血管：目前胸腔镜下肺血管的处理多采用内镜下切割缝合器，适用于较粗大的血管，将切割缝合器通过血管与周围间隙夹闭后激发即可，切割缝合同时完成，处理简单方便，且效果可靠，但费用较高。有时因血管间隙小、角度差等原因不得不选择其他的血管处理方法。

难点：

(1) 肺血管的游离和处理是胸腔镜下解剖性肺叶切除术的难点，在处理肺血管时，吸引器和电凝钩要配合，电凝钩打开血管外鞘后将其钩起后先不急于切开，适当做牵拉，用吸引器钝性向各个方向推开鞘内疏松的结缔组织，再用电凝钩电凝切开血管鞘，可明显提高分离速度，将血管鞘完全游离干净，达到骨骼化的目的。

(2) 肺血管出血的胸腔镜下处理：胸腔镜下解剖性肺叶切除术出现肺血管出血的镜下处理是重点和难点，一旦发现出血，立即用吸引器侧壁（非吸引侧孔侧）轻压出血点，吸进周围积血后，判断出血点部位和破口大小。①出血量不多，如果是小血管分支破口或离断导致的出血，可用超声刀或电凝离断并止血。②出血量不多，如果是肺动脉干等不需要切除的肺血管的极小破口少量渗血或出血，可用小纱布球轻压破口数分钟，如果能止住，可积极进行其他操作；如果不能止住，根据破口大小用4-0 prolene线缝合破口修补。③出血量比较多，如果是需要切除的肺血管远端分支的出血，可用吸引器或小纱布球有效压迫后采用缝扎、超声刀等方法离断处理。④出血量比较多，如果是需要切除的肺血管根部的出血，需要暂时阻断近端血管或同侧肺动脉主干，吸尽积血，找到破口处，根据以下情况酌情处理：a.血管破口处向近心端有足够的长度>1cm，可在充分游离血管后，通过结扎或缝扎后离断，如果长度足够，也可用内镜下直线切割缝合器离断处理；b.如果血管破口处向近心端没有足够的长度<1cm，可先用4-0 prolene线缝合破口修补后，再进行后续的操作。⑤如果出血量大且出血速度快，小纱布球压迫和吸引器侧压吸引不能有效控制时，应该在小纱布球压迫和吸引器侧压等措施减缓出血速度的前提下，及时迅速中转开胸，直视下操作处理。

4.肺支气管的解剖游离　肺支气管的解剖分离方法与常规开胸手术相同，腔镜下先以电钩（或超声刀、剪刀）游离支气管周围淋巴结，并以超声刀或电凝钩处理支气管动脉，沿支气管管外疏松结缔组织间隙，以超声刀或电钩推开疏松结缔组织粘连，将支气管分离一周，使支气管解剖分离得更充分。

支气管游离充分后，处理方法如下：①嘱麻醉师充分吸痰后，以内镜下切割缝合器（绿色钉仓）夹闭拟离断的支气管；②嘱麻醉师膨肺后，确定夹闭位置合适后以内镜下切割缝合器（绿色钉仓）处理支气管；③仔细检查支气管残端有无漏气和出血。

难点：肺支气管的游离和处理是胸腔镜下解剖性肺叶切除术的难点，因多数支气管周围淋巴结，尤其是钙化或转移融合淋巴结时，需要先解剖游离淋巴结后才能处理肺支气管。在处理肺支气管时，同样需要吸引器和电凝钩配合，吸引器适当做牵拉，也可用吸引器钝性向远端推开鞘内疏松的结缔组织，再用电凝钩电凝切粘连的组织和支气管动脉，可明显提高分离速度，将支气管完全解剖游离。在肺支气管处理时要避免支气管膜部的损伤，如果有损伤要及时处理，小损伤可予以腔镜下缝合修补，大损伤需要中转开胸后处理。

5. 胸腔镜下解剖性肺叶切除术流程（各肺叶）

(1) 右上肺叶：①分离纵隔胸膜；②解剖并充分游离右上肺静脉及其分支并以 Endo-GIA 处理；③解剖并充分游离右上肺尖段肺动脉并以 Endo-GIA 处理；④在斜裂处找到右肺动脉主干并向远端解剖游离；⑤在右肺门处找到右肺中叶和下叶肺动脉；⑥解剖处理部分不全水平裂，必要时以直线切割缝合器处理，完全暴露肺动脉；⑦解剖分离右上肺动脉的其他分支，包括后升支；⑧解剖显露右中间段支气管，解剖并充分游离右上叶支气管并以直线切割缝合器处理；⑨解剖分离发育不全之斜裂；⑩将右上肺叶装入标本袋取出胸腔；⑪分离右下肺韧带；⑫膨肺检查肺创面及支气管残端是否漏气、出血；⑬胸腔镜下肺门及纵隔淋巴结系统淋巴结清扫术（详见第十三章第四节）；⑭放置胸管，缝合胸壁各孔。

(2) 右肺中叶：①分离肺门纵隔胸膜；②解剖右上肺静脉并找到中叶支，充分解剖游离并以 Endo-GIA 处理；③在右上肺静脉后面找到右肺动脉主干并向远端解剖游离；④在右肺门处找到右肺中叶和下叶肺动脉；⑤解剖处理部分不全水平裂，必要时以直线切割缝合器处理，完全暴露肺动脉及右上肺动脉后升支；⑥解剖游离中肺动脉及其分支（一般 2 支）并以结扎处理或直线切割缝合器处理；⑦解剖并显露右中间段支气管、右下叶支气管，解剖充分游离右中叶支气管并以直线切割缝合器处理；⑧将右肺中叶装入标本袋取出胸腔；⑨分离右下肺韧带；⑩膨肺检查肺创面及支气管残端是否漏气、出血；⑪胸腔镜下肺门及纵隔淋巴结系统淋巴结清扫术（详见第十三章第四节）；⑫放置胸管，缝合胸壁各孔。

(3) 右肺下叶：①分离右下肺韧带和纵隔胸膜；②解剖游离右下肺静脉并以 Endo-GIA 处理；③解剖处理部分不全斜裂，必要时以直线切割缝合器处理，完全暴露并解剖游离右下肺动脉基底干及其分支及右下肺背段动脉，以 Endo-GIA 处理；④解剖并显露右下肺基底段支气管、背段支气管和中间段支气管及右下中叶支气管，解剖并充分游离右下叶支气管主干并以直线切割缝合器处理；⑤解剖处理部分不全水平裂；⑥将右肺下叶装入标本袋取出胸腔；⑦膨肺检查肺创面及支气管残端是否漏气、出血；⑧胸腔镜下肺门及纵隔淋巴结系统淋巴结清扫术（详见第十三章第四节）；⑨放置胸管，缝合胸壁各孔。

(4) 左上肺叶：①分离左肺门部纵隔胸膜；②解剖并充分游离左上肺静脉及其分支并以 Endo-GIA 处理；③解剖显露左主支气管和左下叶支气管主干，解剖并充分游离左上叶支气管，并以直线切割缝合器处理；④解剖处理部分不全水平裂，必要时以直线切割缝合器处理，暴露左上肺舌段动脉、尖后段动脉及其分支；⑤向上分离后纵隔胸膜，进一步显露左上肺动脉前干及其分支；⑥充分解剖游离上述左上肺动脉各段及其分支，可以以丝线逐支结扎处理或以 Endo-GIA 处理其中数支（注意：因左上肺动脉各段动脉分支多，血管直径不一，解剖变异大，且不在同一水平面，难以以 Endo-GIA 一次处理）；⑦将右上肺叶装入标本袋取出胸腔；⑧分离左下肺韧带；⑨膨肺检查肺创面及支气管残端是否漏气、出血；⑩胸腔镜下肺门及纵隔淋巴结系统淋巴结清扫术（详见第十三章第四节）；⑪放置胸管，缝合胸壁各孔。

(5) 左下肺叶：①分离左下肺韧带和纵隔胸膜；②解剖游离左下肺静脉并以 Endo-GIA 处理；③解剖并显露左下肺基底段支气管、背段支气管和左上叶支气管及左主支气管，解剖并充分游离左下叶支气管主干并以直线切割缝合器处理；④解剖处理部分不全斜裂，必要时以直线切割缝合器处理，显露左上肺舌段动脉、后段动脉及其分支，完全暴露并解剖游离左下肺动脉基底干及其分支和左下肺背段动脉，以 Endo-GIA 分次或一并处理；⑤解剖并显露右下；⑥解剖处理余下的水平裂；⑦将左肺下叶装入标本袋取出胸腔；⑧膨肺检查肺创面及支气管残端是否漏气、出血；⑨胸腔镜下肺门及纵隔淋巴结系统淋巴结清扫术（详见第十三章第四节）；⑩放置胸管，缝合胸壁各孔。

术后监测与处理同第十三章第六节。

## （五）术后常见并发症的预防与处理

1. 术后出血　胸腔镜下解剖性肺叶切除术后出血发生率虽然低，但需要及时处理。主要是术中处理血管不妥当，术后结扎线脱落、血管夹脱落、电凝脱结痂脱落、胸腔粘连带撕裂出血、肋间血管止血不周、闭合器闭合血管或肺切缘止血不周等原因，术中未发现而术后出血。其预防主要在于术中处理血管、肺裂和支气管时要确切、妥当，关胸前要仔细检查，发现可疑处要重新处理。发现术后出血时要积极处理，出血量少，可给予止血、输液等措施；出血量大，达到紧急开胸探查时（紧急开胸探查止血指征：①术后胸管引流液超过 200ml/h，持续 3h，或术后早期短时间内引流量达 800 ~ 1000ml，患者血压下降、心率增快；②患者出现失血性休克，经积极补液、输血、止血等措施处理后仍不能好转），需要立即胸腔镜探查或开胸探查止血。

2. 持续肺漏气　胸腔镜下解剖性肺叶切除术术后漏气时间大于 7 天，为持续性漏气。可能原因有肺切缘漏气、支气管残端漏气或气管支气管破裂。术中操作要仔细，其预防措施主要是：术中在处理肺切缘时要确切、妥当，关胸腔前仔细检查，发现漏气处及时缝合处理；同样处理支气管时要选择合适的闭合器闭合离断，关胸前注水检查是否漏气，如果发现漏气，于支气管残端间断缝合加固。另外在气管支气管周围操作时，要避免误伤气管或支气管膜部等。一旦出现持续性漏气，需要再次胸腔镜探查，找到漏气之处，并行肺修补或局部切除术，或气管支气管残端缝合加固术，如果出现气管支气管穿孔，则需行气管支气管膜部修补术，如果需要，可行开胸手术，气管支气管穿孔处修补后予以带蒂肌瓣包埋加固。

3. 复张性肺水肿　胸腔镜下解剖性肺叶切除术后发生的原因主要是术前或术中长期萎陷的肺极速复张，如伴有心功能不全者更易发生。其防治方法：①做好充分的准备，术前充分的排痰引流；②如果手术时间长，术中必要时对患肺进行间断膨肺；③术毕膨肺时要渐进式进行，避免一开始将肺完全膨胀；④可适当应用糖皮质激素。

4.肺部感染、肺不张　肺部感染和肺不张也是胸腔镜手术治疗肺癌后常见并发症。主要是术后呼吸道分泌物增多并发肺部感染、肺不张。其防治方法是：①术前加强抗感染、化痰等治疗，控制呼吸道炎症，做好充分的思想准备；②术中加强呼吸道管理，勤吸痰，手术操作轻柔，避免过度牵拉、揉搓肺组织，术毕膨肺使肺充分复张；③术后继续加强抗感染、化痰、雾化等治疗，并加强物理排痰，鼓励患者主动咳嗽；④保持胸腔闭式引流通畅，对顽固的肺不张应行气管镜吸痰。

5.广泛皮下气肿　此并发症是由于肺大量漏气、胸腔引流不通畅所致，表现为头面部和胸壁大面积肿胀。其防治方法：①术中肺组织处理要可靠，如果发现直线切割缝合器局部钉仓对合松脱，需要缝合加固；②术后要保持胸管引流通畅，勤挤压，发现胸管引流不畅，及时调整；③对于大面积皮下气肿，可在气肿最明显的部位切深达皮肤深筋膜以下的切口，并定期挤压排出皮下气体。

6.喉返神经损伤　喉返神经损伤术后出现声音嘶哑、呛咳和吞咽困难。胸腔镜下清扫淋巴结时容易损伤。其防治措施主要是：熟悉喉返神经的走行和解剖位置，术中在胸腔镜下清晰显示，手术操作轻柔、细致，同时要避免电刀和超声刀的热损伤。

7.恶性肿瘤的种植　在行肺癌手术时，胸腔镜手术与传统的开胸手术比较，肿瘤在胸腔内和切口内种植概率增大。其防治措施：①对肺癌患者胸腔镜手术严格掌握适应证，术中尽可能全面仔细探查；②肿瘤或淋巴结等组织取出胸腔时使用标本袋，避免与切口直接接触；③术毕反复冲洗胸腔。

8.支气管残端瘘或支气管胸膜瘘　支气管胸膜瘘是胸腔镜下肺切除术后的一种严重的并发症，并常继发严重的脓胸，其原因复杂。①手术因素：支气管残端游离过多，导致支气管残端血供受影响，影响支气管残端的愈合；切割缝合器闭合支气管残端钉仓选择不当或操作不当，钉仓局部脱落导致支气管胸膜瘘。②术后处理不当：术后胸腔引流不畅，支气管残端长时间浸泡在胸腔积液中，导致支气管残端愈合不良。③患者的基础情况：贫血、低蛋白血症、激素的应用，也影响支气管残端的愈合能力。支气管残端瘘或支气管胸膜瘘一旦确诊，需要及时处理，有如下4种治疗方法。①保守治疗：腔闭式引流保持引流通畅，必要时通过影像定位进行，也可考虑胸腔冲洗；加强营养支持和有效的抗感染治疗，也可促进支气管胸膜瘘早日愈合。②气管镜下治疗：对于瘘口＜2mm，同时肺叶切除术后支气管残端阴性，可通过气管镜应用 Nd：YAG 激光对瘘口周围的黏膜进行烧灼，通过黏膜水肿和炎性反应来达到闭合接口的目的；也可在支气管镜下注射硬化剂或生物胶等材料封堵瘘口。③胸腔镜治疗：再次胸腔镜下手术，对瘘口周围喷洒纤维蛋白胶，或用胸膜或带蒂肋间肌肉封堵瘘口并填塞周围。④开胸手术治疗：包括脓胸的清除，瘘口修补，带蒂肌瓣或大网膜移植填塞术等。

*341*

## （六）临床效果评价

大量的临床研究结果显示，胸腔镜手术治疗非小细胞肺癌的可行性、安全性和疗效与常规开胸手术相当，且减少了创伤及并发症，缩短了住院时间且没有证据表明胸腔镜出血更多或更难控制，因而对于有经验的术者而言，应用胸腔镜手术治疗非小细胞肺癌的风险性更低，且对纵隔淋巴结的清扫达到了开放手术的程度。

## 二、胸腔镜下解剖性肺段切除术

### （一）适应证

1.妥协性肺段切除术　①Ⅰ期原发性非小细胞肺癌，直径≤2cm，患者年龄>75岁，肺功能储备差或合并基础疾病多，不能耐受肺叶切除者；②既往有肺切除病史。

2.意向性肺段切除术　Ⅰa期原发性非小细胞肺癌，肿瘤直径<2cm，且满足以下几点之一者：①病理为原位腺癌（AIS）；②CT显示结节的磨玻璃密度影（GGO）≥50%；③放射检测证实结节倍增时间≥400天；④肿瘤标志物指标：癌胚抗原（CEA）、神经源特异性烯醇化酶（NSE）、细胞角蛋白19片段（CYFRA21-1）、鳞状上皮细胞癌抗原（SCC）正常。

### （二）禁忌证

1.一般禁忌证和绝对禁忌证　同常规胸腔镜手术和胸腔镜下解剖性肺叶切除术。

2.Ⅰ期原发性非小细胞肺癌　直径<2cm，且满足以下三点之一者均不宜行肺段切除术：①肺段之间的结节；②靠近肺门的结节，无法保证足够的切缘（>2cm）；③恶性程度高、怀疑有淋巴结转移的小结节。

### （三）术前准备

患者的术前准备基本同常规开胸手术和胸腔镜下解剖性肺叶切除术，但需要特别注意以下几个方面：

1.胸部CT检查（超薄层CT扫描）　①测量结节的大小、成分：直径≤2cm，磨玻璃密度影必须高于50%；②确定病灶的肺段归属：具体判断病灶位于哪一肺段，是位于肺段中央还是边缘，切除边缘宽度必须≥2cm，决定具体手术方式（单段切除、扩大段切除、联合段切除还是亚段切除）；③评估淋巴结情况：测量$N_1$和$N_2$淋巴结直径，如果≥1cm，考虑有淋巴结转移，则不适合行肺段切除术。

2.CTA检查和CT三维重建　术前行CTA检查，有助于提高手术的精准性。

(1)精确判断肺结节的肺段归属：对于临近肺段交界的病灶，普通CT扫描难以确定结节处于哪个肺段，但CT三维重建和CTA检查可以比较直观、准确的定位。

(2)判断结节和血管的关系：在重建图像上，根据结节与血管与结节的关系，准确判断切断和保留的血管。

(3)确定肺段切除边缘：根据结节的具体位置和切缘宽度要求，确定切缘的位置，并根据切除的范围，明确此范围内累及的血管和支气管。

(4)发现解剖的变异：肺段血管和支气管变异很多，术前CTA检查可以发现这些变异，防治误断，提高手术的精确性和安全性。

麻醉：双腔气管插管复合静脉全身麻醉。有条件时最好用气管镜引导定位，以保证良好的健侧单肺通气，有利于手术的顺利进行。

监测：除心电监护外，有条件者可在术前经桡动脉置管，可在术中严格监测和控制动脉压、血氧饱和度。术前可经对侧颈外或颈内静脉或锁骨下静脉或肘静脉插管至上腔静脉，监测中心静脉压，使其维持在 8 ~ 10cmH$_2$O。

## （四）手术要点、难点及对策

1. 体位及切口　体位、切口、肺血管的游离和支气管的游离同胸腔镜下解剖性肺叶切除术。

2. 肺叶间裂和肺段边界的分离解剖　肺叶间裂的分离解剖同第十三章第一节胸腔镜下解剖性肺叶切除术。此节重点介绍肺段边界的解剖分离。其关键是肺段边界的精确定位，目前多采用以下几种方法：①术前采用 CT 等影像学三维重建技术提供拟切除肺段的精确定位图。②术中通过反复膨肺来判断拟切除肺段与周围的边界。③术中通过拟切除肺段支气管和肺段动静脉的走行及结合术前影像资料来综合判断拟切除肺段与周围的边界。④术中采用小儿气管镜引导和临时阻塞肺段支气管来判断拟切除肺段与周围的边界。⑤术前和术中利用影像学技术、计算机技术和 3D 打印技术打印出拟切除肺段的三维模型和动态。

确定好肺段之间边界后，可在内镜下直线切割缝合器处理，残余少量段间组织以电刀、超声刀甚至剪刀钝性或锐性分离解剖，达到清晰显示肺血管及其分支走向的目的。

3. 肺血管及其分支的游离及处理　肺血管的解剖分离方法与胸腔镜下解剖性肺叶相同，内镜下先以电钩（或超声刀、剪刀）打开纵隔胸膜和血管外鞘，沿血管外膜内疏松结缔组织间隙，钳夹"花生米"大小的小干纱布球向肺方向稍用力，推开疏松结缔组织粘连，将血管分离一周，用直角钳抬起血管，适当重复 3 次，使血管解剖分离得更充分。但行胸腔镜下肺段血管的解剖，需要暴露出肺段血管，一般以电钩或超声刀配合"花生米"大小的小干纱布球，自肺门血管向远心端解剖。肺血管游离充分后，一般采用结扎、缝扎和血管夹夹闭等方法处理，较小的肺段血管也有学者采用超声刀直接处理，因肺段血管一般直径小、血管间间隙小、角度差，采用内镜下切割缝合器处理肺段血管的机会较肺叶切除时少，有时也可用内镜下切割缝合器同时处理数支肺段血管。

4. 胸腔镜下解剖性肺段切除术流程（各肺段）

(1) 右上肺叶（尖后段 S1+S2）：①向前牵拉上叶和下叶，暴露后纵隔，分离纵隔胸膜显露右主支气管和右上叶支气管。②解剖分离水平裂后段，显露右上肺后升动脉，充分解剖游离后升动脉并以 Endo-GIA 处理。③沿右上叶支气管向远端顺向解剖，依次显露前段支气管、后段支气管和尖段支气管（大多后段支气管和尖段支气管共干）。④充分解剖游离右上肺后段支气管和尖段支气管并以 Endo-GIA 处理。⑤右上肺尖后段支气管离断后向前上显露尖段动脉，充分解剖游离后以 Endo-GIA 钉合离断。⑥向后牵拉上叶，在膈神经后方打开纵隔胸膜，暴露上肺静脉，向远心端解剖分离，依次显露上根的 3 个段支、中叶静脉起始部。⑦向远心端解剖分离尖段静脉以 Endo-GIA 订合离断（尖段和后段静脉理论上皆应切断，但无法确定 3 支属支中哪一支一定只引向后段，肺段切除时静脉的处理原则是宁少勿多）。⑧膨肺以判断拟尖后段与前段的边界，以 Endo-GIA 钉合离断。⑨将右上肺尖后段装入标本袋取出胸腔。⑩膨肺检查肺创面及支气管残端是否漏气、出血。⑪胸腔镜下淋巴结采样或选择性淋巴结清扫术（详见第十三章第四节）。⑫放置胸管，缝合胸壁各孔。

(2) 右上肺叶（前段 S3）：①向后牵拉上叶，在膈神经后方打开纵隔胸膜，暴露上肺静脉，向远心端解剖分离，依次显露上根的 3 个段支、中叶静脉起始部。②向远心端解剖分离前段静脉以 Endo-GIA 订合离断。③解剖分离水平裂，显露右上肺前段动脉，充分解剖游离前段动脉并以血管夹或 Endo-GIA 处理。④继续向后上牵拉上叶，自前段动脉断端沿右肺动脉向远端解剖，后上方显露右上肺尖段动脉，后下方显露右上肺前段支气管。⑤充分解剖游离右上肺前段支气管并以 Endo-GIA 钉合离断。⑥膨肺以判断右上肺前段与尖后段的边界，以 Endo-GIA 钉合离断。⑦将右上肺前段装入标本袋取出胸腔。⑧膨肺检查肺创面及支气管残端是否漏气、出血。⑨胸腔镜下淋巴结采样或选择性淋巴结清扫术（详见第十三章第四节）。⑩放置胸管，缝合胸壁各孔。

(3) 右中肺叶（内侧段 S4）：①向后牵拉上叶和下叶，在膈神经后方打开纵隔胸膜，暴露上肺静脉，向远心端解剖分离，依次显露上根的、中叶静脉起始部，打开斜裂前部，继续向远心端解剖分离，显露右中肺静脉内侧段和外侧段分支。②向远心端解剖分离右中肺内侧段静脉并以 Endo-GIA 订合离断。③解剖分离水平裂和斜裂交汇处，显露右中肺动脉内侧段支和外侧段支。④向后下牵拉下叶，解剖斜裂，在水平裂和斜裂之间向远端解剖，显露右中间段支气管，向远端游离，在右中肺动脉内侧段支和外侧段支的夹沟内即为右中叶支气管根部。⑤向远心端解剖分离右中肺内侧段动脉并结扎处理或血管夹闭合离断。⑥右中肺内侧段动脉离断后即可显露右中叶支气管内侧段和外侧段两分支。⑦充分解剖游离右中肺内侧段支气管并以 Endo-GIA 钉合离断。⑧膨肺检查肺创面及支气管残端是否漏气、出血。⑨将右中肺内侧段装入标本袋取出胸腔。⑩胸腔镜下淋巴结采样或选择性淋巴结清扫术（详见第十三章第四节）。⑪放置胸管，缝合胸壁各孔。

(4) 右中肺叶（外侧段 S5）：①向后牵拉上叶和下叶，在膈神经后方打开纵隔胸膜，暴露上肺静脉，向远心端解剖分离，依次显露上根的、中叶静脉起始部，打开斜裂前部，继续向远心端解剖分离，显露右中肺静脉内侧段和外侧段分支。②向远心端解剖分离右中肺外侧段静脉并以 Endo-GIA 订合离断。③解剖分离水平裂和斜裂交汇处，显露右中肺动脉内侧段支和外侧段支。④向远心端解剖分离右中肺外侧段动脉并结扎处理或血管夹闭合离断。⑤向下牵拉下叶，右中肺外侧段动脉离断后，即可显露右中叶支气管根部及内侧段和外侧段支气管。⑥充分解剖游离右中肺外侧段支气管并以 Endo-GIA 钉合离断。⑦将右中肺外侧段装入标本袋取出胸腔。⑧膨肺检查肺创面及支气管残端是否漏气、出血。⑨胸腔镜下淋巴结采样或选择性淋巴结清扫术（详见第十三章第四节）。⑩放置胸管，缝合胸壁各孔。

(5) 右下肺叶（背段 S6）：①向前上牵拉下叶，分离右下肺韧带至右下肺静脉水平，清除右下肺静脉周围组织，直至到其最上支，即为右下肺背段静脉。②充分游离右下肺背段静脉并以 Endo-GIA 钉合离断。③右下肺背段静脉离断后，清除周围组织，其后上方即可显露右下肺背段支气管。④充分游离右下肺背段支气管并以 Endo-GIA 订合离断。⑤继续向上清除周围组织，并解剖分离水平裂后部，即可显露右下肺背段动脉和基底干动脉。⑥充分游离右下肺背段动脉并以 Endo-GIA 订合离断。⑦膨肺以判断右下肺背段与基底段的边界，以 Endo-GIA 钉合离断。⑧将右下肺背段装入标本袋取出胸腔。⑨膨肺检查肺创面及支气管残端是否漏气、出血。⑩胸腔镜下淋巴结采样或选择性淋巴结清扫术（详见第十三章第四节）。⑪放置胸管，缝合胸壁各孔。

(6) 右下肺叶（基底段：内基底段 S7+ 前基底段 S8+ 外基底段 S9+ 后基底段 S10）：①向前上牵拉下叶，分离右下肺韧带至右下肺静脉水平，清除右下肺静脉周围组织，显露右下肺静脉基底干、背段静脉。②充分游离右下肺段静脉基底干并以 Endo-GIA 钉合离断（如果基底干分支部在同一平面，可分次处理）。③右下肺静脉基底干离断后，清除周围组织，其后上方即可显露右下肺基底段支气管、背段支气管和中叶支气管。④充分游离右下肺背段支气管及其各分支并以 Endo-GIA 钉合离断。⑤继续向上清除周围组织，并解剖分离水平裂后部，即可显露右下肺背段动脉和基底干动脉。⑥充分游离右下肺段动脉基底干并以 Endo-GIA 钉合离断。⑦膨肺以判断右下肺背段与基底段的边界，以 Endo-GIA 钉合离断。⑧将右下肺基底段装入标本袋取出胸腔。⑨膨肺检查肺创面及支气管残端是否漏气、出血。⑩胸腔镜下淋巴结采样或选择性淋巴结清扫术（详见第十三章第四节）。⑪放置胸管，缝合胸壁各孔。

(7) 左上肺叶（固有段：尖后段 S1+S2 + 前段 S3）：①向后上牵拉上叶，在膈神经后方打开纵隔胸膜，显露左上肺前段静脉、尖后段静脉和舌段静脉。②充分游离左上肺前段静脉、尖后段静脉并以 Endo-GIA 一次或分次钉合离断。③离断左上肺前段静脉、尖后段静脉和舌段静脉后，接近左上肺动脉前干尖后段和前段表面。④充分游离左上肺尖后段和前段肺动脉并以 Endo-GIA 一次或分次钉合离断。⑤解剖分离肺裂中后部，可以显示左上肺动脉的后升支（有时变异有 2~4 支），逐一结扎或以血管夹闭合离断。⑥继续清除左上肺支气管周围组织，即可清晰显示左上肺固有支气管（尖后段和前段共干）和舌段支气管。⑦充分游离左上肺尖后段和前段支气管并以 Endo-GIA 钉合离断。⑧膨肺以判断左上肺固有段与舌段的边界，以 Endo-GIA 钉合离断。⑨将左上肺固有段装入标本袋取出胸腔。⑩膨肺检查肺创面及支气管残端是否漏气、出血。⑪胸腔镜下淋巴结采样或选择性淋巴结清扫术（详见第十三章第四节）。⑫放置胸管，缝合胸壁各孔。

(8) 左上肺叶（前段 S3）：①向后上牵拉上叶，在膈神经后方打开纵隔胸膜，显露左上肺前段静脉、尖后段静脉和舌段静脉。②充分游离前段静脉并以 Endo-GIA 钉合离断。③离断左上肺前段静脉后，接近左上肺动脉前干尖后段和前段表面。④充分游离左上肺前段肺动脉及其分支并以 Endo-GIA 一次或分次钉合离断（因左上肺尖后段动脉可能在一定程度上阻挡前段动脉及其分支，可分次结扎处理前段肺动脉及其分支）。⑤解剖分离肺裂中后部，可以显示左上肺动脉主干及后段的后升支（有时变异有 2~4 支）。⑥在左上肺尖后段动脉和舌段动脉间隙自前方清除左上肺支气管周围组织，在左上肺舌段动脉和后段动脉后升支的间隙自下方清除左上肺支气管周围组织，即可显示左上肺尖后段支气管、前段支气管和舌段支气管。⑦充分游离左上肺前段支气管并以 Endo-GIA 钉合离断。⑧膨肺来判断左上肺前段与尖后段及舌段的边界,以 Endo-GIA 钉合离断。⑨将左上肺前段装入标本袋取出胸腔。⑩膨肺检查肺创面及支气管残端是否漏气、出血。⑪胸腔镜下淋巴结采样或选择性淋巴结清扫术(详见第十三章第四节)。⑫放置胸管,缝合胸壁各孔。

(9) 左上肺叶 (尖后段 S1+S2):①向前上牵拉上叶,肺门后方打开纵隔胸膜,并解剖分离肺裂中后部,可以显露左上肺动脉干和左上肺后段动脉及其后升支 (有时变异有 2~4 支),以 Endo-GIA 一次或分次钉合离断后段动脉,并逐一结扎或以血管夹闭合离断后升支。②向后上牵拉上叶,在膈神经后方打开纵隔胸膜,显露左上肺静脉,解剖游离左上肺静脉最上静脉支,以 Endo-GIA 钉合离断 (因左上肺静脉接收多根放射状属支,静脉回流具体难以把握,那么只切断最上静脉支,可以确保引流前段的中间支,符合静脉处理原则:宁少勿多)。③自下方及后方清除左上肺支气管周围组织,即可清晰显示左上肺尖后段支气管、前段支气管和舌段支气管。④充分游离左上肺尖后段支气管并以 Endo-GIA 钉合离断。⑤膨肺以判断左上肺前段与尖后段和舌段的边界,以 Endo-GIA 钉合离断。⑥将左上肺前段装入标本袋取出胸腔。⑦膨肺检查肺创面及支气管残端是否漏气、出血。⑧胸腔镜下淋巴结采样或选择性淋巴结清扫术 (详见第十三章第四节)。⑨放置胸管,缝合胸壁各孔。

(10) 左上肺叶 (舌段 S4+S5):①向后上牵拉上叶,在膈神经后方打开纵隔胸膜,显露左上肺前段静脉、尖后段静脉和舌段静脉。②充分游离左上肺舌段静脉并以 Endo-GIA 钉合离断。③离断舌段静脉后,打开斜裂前部,从外周到肺门,显露左上肺舌段动脉,充分游离左上肺舌段动脉并以 Endo-GIA 钉合离断 (注意保护左上肺后段动脉的后升支)。④离断舌段动脉后自下方清除周围组织,即可显露左上叶支气管和舌段支气管;充分游离左上肺舌段支气管并以 Endo-GIA 钉合离断。⑤膨肺来判断左上肺固有段与舌段的边界,以 Endo-GIA 钉合离断。⑥将左上肺舌段装入标本袋取出胸腔。⑦膨肺检查肺创面及支气管残端是否漏气、出血。⑧胸腔镜下淋巴结采样或选择性淋巴结清扫术 (详见第十三章第四节)。⑨放置胸管,缝合胸壁各孔。

(11) 左下肺叶 (背段 S6):①向上牵拉下叶,分离左下肺韧带至左下肺静脉水平,清除左下肺静脉周围组织,直至到其最上支,即为左下肺背段静脉。②充分游离右下肺背段静脉并以 Endo-GIA 钉合离断。③向前牵拉上下叶,打开后肺裂,即可显露左下肺背段动脉 (左下肺背段动脉通常为单支,有时双支);充分游离右下肺背段动脉并以 Endo-GIA 钉合离断 (注意:必须分离出足够长度的背段动脉,以确定有无后升支供应上叶,同时要注意勿伤及基底干)。④左下肺背段静脉离断后,清除周围组织,即可显露左下肺背段支气管。⑤充分游离左下肺背段支气管并以 Endo-GIA 订合离断 (注意:在离断左下肺背段支气管前,一定要清晰显露基底干支气管,必要时术中以气管镜确定)。⑥膨肺来判断左下肺背段与基底段的边界,以 Endo-GIA 钉合离断。⑦将左下肺背段装入标本袋取出胸腔。⑧膨肺检查肺创面及支气管残端是否漏气、出血。⑨胸腔镜下淋巴结采样或选择性淋巴结清扫术 (详见第十三章第四节)。⑩放置胸管,缝合胸壁各孔。

(12) 左下肺叶 (基底段:内基底段 S7+ 前基底段 S8+ 外基底段 S9+ 后基底段 S10):①向前上牵拉下叶,分离左下肺韧带至右下肺静脉水平,清除左下肺静脉周围组织,显露左下肺静脉基底干、背段静脉。②充分游离左下肺段静脉基底干并以 Endo-GIA 钉合离断

（如果基底干分支部在同一平面，可分次处理）。③左下肺静脉基底干离断后，清除周围组织，其后上方即可显露左下肺基底段支气管。④充分游离左下肺基底段支气管及其各分支并以 Endo-GIA 钉合离断（离断前尽可能显露左下肺背段支气管，避免勿伤）。⑤继续向上清除周围组织，向前牵拉上下叶，并解剖分离水平裂后部，即可显露左下肺背段动脉和基底干动脉。⑥充分游离左下肺段动脉基底干并以 Endo-GIA 钉合离断。⑦膨肺以判断左下肺背段与基底段的边界，以 Endo-GIA 钉合离断。⑧将左下肺基底段装入标本袋取出胸腔。⑨膨肺检查肺创面及支气管残端是否漏气、出血。⑩胸腔镜下淋巴结采样或选择性淋巴结清扫术（详见第十三章第四节）。⑪放置胸管，缝合胸壁各孔。

### （五）术后监测与处理

术后监测与处理同胸腔镜下解剖性肺叶切除术。

### （六）术后常见并发症的预防与处理

术后常见并发症的预防与处理同胸腔镜下解剖性肺叶切除术，但肺段切除较肺叶切除更容易出现漏气、咯血和肺内血肿等并发症，术中需要精准解剖，处理也需要准确合理，相信经过一段时间的学习曲线后，这些并发症会得以预防和控制。

### （七）临床效果评价

近年来大量的临床研究结果显示，胸腔镜下肺段切除术治疗早期非小细胞肺癌的可行性、安全性且疗效与常规开胸手术相当，且减少了创伤及并发症，缩短了住院时间且没有证据表明胸腔镜出血更多或更难控制。特别是对于高龄或肺功能差的患者，不能耐受肺叶切除术，肺段切除术是不错的选择，而且肺段切除术在严格掌握适应证的情况下，既解剖性切除了肿瘤本身，又尽可能多地保存了肺功能。但是术后是否需要附加纵隔淋巴结清扫仍需要进一步临床研究证明。

## 三、胸腔镜下肺楔形切除术

### （一）适应证

1. Ⅰ期原发性肺癌，直径 <2cm，肺功能储备差或合并基础疾病多，不能耐受肺叶切除者，且肿瘤位于外周 1/3 肺野的患者。

2. Ⅰ期原发性肺癌，直径 <2cm，且 C/T 比 ≤ 0.25。

3. Ⅰ期原发性肺癌，直径 <2cm，且病理为 AIS、MIA。

### （二）禁忌证

1. 有广泛而严重胸膜粘连者。

2. 心肺功能很差不能耐受单肺通气者。

347

3.双腔管麻醉插管困难或失败者。

4.凝血功能障碍者。

5.直径 >2cm 原发性肺癌，或肿瘤跨叶生长者。

6.Ⅰ期原发性肺癌，直径 <2cm，且满足以下三点之一者均不适宜行肺楔形切除术：①肺段之间的结节；②靠近肺门的结节；③恶性程度高、怀疑有淋巴结转移的小结节。

## （三）术前准备

患者的术前准备基本同胸腔镜下解剖性肺叶切除术。

麻醉：双腔气管插管复合静脉全身麻醉。有条件时最好用气管镜引导定位，以保证良好的健侧单肺通气，有利于手术的顺利进行。

监测：除心电监护外，有条件者可在术前经桡动脉置管，可在术中严格监测和控制动脉压、血氧饱和度。术前可经对侧颈外或颈内静脉或锁骨下静脉或肘静脉插管至上腔静脉，监测中心静脉压，使其维持在 8 ~ 10cmH$_2$O。

## （四）手术要点、难点及对策

1.体位及切口　同第十三章第一节胸腔镜下解剖性肺叶切除术。

2.肺结节的定位及其边界的确定

(1) 多数肺恶性结节在肺表面胸膜都有改变，在内镜下很好定位。

(2) 如果肺恶性结节在肺表面胸膜没有改变，在内镜下定位困难，采取如下方法定位。

1) 术前采用 CT 等影像学三维重建技术提供拟切除肺结节的精确定位图。

2) 术前采用 CT 引导下亚甲蓝注射定位。

3) 术前采用 CT 引导下 Hook-wire 钩定位。

4) 术前采用 CT 引导下注射弹簧圈定位。

5) 术中通过手指触诊确定病灶及其范围。

6) 术中通过卵圆钳在肺表面顺向滑动，根据跳跃感觉确定病灶的位置 ( 但需要有一定的经验者才能实施 )。

7) 术前和术中利用影像学技术、计算机技术和 3D 打印技术打印出拟切除肺段的三维模型。

3.胸腔镜下肺楔形切除术流程　胸腔镜下肺楔形切除术操作相对简单，具体手术流程如下：①探查胸腔内病灶及定位；②探查病灶后以卵圆钳提起病灶边缘；③用卵圆钳在病灶下方确定预切线，切割缝合器沿此线放置；④使用内镜下切割缝合器按预切线切除病灶；⑤用标本袋将切除的病灶取出。

但在胸腔镜下肺楔形切除术治疗肺癌过程中，一定要注意：①在触诊时，要避免用卵圆钳直接钳夹病灶；②使用腔内直线切割缝合器的边缘距离病灶 >2cm，避免切缘阳性，并保证安全距离；③在切缘处如果有漏气或渗血需要缝合加固。

## （五）术后监测与处理

术后监测与处理同胸腔镜下解剖性肺叶切除术。

## （六）术后常见并发症的预防与处理

术后常见并发症的预防与处理同胸腔镜下解剖性肺叶切除术，但肺楔形切除较肺叶切除更容易出现切缘漏气和肺内血肿等并发症，术中需要精准解剖，病灶边界的确定和处理也需要准确合理，相信经过一段时间的学习曲线后，这些并发症会得到预防和控制。

## （七）临床效果评价

大量的临床研究结果显示，胸腔镜下肺楔形切除术治疗早期非小细胞肺癌的可行性、安全性与常规开胸手术相当，且减少了创伤及并发症，缩短了住院时间且没有证据表明胸腔镜出血更多或更难控制。但其临床疗效尚有争议，因而需要严格掌握适应证，特别是对于高龄或肺功能差的患者，不能耐受肺叶切除术甚至肺段切除术，肺楔形切除术既切除了肿瘤，又保存了肺功能。而且术后是否需要附加纵隔淋巴结清扫仍需要进一步临床研究证明。但肺楔形切除术肺癌复发率较肺段切除术和肺叶切除术高。

# 四、胸腔镜下全肺切除术

## （一）适应证

1. 中央型肺癌，肿瘤距离隆突 >2cm，并且肿瘤侵犯上下叶支气管，又无法实施支气管成形或血管成形术者。

2. 中央型肺癌，肿瘤距离隆突 >2cm，肿瘤跨叶生长，无法保留部分肺段和无法施支气管成形者。

## （二）禁忌证

1. 有广泛、严重胸膜粘连者。

2. 心肺功能很差不能耐受全身麻醉者。

3. 双腔管麻醉插管困难或失败者。

4. 凝血功能障碍者。

5. 直径 >5cm 原发性肺癌，VATS 移动病变不方便，容易造成肺实质和肿瘤组织的挤压及器械损伤，从效果考虑，不宜做 VATS。

6. 支气管腔内肿瘤或病变，合并肺不张，有可能做隆突成形术者。

7. 肺门在高分辨率 CT 上显示慢性炎性反应，淋巴结肿大伴有钙化者。

8. 纵隔、肺门淋巴结肿大，融合呈冷冻状态，无法解剖分离肺门血管者。

9. 肿瘤侵犯胸壁，需要做大块切除及胸壁重建者。

349

## （三）术前准备

患者的术前准备基本与胸腔镜下肺叶切除术相同，但需要行肺功能（分侧肺功能）检查和血气分析测定，严格评估心肺功能是否能耐受全肺切除术。

麻醉：双腔气管插管复合静脉全身麻醉。

监测：与胸腔镜下肺叶切除术相同，但需要术中严密监测血氧饱和度和血气分析。

## （四）手术要点、难点及对策

1. 体位及切口

(1) 体位：通常采取健侧卧位。

(2) 切口：多采用三孔法。观察孔：位于第 7 肋间腋前线与腋中线之间偏腋中线处，长 1.2cm；主操作孔：位于第 4 或第 5 肋间锁骨中线与腋后线之间，长 3 ~ 5cm。辅助操作孔：位于第 8 或第 9 肋间腋后线，长约 2cm。

2. 右全肺切除术　①绕环肺根部切开纵隔胸膜，并向肺侧钝性分离，即可显露出肺门血管。②将下叶向上方牵开，打开下肺韧带向上推进，解剖游离出下肺静脉，用内镜切割缝合器闭合离断。③将上叶和下叶向后方牵开，显露肺门前缘，解剖游离出上肺静脉，用内镜切割缝合器闭合离断，也可分别游离上肺静脉和中肺静脉，分别以内镜切割缝合器闭合离断。④解剖游离右肺动脉干，以内镜切割缝合器闭合离断，如果右肺动脉干直接分离有困难，可先将肺动脉干的第一支（右上叶尖前段动脉）结扎离断后，再以内镜切割缝合器闭合离断。⑤将上叶向前下牵拉，在奇静脉弓下方游离出右主支气管，距气管隆嵴 0.5 ~ 0.8cm 处以内镜切割缝合器闭合离断。⑥将右全肺装入标本袋取出胸腔。⑦膨肺检查肺创面及支气管残端是否漏气、出血。⑧胸腔镜下肺门及纵隔淋巴结系统淋巴结清扫术（详见第十三章第四节）。⑨放置胸管并夹闭胸管，缝合胸壁各孔。

3. 左全肺切除术　①绕环肺根部切开纵隔胸膜，并向肺侧钝性分离，即可显露出肺门血管。②将左下叶向前上方牵开，打开下肺韧带向上推进，解剖游离出左下肺静脉，用内镜切割缝合器闭合离断。③将上叶和下叶向后方牵开，显露肺门前缘，解剖游离出左上肺静脉，用内镜切割缝合器闭合离断。④在主动脉弓下解剖游离左肺动脉干，以内镜切割缝合器闭合离断，如果左肺动脉干短，可先处理完尖后段动脉及后升支，再以内镜切割缝合器闭合离断。⑤将上叶向前下牵拉，解剖游离出左主支气管，距气管隆嵴 0.5 ~ 0.8cm 处以内镜切割缝合器闭合离断。⑥将左全肺装入标本袋取出胸腔。⑦膨肺检查肺创面及支气管残端是否漏气、出血。⑧胸腔镜下肺门及纵隔淋巴结系统淋巴结清扫术（详见第十三章第四节）。⑨放置胸管并夹闭胸管，缝合胸壁各孔。

## （五）术后监测与处理

术后监测与处理基本同胸腔镜下解剖性肺叶切除术。胸腔镜下全肺切除术后对剩余肺功能的评估尤为重要。由于肺的血管床和肺组织接近损失一半，胸腔镜下全肺切除术后患者的血流动力学改变较大，其通气和交换功能完全由剩余单侧肺叶承担，因而要注意以下

3 个方面问题。①防止肺部感染：充分供氧，保持呼吸道通畅，严密观察生命体征和血氧饱和度、血气分析，合理使用有效抗生素预防和控制感染，并辅助化痰、雾化和物理排痰等措施。②避免心力衰竭：观察心脏体征，防治心律失常，控制心率速度和液体出入量，每日补液量不超过 1500ml，补液速度 20 ～ 30 滴 / 分，观察尿量，维持水、电解质平衡。③定期体格检查和复查胸部 X 线片，了解纵隔有无移位，定期开放胸管，了解胸腔内积液的性状，并控制胸腔积液量维持纵隔左右压力平衡。

### （六）术后常见并发症的预防与处理

术后常见并发症的预防与处理基本同胸腔镜下解剖性肺叶切除术，但全肺切除较肺叶切除更容易出现肺部感染、漏气等并发症，术中需要精准解剖和仔细操作，术后要严密观察和及时处理，这些并发症会得以预防和控制。

### （七）临床效果评价

胸腔镜下全肺切除术治疗非小细胞肺癌的可行性、安全性和疗效与常规开胸手术相当，且减少了创伤，缩短了住院时间，且没有证据表明胸腔镜出血更多或更难控制，但有部分患者因术后肺功能代偿不全或肺部感染等并发症影响临床效果。

## 五、胸腔镜下肺叶支气管袖状切除术

### （一）适应证

1. 位于某一叶肺癌，肿瘤距离该叶支气管开口 <0.5cm 者。

2. 主要位于某一叶肺癌，肿瘤少许侵犯临近肺叶和肺段支气管开口，但该支气管远端及其肺组织良好者，且患者术前肺功能评估不适宜行全肺切除术。

3. 主要位于某一叶肺癌，肿瘤少许侵犯主支气管，但距隆突 >2cm，邻近肺叶支气管远端及其肺组织良好者，且患者术前肺功能评估不适宜行全肺切除术。

### （二）禁忌证

1. 有广泛而严重胸膜粘连者。

2. 心肺功能很差不能耐受全身麻醉者。

3. 双腔管麻醉插管困难或失败者。

4. 凝血功能障碍者。

5. 直径 >5cm 原发性肺癌，VATS 移动病变不方便，容易造成肺实质和肿瘤组织的挤压及器械损伤，从效果考虑，不宜做 VATS。

6. 支气管腔内肿瘤或病变，合并肺不张，有可能做隆突成形术者。

7. 肺门在高分辨率 CT 上显示慢性炎性反应，淋巴结肿大伴有钙化者。

8. 纵隔、肺门淋巴结肿大，融合呈冷冻状态，无法解剖分离肺门血管者。

9.肿瘤侵犯胸壁，需要做大块切除及胸壁重建者。

## （三）术前准备

患者的术前准备基本与胸腔镜下肺叶切除术相同，但需要行肺功能（分侧肺功能）检查和血气分析测定，并且需要气管镜检查各肺叶和肺段支气管开口情况，严格评估心肺功能，在肿瘤治疗原则范围内保存最大肺功能的手术方式。在准备常规腔镜下手术器械的同时，还需要准备腔镜下持针器、腔镜下无创伤血管阻断钳、4-0 prolene 线和 3-0 prolene 线。

麻醉：双腔气管插管复合静脉全身麻醉。有条件时最好用气管镜引导定位，以保证良好的健侧单肺通气，有利于手术的顺利进行。

监测：与胸腔镜下肺叶切除术相同，但需要术中严密监测血氧饱和度和血气分析。

## （四）手术要点、难点及对策

1.体位及切口

(1) 体位：通常采取健侧卧位。

(2) 切口：多采用三孔法。观察孔：位于第 7 肋间腋前线与腋中线之间偏腋中线处，长 1.2cm；主操作孔：位于第 4 或第 5 肋间锁骨中线与腋后线之间，长 3 ~ 5cm。辅助操作孔：位于第 8 或第 9 肋间腋后线，长约 2cm。

2.常见肺叶支气管袖状切除术手术流程

(1) 右上肺袖状切除 + 右主支气管和右中间段支气管成形术：①分离纵隔胸膜。②解剖并充分游离右上肺静脉及其分支并以内镜下切割缝合器闭合离断。③解剖并充分游离右上肺尖段肺动脉并以 Endo-GIA 处理。④在斜裂处找到右肺动脉主干并向远端解剖游离。⑤在右肺门处找到右肺中叶和下叶肺动脉。⑥解剖处理部分不全水平裂，必要时以直线切割缝合器处理，完全暴露肺动脉。⑦解剖分离右上肺动脉的其他分支，包括后升支，并依次结扎离断处理或以直线切割缝合器闭合离断。⑧解剖显露右中间段支气管和右主支气管，解剖并充分游离右上叶支气管并以尖刀自上叶开口处切断右上叶支气管，肉眼探查肿瘤在支气管腔内位置。⑨将右上肺叶装入标本袋取出胸腔。⑩向上和下分别解剖游离右主支气管和右中间段支气管，距离右上叶肿瘤边缘 0.8 ~ 1.0cm 处以尖刀切断右主支气管和右中间段支气管，切缘分别送快速冰冻病理检查。⑪分离右下肺韧带及右肺门，使右中间段支气管和右主支气管对合无张力。⑫以 4-0 prolene 线连续缝合右中间段支气管和右主支气管。⑬胸腔注水并膨肺检查支气管吻合口是否漏气、出血。⑭胸腔镜下肺门及纵隔淋巴结系统淋巴结清扫术（详见第十三章第四节）。⑮放置胸管，缝合胸壁各孔。

(2) 右中肺袖状切除 + 右下叶支气管和右中间段支气管成形术：①分离肺门纵隔胸膜。②解剖右上肺静脉并找到中叶支，充分解剖游离并以内镜下直线切割缝合器闭合离断。③在右上肺静脉后面找到右肺动脉主干并向远端解剖游离。④在右肺门处找到右肺中叶和下叶肺动脉。⑤解剖处理部分不全水平裂，必要时以直线切割缝合器处理，完全暴露肺动脉及右上肺动脉后升支。⑥解剖游离中肺动脉及其分支（一般 2 支）并以结扎处理或以内镜下直线切割缝合器处理。⑦解剖并显露右中间段支气管右下叶支气管，解剖并充分游离右中叶支气管并以尖刀自右中叶支气管开口处切断右中叶，肉眼探查肿瘤在支气管腔内位置。⑧将右肺中叶装入标本袋取出胸腔。⑨向上和向下分别解剖游离右中间段支气管和右下叶背段支气管和基底段支气管，右中叶肿瘤边缘 0.8 ~ 1.0cm 处以尖刀切断右中间段支气管，切缘分别送快速冰冻病理检查。⑩分离右下肺韧带及右肺门，使右中间段支气管和右下叶支气管对合无张力。⑪以 4-0 prolene 小线连续缝合右中间段支气管和右下叶支气管。⑫胸腔注水并膨肺检查支气管吻合口是否漏气、出血。⑬胸腔镜下肺门及纵隔淋巴结系统淋巴结清扫术（详见第十三章第四节）。⑭放置胸管，缝合胸壁各孔。

(3) 右下肺袖状切除 + 右中叶支气管和右中间段支气管成形术：①分离右下肺韧带和纵隔胸膜。②解剖游离右下肺静脉并以内镜下直线切割缝合器闭合离断。③分离肺门纵隔纵隔胸膜，解剖右上肺静脉并找到中叶支，充分解剖游离并以内镜下直线切割缝合器闭合离断。④解剖处理部分不全斜裂，必要时以直线切割缝合器处理，完全暴露并解剖游离右中肺动脉和右下肺动脉基底干及其分支及右下肺背段动脉，以内镜下直线切割缝合器分次闭合离断。⑤解剖并显露右中间段支气管及右上叶支气管，解剖并充分游离右中间段支气管主干并以尖刀自近右上叶支气管开口处切断右中间段支气管，肉眼探查肿瘤在支气管腔内位置。⑥解剖处理部分不全水平裂。⑦将右肺中下叶装入标本袋取出胸腔。⑧游离右肺门并修剪右上叶支气管和右主支气管，切缘分别送快速冰冻病理检查。⑨以 4-0 prolene 线连续缝合右上叶支气管和右主支气管。⑩胸腔注水并膨肺检查支气管吻合口是否漏气、出血。⑪胸腔镜下肺门及纵隔淋巴结系统淋巴结清扫术（详见第十三章第四节）。⑫放置胸管，缝合胸壁各孔。

(4) 右中下肺袖状切除 + 右上叶支气管和右主支气管成形术：①分离右下肺韧带和纵隔胸膜。②解剖游离右下肺静脉并以内镜下直线切割缝合器闭合离断。③解剖处理部分不全斜裂，必要时以直线切割缝合器处理，完全暴露并解剖游离右下肺动脉基底干及其分支及右下肺背段动脉，以内镜下直线切割缝合器闭合离断。④解剖并显露右下肺基底段支气管、背段支气管和中间段支气管及右下中叶支气管，解剖并充分游离右下叶支气管主干并以尖刀自右下叶支气管开口处切断右下叶，肉眼探查肿瘤在支气管腔内的位置。⑤解剖处理部分不全水平裂。⑥将右肺下叶装入标本袋取出胸腔。⑦向上分别解剖游离右中间段支气管和右肺中叶支气管，右下叶肿瘤边缘 0.8 ~ 1.0cm 处以尖刀切断右中间段支气管和右中叶支气管，切缘分别送快速冰冻病理检查。⑧分离右肺门，使右中间段支气管和右中叶支气管对合无张力。⑨以 4-0 prolene 线连续缝合右中间段支气和右中叶支气管。⑩胸腔注水并膨肺检查支气管吻合口是否漏气、出血。⑪胸腔镜下肺门及纵隔淋巴结系统淋巴结清扫术（详见第十三章第四节）。⑫放置胸管，缝合胸壁各孔。

(5) 左上肺叶袖状切除术 + 左主支气管和左下肺支气管袖状切除术：①分离左肺门部纵隔胸膜。②解剖并充分游离左上肺静脉及其分支并以内镜下直线切割缝合器闭合离断。③解剖显露左主支气管和左下叶支气管主干，解剖并充分游离左上叶支气管，并以尖刀自左上叶支气管开口处切断左上叶支气管，肉眼探查肿瘤在支气管腔内的位置。④解剖处理部分不全水平裂，必要时以内镜下直线切割缝合器处理，暴露左上肺舌段动脉、尖后段动脉及其分支。⑤向上分离后纵隔胸膜，进一步显露左上肺动脉前干及其分支。⑥充分解剖游离上述左上肺动脉各段及其分支，可以以丝线逐支结扎处理或以内镜下直线切割缝合器闭合离断其中数支（注意：因左上肺动脉各段动脉分支多，血管直径不一，解剖变异大，且不在同一水平面，难以以内镜下直线切割缝合器一次处理）。⑦将左上肺叶装入标本袋取出胸腔。⑧向上及向下分别修剪左主支气管和左下叶支气管，自左上叶肿瘤边缘0.8～1.0cm处以尖刀切断左支气管和左下叶支气管，切缘分别送快速冰冻病理检查。⑨分离左下肺韧带，使左主支气管和左下叶支气管对合无张力。⑩以4-0 prolene线连续缝合左主支气和左叶支气管。⑪胸腔注水并膨肺检查支气管吻合口是否漏气、出血。⑫胸腔镜下肺门及纵隔淋巴结系统淋巴结清扫术（详见第十三章第四节）。⑬放置胸管，缝合胸壁各孔。

### （五）术后监测与处理

术后监测与处理基本同胸腔镜下解剖性肺叶切除术，但胸腔镜下袖状肺叶切除术和支气管成形术后支气管气管吻合口容易狭窄，并容易被呼吸道分泌物阻塞导致肺不张，需要定期用气管镜检查并吸痰处理。

### （六）术后常见并发症的预防与处理

术后常见并发症的预防与处理基本同胸腔镜下解剖性肺叶切除术，但肺袖状切除较肺叶切除更容易出现肺部感染、肺不张、支气管吻合口处狭窄等并发症，术后需要定期用气管镜检查并吸痰处理。

### （七）临床效果评价

胸腔镜下肺袖状切除术治疗非小细胞肺癌的可行性、安全性和疗效与常规开胸手术相当，且减少了创伤，缩短了住院时间，且没有证据表明胸腔镜出血更多或更难控制，既充分切除了肿瘤，又保留了更多的肺功能。但术后有部分患者因支气管吻合口狭窄甚至闭塞，继发肺部感染和肺功能代偿不全等并发症影响临床效果。

## 六、胸腔镜下肺门及纵隔淋巴结清扫术

### （一）适应证

胸腔镜肺门及纵隔淋巴结清扫术是肺癌微创外科治疗重要的一环，也是原发性肺癌微创外科治疗有效的手段，因而其适应证同胸腔镜下解剖性肺叶切除术、胸腔镜下解剖性肺段切除术、胸腔镜下肺楔形切除术。

### （二）禁忌证

胸腔镜肺门及纵隔淋巴结清扫术同胸腔镜下解剖性肺叶切除术、胸腔镜下解剖性肺段切除术、胸腔镜下肺楔形切除术。

## （三）术前准备

术前准备、麻醉和监测同胸腔镜下解剖性肺叶切除术、胸腔镜下解剖性肺段切除术、胸腔镜下肺楔形切除术。

## （四）手术要点、难点及对策

1. 体位及切口　体位及切口同胸腔镜肺门及纵隔淋巴结清扫术、胸腔镜下解剖性肺叶切除术、胸腔镜下解剖性肺段切除术、胸腔镜下肺楔形切除术。

2. 淋巴结摘除的要点　清除淋巴结时首先要认清淋巴结所在的解剖位置，与周围重要神经、血管和重要脏器间的关系，并妥善保护好这些重要结构。首先将胸腔镜移近要切除的淋巴结，术者双手操作，先用电钩或剪刀切开胸膜，左手用血管钳夹住淋巴结外面的脂肪、胸膜或纤维结缔组织，将淋巴结轻轻提起（或用吸引器向对侧轻轻牵拉，右手用电钩或超声刀在淋巴结下面最疏松部位轻轻分离，透过淋巴结的下面，用止血钳或吸引器将淋巴结抬起。淋巴结与周围的粘连波及小血管、淋巴管，继续以超声刀离断，对不能自凝的小血管出血点，可以用止血钳夹住，将止血钳提起之后电凝止血。

(1) 肺叶淋巴结（第 11 ~ 14 组）：又称肺内淋巴结，位于肺内支气管和肺段支气管分叉处，多位于肺动脉和支气管之间。多数在行肺叶切除时与被切除的肺叶一并摘除，但有时行肺叶切除和行肺段切除时因淋巴结阻挡，在处理支气管和肺血管时必须先行摘除淋巴结。

(2) 肺门淋巴结（第 10 组）：位于双侧主支气管周围，多在处理肺血管和支气管时较易显露和摘除，但对于深入纵隔的肺门淋巴结，需要拉钩将主支气管拉开，才能清晰暴露和顺利摘除该组淋巴结。

(3) 下肺韧带淋巴结（第 9 组）：位于下肺韧带内，紧贴下肺静脉下缘。第 9 组淋巴结也是寻找下肺静脉的标志，在游离下肺韧带时较易将之摘除，但要注意下肺静脉的保护。

(4) 食管旁淋巴结（第 8 组）：位于隆突水平以下食管周围的淋巴结。该组淋巴结一般比较容易暴露，但在清扫时一定要注意保护胸导管和食管，避免乳糜胸和食管瘘等并发症。

(5) 隆突下淋巴结（第 7 组）：位于左右主支气管交叉下方即隆突下的淋巴结。改组淋巴结清扫难度较大：

1) 该组淋巴结紧贴左右主支气管且深入隆突下的夹沟内，暴露相当困难，该右胸入路需要采用五爪拉钩将肺及右主支气管向前方牵拉协助暴露，先从后纵隔切断迷走神经肺支，打开纵隔胸膜，显露心包，沿心包从下向上并向左分离。左胸入路该组淋巴结在术野中显得更深，且有主动脉弓和降主动脉的遮挡，术野暴露困难，左喉返神经和食管需要保护。助手将左主支气管向前方牵拉，将食管向后牵拉，配合专门淋巴结抓钳，配合电钩或超声刀予以摘除，但要注意保护气管和支气管膜部，避免气管穿孔。

2) 该组淋巴结血管、淋巴管丰富，且其深面有支气管动脉，清扫时较易出血，需要配合超声刀游离，必要时支气管动脉可以离断。

3) 肺癌隆突下淋巴结转移率高，淋巴结常融合成团，且在解剖分离过程中可以发现，有时隆突下淋巴结（第7组）与左、右主支气管淋巴结（第10组）相连，清扫时需要耐心和细心，可以先清除第10组，沿左主支气管向上分离，如有可能连同周围脂肪组织一并清除，在气管分叉水平下的迷走神经也可切断。

(6) 主动脉旁和主动脉弓下淋巴结（第6组和第5组）：第6组位于主动脉弓前上方迷走神经前面，第5组位于主动脉弓下主肺动脉韧带周围。从左胸入路相对较容易，但要注意保护迷走神经和喉返神经。从右胸入路，第5组和6组位置较深，在主动脉弓下、肺动脉上肺及左主支气管后方的空间内清除第5组和第6组，需要助手配合将气管向右前侧牵拉，同时要注意保护左侧喉返神经，如果在清扫的过程中有少许渗血，可以用纱布条临时压迫止血。

(7) 气管、支气管上淋巴结（第4组）和气管旁及前后淋巴结（第2组）：第4组位于气管和左右主气管分叉后周围的淋巴结，第2组位于气管两侧，多呈链状排列。可在上腔静脉后与气管表面迷走神经之间纵向平行打开上纵隔胸膜，暴露该组淋巴结群和软组织，予以链状清扫。注意保护气管膜部和双侧迷走神经、左侧喉返神经。

(8) 最上纵隔淋巴结（第1组）：位于上纵隔胸腔内上1/3气管周围，其双侧以锁骨下动脉的上缘作水平线以上，中间与左无名静脉上缘以上为界。右胸入路一般在右胸腔前胸壁和上腔静脉间，膈神经之前纵行打开上纵隔胸膜，并向前上牵拉该处纵隔胸膜，暴露右前上纵隔淋巴区。左胸入路在膈神经和胸壁之间纵行打开上纵隔胸膜，并向前上牵拉该处纵隔胸膜，暴露左前上纵隔淋巴区。注意该组淋巴结邻近胸腺组织和左无名静脉，特别注意不要伤及左无名静脉。

难点：手术过程中发现淋巴结质地硬或钙化，与周围血管和支气管粘连紧密，无法打开周围血管鞘，即使部分打开也无法游离血管，与肺血管（主要是肺动脉）壁部分或一侧壁完全与支气管融合在一起，是胸腔镜下淋巴结活检的难点。主要采取以下方法：①如果淋巴结与血管鞘粘连十分紧密，可考虑自非粘连处的血管鞘打开，在处理肺血管时一并游离淋巴结，从鞘内操作是最安全的方法。②如果淋巴结已经累及血管鞘内，打开血管时仍不能充分游离时，可尝试利用常规的手术器械进行锐性分离，当锐性分离仍有困难或极可能伤及肺血管时，用血管阻断钳暂时阻断肺动脉干，锐性分离后，再缝合修补血管壁。③支气管周围粘连紧密的淋巴结，可先取淋巴结冰冻病理，如果有淋巴结转移，可行支气管袖状切除成形术；如果排除肿瘤转移，再锐性分离残余大部分淋巴组织，仅保留粘连最紧密部位的少许淋巴结外膜于支气管壁上，用内镜下直线切割缝合器处理支气管，切缘再次送冰冻病理，如果切缘阴性，即处理完毕，如果切缘阳性，需再次修剪支气管切缘并行支气管袖状成形术（具体操作详见相关章节）。

多数肺门和纵隔淋巴结肿大的同时伴有明显增粗的支气管动脉，因而在胸腔镜下行肺门和纵隔淋巴结清扫时，容易导致出血和渗血，影响手术进程，可考虑先用超声刀或电凝钩处理支气管动脉，如果支气管动脉较粗，估计超声刀处理不可靠，可用血管夹夹闭。

## （五）术后监测与处理

术后监测与处理基本同胸腔镜下解剖性肺叶切除术。

## (六)术后常见并发症的预防与处理

术后常见并发症的预防与处理基本同胸腔镜下解剖性肺叶切除术。

## (七)临床效果评价

胸腔镜下肺门和纵隔淋巴结清扫术是胸腔镜手术治疗非小细胞肺癌的重要一环,其可行性、安全性和疗效与常规开胸手术相当,且减少了创伤,缩短了住院时间,且没有证据表明胸腔镜出血更多或更难控制。

# 七、纵隔镜纵隔淋巴结摘除术或活检术

## (一)适应证

1.原发性肺癌术前的诊断和分期。

2.原发性肺癌治疗后临床疗效进一步评价。

3.原发性肺癌根治术中进行系统淋巴结清扫时辅助特殊部位纵隔淋巴结的摘除。

## (二)禁忌证

1.严重贫血和凝血功能障碍者。

2.合并胸主动脉瘤患者,特别是主动脉弓部的动脉瘤,纵隔镜手术都有可能导致瘤体破裂而危及生命,为绝对禁忌证。

3.心肺功能不全患者。

4.严重颈椎疾病使颈椎强直不能后仰的患者。

5.身材矮小不能置入纵隔镜的患者。

6.行颈部切开造口的患者。

7.合并纵隔感染或行纵隔放疗等导致纵隔纤维化的患者

## (三)术前准备

术前准备、麻醉和监测同常规手术,但需要准备纵隔镜的全套设备和常规开胸手术的全套设备和器械,并准备好胸骨锯。

## (四)手术要点、难点及对策

1.体位

(1)体位:仰卧位,肩部以软垫垫高,头部后仰,颈部过伸,不设头架。术中位于手术床头端,助手和护士站于患者一侧。

(2)麻醉:双腔气管插管复合静脉全身麻醉。

(3)监测:与胸腔镜下肺叶切除术相同。

2.经颈部纵隔镜手术 主要用于纵隔第2、3、4、7、10组纵隔淋巴结摘除术。

(1) 胸骨切迹上两横指处沿皮纹方向做一长 3 ~ 4cm 横行切口。逐层切开皮肤、皮下组织及颈阔肌浅层，显露颈白线。

(2) 纵行切开颈白线，用甲状腺拉钩向左右两侧牵拉双侧颈前肌群，显露气管前筋膜，如果遇到甲状腺下静脉出血可结扎离断或用超声刀处理。

(3) 剪开并提起气管前筋膜，适当游离并完全打开后，紧贴气管表面用手指向下做钝性分离，分离气管前壁及侧壁与气管前血管及病灶组织的粘连，直至接近隆突处。分离过程中注意纵隔内正常的解剖结构，包括无名动脉和主动脉弓等，同时以手指感觉气管前、气管旁及隆突下淋巴结与周围血管关系，遇到分离困难时，切忌使用暴力。

(4) 分离完成后，左手持纵隔镜沿气管前缓缓插入，在纵隔镜直视下以带电凝吸引器做钝性分离，直至气管隆嵴水平。

(5) 发现可疑肿大淋巴结后，用带电刀的吸引器对其进行进一步分离，用细穿刺针穿刺吸引排除血管可能，然后钝性分离肿大淋巴结周围组织，清除显露后用活检钳咬取部分组织进行活检，活检过程中要注意力度，避免过度牵拉撕裂周围的大血管导致大出血而危及生命。如果要摘除肿大的淋巴结，则需将之充分游离后取出。

(6) 活检部位或淋巴结摘除部位用电凝止血，并以可吸收止血材料填塞。

(7) 检查创面，缝合切口，一般无需放置引流。

3. 经胸骨旁纵隔镜手术　主要用于左上肺癌纵隔第5、6组纵隔淋巴结摘除术或活检术，评估肺门部肿瘤的可切除性 ( 是否为 T4)。

(1) 根据病变的位置选择胸骨左缘或右缘，胸骨旁2cm处第2肋间，做一3 ~ 4cm 横行切口。逐层切开皮肤、皮下组织并用拉钩拉开，锐性分离胸大肌至肋骨表面，经第2或第3肋间切断肋间肌和胸横肌，必要时可切除部分第2、3肋软骨。注意保护胸骨旁的胸廓内动脉，必要时可予以结扎和离断。

(2) 用手指自胸膜外将纵隔胸膜推向外侧后置入纵隔镜，直视下用带电凝的吸引器进一步钝性分离前纵隔间隙，探查第5、6组淋巴结，并用吸引器间接感觉淋巴结的活动度情况，进一步评估活检或摘除的难度，并显示纵隔内正常解剖结构：主动脉弓、肺动脉干、动脉导管、左侧喉返神经等。

(3) 继续用带电凝的吸引器对第5、6组淋巴结进行进一步分离，用细穿刺针穿刺吸引排除血管可能，然后钝性分离淋巴结周围组织，清除显露后用活检钳咬取部分组织进行活检，活检过程中要注意力度，避免过度牵拉撕裂周围的大血管导致大出血而危及生命。如果要摘除肿大的淋巴结，则需将之充分游离后取出。在活检或摘除的过程中，要注意保护左侧喉返神经、动脉导管，并避免肺动脉干的损伤。

(4) 活检部位或淋巴结摘除部位用电凝止血，并以可吸收止血材料填塞。

(5) 检查创面，缝合切口，如果手术创面干净和纵隔胸膜未破，一般无需放置引流。

## （五）术后监测与处理

术后监测与处理基本同胸腔镜下解剖性肺叶切除术。

## （六）术后常见并发症的预防与处理

肺癌患者纵隔镜下纵隔淋巴结活检或摘除术是相对较为安全的手术，但需要有一定经验的术者完成，其总体并发症发生率为 0.6% ～ 3.7%，死亡率小于 0.3%。现将纵隔镜下纵隔淋巴结活检或摘除术常见并发症的预防和处理阐述如下。

1.大出血　术中及术后大出血是肺癌患者纵隔镜下纵隔淋巴结活检或摘除术最为严重、凶险，甚至危及生命的并发症。纵隔镜手术最容易引起出血的部位有：无名动静脉、上腔静脉、肺动脉、支气管动脉等。其发生率虽低，但一旦发生，因纵隔镜下难以处理，往往危及生命。其预防和处理措施包括：

(1) 术前评估患者有无放化疗、上腔静脉综合征这些影响纵隔镜操作的因素而易导致大出血。

(2) 术前仔细审阅胸部影像学资料，确定好手术入路。

(3) 应该辨清纵隔内组织结构的解剖关系，切忌在不明确的情况下盲目操作。

(4) 术中分离时一定要在纵隔镜视野下进行，且动作要轻柔。

(5) 多采用吸引器做钝性分离，但吸引器的负压要控制，操作力度也要掌控，有少许创面渗血时可用小纱布块轻压止血，也可用带电凝的吸引器顺势表面轻点电凝 1 ～ 2 次即可，切忌持续电凝，且吸引器头端与出血点表面相邻，但不接触，切忌紧贴出血点创面电凝或接触电凝。

(6) 取活检前应先行细针穿刺抽吸，避免判断失误，损伤血管、气管、食管的重要器官。

(7) 取活检时，咬取淋巴结时避免咬的过深，牵拉时力度避免过大，咬不断或牵不动时切忌强行牵拉。在咬取和牵拉过程中，如果感觉组织很硬，要停下操作，再次判断是淋巴结组织还是气管软骨环，如果感觉有弹性和牵拉力度比较大，要停下操作，需要再次明确周围结构和组织关系，深部是否有血管组织或本身所咬住的就是血管壁，避免牵拉撕破或直接损伤大血管而导致大出血。

(8) 如果术中发现因接受过其他治疗或其他状况导致纵隔解剖结构无法清晰辨认时，应及时果断终止手术。

(9) 一旦发生影响视野的出血，要求首先术者保持镇静，切莫慌乱，避免使用钳夹或电凝止血，先用纵隔镜抵住出血部位后迅速用小纱布块压迫出血部位，并用吸引器吸引周围积血，直至出血暂时控制后再探查以明确出血的部位和确定下一步处理方式。

1) 如果确定小血管出血，而且明确小血管可以向两侧做部分游离，可以在血管暴露和游离清晰的情况下钳夹止血处理。

2) 如果确定小血管出血，但小血管向两侧无法部分游离，或破口靠近自大血管分出的小分支根部，切忌钳夹止血，避免进一步撕裂破口。该种情况下需要进一步判断和评估，如果视野清晰且有操作空间，可考虑在纵隔镜引导下用 prolene 丝线自破口周围，大血管小分支根部的血管壁连续缝合封闭破口，并缝扎小血管；如果视野和操作空间不够，或评估在缝合过程中容易进一步撕裂破口等情况，可暂时以纱布压迫止血，及时果断扩大切口，直视下缝合修补血管破口。

3) 如果确定大血管出血或不能明确出血部位,纱布压迫难以完全止住出血,且在积极通过输液、输血等措施的前提下患者血压不稳定,需要立即果断决定剖胸探查止血,一般采用胸骨正中切口,利于出血部位的确定和处理,如果碰到难以处理的大血管出血,可考虑在体外循环下处理。

2. 气管、支气管和食管损伤  纵隔镜纵隔淋巴结活检或摘除的过程中,如果术中仔细辨认和正确操作,气管、支气管和食管损伤并发症发生的可能性小。一旦发生,术后早期即可有出血、纵隔及皮下气肿、纵隔炎、心率和呼吸增快等表现,进而出现纵隔积液、积脓、呼吸困难和全身状况,严重可危及生命。一般可以根据临床表现和气管镜、食管镜、气管和食管碘油造影检查即可明确诊断。一旦确诊,其处理原则是:在保持纵隔和胸腔引流和有效的抗感染的情况下,是否需要进行气管支气管和食管的修补或其他手术方式,根据气管损伤和食管损伤的处理原则,详见相关章节。

3. 气胸  发生率低,为 0.5% 左右,多为在钝性分离过程中损伤胸膜或肺组织,一旦明确,行胸腔闭式引流术,引流几天一般可自行愈合。

4. 喉返神经损伤  在行左侧第 5、6 组淋巴结或左侧气管三角区淋巴结活检或摘除时,较易损伤左侧喉返神经,发生率在 0.4% ~ 0.55%,而右侧喉返神经损伤很少见。在该部位取操作时,要清晰辨认组织结构,特别是对条索状结构要仔细分辨;减少和尽量避免使用电凝,避免电凝时热损伤导致喉返神经水肿或麻痹;牵拉力度要控制;如果发现该区域淋巴结冰冻固定,可考虑及时终止手术。

5. 切口和纵隔感染  发生率低,且切口感染多是由器械或术中消毒不当或无菌操作观念不强所致,只要有无菌观念和无菌操作,一般可以避免。切口感染一般表现切口红肿、渗液渗脓,治疗原则是敞开切口和局部换药,配合全身抗生素的使用。纵隔感染在排除气管支气管和食管损伤后,多是由于术中止血不彻底导致纵隔局部积液所致,患者多出现胸痛、高热、心率增快等表现,复查血常规白细胞增高,纵隔 CT 提示纵隔积液即可确诊,其治疗是予以纵隔引流配合全身抗感染治疗。

6. 切口肿瘤种植  在对肺癌患者行纵隔镜下纵隔淋巴结活检时,切口肿瘤种植可出现,主要是因为在淋巴结活检取出活检组织时,污染切口所致,其预防措施为操作时特别是取出活检组织时,活检钳完全在纵隔镜套中间,避免活检钳前端靠近纵隔镜套一侧的缝隙,另纵隔镜套取出后再次进入纵隔时,需要用活力碘纱布擦拭。一旦出现切口肿瘤种植,可根据患者的整体情况制订治疗方案,在其他部位肿瘤组织有效控制的情况下,切口种植的肿瘤组织可考虑局部切除,辅助局部放射治疗。

## (七)临床效果评价

纵隔镜下纵隔淋巴结活检或摘除术其可行性和安全性值得肯定,但对于治疗效果,针对肺癌患者,纵隔镜下纵隔淋巴结活检主要目的是明确诊断、进一步分期和评估其他治疗方案的临床效果。但也有少数学者采用纵隔镜下纵隔淋巴结摘除术,治疗肺癌术后纵隔某组孤立性淋巴结肿大转移的患者,取得了不错的临床效果,但缺乏多中心、大样本的临床分析。总之,纵隔镜下纵隔淋巴结活检或摘除是肺癌微创外科治疗领域的一补充。

# 肺转移瘤

肺转移瘤是全身恶性肿瘤的原发肿瘤在肺部的表现，肺是全身恶性肿瘤转移的好发部位，多为血行途径转移。治疗方法为以化疗为主的综合治疗。但部分原发肿瘤得到有效控制的单个肺转移瘤采用胸腔镜下肺楔形切除术或肺段切除术，位于同一肺内的多个转移瘤采用胸腔镜下肺叶切除术也取得了一定的临床效果。

## 一、胸腔镜下肺楔形切除术

### （一）适应证

1. 原发恶性肿瘤已经控制或能够控制。
2. 除肺以外的其他脏器未发现转移瘤或其他脏器的转移瘤已经得到控制。
3. 单个的肺转移瘤，且肿瘤直径 <2cm，且肿瘤位于外周 1/3 肺野的患者。

### （二）禁忌证

1. 有广泛而严重胸膜粘连者。
2. 心肺功能很差，不能耐受单肺通气者。
3. 双腔管麻醉插管困难或失败者。
4. 凝血功能障碍者。
5. 直径 >2cm 单个的肺转移瘤，或单肺叶内多个转移瘤。
6. 双肺多发转移瘤。

### （三）术前准备

患者的术前准备基本同胸腔镜下解剖性肺叶切除术。

麻醉：双腔气管插管复合静脉全身麻醉。有条件时最好用气管镜引导定位，以保证良好的健侧单肺通气，有利于手术的顺利进行。

监测：除心电监护外，有条件者可在术前经桡动脉置管，可在术中严格监测和控制动脉压、血氧饱和度。术前可经对侧颈外或颈内静脉或锁骨下静脉或肘静脉插管至上腔静脉，监测中心静脉压，使其维持在 8 ～ 10cmH$_2$O。

### （四）手术要点、难点及对策

1. 体位及切口　同第十三章第一节胸腔镜下解剖性肺叶切除术。
2. 肺结节的定位及其边界的确定
(1) 多数肺恶性结节在肺表面胸膜都有改变，在内镜下很好定位。
(2) 如果肺恶性结节在肺表面胸膜没有改变，在内镜下定位困难，采取如下方法定位：
1) 术前采用 CT 等影像学三维重建技术提供拟切除肺结节的精确定位图。

2) 术前采用 CT 引导下亚甲蓝注射定位。

3) 术前采用 CT 引导下 Hook-wire 钩定位。

4) 术前采用 CT 引导下注射弹簧圈定位。

5) 术中通过手指触诊确定病灶及其范围。

6) 术中通过卵圆钳在肺表面顺向滑动，根据跳跃感觉确定病灶的位置 ( 但需要有一定的经验者才能实施 )。

7) 术前和术中利用影像学技术、计算机技术和 3D 打印技术打印出拟切除肺段的三维模型和动态。

3. 胸腔镜下肺楔形切除术流程　①探查胸腔内病灶及定位；②探查病灶后以卵圆钳提起病灶边缘，注意在触诊时，要避免用卵圆钳直接钳夹病灶；③用卵圆钳在病灶下方确定预切线，切割缝合器沿此线放置；④使用内镜下切割缝合器按预切线切除病灶；⑤用标本袋将切除的病灶取出。

### （五）术后监测与处理

术后监测与处理同胸腔镜下解剖性肺叶切除术。

### （六）术后常见并发症的预防与处理

术后常见并发症的预防与处理同胸腔镜下肺楔形切除术。

### （七）临床效果评价

胸腔镜下肺楔形切除术治疗肺转移瘤，是一种姑息性的手术，大多数患者治疗效果不佳，一般中位生存期 9 个月左右，临床多采用保守治疗。其是否需要外科手术治疗仍存在很大争议。近年来随着肿瘤基础学和相关临床医学的研究，国内外学者对转移瘤的治疗采取积极手术治疗的态度，并取得了较好的效果，越来越多的研究证明，肺转移瘤的外科治疗不仅提高了患者的生活质量，而且阻止肺转移瘤作为传播源进一步向身体其他脏器或组织转移。有报道，胸腔镜下肺楔形切除术治疗孤立性肺转移瘤 5 年生存率达到 30.2%，但无大规模报道，且临床疗效报道差别很大，5 年生存率为 18% ～ 60.4%。因而需要多中心、大样本的病例资料加以验证。

## 二、胸腔镜下解剖性肺段切除术

### （一）适应证

1. 原发恶性肿瘤已经控制或能够控制。

2. 除肺以外的其他脏器未发现转移瘤或其他脏器的转移瘤已经得到控制。

3. 单个的肺转移瘤，肿瘤直径 <2cm，肿瘤位于外周 1/3 肺野，且位于某一肺段的患者。

## （二）禁忌证

1. 有广泛而严重胸膜粘连者。

2. 心肺功能很差不能耐受单肺通气者。

3. 双腔管麻醉插管困难或失败者。

4. 凝血功能障碍者。

5. 直径 >2cm 单个的肺转移瘤且跨叶跨段生长者，或单肺叶内多个转移瘤。

6. 双肺多发转移瘤。

## （三）术前准备

患者的术前准备基本同胸腔镜下解剖性肺段切除术。

麻醉：双腔气管插管复合静脉全身麻醉。有条件时最好用气管镜引导定位，以保证良好的健侧单肺通气，有利于手术的顺利进行。

监测：除心电监护外，有条件者可在术前经桡动脉置管，可在术中严格监测和控制动脉压、血氧饱和度。术前可经对侧颈外或颈内静脉或锁骨下静脉或肘静脉插管至上腔静脉，监测中心静脉压，使其维持在 8 ~ 10cmH$_2$O。

## （四）手术要点、难点及对策

1. 体位及切口　同胸腔镜下解剖性肺段切除术。

2. 根据肿瘤所在肺叶，参照胸腔镜下肺叶切除术（各肺叶）流程。

## （五）术后监测与处理

术后监测与处理同胸腔镜下解剖性肺段切除术。

## （六）术后常见并发症的预防与处理

术后常见并发症的预防与处理同胸腔镜下解剖性肺叶切除术。

## （七）临床效果评价

传统的观念认为，恶性肿瘤患者一旦发生肺部转移，治疗效果不佳，多采用以化疗为主的综合治疗。但近年来，随着肿瘤基础学和临床医学的研究，国内外学者对肺转移瘤的治疗采取积极手术治疗，特别是近几年，胸腔镜手术的发展和普及，胸腔镜下肺楔形切除术、肺段切除术和肺叶切除术等技术已经成熟。越来越多的研究证明，胸腔镜手术治疗肺转移瘤不仅可提高患者的生活质量，延长患者的生命，而且组织肺转移瘤作为传播源进一步向机体其他脏器和组织转移。一些肺转移瘤患者胸腔镜手术后 5 年生存率达到 30.4%，平均生存了 48 个月，手术死亡率为 0，甚至双肺转移瘤患者一期进行胸腔镜下手术治疗。但肺转移瘤胸腔镜下治疗仍需要严格掌握适应证，其疗效还需要多中心、大样本来检验，并且手术方式的选择和是否需要进行淋巴结的清扫仍需要进一步研究。

## 三、胸腔镜下解剖性肺叶切除术

### （一）适应证

1.原发恶性肿瘤已经控制或能够控制。

2.除肺以外的其他脏器未发现转移瘤或其他脏器的转移瘤已经得到控制。

3.单个的肺转移瘤，肿瘤直径 <5cm，且位于某一肺叶患者。

4.单一肺叶内多个转移瘤。

### （二）禁忌证

1.有广泛而严重胸膜粘连者。

2.心肺功能很差不能耐受单肺通气者。

3.双腔管麻醉插管困难或失败者。

4.凝血功能障碍者。

5.直径 >5cm 单个的肺转移瘤且跨叶生长者。

6.双肺多发转移瘤。

### （三）术前准备

患者的术前准备基本同传统的开胸手术和胸腔镜下解剖性肺叶切除术。

麻醉：双腔气管插管复合静脉全身麻醉。有条件时最好用气管镜引导定位，以保证良好的健侧单肺通气，有利于手术的顺利进行。

监测：除心电监护外，有条件者可在术前经桡动脉置管，可在术中严格监测和控制动脉压、血氧饱和度。术前可经对侧颈外或颈内静脉或锁骨下静脉或肘静脉插管至上腔静脉，监测中心静脉压，使其维持在 8 ～ 10cmH$_2$O。

### （四）手术要点、难点及对策

1.体位及切口　同胸腔镜下解剖性肺叶切除术。

2.胸腔镜下解剖性肺段切除术流程（各肺叶）　根据转移瘤的位于某一肺叶，参照胸腔镜下解剖性肺叶切除术流程进行。

### （五）术后监测与处理

术后监测与处理同胸腔镜下解剖性肺叶切除术。

### （六）术后常见并发症的预防与处理

术后常见并发症的预防与处理同胸腔镜下解剖性肺叶切除术。

### （七）临床效果评价

传统的观念认为，恶性肿瘤患者一旦发生肺部转移，治疗效果不佳，多采用以化疗为主的综合治疗。但近年来，随着肿瘤基础学和临床医学的研究，国内外学者对肺转移瘤的治疗采取积极手术治疗，特别是近几年，胸腔镜手术的发展和普及，胸腔镜下肺楔形切除术、肺段切除术和肺叶切除术等技术已经成熟。胸腔镜手术治疗肺转移瘤的治疗效果，越来越多的研究证明，不仅可提高患者的生活质量，延长患者的生命，而且组织肺转移瘤作为传播源进一步向机体其他脏器和组织转移。一些肺转移瘤患者胸腔镜手术后 5 年生存率达到 30.4%，平均生存了 48 个月，手术死亡率为 0，甚至双肺转移瘤患者一期进行胸腔镜下手术治疗。但肺转移瘤胸腔镜下治疗仍需要严格掌握适应证，其疗效还需要多中心、大样本来检验，并且手术方式的选择和是否需要进行淋巴结的清扫仍需要进一步研究。

# 肺良性肿瘤

肺良性肿瘤包括肺炎性假瘤、肺血管瘤、肺错构瘤、肺结核瘤等,胸腔镜下肺楔形切除术、肺段切除术、肺叶切除术是其标准的治疗方式。

## 一、胸腔镜下肺楔形切除术

### （一）适应证

1.肺良性肿瘤，直径 <2cm，且肿瘤位于某一肺段内的患者。

2.患者肺功能储备差或合并基础疾病多，不能耐受肺叶切除者。

### （二）禁忌证

1.有广泛而严重胸膜粘连者。

2.心肺功能很差不能耐受单肺通气者。

3.双腔管麻醉插管困难或失败者。

4.凝血功能障碍者。

5.肿瘤直径 >2cm，且有可能跨段或跨叶生长者。

6.肺良性肿瘤，直径 <2cm，且满足以下 3 点之一者均不适宜行肺楔形切除术：①肺段之间的肿瘤；②靠近肺门的肿瘤；③预计肺楔形切除手术不能满足肿瘤外科标准。

### （三）术前准备

患者的术前准备基本同胸腔镜下肺楔形切除术 ( 原发性肺癌章节 )。

### （四）手术要点、难点及对策

手术要点、难点及对策同胸腔镜下肺楔形切除术 ( 原发性肺癌章节 )。

## （五）术后监测与处理

术后监测与处理同胸腔镜下肺楔形切除术（原发性肺癌章节）。

## （六）术后常见并发症的预防与处理

术后常见并发症的预防与处理同肺楔形切除术（原发性肺癌章节）。

## （七）临床效果评价

胸腔镜下肺楔形切除术治疗肺良性肿瘤的可行性、安全性与常规开胸手术相当，且减少了创伤及并发症，缩短了住院时间且没有证据表明胸腔镜出血更多或更难控制，而且疗效可靠，恢复后无需后续特殊治疗。

# 二、胸腔镜下肺段切除术

## （一）适应证

1. 肺良性肿瘤，直径 <2cm，且肿瘤位于外周 1/3 肺野的患者。
2. 患者肺功能储备差或合并基础疾病多，不能耐受肺叶切除者。

## （二）禁忌证

1. 有广泛而严重胸膜粘连者。
2. 心肺功能很差，不能耐受单肺通气者。
3. 双腔管麻醉插管困难或失败者。
4. 凝血功能障碍者。
5. 肿瘤直径 >2cm，且有可能跨段或跨叶生长者。
6. 肺良性肿瘤，直径 <2cm，且满足以下 3 点之一者均不适宜行肺段切除术：①肺段之间的肿瘤；②靠近肺门的肿瘤。

## （三）术前准备

患者的术前准备基本同胸腔镜下肺段切除术。

## （四）手术要点、难点及对策

手术要点、难点及对策同胸腔镜下肺段切除术。

## （五）术后监测与处理

术后监测与处理同胸腔镜下肺段切除术。

## （六）术后常见并发症的预防与处理

术后常见并发症的预防与处理同肺段切除术。

## （七）临床效果评价

胸腔镜下肺段切除术治疗肺良性肿瘤安全、可靠，疗效确切，且创伤小。

# 三、胸腔镜下肺叶切除术

## （一）适应证

1.肺良性肿瘤，直径 2 ~ 5cm，且肿瘤位于外周的患者。
2.肺良性肿瘤，直径 <2cm，且肿瘤靠近肺门者。

## （二）禁忌证

1.有广泛而严重胸膜粘连者。
2.心肺功能很差不能耐受单肺通气者。
3.双腔管麻醉插管困难或失败者。
4.凝血功能障碍者。

## （三）术前准备

患者的术前准备基本同胸腔镜下肺叶切除术。

## （四）手术要点、难点及对策

手术要点、难点及对策同胸腔镜下肺叶切除术。

## （五）术后监测与处理

术后监测与处理同胸腔镜下肺叶切除术。

## （六）术后常见并发症的预防与处理

术后常见并发症的预防与处理同肺段切除术。

## （七）临床效果评价

胸腔镜下肺叶切除术治疗肺良性肿瘤安全、可靠，疗效确切，且创伤小。

# 自发性气胸

自发性气胸是指因肺部疾病使肺组织和脏层胸膜破裂，或靠近肺表面的细微气肿泡破裂，肺和支气管内空气逸入胸膜腔，分为原发性和继发性。原发性多见于男性青壮年或患有慢性支气管炎、肺气肿、肺结核者。本病属肺科急症之一，严重者可危及生命，及时处理可治愈。电视胸腔镜下肺大疱切除术（大疱性肺病损切除术）治疗自发性气胸已经成为标准术式之一，而对于比较小、基底不宽的孤立的肺大疱可考虑胸腔镜下肺大疱结扎术。

胸腔镜下肺大疱切除术介绍如下：

## （一）适应证

1. 复发性自发性气胸。

2. 自发性气胸经胸腔闭式引流术后长期漏气，肺不能复张者。

3. 双侧气胸伴血胸者。

4. 气胸合并表面有较大肺大疱者。

5. 特殊职业（飞行员、潜水员等）或处于缺少医疗设备环境中的气胸患者。

## （二）禁忌证

1. 有广泛而严重胸膜粘连者。

2. 心肺功能很差不能耐受单肺通气者。

3. 双腔管麻醉插管困难或失败者。

4. 凝血功能障碍者。

## （三）术前准备

患者的术前准备、麻醉和监测基本同常规胸腔镜手术。

## （四）手术要点、难点及对策

1. 体位及切口

(1) 体位：通常采取健侧卧位，腋下用气垫或软枕垫高，头部和骨盆下降，使患者呈侧弯弓形，防止骨盆和肩部妨碍胸腔镜及手术器械的自由移动而影响手术操作。术中还可通过调节手术床来达到便于操作的位置。摆体位时将患者的身体尽可能靠近术者，使术者操作更舒适。将患者健侧手臂伸直，与身体长轴呈 90°，放在托板上固定。另一侧手臂以宽固定带悬吊在头架上，适当向头侧外展，留足空间以利于术者手术操作。电视监视器分置两边。

(2) 切口：有单孔、两孔、三孔，目前通常采用三孔或单孔。但不同术者有不同的切口选择方式，而且根据手术的需要和手术过程的变化，及时调整。

1) 单孔：观察孔和操作孔共用，通常位于第 5 肋间腋前线与腋中线之间，长 2 ~ 3cm。

2) 两孔：亦单操作孔。观察孔：位于第 7 肋间腋前线与腋中线之间偏腋中线处，长 1.2cm；操作孔：位于第 3 或第 4 肋间腋前线与腋中线之间，长 1.5 ~ 2cm。

3) 三孔：观察孔：位于第 7 肋间腋前线与腋中线之间偏腋中线处，长 1.2cm；主操作孔：位于第 3 或第 4 肋间腋前线与腋中线之间，长约 1.2cm；辅助操作孔：位于第 8 或第 9 肋间腋后线，长约 0.6cm。

2.胸腔镜下胸腔内的探查及肺大疱的定位　胸腔镜下胸腔内的探查的目的：①发现所有引起气胸或潜在引起气胸的病变；②确定下一步手术方案和切除范围。

3.肺大疱的处理　①对于单个窄基底的肺大疱先用抓钳通过操作孔夹住肺大疱的基底部，再通过主操作孔将丝线绕过，将线拉过主操作孔，并用推结器结扎肺大疱；或用 hemolock 双侧夹闭，远端肺大疱切除；或以内镜下直线切割缝合器切除。②对于单个肺大疱并基底肺内病变，多个相互靠近的肺大疱已经破裂，仅存表面的纤维组织和肺内病变者，以抓钳将拟切除的病变组织牵起，置入内镜下直线切割缝合器，调整位置，夹闭后切除，如果一次不够，可多次切割缝合。③对于肺径较小的肺大疱，可采用分别结扎的办法来处理，也可使用电凝烧灼肺表面，使其萎缩和凝固变性，避免围术期肺大疱破裂，但这种办法不可靠，最好以内镜下直线切割缝合器处理。

4.胸膜融合固定　①胸膜摩擦法：用纱布摩擦切除病变范围的壁层胸膜，使之发生炎症反应，形成炎症渗出、粘连，使局部胸膜腔闭合。②滑石粉喷洒法：利用滑石粉结晶对胸膜产生的刺激诱发炎症反应，使脏层胸膜、壁层胸膜发生粘连。现在比较少用。胸膜融合固定可以在一定程度上预防术后气胸复发，但胸膜粘连为今后可能的胸部手术带来一定困难。

## （五）术后监测与处理

术后监测与处理同常规胸腔镜手术。

## （六）术后常见并发症的预防与处理

术后常见并发症的预防与处理同常规胸腔镜手术，但需要注意术后气胸复发等并发症，其预防和处理：①胸腔镜探查时需要全面，避免有些肺大疱遗漏；②在肺大疱处理时一定要从基底部正常肺组织开始处理，而且处理要可靠；③手术肺大疱切除部位对应胸壁可以采用胸膜融合处理。

## （七）临床效果评价

电视胸腔镜下肺大疱切除术治疗肺大疱破裂导致的自发性气胸疗效确切，一般术后不会再复发。

# 慢性阻塞性肺气肿

慢性阻塞性肺气肿 (COPD) 是终末细支气管全肺泡的末梢肺组织持续含气增多且过度膨胀，伴随肺泡壁弹力组织破坏的病理状态。肺气肿是一种常见的慢性病，长期以来，学者们尝试了很多不同的外科手段治疗慢性阻塞性肺气肿，如肋软骨切除术、自主神经去除术、胸廓成形术、肺大疱切除术、壁层胸膜切除术、肺减容术和肺移植术。而有效且目前实施的方法有肺大疱切除术、肺减容术和肺移植术，随着胸腔镜技术的进步和肺减容技术的改进，胸腔镜下肺减容手术获得良好的效果。

胸腔镜下肺减容术介绍如下：

## （一）适应证

1. 诊断明确的进行性非特异性肺气肿，呼吸困难明显，内科治疗无效。

2. 年龄 <75 岁。

3. 肺功能 $FEV_1$ 0.5 ~ 1L 或 ≤ 30% 预计值，最大通气量 20% ~ 30% 预计值，弥散功能 >30% 预计值。

4. 动脉血气分析 $PaCO_2$ ≤ 50mmHg，$PO_2$>55mmHg，肺平均脉动压 <35mmHg。

5. 胸部 CT 及放射性核素扫描提示肺部有通气血流不均匀区域（靶区）存在。

6. 胸部 X 线片显示胸廓过度扩大，膈肌低平。

7. 戒烟 >6 个月，波尼松量 ≤ 15mg/d。

8. 无呼吸机依赖、激素依赖及其他不易控制的心、肝、肾等脏器的严重疾病，无重大精神病。

9. 只适合做单侧胸腔镜下肺减容术者。

10. 能进行肺部康复训练。

## （二）禁忌证

1. 既往有手术史，有广泛而严重胸膜腔粘连者或胸壁畸形。

2. 合并其他心、肝、肾等脏器的严重疾病。

3. 双腔管麻醉插管困难或失败者。

4. 凝血功能障碍者。

5. 年龄 >75 岁。

6. 肺功能 $FEV_1$<0.5L。

7. 动脉血气分析 $PaCO_2$>55mmHg。

8. 肺动脉高压，平均压 >35mmHg，收缩压 >45mmHg。

9. 正在吸烟。

10. 无能力参加肺康复训练。

11. 正在应用多种精神药物。

12. 胸部 CT 及放射性核素扫描提示肺部是弥漫性病变，未见明显通气血流不均匀区域（靶区）存在。

13. 有明显的支气管炎、哮喘和支气管扩张，未有效控制者。

## （三）术前准备

术前准备：患者的术前准备基本同常规胸腔镜手术，另外还需术前准备 4 ~ 6 周，调整患者机体至最佳状态，增加手术耐受力及安全性。

(1) 重点完善以下检查：①吸气和呼吸相胸部 X 线正、侧位片；②胸部薄层

CT(HRCT)；③肺功能，特别注意第一秒呼气量 (FEV$_1$)、残气量 (RV)、总肺容量 (TLC)、一氧化碳弥散量 (DLCO)；④血气分析；⑤超声心动图，了解肺动脉压力、左右心室射血分数；⑥肺通气/灌注显像，可了解患者通气血流匹配状况，通气血流匹配显著异常即为靶区；⑦患者 6min 步行实验；⑧痰细菌培养和药物敏感实验。

(2) 术前进行以下准备：①呼吸功能训练，以改善患者呼吸肌功能和耐受缺氧的能力，以 4 ~ 6 周为宜；②运动训练：心率控制在 (220 - 年龄 - 静息心率 ) × 70%+ 静息心率；③控制呼吸道症状，采用超声雾化或化痰等措施处理；④控制感染，术前根据痰培养和药敏实验结果，针对性使用抗生素；⑤逐步减少激素的使用，泼尼松 ( 强的松 ) 量 ≤ 15mg/d；⑥氧疗；⑦营养支持，积极改善患者营养状况；⑧戒烟；⑨心理干预，术前对患者积极的心理干预非常必要，最大限度消除患者对手术的恐惧，同时争取患者及家属对手术风险的理解及对预期疗效的客观评价，并对术后康复训练的配合。

(3) 术前除按常规胸腔镜手术准备外，还需要准备适合胸腔镜钉仓的套状垫片或牛心包垫片，或防漏气的膜状合成材料。

麻醉：双腔气管插管复合静脉全身麻醉。有条件时最好用气管镜引导定位，以保证良好的健侧单肺通气，有利于手术的顺利进行。但在麻醉过程中，需要注意以下几点：①因 COPD 患者小呼吸道功能异常，过度充气的肺组织对周围小支气管压迫，小支气管内的呼气末压力增高，机械通气模式选择不当，或因术中手术操作的需要单侧肺通气，出现单侧肺动力性过度膨胀，出现气压伤等并发症，因而麻醉中以小潮气量、低呼吸气压和延长吸气相为宜，必要时根据具体情况手控呼吸。潮气量在双肺通气时 6 ~ 7ml/kg，单肺通气时 3 ~ 4ml/kg，手术操作时，可做间断停歇予以间断施行双肺通气，以纠正一过性低氧血症。如果手术操作，出现低氧血症时，可吸入纯氧，确保支气管导管位置正确，去除影响呼吸道通畅的因素，仍不能有效改善，可改为双肺通气。②因 COPD 患者呼吸道无效腔增大，术中术后易发生肺不张，术中可采用间歇双肺通气或术侧高频喷射通气，避免长时间肺萎陷而出现肺不张。③行术侧肺复张时，必须缓慢、轻柔，防止复张过快导致急性的复张性肺水肿，可预防性使用非甾体类药物。④ COPD 患者长期肺气肿造成肺内压增加，右心负荷增加，术中要严密进行中心静脉压 (CVP) 监测，术中输液量和速度要控制。

## （四）手术要点、难点及对策

1. 体位及切口

(1) 体位：通常采取健侧卧位，腋下用气垫或软枕垫高，头部和骨盆下降，使患者呈侧弯弓形，防止骨盆和肩部妨碍胸腔镜及手术器械的自由移动而影响手术操作。术中还可通过调节手术床来达到便于操作的位置。摆体位时将患者的身体尽可能靠近术者，使术者操作更舒适。将患者健侧手臂伸直，与身体长轴呈 90°，放在托板上固定。另一侧手臂以宽固定带悬吊在头架上，适当向头侧外展，留足空间以利术者手术操作。电视监视器分置两边。

(2) 切口：不同术者有不同的切口选择方式，而且根据手术的需要和手术过程的变化，及时调整。笔者习惯三孔。观察孔：位于第 7 肋间腋前线与腋中线之间偏腋中线处，长

1.2cm；主操作孔：位于第 3 或第 4 肋间腋前线与腋中线之间，长约 2cm；辅助操作孔：位于第 8 或第 9 肋间腋后线，长约 2cm。两个操作孔最好都能同时进入两个器械。

2.胸腔镜下胸腔内的探查及拟切除靶区的定位　胸腔镜下明确肺气肿靶区的区域及范围，分离肺与胸壁及纵隔粘连。拟切除靶区的定位一般通过术前检查结果和术中胸腔镜直视下观察进行。①解剖定位：胸部 X 线检查特别是 CT 显示局部肺组织有严重破坏，血管纹理减少和肺纹理稀疏，存在大量含气空腔；②功能定位：ECT 通气显像显示大量滞留气体，灌注显像显示局部血流明显减少；③术中直视下定位，术侧肺充气后停止通气，静待数分钟，相对存在功能的区域由于气体吸收而出现萎陷，而无功能靶区含气量不见减少。

3.连续切除靶区的肺组织　确定拟切除靶区位置和范围后，以内镜下切割缝合器连续切除靶区肺组织，钉仓加以垫片以防止切缘漏气。

4.胸膜融合固定　①胸膜摩擦法：用纱布摩擦切除病变范围的壁层胸膜，使之发生炎症反应，形成炎症渗出、粘连，使局部胸膜腔闭合；②滑石粉喷洒法：利用滑石粉结晶对胸膜产生的刺激诱发炎症反应，使脏层胸膜、壁层胸膜发生粘连。现在比较少用。胸膜融合固定可以在一定程度上预防术后气胸复发，但胸膜粘连为今后可能的胸部手术带来一定困难。

## （五）术后监测与处理

术后监测与处理同常规胸腔镜手术。

## （六）术后常见并发症的预防与处理

术后常见并发症的预防与处理同常规胸腔镜手术，但需要注意术后气胸复发等并发症，其预防和处理：①胸腔镜探查时需要全面，避免有些肺大疱遗漏；②在肺大疱处理时一定要从基底部正常肺组织开始处理，而且处理要可靠；③手术肺大疱切除部位对应胸壁可以采用胸膜融合处理。

# 支气管扩张

支气管扩张指的是段以下支气管的异常永扩张，其病理进展过程是反复呼吸道感染过程并伴随支气管引流障碍、气道阻塞或者机体防御缺陷，其支气管黏膜出现炎性反应、水肿和支气管新生血管生成。常见于左肺下叶，其次是左上肺舌段或右肺中叶。主要表现为反复呼吸道感染，外科治疗是支气管扩张有效治疗手段，包括肺叶切除术和肺段切除术。随着胸腔镜技术的发展和成熟，胸腔镜下肺叶切除术和肺段切除术已经应用于支气管扩张上，可能逐步成为支气管扩张的标准手术方式。

胸腔镜下肺叶切除术相关内容如下。

## （一）适应证

1.诊断明确的支气管扩张，反复发作呼吸道感染，症状明显，病变较为局限者，且局限于某一肺叶，无脓胸或胸腔积液者。

2.诊断明确的支气管扩张，反复多次出现小咯血者。

3.诊断明确的支气管扩张，出现大咯血危及生命需要急诊手术者。

## （二）禁忌证

1.一般禁忌证　与传统的胸外科手术相同：

(1) 一般情况的评估：营养状态差，肝肾功能不良，血压、血糖未得到有效控制等。

(2) 呼吸系统：肺功能 $FEV_1$<2000ml 或 MVV<50%，不宜做全肺切除；$FEV_1$<1500ml 或 MVV<35%，不宜做肺叶切除；健侧肺功能 $FEV_1$<800ml，不能做胸部微创手术。

(3) 循环系统：近 6 个月内发生急性心肌梗死者；近期有严重的心绞痛者；全心衰伴心脏明显扩大，心功能 3 级者；有严重的室性心律失常者。

(4) 凝血功能障碍者：血友病或其他凝血功能障碍的血液系统疾病。

(5) 合并其他严重疾病：如艾滋病、活动期病毒性肝炎、活动期系统性红斑狼疮等。

(6) 严重感染未控制者或正在吸烟者。

(7) 休克患者经输液、输血未能缓解者。

(8) 合并严重传染性疾病，如活动性病毒性肝炎、AIDS。

(9) 各种原因所致气管、支气管畸形，无法行双侧气管插管。

(10) 小儿病例，年龄 <6 个月，体重 <8kg，不宜行胸腔镜手术。

2.其他禁忌证

(1) 双侧广泛病变，且呼吸道感染严重，未有效控制者。

(2) 合并胸腔积液或脓胸者。

(3) 出现大咯血，且不能确定出血的具体部位者。

## （三）术前准备

术前准备：患者的术前准备基本同常规胸腔镜手术，另外还需要术前准备一般 2 周，调整患者机体至最佳状态，增加手术耐受力及安全性。

1.重点完善以下检查　①吸气和呼吸相胸部 X 线正、侧位片；②胸部薄层 CT(HRCT)；③肺功能特别注意第一秒呼气量 ($FEV_1$)、残气量 (RV)、总肺容量 (TLC)、一氧化碳弥散量 (DLCO)；④血气分析；⑤支气管造影和气管镜检查，明确病变和咯血部位；⑥痰细菌培养和药物敏感实验。

2.术前进行以下准备　①控制感染，术前根据痰培养和药敏实验结果，针对性使用抗生素。②控制呼吸道症状，采用超声雾化或化痰等措施处理，并加强物理排痰和体位引流，争取痰量每日控制在 50ml 以下再手术。③对有咯血者，术前应行气管镜检查，明确出血部位，如果大咯血，且出血部位不明确者，先行介入下支气管动脉栓塞术。④其他：氧疗、营养支持、戒烟 2 周以上和心理干预。

麻醉：双腔气管插管复合静脉全身麻醉。但在麻醉过程中，需要注意以下几点：①必须确保双腔气管插管位置准确，有条件时最好用气管镜引导定位，以保证良好的健侧单肺通气，有利于手术的顺利进行，同时避免患肺脓液流入健肺内，导致健肺感染。②术中加强吸痰，避免患肺脓液流出阻塞气管内插管，导致通气不畅。

### （四）手术要点、难点及对策

1.体位及切口　同常规解剖性肺叶切除术。切口笔者多采用三孔。

2.手术流程　同胸腔镜下解剖性肺叶切除术。

3.难点

(1) 胸膜腔粘连问题：支气管扩张患者因反复呼吸道感染，多合并胸膜反应导致胸膜腔局部或广泛粘连，而且此胸膜腔粘连伴局部水肿，过去胸膜腔广泛粘连为胸腔镜手术的禁忌证，现在逐步成为相对适应证。笔者认为：①如果术中胸腔镜探查，发现胸膜腔广泛粘连或局部有慢性脓胸表现，立即开胸行常规开胸手术。②如果术中探查发现胸膜腔局部有粘连，且粘连不致密，仍可考虑行胸腔镜下胸膜粘连松解术，再行胸腔镜下肺叶切除术。对于支气管扩张患者，胸腔镜下胸膜粘连松解是重点和难点。如果在胸腔镜置入时，就发现胸膜腔粘连，胸腔镜置入困难，可适当扩大观察孔至2cm，用示指探入胸膜腔探查，明确胸膜腔粘连程度：a.如果感觉致密，难以胸腔镜下游离，则直接转常规开胸手术；b.如果感觉粘连还比较疏松，可分离者，用示指自观察孔向四周钝性分离胸膜粘连，分离一定空间，自观察孔置入胸腔镜进一步探查，并自观察孔置入带套头吸引器和电凝钩，以吸引器做适当牵拉和钝性分离，电凝钩辅助电凝分离胸膜腔粘连，在胸膜腔内打通自观察孔至其余切口（观察孔）隧道，就可以在胸腔镜的视野下制作其他的切口了，转为三腔镜下游离余下胸膜腔的粘连。

(2) 支气管的游离和残端处理问题：支气管扩张主要的病理改变是支气管黏膜出现炎性反应、水肿和支气管新生血管生成，在胸腔镜下支气管游离和支气管残端处理过程中容易出现渗血、出血和支气管残端瘘。因而支气管的游离和残端处理是支气管扩张处理的重点和难点，特别是胸腔镜下的处理。

1) 在分离支气管时，要特别注意紧贴支气管表面扩张扭曲的支气管动脉，一般支气管动脉紧贴支气管壁走行，前后壁各一支。发现后可用超声刀离断处理。

2) 胸腔镜下处理支气管，一般用内镜下切割缝合器，一定要根据支气管的厚度选择合适的钉仓，因支气管的炎性反应、水肿，在闭合后容易导致支气管残端瘘，笔者在支气管扩张患者处理支气管时，采取如下对策：①在支气管闭合离断前，请麻醉师自气管插管置入气管镜，吸进病肺内部脓液及痰液，清晰显示病变支气管和正常支气管部位，并指导术者尽量靠近正常支气管闭合离断。②支气管闭合离断后，胸腔镜下行支气管残段间断缝合3～4针加固和减轻张力，一般前后侧壁各一针，打结于支气管残段侧壁，可同时将支气管动脉结扎，避免术后支气管残段出血；支气管残段中部1～2针，打结的力度适当偏紧，既要避免线结太紧导致水肿支气管残段组织撕裂，最好缝合深度超过一个软骨环，增加线结张力的抵抗能力，又要避免太松，支气管残段组织水肿消退后，订仓钉合深度可能会出现一定的间隙，容易导致支气管残段瘘。该间断缝合加固能有效避免上述问题。③术毕检查支气管残段不漏气、出血，而且余肺能顺利复张后，可于支气管残段用带血管蒂临近胸膜覆盖，并用生物止血胶水或其他生物材料填塞和覆盖。

## （五）术后监测与处理

术后监测与处理同常规胸腔镜下肺叶切除术，但要加强抗感染、化痰和排痰等处理。

## （六）术后常见并发症的预防与处理

术后常见并发症的预防与处理同常规胸腔镜肺叶切除手术，但需要注意术后支气管残段瘘等并发症，其预防方法是按照术中支气管的游离和残端处理章节进行。但一旦发生支气管残段瘘，需要立即处理：①如果是小瘘，可考虑胸腔闭式引流保持胸膜腔引流通畅，加强抗感染等措施的情况下，气管镜下支气管残端瘘口封堵术。②如果瘘口较大或气管镜下支气管残端瘘口封堵术后仍不能有效控制者，可开胸手术行支气管残段瘘口修剪后缝合修补，术毕用带蒂肌瓣封堵和填塞支气管残段周围。

## （七）临床效果评价

胸腔镜下肺叶切除术治疗支气管扩张的临床疗效与术前的正确定位和胸腔镜下支气管残段的处理等环节密切相关。术前的准确定位和手术适应证的严格掌握非常重要。效果不满意者多数是因为术后支气管扩张残留，因而 CT 术前发现左下肺支气管扩张，左肺舌段有肺实质弥漫性感染时，宜一并切除。如果发现右下肺支气管扩张，且右中肺实质弥漫性感染时，右中肺也需一并切除。

# 第三节　食管疾病微创手术

电视胸腔镜手术已经应用到食管疾病微创外科治疗的各个方面，包括原发性食管癌、食管平滑肌瘤、食管憩室、贲门失弛缓症等各个领域，现仅将食管常见病的微创外科治疗方式（主要是胸腔镜手术）分别介绍，因有些疾病手术方式雷同，只做特殊说明。

## 食管癌

食管癌是常见的恶性肿瘤之一，不同的国家和地区发病率不同，我国是食管癌高发区，与欧美国家患食管腺癌不同，我国食管癌患者90%以上是食管鳞状细胞癌。我国食管癌常规诊治水平在国际上领先，但整体防治情况存在居多不足，尤其是远期生存一直未能显著提高。外科手术仍是食管癌主要的治疗手段，其外科手术包括食管肿瘤的切除 + 消化道的重建 + 颈胸腹三野淋巴结的清扫，其手术创伤大、术式繁多，术后生存质量受影响。近年来随着胸腔镜技术在胸部疾病微创治疗中的应用和推广成熟，我国食管癌微创治疗已经经过探索阶段，全腔镜下食管癌三野根治术和全腔镜下食管癌 Ivor-Lewis 手术逐步进入全面推广并趋于成熟，并成为食管癌微创外科治疗的重要手段。

# 一、全腔镜下食管癌三野根治术

## （一）适应证

1. 胸段食管癌：T1 ～ T3，直径 <5cm。

2. 部分 T4a 期癌：肿瘤只部分侵犯纵隔胸膜、心包，可在腔镜下切除者。

3. 淋巴结无转移或转移不多 (N0 ～ 2)，身体其他器官无转移者 (M0)。

## （二）禁忌证

1. 一般状况和营养状况很差，呈恶病质。

2. 心肺肝脑肾重要脏器有严重功能不全者，如合并低肺功能、心力衰竭、半年内的心肌梗死、严重肝硬化、严重肾功能不全等。

3. 肺功能差不能耐受单肺通气者或双腔管麻醉插管困难或失败者。

4. 凝血功能障碍者。

5. 既往有胸部手术史或已有广泛而严重胸膜粘连者。

6. 肿瘤直径 >5cm， VATS 移动病变不方便。

7. 肿瘤病变严重外侵 (T4b) 侵犯气管、支气管、胸椎或主动脉受累，或肿瘤侵犯胸壁，需要做大块切除及胸壁重建者。

8. 高分辨率 CT 上显示纵隔、肺门淋巴结肿大，融合呈冷冻状态，无法解剖分离食管和双侧喉返神经等结构。

9. 多野 ( 两野以上 ) 和多个淋巴结转移 (N3)，全身其他器官转移 (M1)。

## （三）术前准备

患者的术前准备基本同传统的开胸手术。除一般手术的常规准备外，术前应戒烟，手术前3天停用血管扩张药及抗血小板凝聚药，以减少术中出血。控制高血压 (<140/80 mmHg)、心率 (60 ～ 80 次 / 分 )、高胆固醇血症 [LDL<2.6mmol/L(100mg/dl)] 等。针对胸腔镜手术，需要准备：全套胸腔镜设备、显示录像设备、内镜、胸腔穿刺套管、电刀、超声刀、吸引器、内镜下切割缝合器、内镜手术器械吻合器、胃肠减压管和空肠营养管等。

麻醉：双腔气管插管复合静脉全身麻醉。有条件时最好用气管镜引导定位，以保证良好的健侧单肺通气，有利于手术的顺利进行。

监测：除心电监护外，有条件者可在术前经桡动脉置管，可在术中严格监测和控制动脉压、血氧饱和度。术前可经对侧颈外或颈内静脉或锁骨下静脉或肘静脉插管至上腔静脉，监测中心静脉压，使其维持在 8 ～ 10cmH$_2$O。

## （四）手术要点、难点及对策

1. 体位及切口

(1) 体位：胸腔镜食管癌三野根治术通常采取右胸入路，体位有两种方式。左侧卧位 ( 与水平面呈 90° 卧位 ) 或左侧俯卧位 ( 和水平面呈 60° )，腋下用气垫或软枕垫高，头部和骨盆下降，使患者呈侧弯弓形，防止骨盆和肩部妨碍胸腔镜及手术器械的自由移动而影响手术操作。术中还可通过调节手术床来达到便于操作的位置。摆体位时将患者的身体尽可能靠近术者，使术者操作更舒适。将患者健侧手臂伸直，与身体长轴成90°，放在托板上固定。另一侧手臂以宽固定带悬吊在头架上，适当向头侧外展，留足空间以利于术者手术操作。电视监视器分置两边。

(2) 切口：有单孔、两孔、三孔和四孔，目前通常采用三孔或四孔。但不同术者有不同的切口选择方式，而且根据手术的需要和手术过程的变化，及时调整。

1) 单孔：观察孔和操作孔共用，通常位于第5肋间腋前线与腋中线之间，长3～4cm。

2) 两孔：亦单操作孔。观察孔：位于第7肋间腋前线与腋中线之间偏腋中线处，长1.2cm；操作孔：位于第4或第5肋间腋前线与腋中线之间，长2～4cm。主操作孔：位于第4或第5肋间腋前线与腋中线之间，长约1.2cm，辅助操作孔：位于第8或第9肋间腋后线，长约1.2cm。

3) 四孔。观察孔：位于第7肋间腋前线与腋中线之间偏腋中线处，长1.2cm；主操作孔：位于第8或第9肋间腋后线，长约1.2cm；辅助操作孔：位于第4肋间腋前线与腋中线之间，长约0.6cm；第三操作孔：位于第5肋间腋中线与腋后线之间，长约0.6cm。

(3) 术者站位：采用单孔、两孔、三孔者术者多站在患者腹侧，采用四孔者术者多站在患者背侧。

2. 全腔镜食管癌三野根治术　不同医院、不同术者手术流程和方法有不同。笔者按照自己的手术习惯，总结为三阶段九节点。第一阶段：胸部手术——胸腔镜下胸段食管的游离及胸部淋巴结的清扫术；第二阶段：腹部手术——腹腔镜下胃的游离和腹部淋巴结的清扫及管状胃的制作；第三阶段：颈部手术——颈段食管的游离、食管胃吻合和颈部淋巴结清扫术。

3. 胸部手术　即胸腔镜下胸段食管的游离及胸部淋巴结的清扫术，采用四孔法，术者站在患者背侧。

第一阶段：胸部手术。

患者体位：左侧90°卧位。

切口：四孔。观察孔：位于第7肋间腋前线与腋中线之间偏腋中线处，长1.2cm；主操作孔：位于第8或第9肋间腋后线，长约1.2cm；辅助操作孔：位于第4肋间腋前线与腋中线之间，长约0.6cm；第三操作孔：位于第5肋间腋中线与腋后线之间，长约0.6cm。

术者站位：站在患者背侧。

(1) 食管后侧面的解剖、奇静脉弓的解剖和离断、食管旁淋巴结清扫：胸腔镜显示下，以五爪挡板向前方牵拉肺，暴露后纵隔；以抓钳抓住食管下段表面纵隔胸膜，以电钩和超声刀打开食管与主动脉壁之间的纵隔胸膜，以抓钳或吸引器自食管下段已打开间隙向前方轻牵拉食管，并以电钩或超声刀沿着食管床后侧自下向上解剖游离食管，至奇静脉弓水平，期间数支食管滋养血管以超声刀予以离断；游离奇静脉弓，以hemolock或生物血管夹近远端双重夹闭后离断。注意保护胸导管和左侧下肺静脉、左主支气管；打开奇静脉弓上缘纵隔胸膜，继续沿着食管床后侧自下向上解剖游离奇静脉弓上方的食管。在游离食管时，将食管周围的脂肪组织和淋巴组织一同解剖游离。

(2) 食管前侧面的解剖及食管旁淋巴结、隆突下、双侧肺门淋巴结的清扫：胸腔镜显示下，仍以五用爪挡板向前方牵拉肺，暴露食管床、心包；以抓钳或吸引器自食管下段已打开间隙向后方轻牵拉食管，并以超声刀沿着食管床前侧自下向上解剖游离中下段食管，至奇静脉弓水平，注意保护下肺静脉、心包、右主支气管、中间段支气管及膈神经；前侧可清楚显示迷走神经沿食管走行，需要注意：如果有阻挡，隆突下水平左侧迷走神经可以离断，但通往气管和支气管的迷走神经及其分支要保护。同样连同食管周围脂肪组织、淋巴组织一并清除。

(3) 左侧喉返神经旁淋巴结的清扫：游离好食管后，将食管向右前方轻牵拉，暴露左主支气管水平及其上方的气管–食管沟，并显露主动脉弓、肺动脉干等结构；该区域的第5组和第6组淋巴结可顺便清扫。在肺动脉干表面，主动脉弓下，左主支气管起始部上方，可见左侧喉返神经起始部，沿左侧喉返神经起始部向上解剖分离，分离左侧喉返神经时，不推荐使用电刀或超声刀等能量器械，避免热损伤导致左侧喉返神经水肿或麻痹，可用剪刀锐性分离，少许渗血可用小纱条压迫，一般可控制，如果有纱条压迫不可止住的渗血或出血，可用电钩或超声刀对点止血，注意保持与左侧喉返神经的距离，避免损伤。

(4) 右侧喉返神经旁淋巴结的清扫：牵拉和分离右侧胸廓入口处的纵隔胸膜，暴露右侧迷走神经干和右锁骨下动脉，右侧迷走神经和右锁骨下动脉夹角处即右侧喉返神经的起始部，自该处开始向后上解剖分离，游离周围的脂肪和淋巴组织，同样不推荐使用电刀或超声刀等能量器械，避免喉返神经损伤。注意双侧喉返神经旁淋巴结清扫是食管癌根治术的重点和难点。

第二阶段：腹部手术。

患者体位：平卧位，患者两腿张开60°。

切口：五孔。观察孔：位于脐下1.2cm；操作孔共4个：前两个位于两侧锁骨中线与肋弓交点下缘约1cm处，切口长约0.6cm，置入0.5cm套管针；第三操作孔：位于脐水平线与左锁骨中线连线处，长约1.2cm，置入1.0cm套管针；第四操作孔：位于脐水平线与右锁骨中线连线处，长约0.6cm，置入0.5cm套管针。

术者站位：患者左侧。

采用$CO_2$气腹。

(1) 游离胃大弯、胃短动脉和胃大弯淋巴结：进入腹腔后，分离大网膜，分离大网膜时注意保护胃大网膜动脉弓，尤其是胃网膜右动脉；当分离胃和脾脏时，可以用超声刀离断，如胃短血管较粗，可先用血管夹夹闭，再用超声刀离断。注意该处不要过分牵拉，避免脾门损伤，而且脾门损伤止血困难，如果造成脾脏较大撕裂伤，可能需要行脾脏切除术。有时贲门左处显露困难，可以在下一步胃左动脉离断后即可暴露膈肌角，再行处理。

(2) 游离胃小弯、胃左动脉和清扫胃左动脉旁淋巴结、肝动脉旁淋巴结、腹腔动脉旁淋巴结、游离腹段食管：将胃向右前方轻牵拉，视野下显示胃小弯部，同时助手轻压胰腺表面。可自胃左动脉根部打开腹膜，显露胃左动脉和冠状静脉，沿胃左动脉解剖分离，同时将胃左动脉周围淋巴结一并清扫，胃左动脉和冠状静脉充分游离后，以hemolock或生物血

管夹近、远端双重夹闭后离断（可一并处理或分开处理）。自该根部辨认肝总动脉和脾动脉，清除肝总动脉周围脂肪和淋巴组织，注意清扫的过程中，经常会遇到小的渗血或渗液，该处尽量避免过度钳夹或超声刀止血，大多可用纱条压迫即可止血。在清扫脾动脉淋巴结时，助手可轻压胰腺头部，并调整镜头清晰显露腹腔干，脾动脉淋巴结和腹腔干淋巴结也用超声刀清扫。然后向两侧以超声刀游离胃小弯，接近贲门部解剖分离腹段食管，同时适当扩大食管裂孔。

（3）管状胃制作：自上腹部正中剑突下切一长 3 ~ 4cm 切口，进入腹腔后自胃贲门部结扎离断食管，并带线备牵引用。将胃自该切口取出体外，在体外于小弯侧以直线切割缝合器制作管状胃，管状胃一般 3 ~ 5cm 宽。也有学者在腹腔内以腔内切割缝合器制作管状胃，但对术者操作水平要求比较高，对胃壁的牵拉需要特别注意。

第三阶段：颈部手术。

患者体位：平卧位。

切口：颈部 "U" 形切口。

术者站位：患者右侧。

（1）颈段食管的游离、双侧颈段食管旁淋巴结的清扫、双侧锁骨上淋巴结的清扫：①左侧胸锁乳头肌前缘纵向斜弧形切口，逐层分离，暴露气管后方的颈段食管；游离食管左侧，并显露左侧喉返神经，颈段食管旁和左侧喉返神经旁的淋巴结予以清扫。②自上述切口，自胸锁乳头肌外侧游离，显露锁骨上三角，游离锁骨上三角内的淋巴结和脂肪组织，在清扫该区域淋巴结时避免过度牵拉，避免胸导管或锁骨下静脉撕裂伤致难以控制的出血。③同法：右侧胸锁乳头肌前缘纵向斜弧形切口，逐层分离，暴露气管后方的颈段食管；游离食管右侧，并显露右侧喉返神经，颈段食管旁和右侧喉返神经旁的淋巴结予以清扫。

（2）颈部食管胃吻合：将食管从左颈部切口拉出，同时牵拉食管断端同胃底处胃壁悬吊牵拉线，将管状胃上提至颈部切口，牵拉时勿用暴力，避免损伤胃壁，同时腹腔镜直视下进行操作，避免管状胃扭转，于食管近端上荷包钳，切除病变食管，上荷包线，松荷包钳，置入吻合器底座，荷包线结扎固定吻合器底座。自管状胃前壁打孔，置入吻合器，将食管断端与管状胃后壁施行器械吻合术。期间可置入胃肠减压管和空肠营养管。将管状胃头端后壁与食管吻合从而使胃反向旋转，这样做的目的是防止吻合口瘘和抗反流作用。

## （五）术后监测与处理

全腔镜下食管癌根治术术后监测与处理同常规胸腔镜手术，但食管癌手术需要密切关注胃肠减压管和胸管引流情况。

1. 术后 4 ~ 6h 后取半坐位，鼓励患者咳痰，每日雾化吸入 3 次，应用抗生素至体温正常 3 天，血常规显示白细胞计数正常。

2. 术后进食 5 ~ 7 天，进食期间每日补液 2500 ~ 3000ml，补钾 3 ~ 4g，钠 4.5g，根据具体情况适当补充白蛋白和输血和血浆。

3. 术后第 2 天开始，根据实际情况给予肠内营养，同时适当减少输液量。

4. 胸腔闭式引流管引流液 ≤100ml/24h，肺膨胀良好，24h 无气体溢出，可拔除胸腔引流管。

5. 持续胃肠减压至肠鸣音恢复、肛门排气，第 6 ~ 7 天开始经口进食，颈部吻合可适当提前进食，进食开始以流质、半流质，逐渐过渡到软食和普食。

6. 术后 3 ~ 4 天复查胸部 X 线片，观察肺部情况，有肺部感染及胸腔积液根据情况予以适当处理。

7. 颈部吻合术后注意观察引流管引流液性状及颜色，48 ~ 72h，如果颈部引流管无明显引流液，可拔除引流管。

8. 注意观察切口有无红肿、压痛，患者无发热，保持切口清洁，注意换药。

### （六）术后常见并发症的预防与处理

1. 术后出血　发生率在 2% ~ 4%，主要是术中处理血管不妥当、术后结扎线延迟脱落、血管夹脱落、电凝脱结痂脱落、胸腔粘连带撕裂出血、肋间血管止血不周、闭合器闭合胃切缘血管止血不周等原因，术中未发现而术后出血。其预防方法主要为术中处理血管时要确切、妥当，关胸、腹腔前要仔细检查，发现可疑处要重新处理。发现术后出血时要积极处理，出血量少，可予以止血、输液等措施；出血量大，达到紧急开胸探查时，需要立即胸腔镜探查或开胸探查止血。紧急开胸探查止血指征：①术后胸管或腹腔引流管引流液超过 200ml/h，持续 3h，或术后早期短时间内引流量达 800 ~ 1000ml，患者血压下降、心率增快；②患者出现失血性休克，经积极补液、输血、止血等措施处理后仍不能好转。

2. 吻合口瘘　是食管癌术后最严重并发症之一，包括胸内吻合口瘘和颈部吻合口瘘，前者发生率在 3% ~ 5%，但死亡率高，后者发生率在 10% ~ 20%，但预后明显好于前者。其发生原因与吻合方式、吻合技术、吻合部位血液供应情况、吻合口有无张力、吻合口有无水肿或继发感染、患者手术前的营养状况及是否合并基础疾病（糖尿病、低氧血症）、术中有无损伤胃网膜血管或胃壁组织、术后处理不当（未及时进行胃肠减压或进食过早）等因素有关。吻合口瘘多在术后 3 ~ 7 天发生，也有术后 3 天内的早期瘘，也有出院后的迟发瘘。

吻合口瘘的预防在于术前要慎重评估，排除一些危险因素（纠正低营养状况和低氧血症，积极治疗糖尿病等基础病）；术中严格注意各个环节（注意对胃的牵拉和胃血管的保护、食管游离的长度、残留食管血供的保护、吻合部位的选择、吻合高度的选择、吻合方式的选择、吻合技巧）；术后积极妥善处理（早期胃肠减压、肠内营养输注速度和处理、进食时机和量的把握）。

吻合口瘘一般通过食管造影可确诊，一旦确诊，及时治疗。颈部吻合口瘘处理原则是：充分引流、禁食、胃肠减压、营养支持和控制感染，一般很快能愈合。胸内吻合口瘘处理原则为早期诊断、早期治疗。大多采取保守治疗，包括持续有效的胸腔闭式引流、禁食、持续胃肠减压、营养支持，预防并治疗心肺并发症。只有极少数患者需要手术治疗：①早期吻合口瘘，患者全身状况良好，胸腔感染不重，可积极行二次剖胸瘘口修补或行吻合口切除重新吻合；②瘘口较大且水肿、坏死、感染严重，行食管拖出外置，行二期结肠代食管，重建消化道；③胸腔引流不畅，再次进胸冲洗，重新置管引流；④内镜下带膜支架封闭瘘口。

3. 乳糜胸　食管手术时损伤胸导管，而术中未及时发现，造成术后乳糜胸，其发生率为 0.4% ~ 2.6%。以下原因容易导致乳糜胸：①肿瘤明显外侵；②术前放化疗，局部组织水肿、质脆；③胸导管变异引起结扎不完全。其预防措施包括：①术中操作仔细，尽量避免胸导管损伤；②怀疑胸导管损伤，及时行胸导管结扎术；③关胸前仔细检查，确保胸导管无损伤或结扎可靠。乳糜胸确诊后，如果胸管引流量在500ml左右，尽量保守治疗：禁食、充分有效的胸腔闭式引流以使肺充分复张、静脉高营养支持治疗，也可考虑胸腔内注入粘连剂等。50%的经保守治疗后可自行愈合。如果胸管引流量在1000ml左右，或保守治疗数天后仍不好转，需要再次胸腔镜下探查胸导管结扎术。

4.喉返神经损伤　胸腔镜手术中游离食管和清扫淋巴结很容易导致一侧或双侧喉返神经，其预防措施主要是术中操作尽量注意，在喉返神经旁游离尽量使用锐性器械，少用电钩和超声刀，避免过度牵拉和热损伤。术后出现单侧喉返神经损伤无需特殊处理，观察即可。若为电钩和超声刀引起的热损伤，或周围组织水肿压迫喉返神经引起的声音嘶哑，喉返神经未切断，多在术后3～4个月恢复。若喉返神经被切断，则在半年后，由于健侧声带的代偿作用，其临床症状会改善。

5.吻合口狭窄　食管癌术后吻合口狭窄的发生率为0.5%～9.5%。引发原因较多，如吻合技术、吻合方式、黏膜对合不佳、黏膜下组织嵌入、吻合口包埋形成狭窄环、吻合口瘘、患者瘢痕体质、术后结缔组织增生。其预防措施主要是在吻合的各个环节注意并避免吻合口瘘等并发症的发生。一旦发生吻合口狭窄，可以考虑在胃镜下扩张，一般一周1次，连续2～3次；或可考虑支架置入术、微波激光治疗或再次手术治疗。

6.功能性胃排空障碍　部分食管癌患者在切除时还需要切除胃壁，甚或胃的一部分且食管与胃相连，功能上可产生相互的影响。食管癌切除手术后，常易出现胃运动失常，引起胸胃功能排空障碍而导致大量胃内容物潴留。可根据具体的情况予以置胃管引流、胃管胃肠减压、空肠造瘘或胃液回输等治疗，并给予肠内、肠外营养支持和药物调理胃肠道功能等处理，改善恶心、呕吐症状促进患者胸胃功能的恢复，提高生活质量。

7.胸胃坏死穿孔　是食管癌术后最严重的并发症之一，发生率在0.12%～7.4%。多是因为：①勿扎网膜右血管造成胸胃血供障碍；②术中对胃壁的过度牵拉、捻挫、挤捏和钳夹造成胃壁组织严重或血肿；③高位吻合，胃张力大；④胃黏膜应激性溃疡穿孔；⑤胸胃扭转至绞窄；⑥术中术后因低血压或低氧血症造成胃壁缺血坏死。其预防主要是注意上述各个环节。胸胃坏死穿孔一旦确诊，需要及时处理。有学者认为，穿孔直径<0.5cm可采用保守治疗，予以胃肠减压、充分有效胸腔引流和营养支持。多数人认为，及时诊断和尽早手术是降低死亡率的关键。坏死范围小者，可剪除坏死边缘后单纯修补并以带蒂组织瓣缝盖；坏死范围大者，可切除坏死胸胃并旷置，二期行结肠代食管消化道重建术。

8.胸胃–气管支气管瘘　也是食管癌术后最严重的并发症之一，死亡率高。主要是术中电刀或超声刀导致的气管膜部损伤或胃壁损伤所致的穿孔，因而术中需要严密注意电刀或超声刀导致的气管膜部和胃壁的热损伤。一般经上消化道造影检查就可确诊。因胸胃–气管支气管瘘预后差，死亡率高，且多数患者体质差，难以再次耐受手术，多采取保守治疗。该病主要治疗方法有如下3种。①保守治疗：禁食，胃肠减压，充分有效的胸腔引流和肠内、肠外营养支持，有效地选择抗生素控制感染、抑制胃酸分泌；②气管内支架置入术：多使用带膜支架，效果理想；③手术治疗：对于保守治疗无效，且身体状况能耐受手术者，可选择用带蒂肌瓣填塞或封闭瘘口。

9. 反流性食管炎 是食管癌术后常见的并发症,主要表现为每一餐后身体前屈或夜间卧床睡觉时有酸性液体或食物从胃食管反流至咽部或口腔,伴有胸骨后烧灼感或疼痛感、咽下困难等症状。针对这种情况,可选用流食、半流食,宜少量多餐,吞咽动作要慢,更要忌烟酒、辛辣等刺激性较强的食物;裤带不宜束得太紧,还应注意避免引起腹压过高。

10. 术后严重腹泻 食管癌手术后可能导致胃肠功能紊乱而出现严重腹泻,分析其原因可能是与迷走神经切断、胃泌素浓度等有关。处理措施为:积极给予止泻药物,同时给予补液,以免患者发生脱水和电解质紊乱,如发生则及早予以纠正和补充。

11. 呼吸道感染 肺部感染和肺不张也是全腔镜手术治疗食管癌后常见并发症,主要是术后呼吸道分泌物增多并发肺部感染、肺不张,而且有可能误吸导致进一步感染。其防治方法是:①术前加强抗感染、化痰等治疗,控制呼吸道炎症,做好充分的思想准备;②术中加强呼吸道管理,勤吸痰,手术操作轻柔,避免过度牵拉揉搓肺组织,术毕膨肺使肺充分复张;③术后继续加强抗感染、化痰、雾化等治疗,并加强物理排痰,鼓励患者主动咳嗽;④比较严重时可以辅助气管镜吸痰;⑤做好胃肠减压管和鼻饲管的护理。

### (七)临床效果评价

目前全腔镜下食管癌三野根治术已经趋于成熟,并逐步推广。大量的临床研究结果显示全腔镜食管癌根治术的可行性、安全性及临床疗效与常规开放手术相当,且减少了创伤,但吻合口瘘的发生率较常规开胸手术稍高,大约10%,另外缩短了住院时间且没有证据表明胸腔镜出血更多或更难控制,因而对于有经验的术者而言,应用微创手术治疗食管癌的风险更低,且对纵隔淋巴结的清扫、腹腔淋巴结的清扫达到了开放手术的程度。

## 二、全腔镜下食管癌 Ivor-Lewis 手术

### (一)适应证

1. 胸中下段食管癌:T1 ~ T3,直径 <5cm。

2. 部分 T4a 期癌:肿瘤只部分侵犯纵隔胸膜、心包,可在腔镜下切除者。

3. 淋巴结无转移或转移不多 (N0 ~ 2),身体其他器官无转移者 (M0)。

### (二)禁忌证

1. 一般状况和营养状况很差,呈恶病质。

2. 心肺肝脑肾重要脏器有严重功能不全者,如合并低肺功能、心力衰竭、半年内的心肌梗死、严重肝硬化、严重肾功能不全等。

3. 肺功能差不能耐受单肺通气者或双腔管麻醉插管困难或失败者。

4. 凝血功能障碍者。

5. 既往有胸部手术史或已有广泛而严重胸膜粘连者。

6. 肿瘤直径 >5cm,VATS 移动病变不方便。

7.肿瘤病变严重外侵(T4b)侵犯气管、支气管、胸椎或主动脉受累，或肿瘤侵犯胸壁，需要做大块切除及胸壁重建者。

8.高分辨率 CT 上显示纵隔、肺门淋巴结肿大，融合呈冷冻状态，无法解剖分离食管和双侧喉返神经等结构。

9.多野（两野以上）和多个淋巴结转移(N3)，全身其他器官转移(M1)。

## （三）术前准备

患者的术前准备基本同传统的开胸手术。除一般手术的常规准备外，术前应戒烟，手术前 3 天停用血管扩张药及抗血小板凝聚药，以减少术中出血。控制高血压(<140/80mmHg)、心率(60 ~ 80 次 / 分)、高胆固醇血症 [LDL<2.6mmol/L(100mg/dl)] 等。针对胸腔镜手术，需要准备：全套胸腔镜设备、显示录像设备、内镜、胸腔穿刺套管、电刀、超声刀、吸引器、内镜下切割缝合器、内镜手术器械吻合器、胃肠减压管和空肠营养管等。

麻醉：双腔气管插管复合静脉全身麻醉。有条件时最好用气管镜引导定位，以保证良好的健侧单肺通气，有利于手术的顺利进行。

监测：除心电监护外，有条件者可在术前经桡动脉置管，可在术中严格监测和控制动脉压、血氧饱和度。术前可经对侧颈外或颈内静脉或锁骨下静脉或肘静脉插管至上腔静脉，监测中心静脉压，使其维持在 8 ~ 10cmH$_2$O。

## （四）手术要点、难点及对策

1.全腔镜食管癌 Ivor-Lewis 手术　不同医院、不同术者手术流程和方法有不同。笔者按照自己的手术习惯，总结为三阶段。第一阶段：腹腔镜下胃的游离和腹部淋巴结的清扫及管状胃的制作；第二阶段：胸腔镜下胸段食管的游离及胸部淋巴结的清扫术；第三阶段：胸腔镜下食管、胃胸腔内器械吻合术。

2.腹腔镜下胃的游离和腹部淋巴结的清扫及管状胃的制作

患者体位：平卧位，患者两腿张开 60°。

切口：五孔。观察孔：位于脐下 1.2cm；操作孔共 4 个：前两个位于两侧锁骨中线与肋弓交点下缘约 1cm 处，切口长约 0.6cm，置入 0.5cm 套管针；第三操作孔：位于脐水平线与左锁骨中线连线处，长约 1.2cm，置入 1.0cm 套管针；第四操作孔：位于脐水平线与右锁骨中线连线处，长约 0.6cm，置入 0.5cm 套管针。

术者站位：患者左侧。

采用 CO$_2$ 气腹。

(1) 游离胃大弯、胃短动脉和胃大弯淋巴结：进入腹腔后，分离大网膜，分离大网膜时注意保护胃大网膜动脉弓，尤其是胃网膜右动脉；当分离胃和脾脏时，可以用超声刀离断，如果胃短血管较粗，可先用血管夹夹闭，再用超声刀离断。注意该处不要过分牵拉，避免脾门损伤，而且脾门损伤止血困难，如果造成脾脏较大撕裂伤，可能需要行脾脏切除术。胃左动脉离断后即可暴露膈肌角。

(2) 游离胃小弯、胃左动脉和清扫胃左动脉旁淋巴结、肝动脉旁淋巴结、腹腔动脉旁淋巴结、游离腹段食管：将胃向右前方轻牵拉，视野下显示胃小弯部，同时助手轻压胰腺。可自胃左动脉根部打开腹膜，显露胃左动静脉，沿胃左动脉解剖分离，同时将胃左动脉周围淋巴结一并清扫，胃左动脉充分游离后，以 hemolock 或生物血管夹近、远端双重夹闭后离断。自该根部辨认肝总动脉和脾动脉，清除肝总动脉周围脂肪和淋巴组织，注意清扫的过程中，经常会遇到小的渗血或渗液，该处尽量避免过度钳夹或超声刀止血，大多可用纱条压迫即可止血。在清扫脾动脉淋巴结时，助手可轻压胰腺头部，并调整镜头清晰显露腹腔干，脾动脉淋巴结和腹腔干淋巴结也用超声刀清扫。然后向两侧以超声刀游离胃小弯，接近贲门部解剖分离腹段食管，同时适当扩大食管裂孔。

(3) 管状胃制作：自上腹部正中剑突下切一长 3 ~ 4cm 切口，进入腹腔后自胃贲门部结扎离断食管，并带线备牵引用。将胃自该切口取出体外，在体外于小弯侧以直线切割缝合器制作管状胃，管状胃一般 3 ~ 5cm 宽。使用超声刀清除胃小弯侧组织，使用腔镜切割缝合器从胃小弯侧向胃底部进行切割，切除部分胃小弯、贲门、胃底，注意切缘需尽量平行于胃大弯，可以使用可调节角度的枪镜切割缝合器。管状胃宽度为 4 ~ 5cm。部分切缘需使用 1# 丝线间断缝合浆肌层数针，尤其在闭合钉交接处需进行缝合包埋。

3. 胸腔镜下胸段食管的游离及胸部淋巴结的清扫术　采用三孔法，术者站在患者腹侧。

患者体位：左侧 90° 卧位。

切口：三孔。观察孔：位于第 7 肋间腋前线与腋中线之间偏腋中线处，长 1.2cm；主操作孔：位于第 4 肋间腋前线与腋中线之间，长 3 ~ 4cm；辅助操作孔：位于第 8 或第 9 肋间腋后线，长约 0.6cm。

术者站位：站在患者腹侧。

(1) 食管后侧面的解剖、奇静脉弓的解剖和离断、食管旁淋巴结清扫：胸腔镜显示下，以五爪挡板向前方牵拉肺，暴露后纵隔；以抓钳抓住食管下段表面纵隔胸膜，以电钩和超声刀打开食管与主动脉壁之间的纵隔胸膜，以抓钳或吸引器自食管下段已打开间隙向前方轻牵拉食管，并以电钩或超声刀沿着食管床后侧自下向上解剖游离食管，至奇静脉弓水平；游离奇静脉弓，以 Hemolock 或生物血管夹近远端双重夹闭后离断。注意保护胸导管和左侧下肺静脉、左主支气管；打开奇静脉弓上肺纵隔胸膜，继续沿着食管床后侧自下向上解剖游离奇静脉弓上方的食管。在游离食管时，将食管周围的脂肪组织和淋巴组织一同解剖游离。

(2) 食管前侧面的解剖及食管旁淋巴结、隆突下、双侧肺门淋巴结的清扫：胸腔镜显示下，仍以五用爪挡板向前方牵拉肺，暴露食管床、心包；以抓钳或吸引器自食管下段已打开间隙向后方轻牵拉食管，并以超声刀沿着食管床前侧自下向上解剖游离中下段食管，至奇静脉弓水平，注意保护下肺静脉，心包和右主支气管和中间段支气管；前侧可清楚显示迷走神经沿食管走行，需要注意：如果有阻挡，隆突下水平左侧迷走神经可以离断，但通往气管和支气管的迷走神经及其分支要保护。同样连同食管周围脂肪组织、淋巴组织一并清除。

(3) 左侧喉返神经旁淋巴结的清扫：游离好食管后，将食管向右前方轻牵拉，暴露左主支气管水平及其上方的气管 - 食管沟，并显露主动脉弓、肺动脉干等结构；该区域的第 5 组和第 6 组淋巴结可顺便清扫。在肺动脉干表面，主动脉弓下，左主支气管起始部上方，可见左侧喉返神经起始部，沿左侧喉返神经起始部向上解剖分离，分离左侧喉返神经时，我们不推荐使用电刀或超声刀等能量器械，避免热损伤导致左侧喉返神经水肿或麻痹。

(4) 右侧喉返神经旁淋巴结的清扫：牵拉和分离右侧胸廓入口处的纵隔胸膜，暴露右侧迷走神经和右锁骨下动脉，右侧迷走神经和右锁骨下动脉夹脚处即右侧喉返神经的起始部，自该处开始向上解剖分离，游离周围的脂肪和淋巴组织，同样不推荐使用电刀或超声刀等能量器械，避免喉返神经损伤。注意双侧喉返神经旁淋巴结清扫是食管癌根治术的重点和难点。

4.胸腔镜下食管、胃胸腔内器械吻合术

(1) 胸腔镜直视下将牵拉食管，同时牵拉食管断端同胃底处胃壁悬吊牵拉线，将食管及管状胃上提至胸腔，牵拉时误用暴力，避免损伤胃壁。

(2) 胸腔镜直视下置入荷包钳，于食管近端上荷包钳，切除病变食管，将病变食管自主操作孔拉出，上荷包线，松荷包钳，置入吻合器底座，荷包线结扎固定吻合器底座。将管状胃从主操作孔拉出胸腔，自管状胃前壁打孔，置入吻合器，将置入吻合器的管状胃自主操作孔置入胸腔，并在胸腔镜的直视下与吻合器底座对合，将食管断端、管状胃后壁及胸腔内施行器械吻合术。期间可置入胃肠减压管和空肠空肠营养管。将管状胃头端后壁与食管吻合从而使胃反向旋转，这样做的目的是防止吻合口瘘。

## （五）术后监测与处理

全腔镜下食管癌 Ivor-Lewis 术后监测与处理同常规胸腔镜手术，但食管癌手术需要密切关注胃肠减压管和胸管引流情况。

385

# 食管平滑肌瘤

食管平滑肌瘤是最常见食管良性肿瘤，占食管良性肿瘤的 70% ~ 80%，且多位于食管中段，多为单发，因而胸腔镜下食管平滑肌瘤摘除术是食管平滑肌瘤主要的外科治疗方法，但也有少数需要行胸腔镜下食管切除和消化道重建术。

胸腔镜下食管平滑肌瘤摘除术相关内容如下。

## （一）适应证

1. 直径 >2cm 胸段单发食管平滑肌瘤。
2. 肿瘤形态以圆形和卵圆形为主。
3. 食管黏膜完整，无腔内病变和梗阻性病变。

## （二）禁忌证

1. 一般状况和营养状况很差，难以耐受全麻手术者。
2. 心肺肝脑肾重要脏器有严重功能不全者，如合并低肺功能、心力衰竭、半年内的心肌梗死、严重肝硬化、严重肾功能不全等。

3.肺功能差不能耐受单肺通气者或双腔管麻醉插管困难或失败者。

4.凝血功能障碍者。

5.既往有胸部手术史或已有广泛而严重胸膜粘连者。

6.肿瘤直径 <2cm，术中寻找肿瘤较困难，可以观察。

7.肿瘤直径 >10cm，切除黏膜缺损较大，无法修补者。

8.怀疑癌变者。

9.弥漫性食管平滑肌瘤。

## (三) 术前准备

患者的术前准备基本同传统的开胸手术。除一般手术的常规准备外，术前应戒烟，手术前 3 天停用血管扩张药及抗血小板凝聚药，以减少术中出血。控制高血压 (<140/80mmHg)、心率 (60 ~ 80 次 / 分)、高胆固醇血症 [LDL<2.6mmol/L(100mg/dl)] 等。针对胸腔镜手术，需要准备：全套胸腔镜设备、显示录像设备、内镜、胸腔穿刺套管、电刀、超声刀、吸引器、内镜下切割缝合器、内镜手术器械吻合器、胃肠减压管等。

为了更准确地定位，X 线钡餐、纤镜维食管和胸部 CT 等检查是必要的。

麻醉：双腔气管插管复合静脉全身麻醉。有条件时最好用气管镜引导定位，以保证良好的健侧单肺通气，有利于手术的顺利进行。

监测：除心电监护外，有条件者可在术前经桡动脉置管，可在术中严格监测和控制动脉压、血氧饱和度。术前可经对侧颈外或颈内静脉或锁骨下静脉或肘静脉插管至上腔静脉，监测中心静脉压，使其维持在 8 ~ 10cmH$_2$O。

## (四) 手术要点、难点及对策

1.体位及切口

(1) 体位：胸腔镜下食管平滑肌瘤摘除术通常采取右胸入路，体位有两种方式。左侧卧位 ( 与水平面呈 90° 卧位 ) 或左侧俯卧位 ( 和水平面呈 60° )，腋下用气垫或软枕垫高，头部和骨盆下降，使患者呈侧弯弓形，防止骨盆和肩部妨碍胸腔镜及手术器械的自由移动而影响手术操作。术中还可通过调节手术床来达到便于操作的位置。摆体位时将患者的身体尽可能靠近术者，使术者操作更舒适。将患者健侧手臂伸直，与身体长轴呈 90°，放在托板上固定。另一侧手臂以宽固定带悬吊在头架上，适当向头侧外展，留足空间以利于术者手术操作。电视监视器分置两边。

(2) 切口：有单孔、两孔、三孔和四孔，目前通常采用三孔或四孔。但不同术者有不同的切口选择方式，而且根据手术的需要和手术过程的变化，及时调整。

1) 单孔：观察孔和操作孔共用，通常位于第 5 肋间腋前线与腋中线之间，长 3 ~ 4cm。

2) 两孔：亦单操作孔。观察孔：位于第 7 肋间腋前线与腋中线之间偏腋中线处，长 1.2cm；操作孔：位于第 4 或第 5 肋间腋前线与腋中线之间，长 2 ~ 4cm。主操作孔：位于第4或第5肋间腋前线与腋中线之间，长约1.2cm，辅助操作孔：位于第8或第9肋间腋后线，长约1.2cm。

3) 四孔。观察孔：位于第7肋间腋前线与腋中线之间偏腋中线处，长1.2cm；主操作孔：位于第8或第9肋间腋后线，长约1.2cm；辅助操作孔：位于第4肋间腋前线与腋中线之间，长约0.6cm；第三操作孔：位于第5肋间腋中线与腋后线之间，长约0.6cm。

(3) 术者站位：采用单孔、两孔、三孔者，术者多站在患者腹侧，采用四孔者术者多站在患者背侧。

2.病变部位食管的游离及肿瘤部位的判定 操作时将胸腔镜光束对准后纵隔，以五爪拉钳向前牵拉肺，暴露食管床。经口置入纤维食管镜配合下，准确判断食管平滑肌瘤准确部位和肿瘤的大小。以电钩打开病变食管段的纵隔胸膜，并环状游离该段食管，上下置套带以固定病变食管段。

3.病变部位食管肌层纵行切开和食管平滑肌瘤的摘除 食管镜操作者将食管镜先端向右转动，在显示视野下，内镜分离钩或剪刀纵行切开病变食管纵行肌层 (瘤长径的80%)，灰白色质韧的平滑肌瘤就会，继续行钝性分离，直至将肿瘤剥出。过程中免食管黏膜损伤。

4.肿瘤摘除后 经食管镜检膜黏膜有无破损，也可经食管镜注水等方法检查黏膜的完整性。如黏膜破裂，需要仔细缝合修补，如黏膜完整无损，间断缝合肌层，防止术后食管黏膜膨出或粘连。

5.手术结束后 在胃镜显示下置入胃管，术后胃肠减压。胸部观察孔放置胸管引流。

### (五) 术后监测与处理

胸腔镜下食管平滑肌瘤摘除术后监测与处理同常规食管手术后监测与处理。如果术中无黏膜损伤，术后胃肠功能恢复后即可进食。注意观察胸管引流情况。其他术后监测与处理同胸外科常规处理。

### (六) 术后常见并发症的预防与处理

胸腔镜下食管平滑肌瘤摘除术后常见并发症的预防与处理同常规食管手术，主要是预防食管瘘等并发症。术后注意观察胃肠减压管和胸管引流情况。

### (七) 临床效果评价

胸腔镜下食管平滑肌瘤摘除术治疗食管平滑肌瘤疗效确切。

## 食管憩室

食管憩室是食管壁向外膨出的覆盖上皮的盲袋，按照部位分为咽食管憩室、食管中段憩室、膈上食管憩室。胸腔镜下食管憩室切除术是食管中段憩室的主要治疗方法。

胸腔镜下食管憩室切除术相关内容如下。

## （一）适应证

1. 食管中段憩室症状明显及有穿孔、出血倾向者。

2. 食管中段憩室怀疑癌变者。

## （二）禁忌证

1. 一般状况和营养状况很差，难以耐受全麻手术者。

2. 心肺肝脑肾重要脏器有严重功能不全者，如合并低肺功能、心力衰竭、半年内的心肌梗死、严重肝硬化、严重肾功能不全等。

3. 肺功能差不能耐受单肺通气者或双腔管麻醉插管困难或失败者。

4. 凝血功能障碍者。

5. 既往有胸部手术史或已有广泛而严重胸膜粘连者。

6. 憩室直径 <2cm 或憩室基底较宽，无食物潴留者可以观察。

7. 合并其他严重疾病者。

## （三）术前准备

患者的术前准备基本同传统的开胸手术。除一般手术的常规准备外，术前应戒烟，手术前 3 天停用血管扩张药及抗血小板凝聚药，以减少术中出血。控制高血压 (<140/80mmHg)、心率 (60 ~ 80 次/分)、高胆固醇血症 [LDL<2.6mmol/L(100mg/dl)] 等。针对胸腔镜手术，需要准备：全套胸腔镜设备、显示录像设备、内镜、胸腔穿刺套管、电刀、超声刀、吸引器、内镜下切割缝合器、内镜手术器械吻合器、胃肠减压管等。

为了更准确地定位，X 线钡餐、纤镜维食管和胸部 CT 等检查是必要的。

麻醉：双腔气管插管复合静脉全身麻醉。有条件时最好用气管镜引导定位，以保证良好的健侧单肺通气，有利于手术的顺利进行。

监测：除心电监护外，有条件者可在术前经桡动脉置管，可在术中严格监测和控制动脉压、血氧饱和度。术前可经对侧颈外或颈内静脉或锁骨下静脉或肘静脉插管至上腔静脉，监测中心静脉压，使其维持在 8 ~ 10cmH$_2$O

## （四）手术要点、难点及对策

1. 体位及切口

(1) 体位：胸腔镜下食管平滑肌瘤摘除术通常采取右胸入路，体位左侧卧位 (与水平面呈 90° 卧位 )，腋下用气垫或软枕垫高，头部和骨盆下降，使患者呈侧弯弓形，防止骨盆和肩部妨碍胸腔镜及手术器械的自由移动而影响手术操作。术中还可通过调节手术床来达到便于操作的位置。摆体位时将患者的身体尽可能靠近术者，使术者操作更舒适。将患者健侧手臂伸直，与身体长轴呈 90°，放在托板上固定。另一侧手臂以宽固定带悬吊在头架上，适当向头侧外展，留足空间以利术者手术操作。电视监视器分置两边。

(2) 切口：有单孔、两孔、三孔和四孔，目前通常采用三孔或四孔。但不同术者有不同的切口选择方式，而且根据手术的需要和手术过程的变化，及时调整。

1）单孔：观察孔和操作孔共用，通常位于第5肋间腋前线与腋中线之间，长3~4cm。

2）两孔：亦单操作孔。观察孔：位于第7肋间腋前线与腋中线之间偏腋中线处，长1.2cm；操作孔：位于第4或第5肋间腋前线与腋中线之间，长2~4cm。主操作孔：位于第4或第5肋间腋前线与腋中线之间，长约1.2cm，辅助操作孔：位于第8或第9肋间腋后线，长约1.2cm。

3）四孔。观察孔：位于第7肋间腋前线与腋中线之间偏腋中线处，长1.2cm；主操作孔：位于第8或第9肋间腋后线，长约1.2cm；辅助操作孔：位于第4肋间腋前线与腋中线之间，长约0.6cm；第三操作孔：位于第5肋间腋中线与腋后线之间，长约0.6cm。

（3）术者站位：采用单孔、两孔、三孔者，术者多站在患者腹侧，采用四孔者术者多站在患者背侧。

2.病变部位的判定及病变部位食管的游离 操作时将胸腔镜光束对准后纵隔，以五爪拉钳向前牵拉肺，暴露食管床。经口置入纤维食管镜配合下，准确判断食管憩室的部位和憩室的大小。以电钩打开病变食管段的纵隔胸膜，并环状游离该段食管，上下置套带以固定病变食管段。

3.食管憩室的切除 用腔内直线切割缝合器自憩室颈部将其切除，食管憩室内膜对拢，并游离纵隔胸膜覆盖憩室切缘。

4.食管憩室切除后 在食管镜适当充气的情况下，观察食管是否漏气、出血。整个操作过程在纤维食管镜监视下完成。

5.手术结束后 在胃镜显示下置入胃管，术后胃肠减压。胸部观察孔放置胸管引流。

### （五）术后监测与处理

如果术中处理妥当，术后胃肠功能恢复后即可进食。注意观察胸管引流情况。其他术后监测与处理同胸外科常规处理。

### （六）术后常见并发症的预防与处理

胸腔镜下食管憩室切除术术后常见并发症的预防与处理同常规食管手术，主要是预防食管瘘等并发症。术后注意观察胃肠减压管和胸管引流情况。其他术后监测与处理同胸外科常规处理。

### （七）临床效果评价

胸腔镜下食管憩室切除术治疗食管憩室疗效确切。

## 贲门失弛缓症

贲门失弛缓症是一种运动功能障碍性疾病，是食管下段括约肌不能松弛，造成食管排空受阻的疾病。贲门失弛缓症的治疗目的是解决进食困难，改善食管排空，治疗方法有药

389

物治疗、扩张治疗和手术治疗。而胸腔镜下食管下段肌层纵行切开术 (Heller 手术) 已经成为贲门失弛缓症主要且有效的治疗方法。

胸腔镜下食管下段肌层纵行切开术相关内容如下。

## (一) 适应证

1. 内科保守治疗症状改善不明显者。

2. 贲门扩张后症状改善不明显或复发者。

3. 合并其他病变,如膈上憩室或裂孔疝。

4. 经腹入路 Heller 手术失败者,可以选择胸腔镜下 Heller 手术。

## (二) 禁忌证

1. 一般状况和营养状况很差,难以耐受全麻手术。

2. 心肺肝脑肾重要脏器有严重功能不全者,如合并低肺功能、心力衰竭、半年内的心肌梗死、严重肝硬化、严重肾功能不全等。

3. 肺功能差不能耐受单肺通气者或双腔管麻醉插管困难或失败者。

4. 凝血功能障碍者。

5. 既往有胸部手术史或已有广泛而严重胸膜粘连者。

## (三) 术前准备

患者的术前准备基本同传统的开胸手术。除一般手术的常规准备外,术前应戒烟,手术前 3 天停用血管扩张药及抗血小板凝聚药,以减少术中出血。控制高血压(<140/80mmHg)、心率 (60 ~ 80 次 / 分 )、高胆固醇血症 [LDL<2.6mmol/L(100mg/dl)] 等。针对胸腔镜手术,需要准备:全套胸腔镜设备、显示录像设备、内镜、胸腔穿刺套管、电刀、超声刀、吸引器、内镜下切割缝合器、内镜手术器械吻合器等。

为了更准确地定位,X 线钡餐、纤镜维食管和胸部 CT 等检查是必要的。

术前流质饮食 2 天,禁食 1 天,应用抗生素,术前胃肠减压。

麻醉:双腔气管插管复合静脉全身麻醉。有条件时最好用气管镜引导定位,以保证良好的健侧单肺通气,有利于手术的顺利进行。

监测:除心电监护外,有条件者可在术前经桡动脉置管,可在术中严格监测和控制动脉压、血氧饱和度。术前可经对侧颈外或颈内静脉或锁骨下静脉或肘静脉插管至上腔静脉,监测中心静脉压,使其维持在 8 ~ 10cmH$_2$O

## (四) 手术要点、难点及对策

1. 体位及切口

(1) 体位: 胸腔镜下食管下段肌层纵行切开术通常采取左胸入路,体位:右侧卧位 (与水平面呈 90° 卧位 ) 腋下用气垫或软枕垫高,头部和骨盆下降,使患者呈侧弯弓形,防止骨盆和肩部妨碍胸腔镜及手术器械的自由移动而影响手术操作。术中还可通过调节手术床来达到便于操作的位置。摆体位时将患者的身体尽可能靠近术者，使术者操作更舒适。将患者健侧手臂伸直，与身体长轴呈 90°，放在托板上固定。另一侧手臂以宽固定带悬吊在头架上，适当向头侧外展，留足空间以利术者手术操作。电视监视器分置两边。

(2) 切口：有单孔、两孔、三孔和四孔，目前通常采用三孔或四孔。但不同术者有不同的切口选择方式，而且根据手术的需要和手术过程的变化，及时调整。

1) 单孔：观察孔和操作孔共用，通常位于第 5 肋间腋前线与腋中线之间，长 3 ~ 4cm。

2) 两孔：亦单操作孔。观察孔：位于第 7 肋间腋前线与腋中线之间偏腋中线处，长 1.2cm；操作孔：位于第 4 或第 5 肋间腋前线与腋中线之间，长 2 ~ 4cm。主操作孔：位于第 4 或第 5 肋间腋前线与腋中线之间，长约 1.2cm，辅助操作孔：位于第 8 或第 9 肋间腋后线，长约 1.2cm。

3) 四孔。观察孔：位于第 7 肋间腋前线与腋中线之间偏腋中线处，长 1.2cm；主操作孔：位于第 8 或第 9 肋间腋后线，长约 1.2cm；辅助操作孔：位于第 4 肋间腋前线与腋中线之间，长约 0.6cm；第三操作孔：位于第 5 肋间腋中线与腋后线之间，长约 0.6cm。

(3) 术者站位：采用单孔、两孔、三孔者，术者多站在患者腹侧，采用四孔者术者多站在患者背侧。

2. 病变部位的判定和食管下段的游离　操作时将胸腔镜光束对准后纵隔，以五爪拉钳向前上牵拉肺，暴露食管床。用电钩游离左下肺韧带至左下肺静脉水平。打开下纵隔胸膜，充分显露病变食管所在的下纵隔。环形游离食管下段，将其从下纵隔内游离出来后，用吊带绕过食管悬吊，使整个食管下段良好显示。

3. 食管下段肌层纵行切开　提起食管下段的纵行肌层，电钩顺肌层的方向将肌层挑起顺行切开。到管环肌层后，用电钩挑起环肌层后切断，如此向食管上下两个方向推进，逐一切断环肌纤维，直至见到食管的黏膜层。切开的长度因人而异，多为 5 ~ 7cm，其中食管下段和胃底交界处的环肌层切开不超过 1cm。注意切开食管下段和胃底之界处的环肌层是该手术的关骤。

4. 游离食管肌层　纵行切开食管下段肌层后，将肌层向左、右与食管黏膜推开，让整个食管下段黏膜膨出。注意断开的肌层应该分离至食管周径的一半，让一半或更多的食管黏膜从切口膨出，以防断端重新粘连。

5. 手术结束后　用胸腔镜检查整个食管下段黏膜是否有误伤，胸腔注入生理盐水 300ml 让食管下段黏膜浸入水中，自胃肠减压管注入空气，观察是否漏气。胸部观察孔放置胸管引流。

## （五）术后监测与处理

如果术中无黏膜损伤，术后胃肠功能恢复后即可进食。注意观察胸管引流情况。其他术后监测与处理同胸外科常规处理。

## （六）术后常见并发症的预防与处理

胸腔镜下食管下段肌层纵行切开术治疗贲门失弛缓症术后常见并发症的预防与处理同常规食管手术，主要是预防食管瘘等并发症。术后注意观察胃肠减压管和胸管引流情况。其他术后监测与处理同胸外科常规处理。

## （七）临床疗效评价

胸腔镜下食管下段肌层纵行切开术治疗贲门失弛缓症疗效确切。

# 第四节　纵隔疾病微创手术

临床上将纵隔分为前、中、后三个区，含有胸腺、心脏、大血管、气管、食管及脂肪、神经和淋巴组织。胸腔镜在纵隔疾患的治疗上有优势，前纵隔常见的纵隔疾病有胸腺瘤或胸腺增生伴或不伴重症肌无力、正常胸腺伴重症肌无力，完整地切除双侧胸腺（包括胸腺瘤）及其脂肪组织绝大部分可在胸腔镜下完成；畸胎瘤也是前纵隔常见的肿瘤，胸腔镜下畸胎瘤切除术也是畸胎瘤微创治疗的主要方式。神经源性肿瘤是后纵隔常见肿瘤，胸腔镜下神经源性肿瘤切除术是其标准外科治疗方式。

## 前纵隔肿瘤

## 一、胸腺瘤 – 胸腔镜下完整胸腺和周围脂肪组织切除术

### （一）适应证

1. 胸腺瘤，直径 <5cm，伴或不伴重症肌无力。
2. 胸腺增生伴重症肌无力。
3. 正常胸腺伴重症肌无力。

### （二）禁忌证

1. 有广泛而严重胸膜粘连者。
2. 心肺功能很差，不能耐受单肺通气者。
3. 双腔管麻醉插管困难或失败者。
4. 凝血功能障碍者。
5. 直径 >5cm 胸腺瘤，VATS 移动病变不方便，容易造成肿瘤组织的挤压及器械损伤，从效果考虑，不宜做 VATS。
6. CT 上显示胸腺或胸腺瘤与纵隔血管、气管、心脏关系十分紧密，估计胸腔镜下难以

分离者。

7. 重症肌无力症状进展至呼吸肌受累，药物不能控制者。

8. 年龄 <6 岁的儿童，有自行缓解可能，可考虑暂缓手术。

## （三）术前准备

患者的术前准备基本同传统的胸腔镜手术。除一般手术的常规准备外，术前应戒烟，手术前 3 天停用血管扩张药及抗血小板凝聚药，以减少术中出血。控制高血压 (<140/80mmHg)、心率 (60 ~ 80 次 / 分)、高胆固醇血症 [LDL<2.6mmol/L(100mg/dl)] 等。完善胸部 CT 或 MRI 等检查，了解胸腺或瘤体与周围组织的关系。针对胸腔镜手术，需要准备：全套胸腔镜设备、显示录像设备、内镜、胸腔穿刺套管、电刀、超声刀、吸引器、血管夹、内镜手术器械等。

对于合并重症肌无力患者需要做如下特殊准备：①掌握好患者应用胆碱酯酶抑制剂 ( 溴吡斯的明 ) 的规律，调整用药剂量，并了解最大耐受量后，患者病情稳定；②避免使用对呼吸有抑制作用的药物；③有吞咽困难或症状严重的患者应于术前放置胃管；④对预计有危象发生的患者可预先准备气管切开包，随时准备气管切开。

麻醉：双腔气管插管复合静脉全身麻醉。有条件时最好用气管镜引导定位，以保证良好的健侧单肺通气，有利于手术的顺利进行。重症肌无力患者对非除极肌松药物高度敏感，应避免使用。但术中可应用镇静药物持续静脉泵入并加大吸入麻醉药物剂量，来达到较满意的麻醉效果。

监测：除心电监护外，有条件者可在术前经桡动脉置管，可在术中严格监测和控制动脉压、血氧饱和度。术前可经对侧颈外或颈内静脉或锁骨下静脉或肘静脉插管至上腔静脉，监测中心静脉压，使其维持在 8 ~ 10cmH$_2$O。术中还需严密监护，准确判断有无重症肌无力危象或胆碱能危象。

393

## （四）手术要点、难点及对策

1. 体位及切口

(1) 体位：通常采取侧仰卧位，在侧卧位基础上，将身体沿冠状面向背侧倾斜 30° ~ 45°，这种体位使纵隔和肺靠重力作用向背侧移位，适合前纵隔操作。腋下和背侧下方用气垫或软枕垫高，摆体位时将患者的身体尽可能靠近术者，使术者操作更舒适。将患者健侧手臂伸直，与身体长轴呈 90°，放在托板上固定。另一侧手臂以宽固定带悬吊在头架上，适当向头侧外展，留足空间以利术者手术操作。电视监视器分置两边。

(2) 切口：目前通常采用三孔。但不同术者有不同的切口选择方式，而且根据手术的需要和手术过程的变化，及时调整。观察孔：位于第 7 肋间腋中线与腋后线之间偏腋后线处，长 1.2cm；主操作孔：位于第 4 或第 5 肋间腋前线与腋中线之间，长 2 ~ 3cm；辅助操作孔：位于第 6 或第肋间腋后线，长约 0.6cm。

2. 手术流程　①在胸腔镜的直视下，可完全显露半侧胸腔，特别需要清晰显示主动脉弓、锁骨下动脉、锁骨下静脉、上腔静脉、上腔静脉和奇静脉交界处、头臂静脉和上腔静脉交界处、心包、膈神经等结构。②沿膈神经前方自下向上打开纵隔胸膜，在心包表面用电钩或超声刀仔细并完整分离胸腺及其周围脂肪组织，因胸腔有人工气胸，如果胸腺病变无明显外侵，比较容易分离，分离过程中辅以抓钳或吸引器牵拉暴露。③沿胸骨后方自下向上打开纵隔胸膜，并紧贴胸骨内血管束后方用电钩或超声刀仔细并完整分离胸腺及其周围脂肪组织，因胸腔有人工气胸，如果胸腺病变无明显外侵，该间隙一般比较明显，但分离至对侧胸腺下角时，要避免伤及对侧胸膜、对侧肺甚至纵隔血管。④分离完胸腺下部分后，将胸腺下部分向外上牵拉，显露胸腺背侧区域，仔细分离，暴露并分离胸腺静脉，一般有 2~3 根，如果血管较小，可考虑用超声刀离断，如果血管稍粗，可用血管夹夹闭后离断。⑤继续将胸腺下部分向外上牵拉，并继续向头侧分离，进入头颈区，清晰显露无名静脉，仔细由近向远分离胸腺上极，仍以钝性分离辅助电钩和超声刀分离为主，此过程中，可以以适当力度向外下轻牵拉已分离胸腺部分，并适时调整牵拉方向和力度，便于暴露直至完整分离出胸腺两侧的上极，此过程中一定要注意牵拉的力度，避免造成无名静脉的撕裂伤。⑥将切除的胸腺组织及其周围脂肪组织标本装入标本袋，自主操作孔取出。⑦仔细检查已切除标本的完整性，并仔细检查胸廓内血管周围、气管前间隙内、主肺动脉窗及左右侧心膈角等部位的脂肪组织是否完整切除，如果未完整切除，再仔细分离并切除。

### （五）术后监测与处理

术后监测与处理同常规胸腔镜手术和纵隔肿瘤切除术。因大多数胸腺疾病合并重症肌无力，术后的监测和处理尤为重要。①症状较轻的患者可在手术室术后苏醒后拔出气管插管，而症状较重的或术后肌力下降的患者可延迟拔管，必要时直接送 ICU 呼吸机辅助呼吸。②严密观察术后患者的呼吸、心跳、血压、氧饱和度、眼睑情况、四肢肌力情况，并根据具体情况判断其变化原因，是否能排除肌无力危象或胆碱能危象引起。③密切注意肌无力危象的发生，同时也需注意胆碱能危象的发生。④术后给予患者正常胆碱酯酶抑制剂用量，用法同手术前。⑤避免使用呼吸抑制药物，慎用肾上腺皮质类固醇和甲状腺素。⑥鼓励患者早期咳嗽、咳痰，术后第 3、4 天一般为术后加重期，在此前一定注意患者咳嗽咳痰。⑦床旁准备气管切开包，随时准备气管切开。

### （六）术后常见并发症的预防与处理

术后并发症的预防与处理同常规纵隔肿瘤切除术和常规胸腔镜手术。因胸腺疾病的特殊位置及大多合并重症肌无力，需要重点注意以下方面并做好预防及处理措施：

1. 长时间电灼分离和牵拉会引起心律失常，应尽量避免。

2. 在胸腔镜下胸腺及其周围脂肪组织完整切除时，要尽量避免难以控制的出血。特别是在接近像无名静脉这样的大血管时，钝性分离较锐性分离安全，且牵拉力度要合适，避免血管的撕裂，一旦撕裂，要及时以纱球按压撕裂口，并以吸引器吸尽胸腔内出血。①如果判断有把握能在胸腔镜下缝合修补，可在胸腔镜下以 4-0 prolene 线于撕裂口处连续缝合修补。②如果没有确切把握能在胸腔镜下完成缝合修补，及时中转开胸处理，避免犹豫耽搁时间，导致失血性休克甚至危及生命等严重情况，在此过程中及时输液、输血维持循环血容量。③如果造成较大撕裂口，出血难以控制，可在体外循环下进一步处理。

3.在胸腔镜下完整切除胸腺组织或周围脂肪组织时，特别是在分离左心膈角脂肪组织时，要避免损伤膈神经；在分离右下极胸腺时，要避免损伤下腔静脉和右下肺静脉；在分离主肺动脉窗时，要避免损伤左侧喉返神经；在分离主动脉、腔静脉沟时，要避免损伤上腔静脉。

### （七）临床效果评价

胸腔镜下胸腺及其周围脂肪组织完整切除术，适应证严格掌握后，术中中转开胸率约为 3%，平均手术时间约 2h。术后少数患者因再次出现肌无力危象而需二次插管，呼吸机辅助通气。胸腔镜下胸腺及其周围脂肪组织完整切除术治疗胸腺疾病合并重症肌无力创伤小、术后肺功能恢复快、术后远期疗效也比较满意，大约有 95% 的重症肌无力患者行胸腔镜下胸腺及其周围脂肪组织完整切除术后，症状得到明显的缓解，仍有大约 5% 的患者术后仍需要辅助一段时间的药物治疗后方能得到明显的缓解。

## 二、胸腔镜下畸胎瘤切除术

### （一）适应证

1.良性畸胎瘤，<5cm。
2.恶性畸胎瘤，直径 <5cm，无明显外侵。

### （二）禁忌证

1.有广泛而严重胸膜粘连者。
2.心肺功能很差不能耐受单肺通气者。
3.双腔管麻醉插管困难或失败者。
4.凝血功能障碍者。
5.直径>5cm良性畸胎瘤，VATS 移动病变不方便，容易造成肿瘤组织的挤压及器械损伤，从效果考虑，不宜做 VATS，而且肿瘤较大，取出时需要扩大切口，可考虑常规小切口手术或胸腔镜辅助下小切口手术，更方便。
6.CT 上显示畸胎瘤与纵隔内脏器官关系十分紧密，估计胸腔镜下难以分离者。

### （三）术前准备

患者的术前准备基本同常规的胸腔镜手术和常规开放开胸的纵隔肿瘤切除术。除一般手术的常规准备外，术前应戒烟，手术前 3 天停用血管扩张药及抗血小板凝聚药，以减少术中出血。控制高血压 (<140/80mmHg)、心率 (60 ~ 80 次 / 分 )、高胆固醇血症 [LDL<2.6mmol/L (100mg/dl)] 等。完善胸部 CT 或 MRI 等检查，了解胸腺或瘤体与周围组织的关系。针对胸腔镜手术，需要准备：全套胸腔镜设备、显示录像设备、内镜、胸腔穿刺套管、电刀、超声刀、吸引器、血管夹、内镜手术器械等。

麻醉：双腔气管插管复合静脉全身麻醉。有条件时最好用气管镜引导定位，以保证良好的健侧单肺通气，有利于手术的顺利进行。但因前纵隔肿瘤长期压迫气管，可能导致气管软化，麻醉诱导时使用肌松药物，可能导致患者气管塌陷通气不畅，因而术前要有充分的准备，及时处理，避免严重并发症的发生。

监测：除心电监护外，有条件者可在术前经桡动脉置管，可在术中严格监测和控制动脉压、血氧饱和度。术前可经对侧颈外或颈内静脉或锁骨下静脉或肘静脉插管至上腔静脉，监测中心静脉压，使其维持在 8 ~ 10cmH$_2$O。术中还需严密监护，准确判断有无重症肌无力危象或胆碱能危象。

## （四）手术要点、难点及对策

### 1. 体位及切口

(1) 体位：通常采取侧仰卧位，在侧卧位基础上，将身体沿冠状面向背侧倾斜 30° ~ 45°，这种体位使纵隔和肺靠重力作用向背侧移位，适合前纵隔操作。腋下和背侧下方用气垫或软枕垫高，摆体位时将患者的身体尽可能靠近术者，使术者操作更舒适。将患者健侧手臂伸直，与身体长轴呈 90°，放在托板上固定。另一侧手臂以宽固定带悬吊在头架上，适当向头侧外展，留足空间以利术者手术操作。电视监视器分置两边。

(2) 切口：目前通常采用三孔。但不同术者有不同的切口选择方式，而且根据手术的需要和手术过程的变化，及时调整。观察孔：位于第 7 肋间腋中线与腋后线之间偏腋后线处，长 1.2cm；主操作孔：位于第 4 或第 5 肋间腋前线与腋中线之间，长 2 ~ 3cm；辅助操作孔：位于第 6 或第 7 肋间腋后线，长约 0.6cm。

### 2. 手术流程

①在胸腔镜的直视下，可完全显露半侧胸腔，特别需要清晰显示主动脉弓、锁骨下动脉、锁骨下静脉、上腔静脉、上腔静脉和奇静脉交界处、头臂静脉和上腔静脉交界处、心包、膈神经等结构。②沿膈神经前方自下向上打开纵隔胸膜，心包表面用电钩或超声刀仔细分离畸胎瘤和心包的间隙。③沿胸骨后方自下向上打开纵隔胸膜，并紧贴胸骨内血管束后方用电钩或超声刀仔细分离畸胎瘤与胸骨后间隙，如果畸胎瘤肿瘤不大且无明显外侵，该间隙一般比较明显，分离也相对容易。④将已经分离畸胎瘤部分向外上牵拉，显露上段区域，仔细分离，暴露畸胎瘤滋养血管，一般有 2~3 根，如果血管较小，可考虑用超声刀离断，如果血管稍粗，可用血管夹夹闭后离断，在该区域处理时清晰显露无名静脉，避免撕裂无名静脉。⑤将切除的畸胎瘤组织标本装入标本袋，自主操作孔取出。⑥仔细检查已切除标本的完整性，并仔细检查手术创面。

## （五）术后监测与处理

术后监测与处理同常规胸腔镜手术和纵隔肿瘤切除术，但因大多数畸胎瘤长期慢性压迫气管，可能导致气管软化，因而术后的监测和处理尤为重要。①术后苏醒后拔出气管插管，若立即出现通气功能障碍，考虑为气管软化所致，需要立即再次气管插管，并呼吸机辅助呼吸。②鼓励患者早期咳嗽、咳痰，术后第 3、4 天一般为术后加重期，在此前一定注意患者咳嗽咳痰。③床旁准备气管切开包，随时准备气管切开。

396

## （六）术后常见并发症的预防与处理

术后并发症的预防与处理同常规纵隔肿瘤切除术和常规胸腔镜手术，但因大多数畸胎瘤长期慢性压迫气管，可能导致气管软化，因而术后的监测和处理尤为重要。

1. 气管软化　术后苏醒后拔出气管插管，若立即出现通气功能障碍，考虑为气管软化所致，需要立即再次气管插管，并呼吸机辅助呼吸；术后床旁准备气管切开包，随时准备气管切开。

2. 在胸腔镜下畸胎瘤切除时，要尽量避免难以控制的出血。特别是在接近像无名静脉、上腔静脉甚至肺动脉干这样的血管壁薄的大血管时，钝性分离较锐性分离安全，且牵拉力度要合适，避免血管的撕裂，一旦撕裂，要及时以纱球按压撕裂口，并以吸引器吸尽胸腔内出血。①如果判断有把握能在胸腔镜下缝合修补，可在胸腔镜下以 4-0prolene 线于撕裂口处连续缝合修补。②如果没有确切把握能在胸腔镜下完成缝合修补，及时中转开胸处理，避免犹豫耽搁时间，导致失血性休克甚至危及生命等严重情况，在此过程中及时输液、输血维持循环血容量。③如果造成较大撕裂口，出血难以控制，可在体外循环下进一步处理。

3. 在胸腔镜下畸胎瘤切除时，要避免损伤膈神经，术中需要仔细辨认和显露。

## （七）临床疗效评价

胸腔镜下畸胎瘤切除术，适应证严格掌握后，手术时间短、创伤小、疗效确切，应该是大多数畸胎瘤首先的手术方式。

# 三、胸腔镜下后纵隔神经源性肿瘤切除术

## （一）适应证

1. 后纵隔良性神经源性肿瘤，直径 <5cm，肿瘤无椎管内生长者。
2. 后纵隔恶性神经源性肿瘤，直径 <5cm，无明显侵及椎间孔者。

## （二）禁忌证

1. 有广泛而严重胸膜粘连者。
2. 心肺功能很差，不能耐受单肺通气者。
3. 双腔管麻醉插管困难或失败者。
4. 凝血功能障碍者。
5. 直径 >5cm 后纵隔神经源性肿瘤，VATS 移动病变不方便，容易造成肿瘤组织的挤压及器械损伤，从效果考虑，不宜做 VATS。
6. CT 上显示后纵隔神经源性肿瘤外侵入椎间孔或椎管，并与纵隔内食管、气管血管、心脏关系十分紧密，估计胸腔镜下难以分离者。

## （三）术前准备

患者的术前准备基本同传统的胸腔镜手术。除一般手术的常规准备外，术前应戒烟，手术前 3 天停用血管扩张药及抗血小板凝聚药，以减少术中出血。控制高血压 (<140/80mmHg)、心率 (60 ~ 80 次 / 分 )、高胆固醇血症 [LDL<2.6mmol/L(100mg/dl)] 等。完善胸部 CT 或 MRI 等检查，了解胸腺或瘤体与周围组织的关系。针对胸腔镜手术，需要准备：全套胸腔镜设备、显示录像设备、内镜、胸腔穿刺套管、电刀、超声刀、吸引器、血管夹、内镜手术器械等。

麻醉：双腔气管插管复合静脉全身麻醉。有条件时最好用气管镜引导定位，以保证良好的健侧单肺通气，有利于手术的顺利进行。

监测：除心电监护外，有条件者可在术前经桡动脉置管，可在术中严格监测和控制动脉压、血氧饱和度。术前可经对侧颈外或颈内静脉或锁骨下静脉或肘静脉插管至上腔静脉，监测中心静脉压，使其维持在 8 ~ 10cmH$_2$O。术中还需严密监护，准确判断有无重症肌无力危象或胆碱能危象。

## （四）手术要点、难点及对策

### 1. 体位及切口

(1) 体位：通常采取侧俯卧位，在侧卧位基础上，将身体沿冠状面向腹侧倾斜 30° ~ 45°，这种体位使纵隔和肺靠重力作用向腹侧移位，适合后纵隔操作。腋下和背侧下方用气垫或软枕垫高，摆体位时将患者的身体尽可能靠近术者，使术者操作更舒适。将患者健侧手臂伸直，与身体长轴呈 90°，放在托板上固定。另一侧手臂以宽固定带悬吊在头架上，适当向头侧外展，留足空间以利于术者手术操作。电视监视器分置两边。

(2) 切口：目前通常采用三孔。但不同术者有不同的切口选择方式，而且根据手术的需要和手术过程的变化，及时调整。观察孔：位于第 7 肋间腋中线与腋后线之间偏腋后线处，长 1.2cm；主操作孔：位于第 4 或第 5 肋间腋前线与腋中线之间，长 2 ~ 3cm；辅助操作孔：位于第 6 或第 7 肋间腋后线，长约 0.6cm。

### 2. 手术流程
①在胸腔镜的直视下，可完全显露半侧胸腔及后纵隔，特别需要清晰地显示脊柱、主动脉弓、锁骨下动脉、锁骨下静脉、上腔静脉、上腔静脉和奇静脉交界处、头臂静脉和上腔静脉交界处、心包、膈神经、下肺静脉等结构。②沿脊柱前方食管表面自下向上打开纵隔胸膜，且脊柱表面用电钩或超声刀仔细分离肿瘤与脊柱表面间隙。③仔细检查该肿瘤是否深入椎管，尽量不要深入椎管内操作，或不要过度牵拉导致椎管内神经组织损伤。④在分离时止血要彻底，避免造成椎管内血肿压迫而引发截瘫。⑤将切除的胸腺组织及其周围脂肪组织标本装入标本袋，自主操作孔取出。⑥仔细检查已切除标本的完整性和创面情况。

## （五）术后监测与处理

术后监测与处理同常规胸腔镜手术和纵隔肿瘤切除术，但因后纵隔神经源性肿瘤切除过程中可能导致脊柱和神经的损伤，因而术后的监测和处理尤为重要。术后严密观察术后患者的呼吸、心跳、血压、氧饱和度，四肢肌力及活动情况，并根据具体情况判断其变化原因，是否能排除截瘫。

### （六）术后常见并发症的预防与处理

术后并发症的预防与处理同常规纵隔肿瘤切除术和常规胸腔镜手术，但因后纵隔肿瘤的特殊位置及可能侵入，需要重点注意以下方面并做好预防及处理措施：

1. 长时间电灼分离和牵拉会引起心律失常，应尽量避免。

2. 在胸腔镜下胸腺分离切除时，要尽量避免难以控制的出血。特别是在接近像下腔静脉、肺静脉这样的薄壁血管时，钝性分离较锐性分离安全，且牵拉力度要合适，避免血管的撕裂，一旦撕裂，要及时以纱球按压撕裂口，并以吸引器吸尽胸腔内出血。①如果判断有把握能在胸腔镜下缝合修补，可在胸腔镜下以 4-0 prolene 线于撕裂口处连续缝合修补。②如果没有确切把握能在胸腔镜下完成缝合修补，及时中转开胸处理，避免犹豫耽搁时间，导致失血性休克甚至危及生命等严重情况，在此过程中及时输液、输血维持循环血容量。③如果造成较大撕裂口，出血难以控制，可在体外循环下进一步处理。

3. 在胸腔镜下后纵隔神经源性肿瘤分离切除时，特别是在靠近椎间孔时，要避免牵拉或离断椎间孔内组织结构，并且在分离时止血要彻底，避免造成椎管内血肿压迫而引发截瘫。

### （七）临床疗效评价

胸腔镜下胸腺及其周围脂肪组织完整切除术，适应证严格掌握后，术中中转开胸率约为 3%，平均手术时间约 2h。术后少数患者因再次出现肌无力危象而需二次插管，呼吸机辅助通气。胸腔镜下胸腺及其周围脂肪组织完整切除术治疗胸腺疾病合并重症肌无力具有创伤小、术后肺功能恢复快、术后远期疗效比较满意等特点，大约有 95% 的重症肌无力患者行胸腔镜下胸腺及其周围脂肪组织完整切除术后，症状得到明显的缓解，仍有大约 5% 的患者术后仍需要辅助一段时间的药物治疗后方能得到明显的缓解。

# 第五节　胸壁疾病微创手术

## 一、漏斗胸

漏斗胸是一种常见的先天性家族遗传性疾病。男性较女性多见。漏斗胸因患者胸骨凹陷，其形状如漏斗而命名。漏斗胸一般在出生时可能就已存在，婴儿期因漏斗胸压迫症状较轻常被忽视，但往往在几个月甚至几年后才越来越明显而被家长发现，随着年龄的增长和身体的发育，其前胸壁向内凹陷渐进式加重，严重压迫心脏和肺等脏器，影响患儿的心肺功能和生长发育，患儿表现为活动时出现心慌、气短和呼吸困难，并常并发上呼吸道和肺部感染，甚至发生心力衰竭。因漏斗胸不但影响患者胸壁美观，而且一定程度上影响患者性格和心理的健康发展，使其自卑、封闭。此类疾病为家族性显性遗传病，目前尚无有效的预防措施，同时畸形本身对呼吸和循环功能的损害也需要手术纠正。传统的漏斗胸等胸壁畸形的矫形手术，如 Ravith 手术及其改良手术包括胸肋截骨、胸骨翻转加固定。手术切口长、创伤大、不美观，效果不确切，部分更严重患者术后出现胸廓硬导致呼吸不畅。而最近几年开展的胸腔镜下漏斗胸 NUSS 矫形手术是漏斗胸矫形的主要手术方式。

## （一）适应证

1. 年龄 >3 岁，最佳年龄 6 ~ 12 岁。

2. 中重度对称性漏斗胸畸形，漏斗胸进行性加重，CT 检查 Haller 指数 >3.25。

3. 肺功能检查提示限制性或阻塞性气道病变，易患上呼吸道感染，剧烈活动耐受量降低，跑步或爬楼梯时会气喘。

4. 心脏受压移位，心电图检查发现不完全右束支传导阻滞、心脏彩超二尖瓣脱垂等。

5. 其他手术方法失败者。

6. 患者及家属心理负担严重，有强烈矫正愿望。

## （二）禁忌证

1. 年龄 <2 岁。

2. Haller 指数 <3.0，轻度漏斗胸畸形而无症状者。

3. 严重的非对称性漏斗胸及局限凹陷，非常重的漏斗胸。

4. 对金属过敏者。

5. 先天性心脏病术后心脏与胸壁有紧密粘连者。

## （三）术前准备

患者的术前准备基本同常规胸腔镜手术。还需要以下特殊准备：

1. 完善胸部 CT 评价漏斗胸的情况、严重程度并计算出漏斗指数，心脏及肺受压情况；完善肺功能；完善心脏彩超了解心脏情况。

2. 心理准备，术前心理准备十分重要，与患者及家属充分交流和沟通，让他们了解手术的原理、过程、手术后的注意事项，鼓励他们战胜病痛，应对好围术期及取出支撑架前可能出现的各种问题。

3. 器械设备 全套胸腔镜设备、显示录像设备、内镜、胸腔穿刺套管，还应准备 NUSS 手术设备：①扩展钳；②折弯钳；③骨科弯杠器；④ Lorenz 扳手；⑤漏斗胸支架和固定器。

麻醉：双腔气管插管复合静脉全身麻醉。

监测：除心电监护外，有条件者可在术前经桡动脉置管，可在术中严格监测和控制动脉压、血氧饱和度。术前可经对侧颈外颈内静脉或锁骨下静脉或肘静脉插管至上腔静脉，监测中心静脉压，使其维持在 8 ~ 10cmH$_2$O。

## （四）手术要点、难点及对策

1.体位及切口

(1) 体位采取平卧位，双上肢处于外展位，以暴露前胸和侧胸壁。

(2) 切口：在放支撑架两侧胸壁腋前线和腋中线之间切长 2 ~ 3cm 长横行切口。

2.胸腔镜下微创漏斗胸 NUSS 矫形术手术流程

(1) 在胸骨凹陷的最低点及肋骨两侧分别做标记，测量患者的胸廓长度和形状，选择合适的矫形板。

(2) 常规消毒后，根据患者的胸廓形状，利用塑折弯钳慢慢将矫形板弯曲，直到弯成所需的反向"U"形形状，调整漏斗胸支撑板的弯曲程度至适合患者胸廓的形状。注意一般在体外调整后放在胸廓表面试看支架是否合适时，一定要考虑到胸壁脂肪和肌肉的厚度，塑形一定要偏紧、偏小。

(3) 在患者两侧肋骨的标记处切长 2 ~ 3cm 的横切口，并适当切断切口下肌层，自肋骨表面钝性分离隧道至漏斗胸同侧凹陷处边缘。

(4) 自右侧下胸壁切长约 0.6cm 切口，置入 5mm 穿刺器，并置入 5mm 30° 胸腔镜，将扩张钳缓慢地、试探性地从一侧切口穿过右侧胸壁肌肉下隧道，在胸腔镜的引导下，并通过患者胸骨凹陷右侧边缘钝性顶入胸腔，再次在胸腔镜的引导下自患者胸骨凹陷左侧边缘钝性顶出进入左侧胸壁肌肉下隧道，并穿过左侧胸壁隧道，自左侧胸壁切口穿出，打通支撑架置入通道。握住扩张钳两侧，按压胸壁塑形。注意在扩张钳经胸腔自患者胸骨凹陷左侧边缘钝性顶出进入左侧胸壁肌肉下隧道时，一定要在胸腔镜下清晰显示心脏情况，避免误伤心脏造成严重并发症。同时在进行顶出操作时一定要紧贴胸壁，并适当分离出一定空间，为之后支撑架反向置入提高方便。

(5) 将一根引导线系在扩张钳上，沿原路返回，撤下牵引分离器。将引导线系在矫形板上，在引导线的牵引下，将支撑架自左侧切口引入左侧胸壁皮下隧道，经胸骨凹陷左侧边缘通道进入胸腔，在胸腔镜的引导下，支撑架顺胸骨凹陷处，进入胸骨凹陷右侧边缘通道，顺右侧胸壁肌肉下隧道穿右胸壁切口引出。

(6) 撤除引导线，在胸腔镜的引导下，利用 Lorenz 扳手缓慢地将矫形板翻转成所需的反向"U"形，以免支撑架损伤患者的心脏等胸腔脏器。

(7) 在患者右侧切口植入固定器，将矫形支撑架的右侧端插入固定板的槽中，用手术缝合线将固定器缝合在患者的肋骨骨膜上，并以钢丝将矫形支撑架和固定器缝合固定。其表面应用肌肉覆盖，以免直接与皮肤接触而压迫皮肤。如果矫形张力较大，担心固定支撑架不稳定，可考虑在左侧切口同法置入固定器与矫形支撑架缝合固定。

(8) 在手术过程中，要注意止血及排除胸腔内气体，必要时放置胸腔闭式引流；如果矫形板发生断裂或者变形、移位，要立即取出矫形支撑架或重新调整和固定。

用手术缝合线将患者两侧的切口缝合平，可考虑用皮内缝合。

## （五）术后监测与处理

术后常规监测生命体征，胸廓外形、胸壁切口情况。

## （六）术后常见并发症的预防与处理

1.近期并发症

(1) 术中心脏压塞和心脏破裂：在术中扩张钳分离过程中或矫形支撑架置入过程中进入心包，误伤心脏从而造成心脏破裂、心包填塞。此并发症非常紧急，需立即取剑突下切口切开心包行心脏破裂修补术，如有必要行体外循环心脏破裂修补术。预防此并发症需在胸腔镜引导下，将扩张钳紧贴胸骨后壁，缓慢分离一定空间后，再顶出，避开心包及大血管。

(2) 术后疼痛：因金属板置入后将胸骨与肋软骨上抬，从而起到胸廓塑形作用，肋间神经受到牵拉水肿造成术后疼痛，尤其以年龄稍大者多见。一般术后疼痛在3天后缓解，能自行下地行走，少数患者在术后1个月甚至半年内持续疼痛，持续的疼痛易造成患儿固定某一姿态，从而导致新的胸廓畸形、脊柱侧弯等并发症。患儿术后3天常规使用止痛药，减少疼痛感，对于年长儿疼痛剧烈者可用静脉止痛泵，同时鼓励年长儿进行常规性活动，做好患儿沟通，禁止固定某一姿态。

(3) 术后肺不张：患儿因肺顺应性改变、长时间平躺或者患儿痰液未能有效咳出从而造成痰液堵塞支气管，最终导致肺不张。患儿表现为发热、呼吸急促甚至呼吸困难，增加住院时间。术后应鼓励患儿在能忍受疼痛的基础上尽量翻身或坐位，让患儿多咳嗽咳痰，术后48h常规雾化吸入，必要时行吸痰处理。

(4) 术后胃溃疡：手术后24~48h出现剑突下疼痛，腹膨隆，同时有呕吐等症状，胃肠减压可引流出大量咖啡样液体，考虑手术后应激性溃疡。患儿出现应激性溃疡需禁食，同时胃肠减压，静脉应用制酸药，一般2天后症状缓解。

(5) 术后胸腔积液：因患儿术后无需放置胸腔引流管，迟发性出血导致胸腔积液，导致患儿低热、胸部疼痛等症状，术后需复查胸部立位片，如有必要行胸腔闭锁引流术。

(6) 术后仍有胸骨凹陷：考虑胸骨凹陷面积大或金属板未置入最佳位置，需置入2块金属板或重新调整金属板位置。

2.远期并发症

(1) 金属板移位：术后金属板移位造成因素涉及多方面。①金属板放置位置不佳或矫形不满意，受力面积小，容易滑脱；②金属板固定不妥当，特别固定子与胸壁接触不佳，活动度大；③患儿术后活动频繁，特别是垂直方向运动。金属板移位一般发生在术后半年内，复查胸部X线片可见金属板移位明显，同时外部形状变形明显。金属板移位需再次手术治疗，将原金属板取出后重新定型置入固定。与患儿家属沟通，限制患儿频繁活动。

(2) 切口过敏反应、排异反应和切口感染：不少患儿在术后3个月到2年内出现切口处红肿，皮肤破裂，固定子突出皮肤，甚至导致切口处流脓、全身发热等症状。切口处红肿无明显外伤性，考虑为切口过敏反应，如不能控制易造成切口感染流脓。患儿如未到2年出现切口过敏反应，需长期切口换药，防止切口感染，待到2年行金属板取出术，一般金属板取出后切口愈合。如未到2年已切口感染建议尽早手术取出金属板，最早可在术后1年半取出，防止全身症状。

(3) 脊柱侧弯：年长儿疼痛感强，长期固定某一姿态，导致患儿脊柱侧弯，即特发性的脊柱侧弯，一般在术后半年多见。患儿出现脊柱侧弯，与患儿沟通后姿态如调整，脊柱侧弯即能改善，如患儿脊柱侧弯严重，则需取出金属板，待脊柱形状正常后再次置入金属板。

402

### （七）临床效果评价

NUSS 手术通过胸腔镜下进行微创手术无需切断肋骨，最大限度地恢复了胸廓的稳定性和完整性，能弥补传统胸骨翻转及胸肋抬举术矫形手术创伤大、疤痕瘢痕严重，且术后复发率高的不足。NUSS 手术时间短，术中出血、手术创伤小，患儿的呼吸循环症状能迅速好转，住院时间短，并发症少。

## 二、鸡胸

微创胸骨沉降术介绍如下：

### （一）适应证

1.非肋软骨切断、切除的胸肋抬举术一般限于儿童，年龄 >3 岁，最佳年龄为 6 ～ 12 岁。

2.鸡胸并有较重的呼吸循环症状，易发生疲劳倦怠，影响患儿发育，为手术的绝对适应证。

3.有轻度呼吸循环症状，胸廓变形较重，患者及家属心理负担严重，有强烈矫正愿望，应手术治疗。

4.美容上考虑要求矫形者。

5.手术时机以 3 岁以上为宜，最好在学龄前。

### （二）禁忌证

1.年龄 <2 岁。

2.对金属过敏者。

3.成人且无或仅有轻度呼循环症状，胸廓变形轻，患者及家属无强烈矫正愿望。

4.患者心肺功能差，不能耐受全身麻醉者。

### （三）术前准备

患者的术前准备基本同常规胸腔镜手术。还需要以下特殊准备：

1.完善胸部 CT 评价鸡胸的情况、严重程度，并了解心脏及肺受压情况；完善肺功能；完善心脏彩超了解心脏情况。

2.心理准备　术前心理准备十分重者，应与患者及家属充分交流和沟通，让他们了解手术的原理、过程、手术后的注意事项，鼓励他们战胜病痛，应对好围术期及取出支撑架前可能出现的各种问题。

3.器械设备　全套胸腔镜设备、显示录像设备、内镜、胸腔穿刺套管，还应准备 NUSS 手术设备：①扩展钳；②折弯钳；③骨科弯杠器；④ Lorenz 扳手；⑤漏斗胸支架和固定器。

麻醉：双腔气管插管复合静脉全身麻醉。

监测：除心电监护外，有条件者可在术前经桡动脉置管，也可在术中严格监测和控制动脉压、血氧饱和度。术前可经对侧颈外或颈内静脉或锁骨下静脉或肘静脉插管至上腔静脉，监测中心静脉压，使其维持在 8 ～ 10cmH$_2$O。

## （四）手术要点、难点及对策

1. 体位及切口

(1) 体位：采取平卧位，双上肢处于外展位，以暴露前胸和侧胸壁。

(2) 切口：在放支撑架两侧胸壁腋前线和腋中线之间切长 2 ～ 3cm 横行切口。

2. 微创鸡胸 NUSS 胸骨沉降术手术流程

(1) 在胸骨凸出的最高点及肋骨两侧分别做标记，测量患者的胸廓长度和形状，选择合适的矫形板。

(2) 常规消毒后，根据患者的胸廓形状，利用塑折弯钳慢慢将矫形板弯曲，直到弯成所需的反向"U"形形状，调整矫形板的弯曲程度至适合患者胸廓的形状。注意一般在体外调整后放在胸廓表面试看支撑架是否合适时，一定要考虑到胸壁脂肪和肌肉的厚度，塑形一定要稍偏紧、偏小，需要一定的临床经验。

(3) 在患者两侧肋骨的标记处切长 3 ～ 4cm 的横切口，并适当切断切口下肌层，自肋骨表面分别钝性分离隧道至鸡胸最高点后贯通矫形钢板隧道。

(4) 在患者两侧切口下肋骨表面寻找相邻的上、下两根肋骨，分别环形游离该相邻肋骨约 1cm，穿 PDS 线，预留缝合固定器用。

(5) 将扩张钳缓慢地、试探性地从一侧切口穿过右侧胸壁肌肉下隧道，经过鸡胸凸出最高点，左侧胸壁隧道，自左侧胸壁切口穿出。握住扩张钳两侧，按压胸壁塑形。注意在扩张钳穿通胸壁隧道时，避免进入胸腔。同时在扩张钳穿通胸壁隧道操作时一定要将扩展钳弯曲头端向外。

(6) 将一根引导线系在扩张钳上，沿原路返回，撤下牵引分离器。将引导线系在矫形板上，在引导线的牵引下，将支撑架自左侧切口引入，穿过胸壁肌肉下隧道，自右侧胸壁切口引出。

(7) 撤除引导线，利用 Lorenz 扳手缓慢地将矫形板翻转成所需的反向"U"形。

(8) 在患者两侧切口植入固定器，将矫形板的两侧头端分别插入固定板的槽中，以钢丝将矫形板和固定器缝合固定为一整体。

(9) 让助手垂直按压矫形钢板和胸壁，使之塑形至满意位置，然后将以穿过相邻肋骨的 PDS 线穿过固定器的圆孔，分别打结固定。再用手术缝合线将固定器缝合在患者的肋骨骨膜上，其表面应用肌肉覆盖，以免直接与皮肤接触而压迫皮肤。将患者两侧的切口缝合平整，可考虑用皮内缝合。

## （五）术后监测与处理

术后监测与处理同常规胸部手术，需要重点观察患者胸廓情况、切口情况，及早发现有无矫形板移位或矫形效果不佳。

## （六）术后常见并发症的预防与处理

1. 气胸　鸡胸术后发生的气胸，多为钢丝穿过肋骨后方刺破胸膜引起，多在关闭切口时彻底膨肺可避免。

2. 矫形板移位 微创胸骨沉降术最容易发生的是固定器脱出，固定架脱出移位是导致再次手术的最常见原因，文献报道发生率 1.2% ~ 29.9%。术后一周内不屈曲，不猛转动胸腰，不滚翻，保持平卧，起床时最好有人协助。出院后注意姿势、体位；不滚翻，少屈曲；平时站立、行走要保持胸背挺直，不做快速、猛烈的上身扭动，可以防止固定架脱出移位。

3. 伤口感染 因为固定架位于切口下，尤其在胸壁薄的儿童患者，一旦伤口感染很可能要取出固定架。这就要求中尽量减少切口处组织的损伤，缝合切口前彻底止血，尽量将肌肉包裹固定器，并应用抗生素预防感染。

### （七）临床效果评价

胸骨沉降术矫形效果显著，安全性高。

# 第六节 胸部其他疾病微创手术

## 一、手汗症

手汗症是一种手部汗腺分泌亢进的功能性疾病，一般在儿童或少年期出现，到青春期逐渐加剧，呈流淌滴沥状，影响日常生活及工作，影响人际交往，并容易产生躲避、焦虑的心态，产生严重的社交障碍。大约 95.6% 的患者首次出现症状的年龄 ≤ 1 岁，15% 的患者有家族史。胸镜下交感神经切断术是治疗手汗症唯一有效、快速、微创的方法。

### （一）适应证

手足多汗症。

### （二）禁忌证

1. 有广泛而严重胸膜粘连者。
2. 心肺功能很差，不能耐受单肺通气者。
3. 凝血功能障碍者。

### （三）术前准备

患者的术前准备基本同胸腔镜手术。要明确双上肢功能紊乱是来自交感神经的影响，而不是自身免疫性疾病如免疫性血管炎、内分泌病如甲状腺功能亢进或药物所致。

只针对胸腔镜手术，需要准备：全套胸腔镜设备、显示录像设备、胸腔穿刺套管、电钩、超声刀、吸引器、内镜下切割缝合器、内镜手术器械等。

麻醉：双腔气管插管复合静脉全身麻醉；单腔气管插管复合静脉全身麻醉也可，但应用 $CO_2$ 气流灌注促使肺萎缩；喉罩复合静脉全身麻醉，同样需要用 $CO_2$ 气流灌注促使肺萎缩。

监测：除心电监护外，术中需要严密监测患者手温变化。

## （四）手术要点、难点及对策

1.体位及切口

(1)体位：通常采取斜坡 $60°$ 卧位，患者平卧后可以通过手术床上部抬高 $60°$ 来实现。

(2)切口。观察孔：位于第 7 肋间腋中线处，长 0.5cm；操作孔：位于第 3 肋间腋前线，长约 0.5cm。

2.胸交感神经探查及切除阶段的选择　胸腔镜进入胸腔后，探查后侧胸壁，即可清晰显示胸交感神经链。以往传统的方法是胸腔镜下交感神经干切除治疗手汗症。此方法治疗手汗效果确切，但胸背部、臀部、腿部及足底代偿性多汗明显。后多采用局限性交感神经干切断术，选择 $T_2+T_3+T_4$，或 $T_2+T_3$，或 $T_3+T_4$ 神经节段。近年来涂远荣教授推崇 $R_3$ 节段，即在第 3 肋骨表面切断交感神经干，效果确切且术后代偿性多汗较轻，比较流行。

3.胸腔镜下交感神经切断术　①胸腔镜下探查后显示胸交感神经链并选择 $R_3$ 节段；②在第 3 肋骨表面交感神经干两侧以电钩打开纵隔胸膜，并以电钩完全切断该阶段交感神经干，因交感神经干周围多有小血管伴随，注意不要误伤；③然后在第 3 肋骨表面向外烧灼 3～5cm，避免小的侧支交通支，防止存在 Kuntz 神经引至复发；④如果术中无明显出血，可在观察孔暂放置橡皮管，外侧置入盛水水杯中，麻醉师协助膨肺，气体排完后拔管缝合切口，如果术中有损伤或小血管损伤出血处理后，可留置 22 号胸管观察；⑤同样方法行另一侧胸交感神经干切断术。

## （五）术后监测与处理

术后监测与处理基本同常规胸腔镜手术，但注意监测手温、上肢及手出汗情况，胸背部、臀部、下肢及足部出汗情况，面部出汗情况，眼睑情况等。

## （六）术后常见并发症的预防与处理

术后常见并发症同常规胸腔镜手术，但以下并发症需要特别注意：

1.代偿性多汗　代偿性多汗是胸腔镜下交感神经切断术常见的不良反应，其发生率在 30%～70%，代偿性多汗一般发生于胸交感神经切除后没有去神经支配的部位，如躯干部、腿部和大腿上部，大部分患者对该不良反应可以接受，目前还没有有效的方法来避免该不良反应，多给予心理干预。但代偿性多汗与交感干切除的范围有关，大量的临床病例证实交感神经切除的范围越小，代偿性多汗发生率越低。现在许多学者逐步缩小交感神经干的范围，比较推崇涂远荣教授推广的 $R_3$ 节段。

2.手术后手汗控制效果不佳　这是一种少见情况，可能是因为部分患者存在 Kuntz 神经缘故，Kuntz 神经是交感神经链侧方与之相平行的神经，其中的交感神经纤维不经过交感神经主干即直接到达臂丛，导致持续性手汗，大约 10% 的患者存在 Kuntz 神经。其预防与处理措施是术中在神经干边沿外侧边缘烧灼胸膜至少 3cm，以同时切断交通支 Kuntz 神经。

3. Hornor 综合征　有少数患者术后出现一侧眼睑下垂、眼球内陷、面部无汗、嘴角上翘，是因为术中损伤了交感神经的星状神经节。目前无特殊处理方式，主要是在术中预防误伤星状神经节。

### （七）临床效果评价

胸腔镜下双侧胸交感神经切断术治疗手汗症疗效确切。

## 二、脓胸

胸膜腔内积聚脓液称为脓胸。脓胸分三个阶段：Ⅰ期急性渗出期，此时胸液黏性低，治疗方式主要是有效的胸腔闭式引流和针对性使用抗生素；Ⅱ期纤维素性期，即为亚急性期，一般 7 ~ 30 天，表现为胸膜腔内积液增加、胸膜增厚、胸膜腔内纤维蛋白沉淀，容易导致胸膜腔分割和分房，此阶段胸腔闭式引流不再是有效办法，需要胸腔镜下脓胸的清除和胸膜剥脱术；Ⅲ期是慢性机化期（1 ~ 2 个月），此时增厚的纤维板压迫包裹正常的肺组织，影响功能，需要常规开胸手术行胸膜纤维板剥脱术或加做胸廓成形术。现重点讲述一下胸腔镜下脓胸清除术。

### （一）适应证

1. 诊断为脓胸，为Ⅰ期急性渗出期，原因不明，需要明确原因，而且高度怀疑 24h 内有支气管胸膜瘘或食管破裂发生等，现胸腔镜探查明确后即可同期胸腔镜下处理者。

2. 诊断为脓胸Ⅱ期纤维素性期，胸膜腔已经分割分房，胸腔闭式引流不佳，需要胸腔镜下脓胸的清除和胸膜剥脱术。

### （二）禁忌证

1. 结核性脓胸并有活动性肺结核或伴有支气管胸膜瘘者。
2. 患者身体虚弱，全身情况差，不能承受手术创伤者。
3. 久治不愈的慢性脓胸，胸膜增厚有压迫性肺不张者肺实变，需要开胸行胸膜剥脱术或胸廓成形术者。
4. 患者凝血功能障碍者。
5. 排除结核性脓胸。

### （三）术前准备

术前准备同常规胸腔镜手术，但术前应做痰和胸液培养加药物敏感实验，以发现致病菌，方便针对性治疗。胸部 CT 扫描或 MRI 检查了解胸膜腔及肺部情况。纤维支气管镜检查可排除支气管内病变及支气管有无阻塞，必要时做支气管碘油造影。术前应根据病情加强营养支持，输血、输血浆、加强营养、纠正贫血、凝血机制障碍和水电解质失衡。全身和局部应用有效的抗生素控制感染，冲洗脓腔。如果术前估计术中失血多，术前应多备血。

备胸腔镜手术常用器械。

麻醉：双腔气管插管复合静脉全身麻醉。有条件时最好用气管镜引导定位，以保证良好的健侧单肺通气，有利于手术的顺利进行。

监测：除心电监护外，有条件者可在术前经桡动脉置管，可在术中严格监测和控制动脉压、血氧饱和度。术前可经对侧颈或颈内静脉或锁骨下静脉或肘静脉插管至上腔静脉，监测中心静脉压，使其维持在 8 ~ 10cmH$_2$O。

### （四）手术要点、难点及对策

1. 体位及切口

(1) 体位：通常采取健侧卧位，是人体侧向冠状面与手术床垂直的体位，将患者健侧手臂伸直，与身体长轴呈 90°，放在托板上固定，另一侧手臂以宽固定带悬吊在头架上，适当向头侧外展，留足空间以利于术者手术操作。

(2) 切口：不同术者有不同的切口选择方式，而且根据手术的需要和手术过程的变化，及时调整。笔者多采用三孔。观察孔：位于第 7 肋间腋前线与腋中线之间偏腋中线处，长1.2cm，置入 10mm 穿刺器；主操作孔：位于腋前线第 4 肋间，长约 1.5cm；辅助操作孔：位于腋后线第 8 或第 9 肋间，长约 2cm。

2. 胸腔镜下脓胸清除术要点、难点及对策

(1) 自两操作孔置入吸引器，吸除胸腔脓液，胸腔镜下探查胸腔情况。

(2) 用吸引器套管钝性打通胸膜腔各个分房分隔，并清除剥去胸壁和肺表面的脓苔和纤维素，直至见到正常的胸壁和肺脏组织。

(3) 注入大量生理盐水反复冲洗胸膜腔，嘱麻醉师膨肺，检查肺是否能复张和是否有漏气。

(4) 术后放置 2 根胸管，并保持引流畅通。

### （五）术后监测与处理

术后监测与处理同常规胸腔镜手术，但需要保持胸腔引流管通畅并密切关注胸管引流液的量和性状，因脓胸行胸腔镜下脓胸清除，胸膜创面大，渗液和渗血多，故术中要注意止血，如果术后胸管引流出血性液体且量偏多，要及时补足失血量，并根据具体情况判断是否需要再次手术探查止血。在肺表面纤维素剥离时，容易导致肺损伤而漏气，较小的漏气术后可自行闭合，较大的漏气术中需要行褥式缝合修补，必要时用生物垫片覆盖。

术后要针对性使用抗生素，保持胸管引流通畅，适当延长胸管引流时间。如果发现胸腔引流液位脓液，及时予以冲洗（自上胸管注入生理盐水反复冲）。鼓励患者深呼吸及有效咳痰，以保持呼吸道通畅及促使肺复张，消灭残腔，促使患者早日康复。

### （六）术后常见并发症的预防与处理

1. 术后出血　由于胸腔镜脓胸清除手术的剥离面广，容易造成术中术后手术创面渗血，

408

术后引流量可能较大，其预防主要是术中需要注意手术创面加强止血，术后加强止血、输血和输液等措施。胸壁创面出血一般可通过保守治疗止血，但脓胸手术除了胸壁渗血，最常出现损伤的是锁骨下动静脉和上腔静脉，因而在胸腔镜下脓胸清除过程中，一定要熟悉解剖关系、操作精细、小心剥离，尽量避免造成上述血管的不全性损伤。虽然术中尚未大出血，但术后可能出现延迟性大出血，一旦术后胸管引流量大而快，怀疑大血管损伤出血，达到开胸探查的指征，立即开胸探查修补血管止血。

2.呼吸衰竭　脓胸行胸腔镜下脓胸清除术过程中，以纤维板剥脱术应用最广，但也存在引起并发症的危险性。因为手术可帮助极大地改善肺功能，所以对低肺功能患者应选择放宽。如果术前对肺源性病变估计不足，加上手术剥离肺表面纤维素导致肺水肿，肺顺应性降低，很容易造成呼吸衰竭的情况。严格掌握适应证、充分的术前准备和合理地选择手术方法及全面的术后管理能有效预防术后引发呼吸衰竭等危及生命的严重并发症。一旦发生低氧血症甚至呼吸衰竭，可考虑行呼吸机辅助呼吸，掌握呼吸机模式，控制潮气量，并加强抗感染、支撑治疗。做好呼吸道管理。

3.残腔积液　是脓胸术后常见的并发症，如果引流不畅，导致脓胸复发。其有效的治疗方案是充分引流，必要时重新加强呼吸锻炼，促使肺有效复张。

4.切口感染　是脓胸术后常见的并发症之一，其有效的预防和处理措施是术中使用稀释活力碘反复消毒切口，缝合切口逐层缝合，不留无效腔。一旦发生切口感染，敞开引流、换药、二期缝合。

其他并发症的预防与处理同常规胸腔镜手术。

## （七）临床效果评价

脓胸在严格掌握适应证的前提下，胸腔镜下脓胸清除术，效果绝大部分比较理想，但也有少数患者脓胸反复，进展为慢性脓胸。

# 三、乳糜胸

任何原因导致胸导管损伤或引流不畅，均可导致乳糜胸。引起乳糜胸一般有以下原因：自发性、创伤性或医源性，肿瘤或感染引起的淋巴阻滞。抽出的乳白色胸液有高浓度三酰甘油可确诊，乳糜胸是食管癌手术常见的并发症之一，发生率为0.8%～1.7%。胸腔镜下胸导管结扎术是乳糜胸治疗的标准手术方式。

## （一）适应证

1.确诊为乳糜胸，每天引流量 >1000ml，主张早期实施手术。

2.确诊为乳糜胸，每天引流量 500～1000ml，保守支持治疗2周后明显减少，实施手术。

3.确诊为乳糜胸，每天引流量 <500ml，但肺不能复张者，也主张手术。

## （二）禁忌证

1. 有广泛而严重胸膜粘连者。

2. 全身状况及心肺功能很差，不能耐受单肺通气者。

3. 双腔管麻醉插管困难或失败者。

4. 凝血功能障碍者。

5. 小儿手术后乳糜胸，绝大部分可通过保守治疗治愈。

6. 恶性肿瘤压迫引起的乳糜胸。

## （三）术前准备

患者的术前准备基本同常规胸腔镜手术。除一般手术的常规准备外，术前应积极改善患者的全身状况，纠正水电解质失衡。针对胸腔镜手术，需要准备：全套胸腔镜设备、显示录像设备、内镜、胸腔穿刺套管、电刀、超声刀、吸引器、施夹器、内镜手术器械等。

麻醉：双腔气管插管复合静脉全身麻醉。有条件时最好用气管镜引导定位，以保证良好的健侧单肺通气，有利于手术的顺利进行。

监测：除心电监护外，有条件者可在术前经桡动脉置管，可在术中严格监测和控制动脉压、血氧饱和度。术前可经对侧颈外或颈内静脉或锁骨下静脉或肘静脉插管至上腔静脉，监测中心静脉压，使其维持在 $8 \sim 10 cmH_2O$。

## （四）手术要点、难点及对策

1. 体位及切口

(1) 体位：通常采取侧俯卧位。在侧卧位基础上，将身体沿冠状面向腹侧倾斜30°左右，这种体位使纵隔和肺靠重力作用向前侧移位，使后纵隔间隙增大，利于暴露胸导管。

(2) 切口：通常采用右胸入路。有单孔、两孔、三孔，目前通常采用三孔或单孔。但不同术者有不同的切口选择方式，而且根据手术的需要和手术过程的变化，及时调整。切口原则是：①因大多数乳糜胸是手术后发生的，如果原先是胸腔镜手术，就采用原先切口；②如果原先是常规开胸手术或未手术者，因乳糜胸一般有放置胸管，可采用胸管孔作为观察孔，另于第5肋间腋前线与腋中线之间，长约1.2cm，置入10mm穿刺器作为主操作孔，另于位于第8或第9肋间腋后线，长约0.6cm，置入5mm穿刺器作为辅助操作孔。

2. 胸腔镜下胸导管结扎术手术要点、难点及对策

(1) 显露后纵隔：因乳糜胸大量胸腔积液，首先要在胸腔镜的显示下，吸尽胸腔积液；而且乳糜胸因时间长可能有胸膜腔粘连，可在胸腔镜下行胸膜腔粘连松解术并松解右下肺韧带；用生理盐水冲洗胸腔，将肺牵拉至前方，充分暴露后纵隔。

(2) 暴露胸导管，确定破口位置：打开后纵隔胸膜，在奇静脉和主动脉弓之间解剖出胸导管，一般在胸导管破口处有乳白色液体漏出可作为辨认的标志。

(3) 结扎胸导管：找到胸导管破口后，在胸腔镜引导下，经主操作孔置入内镜施夹器，距离胸导管破口两侧1cm以上处双重夹闭胸导管，或胸腔镜下套线结扎。吸尽周围液体，

仔细检查结扎是否牢靠，必要时用生物蛋白胶等黏合材料涂抹胸导管破口两端。

(4) 如果术中难以找到或确定胸导管破口，可在膈肌上较低的位解剖出胸导管并以相同的办法结扎。

(5) 术前可通过胃管鼻饲脂肪乳，有助于术中寻找胸导管破口。

## （五）术后监测与处理

术监测与处理同常规胸腔镜手术，但需要重点观察和监测胸管引流液量和性质，判断是否有复发性乳糜胸。

## （六）术后常见并发症的预防与处理

术后常见并发症的预防与处理同常规胸腔镜手术，但如果是复发性乳糜胸，则处理比较麻烦，可能需要再次手术结扎胸导管。重点在于预防，因胸导管壁薄易于撕裂，所以在夹闭或结扎时动作一定要轻柔，术毕可用生物蛋白胶增强封堵效果或加行胸膜固定术。

## （七）临床效果评价

乳糜胸行胸腔镜下胸导管结扎术后，疗效确切。

（邢世杰　何泽锋）

## 参 考 文 献

陈鸿义，王俊 .1997. 现代胸腔镜外科学 . 北京：人民卫生出版社 ,171

茨维什贝格尔 .2012. 胸外科手术技术图谱 . 李辉，译 . 北京：北京大学医学出版社

何建行，徐鑫，汪道远 .2011. 微创胸外科基本手术与机械缝合图解 . 广州：广东科技出版社 ,171

刘宝东，支修益 .2009. 重症肌无力的外科治疗进展 . 中华临床医师杂志 ,3(11):1805-1810

刘成武，刘伦旭 . 2014. 单孔胸腔镜：微创肺癌切除的再次升华 . 中国肺癌杂志 ,17(7)：527-530

皮尔逊 (Pearson).1999. 普通胸部外科学 . 赵凤瑞，译 . 沈阳：辽宁教育出版社 ,1409-1419

任华，戈烽 .2011. 实用胸腔镜外科手术学 . 北京：中国协和医科大学出版社

缪乾兵，石维平，束余声，等 .2010. 重症肌无力的和围术期处理 . 中国医师杂志 ,12(11):1504-1505

王春生 .2013. 胸心外科手术彩色图解 . 江苏：江苏科学技术出版社

张志庸 .2008. 现代实用纵隔外科学 . 北京：中国协和医科大学出版社 ,202-293

赵松，苑星，王建军，等 .2013. 胸外科围手术期围术期管理 . 郑州：郑州大学出版社

郑如恒 .2010. 胸外科手术步骤点评 . 北京：科学技术文献出版社 ,171,172

Angelillo M TA, Lyons GA, Chimondeguy DJ, et al. 1996. VATS debridement versus thoracotomy in the treatment of loculated postpneumonia empyema. Ann Thorac Surg, 61(6):1626-1630

Anikin V, Graham A, MacGuigan D. 1996. Thoracoscopic sympathectomy in the surgical treatment of axillary and palmar hyperhidrosis. Khirurgiia, 1:63-65

Anile M, Diso D, Mantovani S, et al. 2014. Uniportal video assisted thoracoscopic lobectomy: going directly from open surgery to a single port approach. Journal of thoracic disease, 6(Suppl 6):641-643

Bachmann K, Standl N, Kaifi J, et al. 2009. Thoracoscopic sympathectomy for palmar and axillary hyperhidrosis: four-year outcome and quality of life after bilateral 5-mm dual port approach. Surg Endosc, 23(7):1587-1593

Becmeur F, Ferreira CG, Haecker FM, et al. 2011. Pectus excavatum repair according to Nuss: is it safe to place a retrosternal bar by a transpleural approach, under thoracoscopic vision? J laparoendosc advanc surg tech, 21(8):757-761

Bell R, Idowu O, Kim S. 2012. Minimally invasive repair of symmetric pectus carinatum: bilateral thoracoscopic chondrotomies and suprasternal compression bar placement. J Laparoendosc Adv Surg Tech, 22(9):921-924

Bertolaccini L, Rocco G, Viti A, et al. 2013. Geometrical characteristics of uniportal VATS. J Thorac Dis, 5 (Suppl 3):S214-216

Borro JM, Gonzalez D, Paradela M, et al. 2011. The two-incision approach for video-assisted thoracoscopic lobectomy: an initial experience. European journal of cardio-thoracic surgery : official journal of the European Association for Cardio-thoracic Surgery, 39(1):120-126

Bugmann P, Robert J, Magistris M, et al. 2003. Thoracoscopic sympathectomy using ultrasonic coagulating shears: a technical improvement in the treatment of palmar hyperhidrosis. Pediatr Surg Int, 18(8):746-748

Butkovic D, Kralik S, Matolic M, et al. 2007. Postoperative analgesia with intravenous fentanyl PCA vs epidural block after thoracoscopic pectus excavatum repair in children. BrJAnaesth, 98(5):677-681

Can C, Manganas C, Ang SC, et al 2013. Video-assisted thoracic surgery versusopen thoracotomy for non-small cell lung cancer：a meta-analysis of propensityscore-matched patients. Interact Cardiovasc Thorac Surg，l6(3)：244-249

Caroli G, Dolci G, Dell'Amore A, et al. 2015. Video-assisted thoracoscopic lobectomy for non-small cell lung cancer: a morbidity limiting approach in a patient on chronic hemodialysis and double agent antiplatelet therapy. General thoracic and cardiovascu Surgery, 63:177-180

Cheah YL, Ng T, Shah K, et al. 2010. Video-assisted Thoracoscopic Surgery (VATS) drainage of salmonella enteritidis empyema and needle-localization for retrieval of a dropped gallstone. Surg Laparosc Endosc Percutan Tech, 20(4):265-268

Chen FE, Zhang DJ, Wang YL, et al. 2013. Video-assisted thoracoscopic surgery Lobectomyversus openlobectomyinpatientswith clinical stageInon-smallcell lung cancer：a meta-analysis. EurJ Surg Oncol, 39(9):957-963

Cheng A, Johnsen H, Chang MY. 2015. Patient satisfaction after thoracoscopic sympathectomy for palmar hyperhidrosis: do method and level matter? Perm J, 19(4):29-31

Cohen Z, Shinar D, Levi I, et al. 1995. Thoracoscopic upper thoracic sympathectomy for primary palmar hyperhidrosis in children and adolescents. J Pediatr Surg, 30(3):471-473

Colanceski R, Spirovski Z, Kondov G, et al. 2010. Indications for VATS or open decortication in the surgical treatment of fibrino-purulent stage of parapneumonic pleural empyema. Prilozi, 31(2):61-70

Costantini M, Zaninotto G, Rizzetto C, et al. 2004. Oesophageal diverticula. Best practice & research. Clinical gastroenterology, 18(1):3-17

Cremonesini D, Thomson AH. 2007. How should we manage empyema: antibiotics alone, fibrinolytics, or primary video-assisted thoracoscopic surgery (VATS)? Semin Respir Crit Care Med, 28(3):322-332

Csiszko A, Herr G, Sz Kiss S, et al. 2013. Szentkereszty Z. VATS therapy of chylothorax caused by leiomyomatosis complicated with tuberous sclerosis complex. J Minim Access Surg, 9(2):84-86

De Giacomo T, Venuta F, Rendina EA, et al. 1999. Video-assisted thoracoscopic treatment of giant bullae associated with emphysema. European journal of cardio-thoracic surgery : official journal of the European Association for Cardio-thoracic Surgery, 15:753-756

Di N G, Ronzini M, Paradies G. 2014. VATS: first step in the parapneumonic empyema. G Chir, 35(516):146-148

Dolci G, Dell'Amore A, Daddi N. 2015. A new approach for video-assisted thoracoscopic lobectomy "the caudal position". Journal of thoracic disease, 7(12):2348-2351

Elia S, Guggino G, Mineo D, et al. 2005. Awake one stage bilateral thoracoscopic sympathectomy for palmar hyperhidrosis: a safe outpatient procedure. Eur J Cardiothorac Surg, 28(2):312-317

Froeschle P, Krishnadas R, Berrisford R. 2012. Video-assisted approach combined with the open Brompton technique for intracavitary drainage of giant bullae. The Thoracic and cardiovascular surgeon, 60(2):164-166

Gates RL, Caniano DA, Hayes JR, et al. 2004. Does VATS provide optimal treatment of empyema in children? a systematic review. J Pediatr Surg, 39(3):381-386

Gonzalez D, Paradela M, Garcia J, et al. 2011. Single-port video-assisted thoracoscopic lobectomy. Interact Cardiovasc Thorac Surg, 12(3): 514-515

Gonzalez-Rivas D, de la Torre M, Fernandez R, et al. 2012. Video: Single-incision video-assisted thoracoscopic right pneumonectomy. Surg Endosc, 26(7):2078-2079

Gonzalez-Rivas D, Delgado M, Fieira E, et al. 2014. Double sleeve uniportal video-assisted thoracoscopic lobectomy for non-small cell lung cancer. Ann Cardiothorac Surg, 3(2):E2

Gonzalez-Rivas D, Delgado M, Fieira E, et al. 2014. Left lower sleeve lobectomy by uniportal video-assisted thoracoscopic approach. Interactive cardiovascular and thoracic surgery, 18(2):237-239

Gonzalez-Rivas D, Fernandez R, Fieira E, et al. 2013. Uniportal video-assisted thoracoscopic bronchial sleeve lobectomy: first report. J Thorac Cardiovasc Surg, 145(6):1676-1677

Gonzalez-Rivas D, Fieira E, Mendez L, et al. 2012. Single-port video-assisted thoracoscopic anatomic segmentectomy and right upper lobectomy. Eur J Cardiothorac Surg, 42(6):169-l71

Gonzalez-Rivas D, Delgado M, Fieira E, et al. 2013. Single-port video-assisted thoracoscopic lobectomy with pulmonary artery reconstruction. Interact Cardiovasc Thorac Surg, 17(5):889-891

Gonzalez-Rivas D, Fieira E, Delgado M, et al. 2013. Uniportal video-assisted thoracoscopic lobectomy. J Thorac Dis, 5 (3):234-245

Graham DD, McGahren ED, Tribble CG, et al. 1994. Use of video-assisted thoracic surgery in the treatment of chylothorax. Ann Thorac Surg, 57(6):1507-1511

Gunal N, Ozpolat B, Dere Gunal Y, et al. 2014. Single port thoracoscopic sympathectomy for primary palmar hyperhidrosis in adolescence. Turk J Med Sci, 44(1):79-83

Guo W, Ma L, Zhang Y, et al. 2014. Totally minimally invasive Ivor-Lewis esophagectomy with single-utility incision video-assisted thoracoscopic surgery for treatment of mid-lower esophageal cancer. Diseases of the esophagus, 29(2)

Guo W, Zhao YP, Jiang YG, et al. 2012. Prevention of postoperative chylothorax with thoracic duct ligation during video-assisted thoracoscopic esophagectomy for cancer. Surgical endoscopy, 26(26):1332-1336

Han Y, Wang J, Li W, et al. 2010. Non-thoracoscopic extrapleural Nuss procedure for the correction of pectus excavatum in children. Eur J Cardiothorac Surg, 37(2):312-315

Hanna WC, Ko MA, Blitz M, et al. 2013. Thoracoscopic Nuss procedure for young adults with pectus excavatum: excellent midterm results and patient satisfaction. Ann Thorac Surg, 96(3):1033-1036

Hansen HJ, Petersen RH, Christensen M. 2011. Video-assisted thoracoscopic surgery (VATS) lobectomy using a standardized anterior approach. Surgical endoscopy, 25(4):1263-1269

Hansen HJ, Petersen RH. 2012. A video-atlas of video-assisted thoracoscopic lobectomy using a standardized three-port anterior approach. Annals of cardiothoracic surgery, 1(1):104

Hansen HJ, Petersen RH. 2012. Video-assisted thoracoscopic lobectomy using a standardized three-port anterior approach - The Copenhagen experience. Annals of cardiothoracic surgery, 1(1):70-76

Hashizume T, Kimura Y. 2002. Chylothorax after video-assisted thoracic surgery. Kyobu geka, 55(10):903-906

He J, Shao W, Cao C, et al. 2011. Long-term outcome of hybrid surgical approach of video-assisted minithoracotomy sleeve lobectomy for non-small-cell lung cancer. Surgical endoscopy, 25(8):2509-2515

Hecker E, Hamouri S. 2008. Video-assisted thoracoscopic surgery (VATS) for the management of parapneumonic pleural empyema. Zentralbl Chir, 133(3):212-217

Homvises B. 2012. Efficacy of video-assisted thoracoscopic surgery (VATS) for management of empyema thoracis. J Med Assoc Thai, 95(1):28-32

Ikegaki J, Katoh H. 2002. A single lobal inflation technique using bronchofiberoptic jet ventilation during video-assisted thoracoscopic surgery for bullae. Anesthesia and analgesia, 95(5):1462

Inada K, Shirakusa T, Yoshinaga Y, et al. 2000. The role of video-assisted thoracic surgery for the treatment of lung cancer: lung lobectomy by thoracoscopy versus the standard thoracotomy approach. International surgery, 32(85):6-12

Jiao W, Zhao Y, Wang X, et al. 2014. Video-assisted thoracoscopic left upper lobe sleeve lobectomy combined with pulmonary arterioplasty via two-port approach. Journal of thoracic disease, 6(12):1813-1815

Jutley RS, Khalil MW, Rocco G. 2005. Uniportal VS standard three-port VATS technique for spontaneous pneumothorax: comparison of post-operativepain and residual paraesthesia. Eur J Cardiothorac Surg, 28(1): 43-46

Kao MC, Chern SH, Cheng LC, et al. 1994. Video thoracoscopic laser sympathectomy for palmar hyperhidrosis. Ann Acad Med Singapore, 23(1):38-42

Kara HV, Balderson SS, D'Amico TA. 2014. Modified uniportal video-assisted thoracoscopic lobectomy: Duke approach. The Annals of Thoracic Surgery, 98(6):2239-2241

Kato M, Onishi H, Furugaki K, et al. 2015. New approach to complete video-assisted thoracoscopic lobectomy in T2 and T3 non-small cell lung cancer. Anticancer research, 35(6):3585-3589

Kim HJ, Kim YH, Choi SH, et al. 2015. Video-assisted mediastinoscopic lymphadenectomy combined with minimally invasive pulmonary resection for left-sided lung cancer: feasibility and clinical impacts on surgical outcomesdagger. European journal of cardio-Thoracic Surgery, 49(1)

Kim K, Park JS, Seo H. 2013. Early outcomes of video-assisted thoracic surgery (VATS) ivor Lewis operation for esophageal squamous cell carcinoma: the extracorporeal anastomosis technique. Surgical laparoscopy, endoscopy & percutaneous techniques, 23(3):303-308

Kim S, Idowu O. 2009. Minimally invasive thoracoscopic repair of unilateral pectus carinatum. J Pediatr Surg, 44(2):471-474

Koezuka S, Sato F, Hata Y, et al. 2013. Video-assisted thoracoscopic surgery for ectopic middle mediastinal thymoma in a patient with myasthenia gravis. The Annals of Thoracic Surgery, 95(3):67-68

Kunisaki C, Hatori S, Imada T, et al. 2004. Video-assisted thoracoscopic esophagectomy with a voice-controlled robot: the AESOP system. Surgical laparoscopy, endoscopy & percutaneous techniques, 14(14):323-327

Lamas-Pinheiro R, Mitzman F, Miranda A, et al. 2015. Sparing internal thoracic vessels in thoracoscopic or submuscular correction of pectus carinatum: a porcine model study. J Pediatr Surg, 51(4):603-607

Lee JD, Ginsberg RJ. 1996. Lung cancer staging: the value of ipsilateral scalene lymph node biopsy performed at mediastinoscopy. The Annals of Thoracic Surgery, 62(2):338-341

Li Z, Li JP, Qin X, et al. 2015. Three-dimensional vs two-dimensional video assisted thoracoscopic esophagectomy for patients with esophageal cancer. World journal of gastroenterology : WJG, 21(37):10675-10682

Liang Z, Chen J, He Z, et al. 2013. Video-assisted thoracoscopic pneumonectomy: the anterior approach. Journal of Thoracic disease, 5(6):855-861

Lin Z, Xu S, Wang Q. 2014. Uniportal video-assisted thoracoscopic surgery right upper lobectomy with systematic lymphadenectomy in a semiprone position. Journal of thoracic disease, 6(12):1840-1842

Lin Z, Xu S, Zhao J, et al. 2014. Video-assisted thoracic surgery left upper lobectomy with systematic lymphadenectomy. Journal of thoracic disease, 6(12):1848-1850

Liu TJ, Lin MW, Hsieh MS, et al. 2014. Video-assisted thoracoscopic surgical thymectomy to treat early thymoma: a comparison with the conventional transsternal approach. Annals of surgical oncology, 21(1):322-328

Llado A, Leon L, Valls-Sole J, et al. 2005. Changes in the sympathetic skin response after thoracoscopic sympathectomy in patients with primary palmar hyperhidrosis. Clin Neurophysiol, 116(6):1348-1354

Manoly I, Whistance RN, Sreekumar R, et al. 2014. Early and mid-term outcomes of trans-sternal and video-assisted thoracoscopic surgery for thymoma. European journal of cardio-thoracic surgery : official journal of the European Association for Cardio-thoracic Surgery 45(6):187-195

Marhuenda C, Barcelo C, Fuentes I, et al. 2014. Urokinase versus VATS for treatment of empyema: a randomized multicenter clinical trial. Pediatrics, 134(5):1301-1307

Marulli G, Comacchio GM, Rea F. 2015. Video assisted thoracic surgery (VATS) for recurrent thymoma. Annals of cardiothoracic surgery, 4(6):540-544

McElnay P, Casali G, Batchelor T, et al. 2014. Adopting a standardized anterior approach significantly increases video-assisted thoracoscopic surgery lobectomy rates. European journal of cardio-thoracic surgery : official journal of the european associatifor cardio-thoracic surgery, 46(1):100-105

Mine S, Udagawa H, Kinoshita Y, et al. 2008. Post-esophagectomy chylous leakage from a duplicated left-sided thoracic duct ligated successfully with left-sided video-assisted thoracoscopic surgery. Interactive cardiovascular and thoracic surgery, 7(6):1186-1188

Miura K, Yoshizawa K, Tamaki M, et al. 2008. Congenital chylothorax treated with video-assisted thoracic surgery. Kyobu geka, 61(13):1149-1151

Molnar G, Al H N, Géczi T I, et al. 2006. Minimally invasive esophagectomy by video-assisted thoracoscopic approach for esophageal carcinoma. A case report. Journal of gastrointestinal and liver diseases: JGLD, 15(2):179-183

Muhammad MI. 2013. Pectus excavatum: a comparison of the Ravitch repair with the Nuss thoracoscopic technique with a standard metal bar or an absorbable bar. Innovations, 8(3):206-210

Muhammad MI. 2014. Thoracoscopic repair of pectus excavatum using different bar stabilizers versus open repair. Asian Cardiovasc Thorac Ann, 22(2):187-192

Nakano T, Endo S, Tsubochi H, et al. 2009. [Video-assisted thoracoscopic removal for mediastinal mature teratoma following extraction of cystic components]. Kyobu geka. The Japanese journal of thoracic surgery, 62(5):358-361

Novellis P, Ottoni D B. 2014. Thoracoscopic Nuss procedure or open Ravitch technique for pectus excavatum repair in young adult patients: a Hamlet's indecision. Ann Thorac Surg, 98(6):2269

Ogawa E, Takenaka K, Kawashita F, et al. 2005. Prevention of overlooked bullae during video-assisted thoracic surgery (VATS) with a combination of high frequency jet ventilation (HFJV) and positive end-expiratory pressure (PEEP) for spontaneous pneumothor. The Thoracic and cardiovascular surgeon, 53(1):56-60

Ohtsuka T, Matsumoto J, Nakajima J, et al. 2002. Video-assisted limited anterior thoracotomy approach for lingular segmentectomy and left anterior descending coronary artery bypass. European journal of cardio-thoracic surgery 21(1):94-96

Okawada M, Okazaki T, Shimotakahara A, et al. 2009. Thoracoscopic excision of an accessory diaphragm during Nuss procedure in a patient with pectus excavatum. J Laparoendosc Adv Surg Tech, 19 (Suppl) 1:S145-147

Oparka J, Yan TD, Richards JM, et al. 2012. Video-assisted thoracoscopic pneumonectomy: the Edinburgh posterior approach. Annals of cardiothoracic surgery, 1:105-108

Palade E, Passlick B, Osei-Agyemang T, et al. 2013. Video-assisted vs open mediastinal lymphadenectomy for Stage I non-small-cell lung cancer: results of a prospective randomized trial. European journal of cardio-thoracic surgery, 44(2):244-249

Peel J, Darling G. 2014. Left video-assisted thoracoscopic surgery esophagectomy in a patient with situs inversus totalis and Kartagener syndrome. The Annals of thoracic surgery, 98(2):706-708

Pena E, Blanco M, Ovalle JP. 2014. Two-incision approach for video-assisted thoracoscopic sleeve lobectomy. Asian cardiovascular & thoracic annals, 22(3):371-373

Pisch J, Belsley SJ, Ashton R, et al. 2004. Placement of 125I implants with the da Vinci robotic system after video-assisted thoracoscopic wedge resection: a feasibility study. International journal of radiation oncology, biology, physics, 60(3):928-932

Ramchandani M, Nageshwar Reddy D, Darisetty S, et al. 2016. Peroral endoscopic myotomy for achalasia cardia: Treatment analysis and follow up of over 200 consecutive patients at a single center. Digestive endoscopy, 28(1):19-26

Rayburn ST. 2007. A minimally invasive approach to major pulmonary resection. A literature review and case report of video assisted thoracoscopic lobectomy. The Journal of the Arkansas Medical Society, 103(12):299-300

Richards JM, Dunning J, Oparka J, et al. 2012. Video-assisted thoracoscopic lobectomy: the Edinburgh posterior approach. Annals of cardiothoracic surgery, 1(1):61-69

Rocco G, Martin-Ucar A, Passera E. 2004. Uniportal VATS wedge pulmonary resections. Ann Tnorac Surg, 77(2): 726-728

Rocco G. 2014. Towards a standardized approach for video-assisted thoracoscopic surgery lobectomy. European journal of cardio-thoracic surgery, 46(1):106

Rocco G. 2013. History and indications of uniportal pulmonary wedge resections. J Thorac Dis, 5(3): 212-213

Russo L, Wiechmann RJ, Magovern JA, et al. 1998. Early chest tube removal after video-assisted thoracoscopic wedge resection of the lung. The Annals of Thoracic Surgery, 66(5):1751-1754

Sakamaki Y, Oda T, Kanazawa G, et al. 2014. Intermediate-term oncologic outcomes after video-assisted thoracoscopic thymectomy for early-stage thymoma. The journal of thoracic and cardiovascular surgery, 148(4):1230-1237

Sakuma T, Sugita M, Sagawa M, et al. 2004. Video-assisted thoracoscopic wedge resection for pulmonary sequestration. The Annals of Thoracic Surgery, 78(5):1844-1845

Salati M, Brunelli A, Rocco G. 2008. Uniportal video-assisted thoracic surgery for diagnosis and treatment of intrathoracic conditions. Thorac Surg Clin, 18(3):305 ~ 310

Santana R N, Hernandez R H, Garcia P G, et al. 2002. Minimally invasive video thoracoscopic correction of pectus excavatum. Arch Bronconeumol, 38(8):392-395

Sato S, Nagai E, Hazama H, et al. 2015. Video-assisted thoracoscopic esophagectomy in the left lateral decubitus position in an esophageal cancer patient with pectus excavatum. Asian J Endosc Surg, 8(3):333-336

Schuchert MJ, Pettiford BL, Pennathur A, et al. 2009. Anatomic segmentectomy for stage I non-small-cell lung cancer: comparison of video-assisted thoracic surgery versus open approach. The journal of thoracic and cardiovascular surgery, 138(6):1318-1325

Seong YW, Yoo BS, Kim JT, et al. 2012. Video-assisted thoracoscopic lobectomy in children: safety and efficacy compared with the conventional thoracotomy approach. Innovations, 7(6):394-398

Shailesh Puntambekar. 2011. 食管癌微创手术图谱. 胡坚，刘伦旭，王群，译. 北京：军事医学科学出版社

Shichinohe T, Hirano S, Kondo S. 2008. Video-assisted esophagectomy for esophageal cancer. Surgery today, 38(3):206-213

Shigemura N, Akashi A, Nakagiri T, et al. 2004. Complete versus assisted thoracoscopic approach: a prospective randomized trial comparing a variety of video-assisted thoracoscopic lobectomy techniques. Surgical endoscopy, 18(10):1492-1497

Siepel FJ, de Bruin WI, van Duyn EB, et al. 2012. Targeted lymph node biopsy in mediastinoscopy using 3D FDG-PET/CT movies: a feasibility study. Nuclear medicine communications, 33(4):439-444

Sinha CK, Kiely E. 2013. Thoracoscopic sympathectomy for palmar hyperhidrosis in children: 21 years of experience at a tertiary care center. Eur J Pediatr Surg, 23(6):486-489

Sisler GE, Lewis RJ, Caccavale RJ, et al. 1997. Video-assisted esophageal myotomy for achalasia. New Jersey Medicine : the Journal of the Medical Society of New Jersey, 94(9):43-46

Sonnappa S. 2015. Urokinase and VATS are equally effective for septated empyema. J Pediatr, 166(5):1320-1321

Swanson SJ, Miller DL, Mckenna RJ, et al. 2014. Comparing robot-assisted thoracic surgical lobectomy with conventional video-assisted thoracic surgical lobectomy and wedge resection: results from a multihospital database (Premier). The journal of thoracic and cardiovascular surgery, 147(3):929-937

Takeo S, Sakada T, Yano T. 2001. Video-assisted extended thymectomy in patients with thymoma by lifting the sternum. The annals of thoracic surgery, 71(5):1721-1723

Takeo S, Tsukamoto S, Kawano D, et al. 2011. Outcome of an original video-assisted thoracoscopic extended thymectomy for thymoma. The annals of thoracic surgery, 92(6):2000-2005

Tam JK, Lim KS. 2013. Total muscle-sparing uniportal video-assisted thoracoscopic surgery lobectomy. Ann Thorac Surg, 96(6):1982-1986

Tamura M, Shimizu Y, Hashizume Y. 2013. Pain following thoracoscopic surgery: retrospective analysis between single-incision and three-port video-assisted thoracoscopic surgery. J Cardiothorac Surg, 8(1):153

Tan Y, Lv L, Duan T, et al. 2015. Comparison between submucosal tunneling endoscopic resection and video-assisted thoracoscopic surgery for large esophageal leiomyoma originating from the muscularis propria layer. Surgical endoscopy.

Tojo T, Nezu K, Kushibe K, et al. 1997. Clipping of the thoracic duct with video-assisted thoracic surgery in the treatment of chylothorax after pulmonary resection. Nihon Kyobu Geka Gakkai, 45(8):1102-1106

Udagawa H, Ueno M, Kinoshita Y. 2009. Rationale for video-assisted radical esophagectomy. General thoracic and cardiovascular surgery, 57(3):127-131

Varela P, Torre M. 2011. Thoracoscopic cartilage resection with partial perichondrium preservation in unilateral pectus carinatum: preliminary resuts. J Pediatr Surg, 46(1):263-266

Wang BY, Liu CY, Hsu PK, et al. 2015. Single-incision versus multiple incision thoracoscopic lobectomy and segmentectomy：a propensity-matched analysis. Ann Surg, 261(4):793-799

Wang BY, Tu CC, Liu CY, et al. 2013. Single-incision thoracoscopic lobectomy and segmentectomy with radical lymph node dissection. Ann Thorac Surg J, 96(3):977-982

Wang C. 2014. Clinical research on the incision line selection of video-assisted thoracoscopic wedge resection of the lung. The Surgeon: Journal of the Royal Colleges of Surgeons of Edinburgh and Ireland, 12(1):17-25

Watanabe A, Koyanagi T, Nakashima S, et al. 2007. Supradiaphragmatic thoracic duct clipping for chylothorax through left-sided video-assisted thoracoscopic surgery. Eur J Cardiothorac Surg, 31(2):313-314

Watanabe A, Watanabe T, Ohsawa H, et al. 2004. Avoiding chest tube placement after video-assisted thoracoscopic wedge resection of the lung. European Journal of Cardio-Thoracic Surgery, 25(5):872-876

Whitson BA, Groth SS, Duval SJ, et al. 2009. Surgery for early-stage non-small cell lung cancer：a systematic review of the video-assisted thoracoscopic surgery versus thoracotomy approaches to lobectomy. Ann Thorac Surg, 86(6):2008-2018

Whitson BA，Groth SS, Dural SJ, et al. 2008. Surgery for early-stage non-smallcell lung cancer：a systematic review of the video-assisted thoracoscopicsurgery versus thoracotomy approaches to lobectomy. Ann Thorac Surg. 86(6):2008-2016

Witte B, Stenz C, Vahl CF, et al. 2015. Comparative intention-to-treat analysis of the video-assisted thoracoscopic surgery approach to pulmonary segmentectomy for lung carcinomadouble dagger. Interactive cardiovascular and thoracic surgery, 21(3):276-283

Wu B, Xue L, Qiu M, et al. 2010. Video-assisted mediastinoscopic transhiatal esophagectomy combined with laparoscopy for esophageal cancer. Journal of cardiothoracic surgery, 5(1):132

Xie A, Tjahjono R, Phan K, et al. 2015. Video-assisted thoracoscopic surgery versus open thymectomy for thymoma: a systematic review. Annals of cardiothoracic surgery, 4(6):495-508

Yamada S, Yoshino K, Inoue H. 2008. Resection and stapling technique for wide-based giant bullae in video-assisted thoracic surgery using a new end-stapler. General thoracic and cardiovascular surgery, 56(6):306-308

Yan TD, Black D, Bannon PG, et al. 2009. Systematic review and meta-analysis of randomized and nonrandomized trials on safety and efficacy of video-assisted thoracic surgery lobectomy for early-stage non-small-cell lung cancer. J Clin Oncol, 27(15):2553-25

Yang Y, Bao F, He Z, et al. 2014. Single-port video-assisted thoracoscopic right upper lobectomy using a flexible videoscope. Eur J Cardiothorac Surg, 46(3):496-497

Ye B, Tantai JC, Ge XX, et al. 2014. Surgical techniques for early-stage thymoma: video-assisted thoracoscopic thymectomy versus transsternal thymectomy. The journal of thoracic and cardiovascular surgery, 147(5):1599-1603

Ye B, Tantai JC, Li W, et al. 2013. Video-assisted thoracoscopic surgery versus robotic-assisted thoracoscopic surgery in the surgical treatment of Masaoka stage I thymoma. World journal of surgical oncology, 11:157

Yokoyama S, Hayashida R, Yoshiyama K, et al. 2015. Ectopic cervical thymoma excised through a transcervical approach combined with video-assisted thoracoscopic surgery: a case report. Annals of Thoracic and Cardiovascular Surgery : Official Journal of the Association of Thoracic and Cardiovascular Surgeons of Asia 21(3):295-297

Yokoyama Y, Chen F, Aoyama A, et al. 2014. Combined operative technique with anterior surgical approach and video-assisted thoracoscopic surgical lobectomy for anterior superior sulcus tumours. Interactive cardiovascular and thoracic surgery, 19(5):864-866

Yuan ZY, Cheng GY, Sun KL, et al. 2014. Comparative study of video-assisted thoracic surgery versus open thymectomy for thymoma in one single center. Journal of thoracic disease, 6(6):726-733

Zhang Z, Zhang Y, Feng H, et al. 2013. Is video-assisted thoracic surgery lobectomy better than thoracotomy for early-stage non-small-cell lung cancer? A systematic review and meta-analysis. Eur J Cardiothorac Surg, 44(3):407-414

Zielinski M, Rybak M, Wilkojc M, et al. Subxiphoid video-assisted thorascopic thymectomy for thymoma. Annals of cardiothoracic surgery, 4(6):564-566

Zwischenberger JB, Savage C, Alpard SK, et al. 2002. Mediastinal transthoracic needle and core lymph node biopsy: should it replace mediastinoscopy? Chest, 121(4):1165-1170

# 索　引